Lexikon
der röntgenologischen Technik 1895 bis 1925

Gerhard Kütterer

Lexikon

der röntgenologischen Technik
1895 bis 1925

von Abdeckzunge bis Zylinderblende

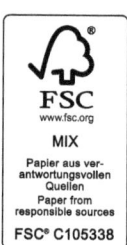

© 2017 Gerhard Kütterer
Herstellung und Verlag: Books on Demand GmbH, Norderstedt
ISBN: 978-3-7448-4570-0

Erweitertes Glossar aus

**Gerhard Kütterer, „Ach, wenn es doch ein Mittel gäbe,
den Menschen durchsichtig zu machen wie eine Qualle",
Books on Demand, Norderstedt 2005, ISBN 3-8334-2093-6**

mit Literaturnachweisen

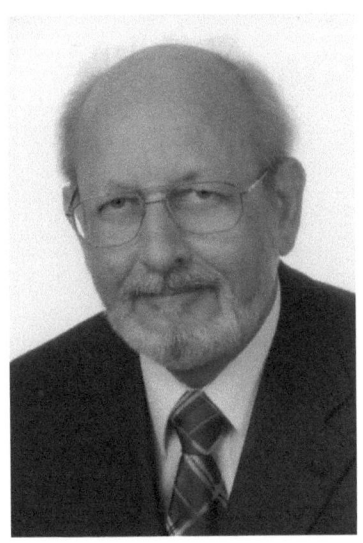

Dipl.-Ing. Gerhard Kütterer
Lipsweg 2
D-91056 Erlangen

Tel. 09131 99 21 76, international: 0049 9131 99 21 76
Fax 09131 99 18 18, international: 0049 9131 99 18 18
E-Mail: gerhard.kuetterer@t-online.de

Inhaltsverzeichnis

Danksagung

Bei meinen Recherchen zu dem vorliegenden Lexikon habe ich vielfältige Unterstützung erhalten. Mein besonderer Dank gilt Frau Doris-Maria Vittinghoff, der Leiterin des Siemens Medizintechnik Archivs in Erlangen und ihrem Team. Ein weiterer besonderer Dank geht an Frau Christina Falkenberg und Herrn Dr. Uwe Busch vom Deutschen Röntgenmuseum in Remscheid-Lennep. Herrn Marcel Michels, Experte für die Historie der Medizintechnik, danke ich für die jederzeitige Unterstützung mit dem überaus großen Fundus seines Wissens. Von Herrn Gerrit J. Kemerink PhD, Maastricht, habe ich durch die freundschaftliche Zusammenarbeit bei verschiedenen Publikationsprojekten Anregungen zu Stichworten und Formulierungen erhalten, die ich dankbar aufgenommen habe.

Das Titelbild dieses Lexikons stellte freundlicherweise das Siemens Medizintechnik Archiv, Erlangen, zur Verfügung. Es zeigt eine Ionen-Röntgenröhre in Betrieb. Entnommen ist das Bild der Broschüre von Gustav Großmann „Einführung in die Röntgentechnik – Verfaßt für die Teilnehmer der Röntgenkurse der Siemens & Halske A.-G." von 1912.

Gerhard Kütterer

Einführung

Die Entdeckung der X-Strahlen durch Wilhelm Conrad Röntgen am 8. November 1895 hat die bis dahin geübte Medizin revolutioniert. Und nicht nur die Medizin, auch Technik und Technologie haben durch diese „neuen Strahlen" und ihre Anwendung gewaltige Fortschritte erzielt. Medizin und Technik haben sich seit dieser Zeit bis in unsere Tage gegenseitig befruchtet und in allen beteiligten Fachgebieten zu bedeutsamen Weiterentwicklungen geführt.

Eben diese Weiterentwicklungen haben aber auch dazu geführt, dass viele Erkenntnisse sehr schnell auch wieder veralten. So kommt es, dass Fachtexte aus den ersten Jahrzehnten der Röntgenologie, sowohl solche auf dem medizinischen wie auch auf dem technischen Gebiet, von heutigen Lesern oft kaum mehr verstanden werden. Dies wird durch den Wandel während der letzten Jahrzehnte von den analogen hin zu den digitalen Techniken in naher Zukunft noch weit mehr der Fall sein. Die heutigen Entwickler und Anwender der digitalen Techniken werden bald Mühe haben, die Wurzeln ihres Fachgebiets in die „analogen Zeiten" zurück zu verfolgen und zu verstehen, wenn die Fachvertreter, die von ihrer beruflichen Entwicklung her mit den analogen Bildgebungsverfahren noch vertraut sind, nicht mehr zur Verfügung stehen.

Das vorliegende Lexikon erfasst die in der frühen Literatur – etwa bis 1925 – zu findenden Begriffe und stellt dar, was unter diesen Begriffen zur damaligen Zeit verstanden wurde. Dabei ist zu bedenken, dass es zu dieser Zeit – wie so oft bei schnell voranschreitenden Entwicklungen – eine allgemein abgestimmte Nomenklatur nicht gibt. Auch wurden mitunter von verschiedenen Autoren für denselben Tatbestand unterschiedliche Begriffe geprägt und/oder unterschiedliche Definitionen für die gleichen Begriffe verwandt.

Das Lexikon enthält auch einige Begriffe aus benachbarten Fachgebieten, soweit dies zum Verständnis der frühen Literatur hilfreich erschien.

Die unzähligen Varianten sowohl von Ionen-Röntgenröhren wie von Hochvakuum-Glühkathoden-Röntgenröhren konnten nicht einzeln erfasst werde, schon weil nicht jede dieser Röhren namensgebende Eigenheiten besaß. Das Gleiche gilt auch für die Vielzahl von Unterbrecherkonstuktionen; hier werden nur die wichtigsten aufgeführt. Für die Nutzer des Lexikons, die sich vertieft mit der Materie befassen möchten, sind aber detaillierte Literaturzitate genannt, denen weitere Details entnommen werden können.

Erläuterungen

In diesem Lexikon sind die in den ersten drei Jahrzehnten der Röntgenologie gebräuchlichen Fachbegriffe erfasst. Zu beachten ist, dass sich die Inhalte verschiedener Begriffe innerhalb des betrachteten Zeitraumes mitunter verändert haben können. Zu beachten ist insbesondere, dass damalige Definitionen in vielen Fällen nicht mehr gleichbedeutend sind mit den heutigen.

Die Literaturangaben geben beispielhaft eine oder mehrere Quellen an, denen die Begriffe entnommen sind, sowie solche, denen die damalige Definition oder aber die Grundlagen für eine abgeleitete Definition entnommen sind. Alle benutzten Quellen sind auf Seite 203 ff aufgelistet.

Dieses Glossar will nicht in Konkurrenz zu speziellen medizinischen Wörterbüchern (Pschyrembel u. a.) treten. In der Regel nicht erfasst sind deshalb medizinische Begriffe, die dort enthalten sind.

Ähnliches gilt für fremdsprachliche Begriffe: Aufgenommen wurden die damals üblichen Bezeichnungen, nicht jedoch die, die heutigen Wörterbüchern entnommen werden können.

Benutzungshinweise

-- Die Umlaute ä, ö, ü gelten in der alphabetischen Sortierung wie die einfachen Buchstaben a, o, und u
-- ß gilt in der alphabetischen Reihenfolge als ss
-- Wortverbindungen mit Photo-/Foto- werden in diesem Lexikon mit ph geschrieben
-- Worte, die unter C vermisst werden, suche man unter K oder unter Z und umgekehrt: Camera – Kamera, Celluloid – Zelluloid usw.
-- Oft sind auch unterschiedliche Schreibweisen innerhalb eines Wortes üblich: Azeton – Aceton, Lochkamera – Lochcamera usw.
-- Die Begriffe Bismut und Wismut sind gleichbedeutend und werden in der Literatur wahlweise benutzt, man suche deshalb gegebenenfalls unter beiden Begriffen
-- **Das Verweiszeichen (>) hat die Bedeutungen von siehe, siehe dort, siehe auch, vergleiche auch**

Abdeckzunge
Zungenförmiges, Röntgenstrahlen absorbierendes Filter mit Handgriff, das während einer Zahnaufnahme manuell über die Zähne bewegt wurde, um eine gleichmäßige Belichtung von unterschiedlich strahlenabsorbiernden Zahn- und Kieferpartien zu erreichen.
Reiniger, Gebbert & Schall; Katalog „Die Röntgenapparate nebst deren Zubehör"; Berlin/Erlangen 1912, S. 115

abgestumpfter Brennpunkt
Gleichbedeutend mit > stumpfer Brennfleck.

Abschmelzsicherung
Elektrische Sicherung, in der feuersicher eingebaute Metalldrähte (Silber, Blei, > Stanniol) beim Erreichen einer bestimmten Stromstärke zum Durchschmelzen gebracht werden.
1.) Dessauer, F.; B. Wiesner; Kompendium der Röntgenographie; Otto Nemnich Verlag, Leipzig 1905, S. 172 – 2.) Heber, Georg; Elektro-Auskunftei – Erklärendes Wörterbuch; Paul Schulze Verlag, Leipzig 1922, 2. Auflage

Abschmelztubus
Verbindendes Glasrohr zwischen dem Kolben einer > Ionen-Röntgenröhre und der Vakuumpumpe, das nach dem Evakuieren der Röntgenröhre abgeschmolzen, d. h. vakuumdicht getrennt wird, um die Röntgenröhre von der Vakuumpumpe zu trennen.
Fürstenau, Robert; Die Technik der Röntgenapparate; Dr. Max Jänicke Verlagsbuchhandlung, Hannover, etwa 1908, S. 82

abschwächen
Überbelichtete, überentwickelte oder verschleierte > photographische Platten und Filme können durch chemische Behandlung mit Silberlösungsmitteln verbessert („abgeschwächt") werden: Der meist verwendete > Farmersche Abschwächer (> Blutlaugensalz) ist kontrastverbessernd, der > Kaliumpermanganat-Abschwächer kontrasterhaltend, der > Ammoniumpersulfat-Abschwächer kontrastmindernd.
> Schleier
1.) Albers-Schönberg, H.; Die Röntgentechnik; Lucas Gräfe & Sillem, Hamburg 1903, S. 104 – 2.) Dessauer, Friedrich; Wiesner, B.; Kompendium der Röntgenographie; Leipzig 1905, S. 289-292 – 3.) Fürstenau, R.; Immelmann, M.; Schütze, J; Leitfaden des Röntgenverfahrens für das röntgenologische Hilfspersonal; Verlag von Ferdinand Enke, Stuttgart 1919, S. 346

Absoluter Härtemesser
Härtemesser nach Theophil Christen um 1912, der auf der Bestimmung der > Halbwertschicht beruht: In den Strahlengang zwischen Röntgenröhre und Leuchtschirm wird einerseits die > Halbwertscheibe eingebracht, andererseits direkt daneben ein verschieblicher stufenförmiger Absorptionskörper aus gewebeähnlichem Material, hier > Bakelit der Dicken 2 mm bis 30 mm. Die Stufe des Absorptionskörpers, die die gleiche Fluoreszenzhelligkeit wie die Halbwertscheibe aufweist, entspricht der Halbwertschicht dieses Materials. Ein dem > Kryptoskop ähnlicher Aufsatz ermöglicht die Ablesung im Hellen.
> Härtemesser
1.) Christen, Th.; Messung und Dosierung der Röntgenstrahlen; Lucas Gräfe & Sillem, Hamburg 1913, S. 23-29 (mit Abbildungen) – 2.) Schmidt, H. E.; Röntgen-Therapie; Verlag von August Hirschwald, Berlin 1915, S. 39-42 (mit Abbildungen)

Absorptionsgesetz
> Röntgensches Absorptionsgesetz

Absorptionsquotient
In der Strahlentherapie das Verhältnis der Strahlung in einer bestimmten Ebene (ohne Vorhandensein eines Objektes) zu der durch Absorption in einem Objekt geschwächten Strahlung in der gleichen Ebene.
> Dispersionsquotient und > Dosenquotient
Christen, Th.; Messung und Dosierung der Röntgenstrahlen; Lucas Gräfe & Sillem, Hamburg 1913, S. 101-105

actinic rays (griech. aktis = Strahl)
Vorschlag von Alfred W. Porter als Bezeichnung für > X-Strahlen.
Grigg, Emanuel Radu Newman; The Trail of the Invisible Light – From X-Strahlen to Radio(bio)logy; Charles C. Thomas Publisher, Springfield/Illinois, USA; 1965, S. 169

actinocinematography (griech. aktis = Strahl)
Röntgenkinematographie
Grigg, Emanuel Radu Newman; The Trail of the Invisible Light – From X-Strahlen to Radio(bio)logy; Charles C. Thomas Publisher, Springfield/Illinois, USA; 1965, S. 172

actinographer (griech. aktis = Strahl)
Röntgenologe (USA)
Grigg, Emanuel Radu Newman; The Trail of the Invisible Light – From X-Strahlen to Radio(bio)logy; Charles C. Thomas Publisher, Springfield/Illinois, USA; 1965, S. 621

actinography (griech. aktis = Strahl)
Gleichbedeutend mit > Aktinographie.

actinologist (griech. aktis = Strahl)
Röntgenologe (USA)
Grigg, Emanuel Radu Newman; The Trail of the Invisible Light – From X-Strahlen to Radio(bio)logy; Charles C. Thomas Publisher, Springfield/Illinois, USA; 1965, S. 628

actinotherapeutics (griech. aktis = Strahl)
Strahlenbehandlungen (als Oberbegriff für die Therapie mit Licht- und Röntgenstrahlen).
Burrows, E. H.; Pioneers and early Years – A History of British Radiology; Colophon Limited, St. Anna 1986, S. 93

actinotherapy (griech. aktis = Strahl)
(Röntgen-) Strahlentherapie
Grigg, Emanuel Radu Newman; The Trail of the Invisible Light – From X-Strahlen to Radio(bio)logy; Charles C. Thomas Publisher, Springfield/Illinois, USA; 1965, S. 646

Adaptation (lat. adaptio, adaptatio = anpassen)
Anpassung an Sinnesreize.
1.) Albers-Schönberg; Die Röntgentechnik; Lucas Gräfe &

Sillem, Hamburg 1910, S. 519 – 2.) Mütze, Karl; Foitzik, Leonhard; Krug, Wolfgang; Schreiber, Günter; ABC der Optik; VEB F. A. Brockhaus, Leipzig 1961

Adaptationsbrille
(lat. adaptio, adaptatio = anpassen)
Brille mit roten Gläsern nach Wilhelm Trendelenburg, mit der das Auge bereits im hellen Raum an das niedrige Leuchtdichteniveau des > Durchleuchtungsschirmes angepasst werden kann.
> Schwarzbrille
1.) Trendelenburg, W.; Die Adaptationsbrille, ein Hilfsmittel für Röntgendurchleuchtungen; Fortschritte auf dem Gebiete der Röntgenstrahlen, Bd. 25, 1917/1918, S. 30-32 – 2.) Albers-Schönberg; Die Röntgentechnik; 5. Auflage, Bd. 2, Lucas Gräfe & Sillem, Hamburg 1919, S. 190-191

Adaptometer (lat. adaptio, adaptatio = anpassen)
Gerät nach Bucky zur Prüfung der Augenanpassung an das Helligkeitsniveau des Durchleuchtungsraumes: Kästchen mit grüner durchscheinender Scheibe, die mit einer nur bis zur Rotglut erhitzten Glühlampe beleuchtet wird. Wenn ein auf der Scheibe befindliches schwarzes Kreuz erkannt werden kann, ist eine ausreichende > Adaptation erreicht.
Trendelenburg, W.; Die Adaptationsbrille, ein Hilfsmittel für Röntgendurchleuchtungen; Fortschritte auf dem Gebiete der Röntgenstrahlen, Bd. 25, 1917/1918, S. 30-32

Adit
Elektrisches Isoliermaterial, hergestellt aus Harzen und Silikaten von der Fa. Gebr. Adt A.-G..
Die Durchschlagfestigkeit beträgt bei
1 mm Dicke	1 kV
2 mm Dicke	1,8 kV
5 mm Dicke	4 kV
Heber, Georg; Elektro-Auskunftei – Erklärendes Wörterbuch; Paul Schulze Verlag, Leipzig 1922, 2. Auflage

Adria-Röntgenplatten
> Photographische Platten der Firma Josef Eduard Rigler, Budapest, für den Einsatz in der Röntgentechnik, mit einseitiger oder beidseitiger Emulsion, „silberreich, höchstempfindlich".
Anzeige in: Kraft, H., Wiesner, B. (Herausg.); Archiv für physikalische Medizin und medizinische Technik; II. Bd., Otto Nemnich Verlag, Leipzig 1907, nach S. 90

Adurol-Entwickler
Typ eines photographischen Entwicklers der Firma J. Hauff, Feuerbach/Württ. und der Firma Schering, Berlin. Hauptbestandteil: Monochlorhydrochinon. Vorteile: hohe Deckung, arbeitet rasch und weich, wenig temperaturabhängig, geringe Schleierneigung.
Rezeptbeispiel: Lösung A, bestehend aus 10 g Adurol, 80 g krist. Natriumsulfit und 500 g Wasser. Lösung B, bestehend aus 60 g > Pottasche und 500 g Wasser. Zur Entwicklung wird je 1 Teil der Lösungen A und B und 1 Teil Wasser vermischt.
> photographische Entwickler und > Schleier

1.) Eder, J. M.; Ausführliches Handbuch der Photographie; Verlag von Wilhelm Knapp, Halle a. S. 1902, S. 323 – 2.) Dessauer, F.; B. Wiesner; Kompendium der Röntgenographie; Otto Nemnich Verlag, Leipzig 1905, S. 261 — 3.) Anzeige in: Kraft, H., Wiesner, B. (Herausg.); Archiv für physikalische Medizin und medizinische Technik; II. Bd., Otto Nemnich Verlag, Leipzig 1907, nach S. 90

AEG, A.E.G.
Der Berliner Unternehmer Emil Rathenau erwarb 1881 die Lizenz auf Edison-Patente und gründete 1883 die Deutsche Edison-Gesellschaft für angewandte Elektrizität, aus der 1887 die Allgemeine Elektricitäts-Gesellschaft AEG, Berlin, hervorging.
dtv-Lexikon 1971

Agens (lat. agens = treibend)
(Auf etwas ein-) wirkendes Mittel
1.) Mütze, Karl; Foitzik, Leonhard; Krug, Wolfgang; Schreiber, Günter; ABC der Optik; VEB F. A. Brockhaus, Leipzig 1961. – 2.) Pschyrembel: Klinisches Wörterbuch; 257. Auflage, Walter de Gruyter, Berlin New York 1994

Agfa
Die Actien-Gesellschaft für Anilin-Fabrication, Leverkusen, Hersteller photographischer Materialien, ging 1873 aus dem Zusammenschluss der Gesellschaft für Anilinfabrikation (gegründet 1867 von den Chemikern Paul Mendelssohn Bartoldy und Carl Alexander von Martius) und einer weiteren Firma hervor.
Internet-Suchmaschine Google

Aggregat (lat. aggregare = beigesellen)
In der Technik ein Maschinensatz aus mehreren zusammenwirkenden Einzelmaschinen, -apparaten oder -geräten.
1.) Fürstenau, Immelmann, Schütze; Leitfaden des Röntgenverfahrens für das röntgenologische Hilfspersonal; Dritte, vermehrte und verbesserte Auflage, Verlag von Ferdinand Enke, Stuttgart 1919, S. 31 – 2.) Internet-Suchmaschine Google

AJR
American Journal of Roentgenology, Fachzeitschrift der > American Roentgen Ray Society.
> Yellow Journal

Akkumulator
(lat. accumulatum = das Angehäufte)
Von Raymond Gaston Planté 1860 entwickelter elektrochemischer Apparat, in dem zugeführter elektrischer Strom in den Elektroden eine Energieumwandlung auslöst. Diese Umwandlung der elektrischen Energie in chemische Energie wird als Ladung bezeichnet. Die akkumulierte (gesammelte) Energie kann dann wieder in elektrischen Strom überführt werden (Entladung). Am Anfang des 20. Jahrhunderts besteht das Gefäß im Allgemeinen aus Glas, > Hartgummi, > Celluloid oder mit Blei ausgekleideten Holzkisten. Als Elektrolyt dient verdünnte, chemisch reine Schwefelsäure. Die Elektroden bestehen üblicherweise aus einem Bleikörper mit einer akti-

ven Masse aus > Bleisuperoxyd (positiver Pol) bzw. > Bleischwamm (negativer Pol). Mehrere solcher Platten bilden eine Zelle, mehrere Zellen miteinander verbunden eine > Batterie.

1.) Reiniger, Gebbert & Schall; Katalog „Elektro-Medizinische Apparate; Erlangen 1897, S. XXXIV, 101 – 2.) Büttner, O.; K. Müller; Encyclopädie der Photographie, Heft 28: Technik und Verwerthung der Röntgen'schen Strahlen im Dienste der ärztlichen Praxis und Wissenschaft; Druck und Verlag von Wilhelm Knapp, Halle a. S. 1897, S. 24-39 – 3.) Donath, B.; Die Einrichtungen zur Erzeugung der Roentgenstrahlen und ihr Gebrauch; Verlag von Reuther & Reichard, Berlin 1899, S. 14-27 (mit Abbildungen) – 4.) Stechow; Das Röntgen-Verfahren mit besonderer Berücksichtigung der militärischen Verhältnisse; Verlag von August Hirschwald, Berlin 1903, S. 72-76 – 5.) Dessauer, F.; B. Wiesner; Kompendium der Röntgenographie; Otto Nemnich Verlag, Leipzig 1905, S. 42 – 6.) Heber, Georg; Elektro-Auskunftei – Erklärendes Wörterbuch; Paul Schulze Verlag, Leipzig 1922, 2. Auflage

Akkumulator, Auswahl und Pflege

Friedrich Dessauer gibt Hinweise zu Auswahl und Pflege von > Akkumulatoren (gekürzt):

1. Die > Batterie muss, wenn sie lange halten soll, alle 6 Wochen einmal entladen und geladen werden.

2. Je sanfter die Ladung und Entladung vor sich geht, desto besser ist es für die Batterie. Nichts schädigt die Batterie so sehr, wie die stossweise Ladung und Entladung mit zu starken Strömen.

3. Peinlichste Sauberkeit! Reine Säure von vorschriftmässiger Dichte.

4. Beim Transporte sanft mit dem Akkumulator umgehen, ihn nicht zu sehr stossen!

5. Beim Einkauf die Kapazität nicht zu klein, aber auch nicht zu gross wählen. 18, 25 bis 30 Ampèrestunden sind gebräuchliche mittlere Kapazitäten.

6. Nicht zu stark überladen. Es ist gut, wenn der Akkumulator so kräftig geladen wird, dass sich gegen Ende der Ladung eine heftige Gasentwicklung zeigt.

Dessauer, F.; B. Wiesner; Kompendium der Röntgenographie; Otto Nemnich Verlag, Leipzig 1905, S. 163-164

Akkumulatorenbatterie

(lat. accumulatum = das Angehäufte)
> Batterie

aktinisches Licht

(griech. aktis = Strahl)
Chemisch wirksames Licht.

1.) Mütze, Karl; Foitzik, Leonhard; Krug, Wolfgang; Schreiber, Günter; ABC der Optik; VEB F. A. Brockhaus, Leipzig 1961 – 2.) Kienle, Richard von; Fremdwörterlexikon; 1964

Aktinogramm (griech. aktis = Strahl)

Röntgenaufnahme

1.) Sehrwald, E.; Das Verhalten der Halogene gegen Röntgenstrahlen; Deutsche Medicinische Wochenschrift No. 30, 23.07.1896, S. 477 – 2.) Appunn, F.; Über die Methodik der Photographie mit X-Strahlen zu medizinisch-diagnostischen Zwecken; Fortschritte auf dem Gebiete der Röntgenstrahlen; Bd. 1, 1897/1898, S. 41-51

Aktinograph (griech. aktis = Strahl)

Anwender der Röntgenstrahlen, Röntgenologe

Aktinographie (griech. aktis = Strahl)

Röntgenaufnahme, Röntgenaufnahmetechnik

1.) Gocht, Hermann; Röntgographie oder Diagraphie?!; Fortschritte auf dem Gebiete der Röntgenstrahlen, Bd. 2, 1898/1899, S. 138-139 – 2.) Isenthal, A. W.; Snowden Ward, H.; Practical Radiography; Third Edition, Dawborn and Ward Ltd., 1901, S. 13

aktinographieren (griech. aktis = Strahl)

Eine Röntgenaufnahme erstellen.

Gocht, Hermann; Röntgographie oder Diagraphie?!; Fortschritte auf dem Gebiete der Röntgenstrahlen, Bd. 2, 1898/1899, S. 138-139

aktinographische Platte (griech. aktis = Strahl)

Eine mit einer photographischen Emulsion beschichtete Glasplatte.
> Röntgen-Platte

Appunn, F.; Über die Methodik der Photographie mit X-Strahlen zu medizinisch-diagnostischen Zwecken; Fortschritte auf dem Gebiete der Röntgenstrahlen; Bd. 1, 1897/1898, S. 41-51

Aktinometer (griech. aktis = Strahl)

Messgerät für die Durchdringungsfähigkeit der Röntgenstrahlen, nach dem gleichen Prinzip wie das > Skiameter aufgebaut. „Aktinometer" wurde oft auch als Oberbegriff für derartige Geräte benutzt.

1.) Gocht, Hermann; Lehrbuch der Röntgen-Untersuchung zum Gebrauche für Mediciner; Verlag von Ferdinand Enke, Stuttgart 1898, S. 47 – 2.) Donath, B.; Die Einrichtungen zur Erzeugung der Roentgenstrahlen und ihr Gebrauch; Verlag von Reuther & Reichard, Berlin 1899, S. 108 (mit Abbildung) – 3.) Christen, Th.; Messung und Dosierung der Röntgenstrahlen; Lucas Gräfe & Sillem, Hamburg 1913

Aktinoskopie

(griech. aktis = Strahl, skopein = betrachten)
Röntgendurchleuchtung

1.) Gocht, Hermann; Röntgographie oder Diagraphie?!; Fortschritte auf dem Gebiete der Röntgenstrahlen, Bd. 2, 1898/1899, S. 138-139 – 2.) Heber, Georg; Elektro-Auskunftei – Erklärendes Wörterbuch; Paul Schulze Verlag, Leipzig 1922, 2. Auflage – 3.) Grigg, Emanuel Radu Newman; The Trail of the Invisible Light – From X-Strahlen to Radio(bio)logy; Charles C. Thomas Publisher, Springfield/Illinois, USA; 1965, S. 172

aktinoskopieren

(griech. aktis = Strahl, skopein = betrachten)
Mit Röntgenstrahlen durchleuchten.

1.) Gocht, Hermann; Röntgographie oder Diagraphie; Fortschritte auf dem Gebiete der Röntgenstrahlen, Bd. 2, 1898/1899, S. 138-139. – 2.) Heber, Georg; Elektro-Auskunftei – Erklärendes Wörterbuch; Paul Schulze Verlag, Leipzig 1922, 2. Auflage

aktive Kathode

Die > Kathode einer > Bikathoden-Ionen-Röntgenröhre, mit deren Hilfe – im Gegensatz zu deren zweiter („inaktiver") Kathode – eine Ventilwirkung erzeugt wird.
> Ventilröhre

Gocht, Hermann; Handbuch der Röntgen-Lehre zum Gebrauche für Mediciner; 5. Auflage, Verlag von Ferdinand Enke, Stuttgart 1918, S. 157-158 (mit Abbildung)

ALARA-Prinzip

(As Low As Reasonably Achievable – so gering wie vernünftigerweise erforderlich), wurde erstmals 1908 durch Viktor Blum formuliert: „Wir haben es uns zur Regel gemacht, die minimalste Dosis wirksamen Röntgenlichtes anzuwenden, die gerade hinreicht, bei einem gewöhnlichen Menschen den gewünschten Erfolg zu zeigen."

Blum, Victor; Ein Röntgenschadenersatzprozess; Fortschritte auf dem Gebiete der Röntgenstrahlen, Bd. 12, 1908, S. 186-202

Alaunbad

Bad zur Härtung einer photographischen Emulsion im Anschluss an die Wässerung, um die Emulsion gegen höhere Temperaturen widerstandsfähiger zu machen; Alaun ist ein Doppelsalz aus Kalium- und Aluminiumsulfat.

> Formaldehydbad

Dessauer, F.; B. Wiesner; Kompendium der Röntgenographie; Otto Nemnich Verlag, Leipzig 1905, S. 272

Albuminpapier (lat. albumen = weiße Farbe)

Albumin ist das Eiweiß frischer Hühnereier, das nach dem Zusatz von Chlor-, Brom- oder Jodsalzen auf ein Trägermaterial (üblicherweise Papier, aber auch Glasplatten) aufgebracht und durch Sensibilisieren mit Silbernitrat lichtempfindlich gemacht wurde. Die Schicht wurde sowohl als Aufnahme- wie als Kopierschicht benutzt.

> Auskopierpapier

1.) Dessauer, F.; B. Wiesner; Kompendium der Röntgenographie; Otto Nemnich Verlag, Leipzig 1905, S. 300 – 2.) Mütze, Karl; Foitzik, Leonhard; Krug, Wolfgang; Schreiber, Günter; ABC der Optik; VEB F. A. Brockhaus, Leipzig 1961 – 3.) Baatz, Willfried; Geschichte der Photographie; DuMont Buchverlag, Köln 2004, S. 30-31

all-seeing light

Vorschlag von Egbert Guernsey um 1896 für > X-Strahlen.

Grigg, Emanuel Radu Newman; The Trail of the Invisible Light – From X-Strahlen to Radio(bio)logy; Charles C. Thomas Publisher, Springfield/Illinois, USA; 1965, S. 171

Alpharöhre

> Ionen-Röntgenröhre nach Josef Rosenthal 1897, erste Röntgenröhre mit massiver metallreicher > Antikathode. Die Röhre besteht aus zwei nebeneinander liegenden Glaskugeln, womit das Volumen der Röhre zur besseren Konstanz des Vakuums vergrößert wird.

1.) Ohne Verfasserangabe; Ausgestellte Gegenstände; Verhandlungen der Deutschen Röntgengesellschaft, Bd. IV, 1908, S. 167-177 (mit Abbildungen) – 2.) Rosenthal, Josef; Röntgentechnik; Sonderabdruck aus dem „Lehrbuch der Röntgenkunde", herausgegeben von H. Rieder und J. Rosenthal, Band II, Verlag von Johann Ambrosius Barth, Leipzig 1918, S. 318-319 (mit Abbildungen)

Ambroin

Elektrisches Isoliermaterial, hergestellt aus halbfossilen Harzen (Kopal), > Glimmer und Asbest. Die Durchschlagfestigkeit beträgt bei 0,34 mm Dicke   5 kV

1.) Heber, Georg; Elektro-Auskunftei – Erklärendes Wörterbuch; Paul Schulze Verlag, Leipzig 1922, 2. Auflage – 2.) Internet-Suchmaschine Google

American Journal of Roentgenology

> The American Journal of Roentgenology

American X-ray Journal

> The American X-Ray Journal

„amerikanische Normalwerte"

> Funkenlänge und Hochspannung, Tabelle 1a

Amidol-Entwickler

Typ eines photographischen Entwicklers der Fa. J. Hauff, Feuerbach/Württ.; Vorteile: schnelle Entwicklung, guter Standentwickler; Nachteile: Schleiergefahr, schlechte Haltbarkeit.

> Schleier, > photographischer Entwickler und > Standentwicklung

1.) Eder, J. M.; Ausführliches Handbuch der Photographie; Verlag von Wilhelm Knapp, Halle a. S. 1902, S. 325-326 – 2.) Dessauer, F.; B. Wiesner; Kompendium der Röntgenographie; Otto Nemnich Verlag, Leipzig 1905, S. 266-267 – 3.) Anzeige in: Kraft, H., Wiesner, B. (Herausg.); Archiv für physikalische Medizin und medizinische Technik; II. Bd., Otto Nemnich Verlag, Leipzig 1907, nach S. 90

Ammoniumfixage (lat. fixus = angeheftet)

> Satrap-Schnellfixage

Ammoniumpersulfat-Abschwächer

Chemotechnisches Bad zum > Abschwächen (= Verminderung der Optischen Dichte) von photographischen Bildern. Dieser Abschwächer greift vor allem die höheren Dichten an und wirkt somit kontrastmindernd.

Rezeptbeispiel: 500 cm^3 Wasser + 10 g Ammoniumpersulfat + 5 Tropfen konz. Schwefelsäure + 7,5 cm^3 1%ige Kochsalzlösung. Das Bad ist nicht haltbar. Bildträger danach 5 bis 10 Minuten im Fixierbad belassen und gründlich wässern.

> abschwächen und > Kaliumpermanganat-Abschwächer

Internet-Suchmaschine Google

Amrheinsche Maximum-Röhre

> Maximum-(Ionen-Röntgen-)Röhre nach Franz Amrhein, Firma > Veifa, Frankfurt/M.-Aschaffenburg, mit einem neuen Kühlprinzip: Mit Hilfe eines Luftgebläses wird Wasser aus einem Gefäß äußerst fein zerstäubt (erhält also die denkbar größte Oberfläche) und durch den Luftstrom mit großer Wucht gegen die Rückwand der hohlen Antikathode geschleudert. Der Wärmeentzug ist gewaltig, die Röntgenröhre kann stark belastet werde, ohne dass die Antikathode erheblich warm wird.

Dessauer, Friedrich; Homogenität und Absorption; Fortschritte auf dem Gebiete der Röntgenstrahlen, Band 21, 1914, S. 562-569 (mit Abbildung)

Anker

Der Teil maschineller Stromerzeuger, in dem die elektromotorischen Kräfte erzeugt werden.

> Elektromotorische Kraft EMK

1.) Guttmann, Walter; Elektrizitätslehre für Mediziner; Verlag von Georg Thieme, Leipzig 1904, S. 115 – 2.) Heber, Georg; Elektro-Auskunftei – Erklärendes Wörterbuch; Paul Schulze Verlag, Leipzig 1922, 2. Auflage – 3.) Graetz, L.; Die Elektrizität und ihre Anwendungen; Verlag von J. Engelhorns Nachf., Stuttgart 1928, S. 432, 459

Anode

Positive Elektrode (z. B. bei > Ionen-Röntgenröhren) oder positiver Pol (z. B. bei > Akkumulatoren)

1.) Donath, B.; Die Einrichtungen zur Erzeugung der Roentgenstrahlen und ihr Gebrauch; Verlag von Reuther & Reichard, Berlin 1899, S. 78 – 2.) Heber, Georg; Elektro-Auskunftei – Erklärendes Wörterbuch; Paul Schulze Verlag, Leipzig 1922, 2. Auflage

Anodenhals

Annähernd zylindrischer (halsförmiger) Teil der ansonsten kugelförmigen > Ionen-Röntgenröhre, der die > Anode enthält.

Albers-Schönberg; Die Röntgentechnik. Lehrbuch für Ärzte und Studierende; 2. Auflage, Lucas Gräfe & Sillem, Hamburg 1906, S. 96

Anodenlicht

Rötliches Glimmlicht, das beim Anlegen einer elektrischen Spannung an der > Anode von Vakuumröhren mit mäßiger Luftverdünnung (> Gasentladungsröhren) entsteht.

> Kathodenlicht

1.) Heber, Georg; Elektro-Auskunftei – Erklärendes Wörterbuch; Paul Schulze Verlag, Leipzig 1922, 2. Auflage – 2.) Internet-Suchmaschine Google

Anodenstrahlen

Von der > Anode einer > Ionen-Röntgenröhre ausgehende Strahlen mit positiver Ladung.

Heber, Georg; Elektro-Auskunftei – Erklärendes Wörterbuch; Paul Schulze Verlag, Leipzig 1922, 2. Auflage

Ansco, ANSCO

Anthony & Scoville Co, unter anderem Hersteller von Röntgenplatten und Röntgenfilmen, gegründet 1901/1907 durch Zusammenschluss von Anthony & Co. und Scovill & Adams, 1928 von Fa. > Agfa übernommen.

Grigg, Emanuel Radu Newman; The Trail of the Invisible Light – From X-Strahlen to Radio(bio)logy; Charles C. Thomas Publisher, Springfield/Illinois, USA; 1965

anstechen

Bei > Ionen-Röntgenröhren durch > scharf gebündelte > Kathodenstrahlen verursachtes Anschmelzen der Antikathodenfläche.

1.) Klingelfuß, Fr.; Über die Messung der Größe des Brennfleckes und die Bestimmung der zulässigen Belastung bei einer Röntgenröhre; Zeitschrift für Röntgenkunde und Radiumforschung, 14. Band, 1912, S. 124-129 – 2.) Schwenter, J.; Leitfaden der Momentaufnahme im Rönt-genverfahren; Otto Nemnich Verlag, Leipzig 1913, S. 18

Anthion

„Fixiersalzzerstörer" der Fa. Schering, der dem der > Satrap-Schnellfixage nachfolgenden Wässerungsbad zur Abkürzung der Wässerungszeit beigegeben wird.

Gillet, J.; Die ambulatorische Röntgentechnik in Krieg und Frieden; Verlag von Ferdinand Enke, Stuttgart 1909, S. 131-132

Anthroposkop

(griech. ántropos = Mensch, skopein = betrachten)

Apparat nach A. M. Esseltja, 1846, mit dem man in der Lage gewesen sein soll, durch den menschlichen Körper hindurch zu sehen und tief sitzende Krankheiten festzustellen. Über die Konstruktion des Apparates und seine Benutzung ist nichts bekannt.

Glasser, Otto; Wilhelm Conrad Röntgen und die Geschichte der Röntgenstrahlen; Springer Verlag Berlin Heidelberg New York, 3. Auflage 1995

Antikathode

Bei > Ionen-Röntgenröhren: die Elektrode, die der > Kathode – in der Regel unter einem schrägen Winkel – gegenüberliegt und auf der die Röntgenstrahlen entstehen. Beim Auftreffen der > Kathodenstrahlen auf die > Antikathode lädt sich die Antikathode negativ auf. Diese Aufladung wirkt abstoßend auf die nachfolgend auftreffenden Kathodenstrahlen mit der Folge schlechter werdender Bildqualität bis hin zu dem Punkt, an dem keine Röntgenstrahlung mehr erzeugt wird. Um dies zu vermeiden, werden Antikathode und > Anode außerhalb der > Ionen-Röntgenröhre elektrisch verbunden, so dass die an der Antikathode entstehende Ladung durch das an der Anode herrschende positive Potential neutralisiert wird.

Für die Wahl des Antikathodenmaterials ist auf einen hohen Schmelzpunkt zu achten sowie auf eine hohe Atommasse: Je höher die Atommasse, desto höher ist die Ausbeute an Röntgenstrahlen. Platin (Pt) ist sehr gut geeignet, aber auch Iridium (Ir), Tantal (Ta), Wolfram (W) und ähnliche Metalle wurden verwendet:

Material	Schmelzpunkt	Atommasse	Ordnungszahl
Pt	1768° C	195,1 u	78
Ir	2447° C	192,2 u	77
Ta	3020° C	180,9 u	73
W	3422° C	183,8 u	74

> Hilfsanode und > metallreiche Röntgenröhre

1.) Appunn, F.; Über die Methodik der Photographie mit X-Strahlen zu medizinisch-diagnostischen Zwecken; Fortschritte auf dem Gebiete der Röntgenstrahlen, Bd. 1, 1897/1898, S. 43 – 2.) Fürstenau, Robert; Die Technik der Röntgenapparate; Dr. Max Jänicke Verlagsbuchhandlung, Hannover, etwa 1908, S. 48 – 3.) Knox, Robert; Radiography and Radio-Therapeutics; Part 1: Radiography; The

Macmillan Company, New York, London 1917, S. 71 (mit Tabelle) – 4.) Rosenthal, Josef; Röntgentechnik; Sonderabdruck aus dem „Lehrbuch der Röntgenkunde", herausgegeben von H. Rieder und J. Rosenthal, Band II, Verlag von Johann Ambrosius Barth, Leipzig 1918, S. 332 – 5.) Fürstenau, Immelmann, Schütze; Leitfaden des Röntgenverfahrens für das röntgenologische Hilfspersonal; Dritte, vermehrte und verbesserte Auflage, Verlag von Ferdinand Enke, Stuttgart 1919, S. 105-106 – 6.) Heber, Georg; Elektro-Auskunftei – Erklärendes Wörterbuch; Paul Schulze Verlag, Leipzig 1922, 2. Auflage

Antikathodenfokus

Andere Bezeichnung für > Brennfleck.
1.) Heber, Georg; Elektro-Auskunftei – Erklärendes Wörterbuch; Verlagsbuchhandlung Schulze & Co., Leipzig 1912, S. 276 – 2.) Heber, Georg; Elektro-Auskunftei – Erklärendes Wörterbuch; Paul Schulze Verlag, 2. Auflage, Leipzig 1922, S. 563

Antikathodenhals

Annähernd zylindrischer halsförmiger Teil der ansonsten kugelförmigen > Ionen-Röntgenröhre, der die > Antikathode trägt.
Albers-Schönberg; Die Röntgentechnik. Lehrbuch für Ärzte und Studierende; 2. Auflage, Lucas Gräfe & Sillem, Hamburg 1906, S. 96

Antikathodenkopf

Mit der > Antikathode verbundener, wärmeableitender Körper, teils auch zur Kühlung mit Wasser gefüllter Hohlkörper.
Albers-Schönberg; Die Röntgentechnik; 4. Auflage, Lucas Gräfe & Sillem, Hamburg 1913, S. 216

Antikathodenspiegel

Bei > Ionen-Röntgenröhren die Fläche der > Antikathode, auf die die > Kathodenstrahlen auftreffen und in Röntgenstrahlen umgewandelt werden.
Heber, Georg; Elektro-Auskunftei – Erklärendes Wörterbuch; Paul Schulze Verlag, Leipzig 1922, 2. Auflage

Antix-Strahlenschutzstoff

Vermutlich abgeleitet von Anti-X-Strahlen: Strahlenschutzstoff, geliefert von der Fa. Müller (> C. H. F. Müller?) und der Fa. Heinr. Traun & Söhne, Hamburg.
> Müller-Schutzstoff
1.) Verhandlungen der Deutschen Röntgengesellschaft, Lucas Gräfe & Sillem, Hamburg 1905, Bd. I, S. 27 – 2.) Wiesner, B.; Zur Bestrahlungstechnik; in: Kraft, H., Wiesner, B. (Herausg.); Archiv für physikalische Medizin und medizinische Technik; II. Bd., Otto Nemnich Verlag, Leipzig 1907, S. 161-164 – 3.) Albers-Schönberg; Die gasfreien Röhren in der röntgenologischen Praxis; Fortschritte auf dem Gebiete der Röntgenstrahlen, Bd. 24, 1916/1917, S. 423-446 – 4.) Gocht, Hermann; Handbuch der Röntgen-Lehre zum Gebrauche für Mediciner; 5. Auflage, Verlag von Ferdinand Enke, Stuttgart 1918, S. 524 – 5.) Albers-Schönberg; Die Röntgentechnik; 5. Auflage, Bd. 1, Lucas Gräfe & Sillem, Hamburg 1919, S. 247

Apertur (lat. apertus = offen, geöffnet)

Öffnung („lichte Weite") am Eingang und Ausgang von röhrenförmigen Blenden wie z. B. bei > Rohrblenden zur Eingrenzung des Röntgenstrahlenbündels.

Albers-Schönberg; Die Röntgentechnik. Lehrbuch für Ärzte und Studierende; 2. Auflage, Lucas Gräfe & Sillem, Hamburg 1906, S. 96

Apex-Röntgenapparat (lat. Apex = Spitze)

Wechselstrom-Röntgenapparat der Fa. Reiniger, Gebbert & Schall (> RGS), Erlangen, ab 1913. Prinzip: Ein umlaufender > Quecksilber-Unterbrecher wird von einem Synchronmotor im Takt der Netzfrequenz angetrieben; der Eisenkern des > Induktors wird in beiden Stromrichtungen im gleichen Sinne magnetisiert. Ab 1924 Verwendung sowohl von > Ionen-Röntgenröhren wie auch von > Hochvakuum-Glühkathodenröhren möglich.
> Unterbrecher und > Gas-Unterbrecher
Siemens-Med-Archiv Erlangen: RGS-Katalog 1913, Prospekt 25 und RGS-Katalog 1919, Prospekt 6 und RGS-Katalog 1922, Prospekt 22

Apex-Unterbrecher (lat. Apex = Spitze)

> Quecksilberstrahl-Unterbrecher der Fa. Reiniger, Gebbert & Schall (> RGS), Erlangen.
> Unterbrecher und > Gas-Unterbrecher
1.) Heber, Georg; Elektro-Auskunftei – Erklärendes Wörterbuch; Paul Schulze Verlag, Leipzig 1922, 2. Auflage – 2.) Zacher, F.; Zur Entwicklung der Vorrichtungen zur Unterbrechung elektrischer Ströme; Fortschritte auf dem Gebiete der Röntgenstrahlen, Bd. 29, 1922, S. 411-441

Apollo-Trockenplatte

Trockenplatte der Firma Unger & Hoffmann, Dresden.
Internet-Suchmaschine Google

Apps-Unterbrecher

> Platin-Unterbrecher nach Alfred Apps.
Reiniger, Gebbert & Schall; Katalog über Elektromedizinische Apparate; 6. Auflage, Erlangen 1897, S. 150

Arbeitskathode

Bei der > Hochvakuum-Glühkathoden-Röntgenröhre nach Edgar Lilienfeld die mit einer Bohrung versehene kalte > Kathode (> Lochkathode), von der aus die > Kathodenstrahlen zur > Antikathode gelangen.
1.) Koch, F. J.; Die Röntgenröhre nach J. E. Lilienfeld; Fortschritte auf dem Gebiete der Röntgenstrahlen, Bd. 23, 1915/1916, S. 2-8 (mit Abbildung) – 2.) Heber, Georg; Elektro-Auskunftei – Erklärendes Wörterbuch; Paul Schulze Verlag, Leipzig 1922, 2. Auflage

Archives of Clinical Skiagraphy

Erste englische Röntgenfachzeitschrift, gegründet im Mai 1896, im April 1897 umbenannt in Archives of Skiagraphy, im Juli 1897 umbenannt in Archives of the Roentgen Ray, 1915 umbenannt in Archives of Radiology and Electrotherapy, 1924 umbenannt in The British Journal of Radiology (B.A.R.P./B.I.R. Section), 1928 vereint mit The British Journal of Radiology (Röntgen Society Section).
Burrows, E. H.; Pioneers and early Years – A History of British Radiology; Colophon Limited, St. Anna 1986, S. 144-164

Archives of Radiology and Electrotherapy
> Archives of Clinical Skiagraphy

Archives of Skiagraphy
> Archives of Clinical Skiagraphy

Archives of the Roentgen Ray
> Archives of Clinical Skiagraphy

Argentum-Verstärker (lat. argentum = Silber)
> photographischer Verstärker und > verstärken

Aristopapier
Typ eines > Auskopierpapiers.

Armamentarium
(lat. armamentarium = Werkzeug, Instrument, Waffe)
Instrumentarium
> Röntgeninstrumentarium
1.) Pfahler, George E.; Die Veränderlichkeit des Brennflecks einer Röntgenröhre und eine einfache Methode eine scharf zeichnende Röhre auszuwählen; Fortschritte auf dem Gebiete der Röntgenstrahlen, Bd. 18, 1911/1912, S. 340-343 – 2.) RadioGraphics, Monograph Issue: The technical history of radiology; Volume 9, Number 6, November 1989, S. 1239 (mit Abbildungen) – 3.) Internet (www.hbz-nrw.de/)

Armatur
> Anker

arrodierte Antikathode
Im Bereich des > Brennfleckes aufgerauhte > Antikathode.
1.) Gocht, Hermann; Handbuch der Röntgen-Lehre; Verlag von Ferdinand Enke, Stuttgart 1918, S. 110 – 2.) dtv-Lexikon; 1971

ARRS
American Roentgen Ray Society, US-amerikanische Röntgengesellschaft, gegründet 1900.

Arrowrot
Eigentlich: Arrow root, Pfeilwurzel, die Wurzel der in Westindien vorkommenden Knollenpflanze maranta arundinacea. Die aus dieser Wurzel gewonnene Stärke ist u. a. Bestandteil einer Lösung zur Kontrolle der Ausfixierung von > photographischen Platten und Filmen: 1 g Arrowrot wird 100 cm^3 kochendem destilliertem Wasser zugesetzt, nach dem Erkalten 2,5 cm^3 Jodtinktur beigefügt. Bringt man einige Tropfen dieser Lösung in ein Reagenzglas mit dem zu prüfenden Fixier-Waschwasser, färbt sich reines Waschwasser bläulich, bei Vorhandensein von Fixiersalzspuren wird es farblos.
1.) Pierer, H. A. (Herausgeber); Universal-Lexikon oder vollständiges encyclopädisches Wörterbuch; Literatur-Comptoir, Altenburg 1835, S. 238 (Google) – 2.) Gillet, J.; Die ambulatorische Röntgentechnik in Krieg und Frieden; Verlag von Ferdinand Enke, Stuttgart 1909, S. 132 – 3.) Internet (AltaVista)

Arsonvalisation
> d'Arsonvalisation

„Aschaffenburger Richtung"
Die so genannte „Aschaffenburger Richtung" vertrat die Meinung, dass preisgünstige Röntgeninstrumentarien mit kleinen > Funkenstrecken völlig ausreichend seien; Wortführer: Friedrich Dessauer und Bernhard Wiesner. Im Gegensatz dazu stand die > „Hamburger Richtung".
Dessauer, F.; B. Wiesner; Kompendium der Röntgenographie; Otto Nemnich Verlag, Leipzig 1905, 9 ff

Aseptin (griech. asepsis = ohne Fäulnis, Keimfreiheit)
Borsäure, die unter der Warenbezeichnung Aseptin für Konservierungszwecke im Handel war.
1.) Albers-Schönberg; Die Röntgentechnik; 2. Auflage, Lucas Gräfe & Sillem, Hamburg 1906, S. 169 – 2.) Merck's Warenlexikon – Klassische Warenkunde von 1920 (Internet)

Astralschirm
(lat. astralis = von den Sternen herrührend)
Grüngelb fluoreszierender > Durchleuchtungsschirm, entwickelt von Georg Rupprecht, Hamburg, hergestellt von Reiniger, Gebbert & Schall (> RGS), Erlangen. Leuchtstoff: künstlicher > Willemit; nachleuchtend.
1.) Haenisch; Ein neuer Röntgendurchleuchtungsschirm; Fortschritte auf dem Gebiete der Röntgenstrahlen, Bd. 18, 1911/1912, S. 231 – 2.) Reiniger, Gebbert & Schall; Katalog „Die Röntgenapparate nebst deren Zubehör"; Berlin/Erlangen 1912, S. 53 – 3.) Heber, Georg; Elektro-Auskunftei – Erklärendes Wörterbuch; Paul Schulze Verlag, Leipzig 1922, 2. Auflage

Äther
Nach einer bis Anfang des 20. Jahrhunderts herrschenden Vorstellung mussten Wellen zu ihrer Fortpflanzung stets ein materielles Medium haben, das man Äther nannte. Dieser den ganzen Raum erfüllende feinste Stoff, der nach dieser Vorstellung auch zwischen allen Körpermolekülen eingelagert ist, diente zur Erklärung der Licht-, Wärme- und Elektrizitätserscheinungen. So wurde z. B. angenommen, dass sich das Licht durch wellenförmige Bewegung des Äthers ausbreitet.
> Fluidum, elektrisches
1.) Sehrwald; Das Wesen der Elektrizität und Röntgenstrahlen; Fortschritte auf dem Gebiete der Röntgenstrahlen, Bd. 2, 1898/1899, S. 1-12 – 2.) Walter, B.; Über die Natur der Röntgenstrahlen; Fortschritte auf dem Gebiete der Röntgenstrahlen, Bd. 2, 1898/1899, S. 144-150 – 3.) Donath, B.; Die Einrichtungen zur Erzeugung der Roentgenstrahlen und ihr Gebrauch; Verlag von Reuther & Reichard, Berlin 1899, S. 151-169 – 4.) Albers-Schönberg; Die Röntgentechnik; Lucas Gräfe & Sillem, Hamburg 1910, S. 57-69 – 5.) Mütze, Karl; Foitzik, Leonhard; Krug, Wolfgang; Schreiber, Günter; ABC der Optik; VEB F. A. Brockhaus, Leipzig 1961 – 6.) dtv-Lexikon 1971

Ätzkali
Bei > Reguliervorrichtungen von > Ionen-Röntgenröhren verwendetes Hydroxyd eines Alkalimetalls, das beim Erhitzen Wasserdampf abgibt und diesen bei Abkühlung allmählich wieder

resorbiert.

1.) C. H. F. Müller; Ausgestellte Gegenstände; Verhandlungen der Deutschen Röntgengesellschaft, Bd. IV, 1908, S. 167-169 – 2.) dtv-Lexikon 1971

Aufblasung

> Gelenkaufblasung und > negatives Kontrastmittel

Aufspeicherungsapparat

> Kondensator

Auftreibung

> Gelenkauftreibung

Augenmagnet

Elektromagnet zur Entfernung von Eisensplittern aus Körpergewebe, insbesondere aus dem Auge.

Guttmann, Walter; Elektrizitätslehre für Mediziner; Verlag von Georg Thieme, Leipzig 1904, S. 211-213 (mit Abbildungen)

Aureole (lat. aureolus = Strahlenkranz)

Lichterscheinung an elektrisch hoch geladenen Körpern, z. B. an einer > Funkenstrecke.

1.) Büttner, O.; K. Müller; Encyclopädie der Photographie, Heft 28: Technik und Verwerthung der Röntgen'schen Strahlen im Dienste der ärztlichen Praxis und Wissenschaft; Druck und Verlag von Wilhelm Knapp, Halle a. S. 1897, S. 50 – 2.) Kienle, Richard von; Fremdwörterlexikon; 1964

Auscultation

> Auskultation

Ausdosieren einer Ionen-Röntgenröhre

Messung der Dosis unter definierten Betriebsverhältnissen mit nachfolgender Nutzung der Röntgenröhre unter den gleichen Betriebsbedingungen, jedoch ohne laufende Dosismessung.

1.) Schmidt, H. E.; Röntgentherapie mit geaichter Röhre und ihre Vorzüge gegenüber der Anwendung eines direkten Dosimeters bei jeder einzelnen Bestrahlung; Jahrbuch über Leistungen und Fortschritte auf dem Gebiet der physikalischen Medizin; Otto Nemnich Verlag, Leipzig 1912, S. 265 ff – 2.) Fürstenau, Immelmann, Schütze; Leitfaden des Röntgenverfahrens für das röntgenologische Hilfspersonal; Dritte, vermehrte und verbesserte Auflage, Verlag von Ferdinand Enke, Stuttgart 1919, S. 255

Auskopierpapiere

Photographische Papiere, bei denen im Gegensatz zu den photographischen Entwicklungspapieren keine photographische Entwicklung erforderlich ist. Auskopierpapiere (> Albuminpapier, > Aristopapier, > Gelatoidpapier, > Zelloidinpapier u. a.) tragen eine reine Chlorsilberemulsion, die noch lösliche Silbersalze (Silbernitrat, Silbercitrat) enthält.

> Auskopierprozess

1.) Dessauer, F.; B. Wiesner; Kompendium der Röntgenographie; Otto Nemnich Verlag, Leipzig 1905, S. 300 – 2.) Borden, W. C.; The Use of the Röntgen Ray by the Medical Department of the United States Army in the War with Spain; Government Printing Office, Washington 1900, S. 98 – 3.) Mütze, Karl; Foitzik, Leonhard; Krug, Wolfgang; Schreiber, Günter; ABC der Optik; VEB F. A. Brockhaus, Leipzig 1961

Auskopierprozess

Vorgang der Bilderzeugung bei > Auskopierpapieren: Das Auskopierpapier wird in Kontakt mit dem > Negativ, z. B. der Röntgenaufnahme, intensivem (Tages-) Licht ausgesetzt; dabei erfolgt eine Photolyse des Chlorsilbers. Der Auskopierprozess ist beendet, wenn das entstandene metallische Silber ein genügend dichtes Silberbild darstellt. Das nicht zersetzte Chlorsilber wird durch Fixieren entfernt.

1.) Dessauer, F.; B. Wiesner; Kompendium der Röntgenographie; Otto Nemnich Verlag, Leipzig 1905, S. 300 – 2.) Mütze, Karl; Foitzik, Leonhard; Krug, Wolfgang; Schreiber, Günter; ABC der Optik; VEB F. A. Brockhaus, Leipzig 1961

Auskultation (lat. auscultare = horchen)

Abhorchen des Körpers mit dem Stethoskop zur Diagnostik von Herz-, Lungen- und Abdominalerkrankungen.

Pschyrembel; Klinisches Wörterbuch; 257. Auflage, Walter de Gruyter, Berlin New York 1994

Ausschaltuhr

> Gochtsche Weckeruhr

äußere Regenerierung

Regenerierung von > Ionen-Röntgenröhren mit Maßnahmen von außen wie:

- Erhitzung der Glaswand,
- Erhitzung der ganzen Röhre im Trockensterilisator,
- feuchte Packung um die Kathode,
- Erwärmung von > Ätzkali, Kohle oder > Glimmer, der in einem Rohrfortsatz platziert ist, mit einer Flamme,
- Zuführung von Wasserstoff durch > Osmose,
- Zuführung von atmosphärischer Luft über ein Ventil
- oder Ruhe (Nichtgebrauch) über einige Zeit hinweg.

> Osmose-Regulierung, > Reguliervorrichtung und > Regenerierautomat

Gocht, Hermann; Handbuch der Röntgen-Lehre zum Gebrauche für Mediciner; 5. Auflage, Verlag von Ferdinand Enke, Stuttgart 1918, S. 126-131

äußere Spule

> Sekundärspule z. B. eines > Induktors.

Autotypie

Drucktechnisches Reproduktionsverfahren für Halbtonbilder (Photographien) mittels einer durch Raster- oder Netzätzung entstandenen Druckplatte.

Mütze, Karl; Foitzik, Leonhard; Krug, Wolfgang; Schreiber, Günter; ABC der Optik; VEB F. A. Brockhaus, Leipzig 1961

A. W. L. Universal Coil

> Induktor nach William Rollins.

Internet-Suchmaschine Google

A-W-L X-Light Tube

Röntgenröhre nach William Rollins, erste Röhre

mit gekühlter Anode, gebaut von der Fa. Oelling & Heinze, Boston/Massachusetts.

Grigg, Emanuel Radu Newman; The Trail of the Invisible Light – From X-Strahlen to Radio(bio)logy; Charles C. Thomas Publisher, Springfield/Illinois, USA; 1965, S. 56-57

A-Zahl

Ampèrezahl: der an einem Ampèremeter abgelesene Stromwert.

Dessauer, F.; B. Wiesner; Kompendium der Röntgenographie; Otto Nemnich Verlag, Leipzig 1905, S. 91

B
1. > Härtegrad der Röntgenstrahlung nach Benoist (> Benoist-Skala)
2. > Dosiseinheit Bordier (B, Teinte I-IV)

Bad Kreuznacher Mutterlauge
> Kreuznacher Mutterlauge

Bakelit
Handelsname für eine Reihe von Kunstharz-pressstoffen auf der Grundlage von Phenol- und Kresolharzen, deren Röntgenstrahlenabsorption der des Wassers annähernd äquivalent ist. 1907 entwickelt von Leo H. Baekeland.
1.) Heber, Georg; Elektro-Auskunftei – Erklärendes Wörterbuch; Paul Schulze Verlag, Leipzig 1922, 2. Auflage – 2.) dtv-Lexikon 1971

Ballastwiderstand
Ein regulierbarer oder auch unveränderlicher elektrischer Widerstand hoher Ohmzahl, der z. B. Messinstrumenten vorgeschaltet werden kann, um deren Empfindlichkeit zu verringern.
1.) Freund, Leopold; Grundriss der gesammten Radiotherapie; Urban & Schwarzenberg, Berlin/Wien 1903, S. 29 – 2.) Heber, Georg; Elektro-Auskunftei – Erklärendes Wörterbuch; Paul Schulze Verlag, Leipzig 1922, 2. Auflage

Balmainsche Leuchtfarbe
Farbe nach William Henry Balmain, die mit > Wismut aktiviertes Calciumsulfid enthält.
1.) Parzer-Mühlbacher, Alfred; Photographische Aufnahmen und Projektion mit Röntgenstrahlen mittelst der Influenz-Elektrisiermaschine; Photographische Bibliothek No. 6, Verlag von Gustav Schmidt, Berlin 1897, S. 26 – 2.) Freund, Leopold; Grundriss der gesammten Radiotherapie; Urban & Schwarzenberg, Wien 1903, S. 407/408 – 3.) Christen, Th.; Messung und Dosierung der Röntgenstrahlen; Lucas Gräfe & Sillem, Hamburg 1913, S. 57 – 4.) Mütze, Karl; Foitzik, Leonhard; Krug, Wolfgang; Schreiber, Günter; ABC der Optik; VEB F. A. Brockhaus, Leipzig 1961

Bandkompressorium
Vorrichtung zur Verringerung der zu durchstrahlenden Körperdicke und zur Fixierung des Patienten, bestehend aus einem zwischen Lagerungstisch und Patient liegenden Brett und einem breiten, kräftigen Stoffband, welches über Hebel und Walze soweit festgespannt wird, dass es für den Patienten gerade noch erträglich ist.
> Hirschmannscher Gurt und > Kompressorium
Hackenbruch; Berger; Vademekum für die Verwendung der Röntgenstrahlen und des Distraktionsklammer-Verfahrens in und nach dem Kriege; Otto Nemnich Verlag, Leipzig 1915, S. 48-50 (mit Abbildung)

Baradiol
Bariumsulfat-Kontrastmittel nach Carl Bachem, das vor der Anwendung mit Wasser angerührt und aufgekocht wird.
Albers-Schönberg; Die Röntgentechnik; 4. Auflage, Lucas Gräfe & Sillem, Hamburg 1913, S. 604

Bardelebensche Brandbinde
Verbandmaterial zur antiseptischen Wundbehandlung: eine Wismut-Stärke-Binde zur Behandlung von Verbrennungen und Frostbeulen, benannt nach Heinrich Adolf von Bardeleben.
1.) Unna, P. G.; Die chronische Röntgendermatitis der Radiologen; Fortschritte auf dem Gebiete der Röntgenstrahlen, Band 9, 1905/1906, S. 67-91 – 2.) Albers-Schönberg; Die Röntgentechnik. Lehrbuch für Ärzte und Studierende; 2. Auflage, Lucas Gräfe & Sillem, Hamburg 1906, S. 168 – 3.) Internet-Suchmaschine Google

Bardenheuer-Extension
(lat. extendere = ausdehnen, ausweiten)
Angewandt bei unkomplizierten Extremitätenfrakturen, wobei mittels Heftpflasterzügen und Anlegen eines Gewichtszuges eine verbesserte Bruchenden-Einstellung angestrebt wird; benannt nach Bernhard Bardenheuer.
1.) Albers-Schönberg; Die Röntgentechnik; 3. Auflage, Lucas Gräfe & Sillem, Hamburg 1910 – 2.) Internet-Suchmaschine Google

Bariumplatincyanür
BaPtC$_4$N$_4$, Leuchtstoff für > Durchleuchtungsschirme, unter Röntgenbestrahlung grün fluoreszierend, wenig nachleuchtend.
1.) Donath, B.; Die Einrichtungen zur Erzeugung der Roentgenstrahlen und ihr Gebrauch; Verlag von Reuther & Reichard, Berlin 1899, S. 76, 104 – 2.) Christen, Th.; Messung und Dosierung der Röntgenstrahlen; Lucas Gräfe & Sillem, Hamburg 1913, S. 64-65 – 3.) Gleßmer-Junike, Simone; X-Strahlen, Radiometer und Hauteinheitsdosis; Dissertation Hamburg 2015, S. 82-88

Baryt (griech. barys = schwer)
Baryt hat die chemische Bezeichnung Bariumsulfat BaSO$_4$, hat die Dichte 4,5 g/cm^3 und ist Bestandteil sowohl von > Barytgummi wie auch von Kontrastmitteln für Röntgenuntersuchungen, insbesondere des Magens.
> positives Kontrastmittel
Internet-Suchmaschine Google

Barytgummi (griech. barys = schwer)
Strahlenschutzmaterial ähnlich dem > Bleigummi, bestehend aus einer Mischung aus Kautschuk und > Baryt (auch Schwerspat genannt).
Internet-Suchmaschine Google

Bathyskopsometer
(griech. bados = Tiefe, skopein = betrachten)
Hilfsmittel nach Henry K. Wachtel zur Bestimmung der Tiefenlage von in die Wunde eingeführten Marken und deren Lageänderung auf dem > Durchleuchtungsschirm bei Verschiebung des > Fokus.
Albers-Schönberg; Die Röntgentechnik; 5. Auflage, Bd. 2, Lucas Gräfe & Sillem, Hamburg 1919, S. 313

Batterie
Vereinigung mehrerer einzelner Stromquellen (beispielsweise > Akkumulatoren, > galvanische Elemente, > Thermoelemente) zu einer gemeinsam wirkenden Stromquelle.
> Primärbatterie und > Sekundärbatterie
1.) Albers-Schönberg; Die Röntgentechnik; Lucas Gräfe & Sillem, Hamburg 1910, S. 138 – 2.) Heber, Georg; Elektro-Auskunftei – Erklärendes Wörterbuch; Paul Schulze Ver-

lag, Leipzig 1922, 2. Auflage

Bauer-Regulierung

Vorrichtung nach Heinz Bauer zur Regulierung des Vakuums von > Ionen-Röntgenröhren mittels eines tonartigen Materials, das für Luft durchlässig, für Quecksilber undurchlässig ist. In einem Kapillarröhrchensystem wird das Quecksilber per Knopfdruck abgesenkt, über das Tonfilter kann Luft in die Röntgenröhre einströmen, der Druck über der Quecksilbersäule lässt nach, es steigt und verschließt das Tonfilter wieder.

> Reguliervorrichtung

1.) Loose, Gustav; Ein halbes Jahr Bauersche Luft-Fernregulierung; Fortschritte auf dem Gebiete der Röntgenstrahlen, Band 18, 1911/1912, S. 156-165 (mit Abbildungen) – 2.) Gocht, Hermann; Handbuch der Röntgen-Lehre zum Gebrauche für Mediciner; 5. Auflage, Verlag von Ferdinand Enke, Stuttgart 1918, S. 130-131 – 3.) Rosenthal, Josef; Röntgentechnik; Sonderabdruck aus dem „Lehrbuch der Röntgenkunde", herausgegeben von H. Rieder und J. Rosenthal, Band II, Verlag von Johann Ambrosius Barth, Leipzig 1918, S. 340-341 (mit Abbildungen) – 4.) Albers-Schönberg; Die Röntgentechnik; 5. Auflage, Bd. 1, Lucas Gräfe & Sillem, Hamburg 1919, S. 340

Bauer-Skala

> Qualimeter

Bauer-Ventil

> Bauer-Regulierung

Baumé

Eine von Antoine Baumé eingeführte Skala eines Aräometers (Senkwaage), mit dem das spezifische Gewicht von Flüssigkeiten, z. B. des Elektrolyten eines > Akkumulators, bestimmt werden kann. Das spezifische Gewicht ist entweder direkt ablesbar oder wird in so genannten Baumé-Graden (x° Bé) angezeigt.

1.) Donath, B.; Die Einrichtungen zur Erzeugung der Roentgenstrahlen und ihr Gebrauch; Verlag von Reuther & Reichard, Berlin 1899, S. 66 – 2.) dtv-Lexikon 1971

Bé

Abkürzung für > Baumé

Beckenflecken

Bei Röntgenuntersuchungen als > Schatten dargestellte Venensteine (Phlebolithen), verkalkte Venenthromben.

1.) Albers-Schönberg; Die Röntgentechnik; 3. Auflage, Lucas Gräfe & Sillem, Hamburg 1910, S. 502-505 – 2.) Pschyrembel; Klinisches Wörterbuch; 257. Auflage, Walter de Gruyter; Berlin/New York 1994

Beckenhärte

> Strahlenhärte einer > Ionen-Röntgenröhre, die für Beckenaufnahmen geeignet ist.

Walter; Über die Erzeugung harter Röntgenstrahlen zur therapeutischen Bestrahlung innerer Organe; Verhandlungen der Deutschen Röntgengesellschaft, Lucas Gräfe & Sillem, Hamburg 1907, S. 110-111

Beckenröhre

> Ionen-Röntgenröhre mit einer für Beckenaufnahmen geeigneten Strahlenqualität.

Albers-Schönberg; Die Röntgentechnik; Lucas Gräfe & Sillem, Hamburg 1906, S. 95

Becquerel's light

Radiumstrahlung, benannt nach Antoine Henri Becquerel.

Grigg, Emanuel Radu Newman; The Trail of the Invisible Light – From X-Strahlen to Radio(bio)logy; Charles C. Thomas Publisher, Springfield/Illinois, USA; 1965, S. 171

Beez-Skala

Prüfgerät nach Carl Beez um 1907 zur Härtegrad-Bestimmung von > Ionen-Röntgenröhren (> Schwellenwertskala): Bei einem Bleiblech mit der Ausstanzung „C B E E Z" ist jeder Buchstabe mit gleich dicken Scheiben verschiedener (nicht genannter) Absorptionsmaterialien hinterlegt. Wird dieses Prüfgerät im Kontakt mit einem Leuchtschirm in den Strahlengang gebracht, so ist aus der Zahl der erkennbaren Buchstaben die Röhrenhärte ablesbar:

1 Buchstabe	Röntgenröhre zu weich,
2 Buchstaben	Röntgenröhre sehr weich,
3 Buchstaben	Röntgenröhre weich,
4 Buchstaben	Röntgenröhre mittelweich,
5 Buchstaben	Röntgenröhre zu hart.

> Skala

1.) Beez, Carl; Ein neuer Härtemesser für Röntgenröhren; Fortschritte auf dem Gebiete der Röntgenstrahlen, Bd. 11, 1907, S. 285-287 – 2.) Christen, Th.; Messung und Dosierung der Röntgenstrahlen; Lucas Gräfe & Sillem, Hamburg 1913

Behandlungsuhr

Uhr, die das Ende der festgelegten therapeutischen > Expositionszeit akustisch und visuell anzeigt.

> Gochtsche Weckeruhr

Freund, Leopold; Grundriss der gesammten Radiotherapie; Urban & Schwarzenberg, Berlin/Wien 1903, S. 187

Beleuchtung

Belichtung, Bestrahlung mit Röntgenstrahlen.

Albers-Schönberg; Die Röntgentechnik; 5. Auflage, Bd. 1, Lucas Gräfe & Sillem, Hamburg 1919, S. 200

Beleuchtungszeit

In der Diagnostik: > Belichtungszeit; in der Therapie: Bestrahlungszeit.

Belichtungsschieber

Gleichbedeutend mit > Expositionsmesser.

Belichtungszeiten

Entsprechend dem Stand der Technik zur Zeit der Entdeckung der Röntgenstrahlen (geringe Filmempfindlichkeiten, ungeeignete Entwickler, Röntgenröhren und Generatoren mit geringer Leistung u. a. m.) waren die Belichtungszeiten bei Röntgenaufnahmen extrem lang. Hier einige Beispiele, die der Literatur der ersten Jahre entnommen sind (' = Minuten, " = Sekunden):

Hand:	1896/1897	20"-20'
	1898	10"-60"
	1903	10"-30"

	1913	0,25"-0,5"
Schädel:	1896/1897	11'-120'
	1898	2'-10'
	1903	1'-3'
	1913	12"-3'
	heute	kleiner 0,1"
Zähne:	1896/1897	--
	1898	--
	1903	2"-20"
	1913	0,1"-25"
Thorax:	1896/1897	10'-70'
	1898	2'-10'
	1903	0,15"-1'
	1913	0,1"-20"
	heute	kleiner 0,02"
Abdomen:	1896/1897	20'-55'
	1898	2'-10'
	1903	--
	1913	0,2"-5"
Becken:	1896/1897	10'-50'
	1898	45"-10'
	1903	30"-2'
	1913	30"-40"
	heute	kleiner 0,2"
Knie:	1896/1897	3'
	1898	1'-3'
	1903	1'-2'
	1913	6"-2'

Der technische Fortschritt innerhalb weniger Jahre ist offensichtlich. Die Bandbreite der Belichtungszeiten erklärt sich aus dem unterschiedlichen Stand der Technik in einzelnen Röntgenabteilungen.
> Bewegungsunschärfe, > Widerstandstabelle
Kütterer, Gerhard; Ach, wenn es doch ein Mittel gäbe, den Menschen durchsichtig zu machen wie eine Qualle!; Books on Demand, Norderstedt 2005, S. 195

Benoist-Skala
Prüfmethode nach Louis Benoist 1901 zur Härtegrad-Bestimmung von > Ionen-Röntgenröhren (> zweimetallige Härteskala): Um ein kreisförmiges Silberblech von 0,11 mm Dicke herum sind 12 Aluminiumschichten von 1 mm bis 12 mm Dicke in 1 mm-Abstufungen angebracht, verbunden mit einem > Leuchtschirm. Die Aluminiumdicke gleicher Helligkeit mit dem Mittelfeld ergibt die Kennzahl des > Härtegrades. Diese Kennzahl wird mitunter auch in Gradform ausgedrückt (das 8. Feld wird dann mit 8° bezeichnet).
> Radiochromometer, > Skala, > Härtemesser
1.) Wetterer, Josef; Ein radiotherapeutischer Versuch bei einem Falle von Arthritis deformans; in: Kraft, H.; Wiesner, B. (Herausg.); Archiv für physikalische Medizin und medizinische Technik; II. Bd., Otto Nemnich Verlag, Leipzig 1907, S. 210-215 – 2.) Albers-Schönberg; Die Röntgentechnik; Lucas Gräfe & Sillem, Hamburg 1910, S. 100 (mit Abbildung) – 3.) Großmann, Gustav; Einführung

in die Röntgentechnik – Verfaßt für die Teilnehmer der Röntgenkurse der Siemens & Halske A.-G.; 1912 – 4.) Christen, Th.; Messung und Dosierung der Röntgenstrahlen; Lucas Gräfe & Sillem, Hamburg 1913

Benoist-Walter-Skala
Prüfmethode nach Louis Benoist mit einer Modifikation von Bernhard Walter 1902 zur Härtegrad-Bestimmung von > Ionen-Röntgenröhren (> zweimetallige Härteskala): Um ein kreisförmiges Silberblech von 0,11 mm Dicke sind 6 Aluminiumbleche der Dicken 2,0 / 2,4 / 3,2 / 4,4 / 6,0 und 8,0 mm angeordnet, die den 6 Härtestufen der Benoist-Walter-Skala entsprechen. Die Aluminiumdicke gleicher Helligkeit wie das Mittelfeld ergibt die Kennzahl des > Härtegrades.
Vergleichswerte nach Literaturquelle 2:

B	2,0	2,4	3,2	4,4	6	8
BW	1	2	3	4	5	6
Wh	2	4	6	8	10	12
FL [cm]	2	4	8	12	16	22

> B = Härtegrad nach Benoist
> BW = Härtegrad nach Benoist-Walter
> Wh = Härtegrad nach Wehnelt
FL = > Funkenlänge und Strahlenhärte

Andere Quellen geben teils andere Zahlenwerte an, dies ist vermutlich auf Messunsicherheiten zurückzuführen.
> Radiochromometer und > Skala
1.) Albers-Schönberg, H.; Die Röntgentechnik; Lucas Gräfe & Sillem, Hamburg 1903, S. 32-38 – 2.) Kienböck, Robert; Radiotherapie; Heft 6 der Reihe „Physikalische Therapie in Einzeldarstellungen", herausgegeben von J. Marcuse und A. Strasser; Verlag von Ferdinand Enke, Stuttgart 1907, S. 46-50 – 3.) Albers-Schönberg; Die Röntgentechnik; Lucas Gräfe & Sillem, Hamburg 1910, S. 100-104 – 4.) Großmann, Gustav; Einführung in die Röntgentechnik – Verfaßt für die Teilnehmer der Röntgenkurse der Siemens & Halske A.-G.; 1912 – 5.) Christen, Th.; Messung und Dosierung der Röntgenstrahlen; Lucas Gräfe & Sillem, Hamburg 1913, Seite 14-15

Benzindynamo
Maschinensatz, der aus einem Benzinmotor mit direkt gekoppelter Dynamomaschine (Gleichstromgenerator) besteht.
Heber, Georg; Elektro-Auskunftei – Erklärendes Wörterbuch; Paul Schulze Verlag, Leipzig 1922, 2. Auflage

Benzinkerze
Eine mit Petroleum-Benzin (Leichtbenzin) gespeiste und mit einem runden, verstellbaren Baumwolldocht versehene Lampe mit regulierbarer Flammenhöhe, die in der Frühzeit der Sensitometrie als Lichtquelle für Sensitometer und als Vergleichsflamme für photometrische Zwecke benutzt wurde.
Die Lichtmenge 1 „Benzinkerze" entspricht 0,0758 > Hefnerkerzen.
1.) Eder, J. M.; Ausführliches Handbuch der Photographie; Verlag von Wilhelm Knapp, Halle a. S. 1902, S. 209, 231 – 2.) Christen, Th.; Messung und Dosierung der Röntgen-

strahlen; Lucas Gräfe & Sillem, Hamburg 1913, S. 63 – 3.)
Internet-Suchmaschine Google

Beobachtungskasten

Schaukasten zur Röntgenfilmbetrachtung.

Großmann, Gustav; Einführung in die Röntgentechnik –
Verfaßt für die Teilnehmer der Röntgenkurse der Siemens
& Halske A.-G.; 1912, S. 125 (mit Abbildung)

Bergonié-Skala

Messgerät nach Jean A. Bergonié 1907 zur indirekten Bestimmung des > Härtegrades der
Röntgenstrahlung ähnlich dem > Sklerometer.
Prinzip: Spannungsmessung auf der Sekundärseite des > Induktors mit einem elektrostatischen Voltmeter; konnte sich in der Praxis nicht
durchsetzen.
> Skala

1.) Christen, Th.; Messung und Dosierung der Röntgenstrahlen; Lucas Gräfe & Sillem, Hamburg 1913, S. 21-22,
29-30 – 2.) Gleßmer-Junike, Simone; X-Strahlen, Radiometer und Hauteinheitsdosis; Dissertation Hamburg 2015,
S. 52-55 (mit Abbildungen)

Beryllium-Fenster

Bei einer > Ionen-Röntgenröhre im Bereich des
medizinisch genutzten Röntgenstrahlenaustrittes
mitunter eingesetztes, besonders strahlendurch-
lässiges Fenster aus Beryllium. Damit sollten
die anfangs sehr langen > Belichtungszeiten
reduziert werden.
> Lindemann-Fenster und > Lindemann-Glas
Internet-Suchmaschine Google

Beschleuniger (photographischer)

Zusätze (z. B. Natriumsulfit, verschiedene Kar-
bonate, Hydroxyde) zu photographischen Entwicklern, die den Entwicklungsprozess fördern;
verwendet vorzugsweise bei unterexponierten
> photographischen Platten.

Dessauer, F.; B. Wiesner; Kompendium der Röntgenographie; Otto Nemnich Verlag, Leipzig 1905, S. 230

Bestrahler

Ärztliches und technisches Personal, das die
Röntgenbestrahlung durchführt.

Flaskamp; Röntgenschädigungen an Bestrahlern und Bestrahlten und ihre zivil- und strafrechtlichen Folgen; Verhandlungen der Deutschen Röntgen-Gesellschaft, Band
XIII, 1923

Bestrahlungsjournal

> Röntgenjournal

Bestrahlungskonzentrator

Strahlentherapiegerät nach Richard Werner um
1905, bei dem mit mehreren auf einem Kreisbo-
gen verschieblichen Röntgenröhren unter verschiedenen Winkeln bestrahlt wird, um die
Strahlungsenergie bei möglichst geringer Hautbelastung im Kreuzungspunkt der Strahlen zu
konzentrieren. Vorläufer der späteren Pendelbestrahlung; Hersteller: Fa. Kohl, Chemnitz.

Werner, R.; Ein Bestrahlungskonzentrator für Röntgentherapie; Verhandlungen der Deutschen Röntgengesellschaft,
Bd. III, 1907, S. 114-118

Bestrahlungskur

Folge von einzelnen therapeutischen Röntgenbestrahlungen innerhalb eines festgelegten
Zeitraumes.

Albers-Schönberg; Seeger; Lasser; Das Röntgenhaus des
Allgemeinen Krankenhauses St. Georg-Hamburg, errichtet
1914/1915; Verlag von F. Leineweber, Leipzig 1915, S. 36

Betaröhre

> Ionen-Röntgenröhre nach Josef Rosenthal,
Weiterentwicklung der > Alpharöhre; mit > Reguliervorrichtung.

Ohne Verfasserangabe; Ausgestellte Gegenstände; Verhandlungen der Deutschen Röntgengesellschaft, Bd. IV,
1908, S. 167-177 (mit Abbildungen)

Beugung der Röntgenstrahlen

Durch Beugung der Röntgenstrahlen am Kri-
stallgitter der > Zinkblende gelang Max v. Laue,
Walter Friedrich und Paul Knipping 1912 der
experimentelle Nachweis der Wellennatur der
Röntgenstrahlen.

Albers-Schönberg; Die Röntgentechnik; 5. Auflage, Bd. 1,
Lucas Gräfe & Sillem, Hamburg 1919, S. 70-71

Beutelelement

> Galvanisches Element, bei welchem die Koh-
le-Elektrode mit einem Leinenbeutel umgeben
ist, der eine Mischung aus Braunsteinpulver
(> Braunstein) und Graphitpulver enthält. Der
Braunstein dient als Depolarisationsmittel, der
Kohlestab bildet den positiven, der den Braun-
steinbeutel umgebende Zinkzylinder den negativen Pol. Erregungsflüssigkeit ist eine gesättigte
Salmiaklösung (Ammoniumchlorid); die Klem-
menspannung eines Elementes beträgt ca. 1,5-
1,54 Volt.

1.) Gocht, Hermann; Handbuch der Röntgen-Lehre zum
Gebrauche für Mediciner; 5. Auflage, Verlag von Ferdinand Enke, Stuttgart 1918, S. 23 – 2.) Heber, Georg; Elektro-Auskunftei – Erklärendes Wörterbuch; Paul Schulze
Verlag, Leipzig 1922, 2. Auflage

Bewegungsunschärfe

Bei den extrem langen > Belichtungszeiten von
Röntgenaufnahmen in den ersten Jahren der
Röntgentechnik ist alleine die Bewegungsamplitude A_0 der Organe für die Bewegungsunschärfe
U_B im Röntgenbild verantwortlich:

$$U_B = A_O \bullet m \quad \text{(wenn } t_B \text{ größer } t_A \text{ ist),}$$

wobei
U_B = Bewegungsunschärfe im Röntgenbild ist,
A_O = Bewegungsamplitude des Objektes
während der Belichtungszeit,
m = Abbildungsmaßstab,
t_B = Belichtungszeit,
t_A = Zeit für den Ablauf einer Bewegungs-
amplitude.

Bei heutigen Röntgenaufnahmen wird die Bewegungsunschärfe U_B durch die Objektgeschwindigkeit v und die Belichtungszeit t_B bestimmt:

$U_B = v \cdot t_B \cdot m$ (weil t_B kleiner als t_A ist),
wobei
v = Objektgeschwindigkeit.

Kütterer, Gerhard; Ach, wenn es doch ein Mittel gäbe, den Menschen durchsichtig zu machen wie eine Qualle!; Books on Demand, Norderstedt 2005, S. 191

bibulös (lat. bibulus = trinkfreudig)

saugfähig, feuchtigkeitsspeichernd

1.) Gottschalk; Demonstration eines Gehirntumors (alveoläres Sarkom), welcher 6 Monate vor dem Tode durch Röntgenographie sicher diagnostiziert worden war; Verhandlungen der Deutschen Röntgengesellschaft, Lucas Gräfe & Sillem, Hamburg, Bd. III/1907, S. 92-95 – 2.) Persönliche Mitteilung von Martin Kluge, Papiermuseum Basel

Bikathodenröhre

Typ einer > Ionen-Röntgenröhre, von den Firmen > Emil Gundelach, Gehlberg/Thüringen, > C. H. F. Müller, Hamburg und > Koch & Sterzel, Dresden, hergestellt. Eine integrierte zweite > Kathode verleiht der Röntgenröhre Ventilcharakter.

1.) Koch, F. J.; Sterzel, K. A.; Über „schließungslichtfreie" Röntgenröhren; Fortschritte auf dem Gebiete der Röntgenstrahlen, Bd. 8, 1904/1905, S. 271-275 – 2.) Fürstenau, Robert; Die Technik der Röntgenapparate; Dr. Max Jänicke Verlagsbuchhandlung, Hannover, etwa 1908, S. 75 (mit Abbildung) – 3.) Albers-Schönberg; Die Röntgentechnik; Lucas Gräfe & Sillem, Hamburg 1910, S. 213-214 – 4.) Gocht, Hermann; Handbuch der Röntgen-Lehre; Verlag von Ferdinand Enke, Stuttgart 1918, S. 157

Billroth-Batist

Wasserdichter Baumwoll-Verbandstoff, mit fettsaurem Blei durchtränkt, steril, benannt nach Theodor Billroth.

1.) Albers-Schönberg; Die Röntgentechnik. Lehrbuch für Ärzte und Studierende; 2. Auflage, Lucas Gräfe & Sillem, Hamburg 1906, S. 345 – 2.) dtv-Lexikon; 1971 – 3.) Zetkin-Schaldach; Wörterbuch der Medizin; VEB Verlag Volk und Gesundheit, Berlin 1975 – 3.) Internet-Suchmaschine Google

Bimsstein (althochdeutsch pumiz aus lat. pūmex)

Schwammig oder schaumig aussehendes Gestein, entstanden beim Hindurchströmen von Gasen und Dämpfen durch flüssige Lava. In der Frühzeit der Röntgentechnik verwendet zum Abreiben warziger Hautverdickungen als Folge von Strahlenschädigungen.

dtv-Lexikon 1971

Biographie (griech. bios = Leben)

Röntgenaufnahme

1.) Levy, Max; Über Abkürzung der Expositionszeit bei Aufnahmen mit Röntgenstrahlen; Fortschritte auf dem Gebiete der Röntgenstrahlen, 1. Bd., 1897/1898, S. 75-82 – 2.) Gocht, Hermann; Röntgographie oder Diagraphie?!; Fortschritte auf dem Gebiete der Röntgenstrahlen, Bd. 2, 1898/1899, S. 138-139

biologische Dosis

> wirksame Dosis

biologischer Faktor

Nach Bernhard Krönig und Walter Friedrich die

Zahl, die angibt, um wie viel mal stärker eine Strahlenart biologisch wirksam ist als eine andere Strahlenart bei gleicher Dosis. Zur Festlegung dieses Faktors dienen als Vergleichsstrahlenart stets die mit 1 mm Kupfer gefilterten Röntgenstrahlen.

Krönig, Bernhard; Friedrich, Walter; Physikalische und biologische Grundlagen der Strahlentherapie; Urban & Schwarzenberg, Berlin/Wien 1918, S. 166

Bioröntgenograph (griech. bios = Leben)

Serienaufnahmegerät nach Karl Kästle, Hermann Rieder und Josef Rosenthal, Vorläufer eines > Röntgenkinematographie-Gerätes: Größe der > photographischen Platten: 24 cm x 30 cm, max. 18 Aufnahmen möglich.

1.) Schwenter, J.; Leitfaden der Momentaufnahme im Röntgenverfahren; Otto Nemnich Verlag, Leipzig 1913, S. 89-91 (mit Abbildung) – 2.) Albers-Schönberg; Die Röntgentechnik; 4. Auflage, Lucas Gräfe & Sillem, Hamburg 1913, S. 711 – 3.) Rosenthal, Josef; Röntgentechnik; Sonderabdruck aus dem „Lehrbuch der Röntgenkunde", herausgegeben von H. Rieder und J. Rosenthal, Band II, Verlag von Johann Ambrosius Barth, Leipzig 1918, S. 378-379 (mit Abbildung)

Bioröntgenographie

(griech. bios = Leben)

1. Verfahren von Karl Kästle, Hermann Rieder und Josef Rosenthal 1909 ähnlich dem der späteren > Polygraphie, um die Bewegung eines Objektes durch aufeinanderfolgende > Momentaufnahmen auf einem Film zu erfassen.

> Bioröntgenograph

2. Serienaufnahmetechnik, Vorläufer der Röntgenkinematographie.

Schwenter, J.; Leitfaden der Momentaufnahme im Röntgenverfahren; Otto Nemnich Verlag, Leipzig 1913, S. 90

Bioskopie

(Bioskopie = „Lebenschau" analog der Nekroskopie = Totenschau)

Röntgendurchleuchtung

1.) Rosenfeld, Georg; Die Diagnostik innerer Krankheiten mittels Röntgenstrahlen; Verlag von J. F. Bergmann, Wiesbaden 1897, S. 15, 53-61 – 2.) Heber, Georg; Elektro-Auskunftei – Erklärendes Wörterbuch; Paul Schulze Verlag, Leipzig 1922, 2. Auflage

bioskopisches Bild

Durchleuchtungsbild

> Bioskopie

Rosenfeld, Georg; Die Diagnostik innerer Krankheiten mittels Röntgenstrahlen; Verlag von J. F. Bergmann, Wiesbaden 1897, S. 53-61

Birne

Umgangssprachliche Bezeichnung für eine > Ionen-Röntgenröhre.

1.) Büttner, O.; K. Müller; Encyclopädie der Photographie, Heft 28: Technik und Verwerthung der Röntgen'schen Strahlen im Dienste der ärztlichen Praxis und Wissenschaft; Druck und Verlag von Wilhelm Knapp, Halle a. S. 1897, S. 58, 62 – 2.) Gocht, H.; Lehrbuch der Röntgen-Untersuchung zum Gebrauche für Mediciner; Verlag von Ferdinand Enke, Stuttgart 1898, S. 48

Bismuthmahlzeit
Gleichbedeutend mit > Wismutmahlzeit.

Bismut, Bismuth, Bismutum
> Wismut

black light
Auch > invisible light genannt: Röntgenstrahlen
(= „schwarzes" bzw. „unsichtbares" Licht).
1.) Morton, William J.; Edwin W. Hammer; The X Ray or
Photography of the Invisible and its Value in Surgery;
American Technical Book Co., New York 1896, S. 103 –
2.) Grigg, Emanuel Radu Newman; The Trail of the Invisible Light – From X-Strahlen to Radio(bio)logy; Charles C.
Thomas Publisher, Springfield/Illinois, USA; 1965, S. 171

Blaugas
Ein nach dem Chemiker Hermann Blau benanntes Gemisch gasförmiger Kohlenwasserstoffe,
das sich unter Druck ohne Anwendung von
Kälte verflüssigen lässt. Blaugas fand auch in
> Gas-Unterbrechern Verwendung.
1.) Grashey, Rudolf; Handbuch der ärztlichen Erfahrungen
im Weltkriege 1914/1918, Bd. IX: Röntgenologie; Verlag
von Johann Ambrosius Barth, Leipzig 1922, S. 19 – 2.)
dtv-Lexikon 1971

Blaupapier
> Eisenblaupapier

blausaures Eisenpapier
> Eisenblaupapier

Blaustift
Auch als Kopierstift oder Tintenstift bezeichnet:
Stift, dessen Mine wasserlösliche Teerfarbstoffe
enthält.
1.) Albers-Schönberg; Die Röntgentechnik. Lehrbuch für
Ärzte und Studierende; 2. Auflage, Lucas Gräfe & Sillem,
Hamburg 1906, S. 231, 237, 249 – 2.) dtv-Lexikon 1971

Blauverfahren
Positiv-Kopierverfahren auf > Eisenblaupapier:
Das Papier wird Schicht auf Schicht mit der
entwickelten > photographischen Platte in Kontakt gebracht und 3 bis 20 Minuten lang dem
Sonnenlicht ausgesetzt. Danach wird die Kopie
gewässert, eine Fixierung ist nicht erforderlich.
Ein zehnminütiges Bad in einer zweiprozentigen
Salzsäurelösung intensiviert die blaue Farbe.
Trocken und dunkel aufbewahrt beträgt die Lebensdauer einige Monate.
> Positiv
1.) Donath, B.; Die Einrichtungen zur Erzeugung der
Roentgenstrahlen und ihr Gebrauch; Verlag von Reuther &
Reichard, Berlin 1899, S. 147-148 – 2.) Fürstenau, Immelmann, Schütze; Leitfaden des Röntgenverfahrens für das
röntgenologische Hilfspersonal; Verlag von Ferdinand
Enke, Stuttgart 1919, S. 352-353

Bleiakkumulator
> Akkumulator

Bleidiaphragma (lat. diaphragma = Blende)
Lochblende aus Blei zur Begrenzung des Röntgenstrahlenbündels.
Albers-Schönberg; Die Röntgentechnik; Lucas Gräfe &
Sillem, Hamburg 1903, S. 60, 74

Bleiglas
Stark bleioxidhaltiges Glas, verwendet als
Strahlenschutzmaterial sowie bei > Ionen-Röntgenröhren im Einschmelzbereich der Platinelektroden, da beide Materialien einen annähernd gleichen Wärmedehnungskoeffizienten
haben. Beispiel für die chemische Zusammensetzung eines von der Glashütte > Emil Gundelach hergestellten Bleiglases (Angaben in Gewichts-Prozenten):   54,1 % SiO_2, 8,7 % K_2O
(Pottasche), 2 % Na_2O und 35,2 % PbO.
> Bleiglasblende
1.) Fürstenau, Robert; Die Technik der Röntgenapparate;
Dr. Max Jänicke Verlagsbuchhandlung, Hannover, etwa
1908, S. 81 – 2.) Albers-Schönberg; Die Röntgentechnik;
3. Auflage, Lucas Gräfe & Sillem, Hamburg 1910, S. 359
– 3.) Hübscher, Martin; Thüringer Glas – Werkstoff der
ersten Röntgenröhren; in: 100 Jahre Röntgenstrahlen –
Thüringer Beiträge; Herausgeber Technische Universität
Ilmenau et al., 1995 – 4.) Internet-Enzyklopädie Wikipedia

Bleiglasblende
Halbkugelförmige, aus stark bleioxidhaltigem
Glas bestehende Abdeckung für die > Ionen-Röntgenröhre mit einer Öffnung im Bereich des
Strahlenaustritts. Die Blende wird mit Lederriemen an der Röhre befestigt.
1.) Heber, Georg; Zickel, Georg; Elektrotherapie; Verlag
Dr. Walter Rothschild, Berlin und Leipzig 1906, S. 234-
235 (mit Abbildung) – 2.) Fürstenau, Robert; Die Technik
der Röntgenapparate; Dr. Max Jänicke Verlagsbuchhandlung, Hannover, etwa 1908, S. 112 – 3.) Göcke, C.; Erfahrungen mit einer neuen Röntgentherapieröhre mit Kompressionsluftkühlung; Fortschritte auf dem Gebiete der
Röntgenstrahlen, Bd. 21, 1914, S. 440 ff (mit Abbildung) –
4.) Heber, Georg; Elektro-Auskunftei – Erklärendes Wörterbuch; Paul Schulze Verlag, Leipzig 1922, 2. Auflage

Bleiglasspekulum (lat. speculum = Spiegel)
> Spekulum

Bleiglätte
Blei(II)-oxid PbO mit 92,8 % Blei und 7,2 %
Sauerstoff, in der Röntgentechnik als Strahlenschutzmaterial verwendet.
1.) Donath, B.; Die Einrichtungen zur Erzeugung der
Roentgenstrahlen und ihr Gebrauch; Verlag von Reuther &
Reichard, Berlin 1899, S. 15 – 2.) Wichmann; Demonstration einer Röntgenröhre für Therapie und Aufnahmezwecke; Verhandlungen der Deutschen Röntgengesellschaft,
Lucas Gräfe & Sillem, Hamburg 1905, S. 156 – 3.)
www.kremer-pigmente.de

Bleigummi
Strahlenschutzmaterial, bestehend aus einer
Mischung aus Kautschuk und Bleioxidpulver.
Bleioxid PbO hat die Dichte 9,53 g/cm^3.
1.) Gocht, Hermann; Handbuch der Röntgen-Lehre zum
Gebrauche für Mediciner; 5. Auflage, Verlag von Ferdinand Enke, Stuttgart 1918, S. 524 – 2.) Internet-Suchmaschine Google

Bleikabel
Elektrisches (Hochspannungs-)Kabel, bei dem
die isolierten Leitungsdrähte auf der ganzen
Länge mit Werg, Pech o. ä. isoliert sind und –

vornehmlich zum Schutz gegen Feuchtigkeit –
mit einem Bleimantel umgeben sind.
> Panzerkabel

1.) Rosenfeld, Georg; Die Diagnostik innerer Krankheiten mittels Röntgenstrahlen; Verlag von J. F. Bergmann, Wiesbaden 1897, S. 73 – 2.) Heber, Georg; Elektro-Auskunftei – Erklärendes Wörterbuch; Paul Schulze Verlag, Leipzig 1922, 2. Auflage

Bleikammer
Gleichbedeutend mit > Bleikiste.

Bleikiste
Um etwa 1897 strahlenabsorbierendes Gehäuse
nach Bernhard Walter zum Schutz der > photographischen Platte und der Umgebung des Patienten gegen Streustrahlen aus dem Patienten:
zur Patientenliege hin offene Kiste von etwa
80 cm Länge, 60 cm Breite und 30 cm Höhe zur
Abdeckung des Patienten, mit Öffnungen für die
darüber hinaus ragenden Körperteile und für den
Strahleneintritt (zur Begrenzung des Strahlenbündels), mit 2 mm dickem Blei ausgeschlagen.

1.) Walter, B.; Physikalisch-Technische Mitteilungen; Fortschritte auf dem Gebiete der Röntgenstrahlen, Bd. 1, 1897/1898, S. 82-87 – 2.) Gocht, Hermann; Lehrbuch der Röntgen-Untersuchung zum Gebrauche für Mediciner; Verlag von Ferdinand Enke, Stuttgart 1898, S. 53 – 3.) Albers-Schönberg; Die Röntgentechnik; Lucas Gräfe & Sillem, Hamburg 1903, S. 140, 217, 221

Bleikistenblende
Geschlossenes Strahlenschutzgehäuse für die
> Ionen-Röntgenröhre, mit integrierter Primär-
blende für den austretenden Röntgenstrahl, ab
etwa 1903.

1.) Albers-Schönberg, H.; Die Röntgentechnik; Lucas Gräfe & Sillem, Hamburg 1903, S. 215 – 2.) Albers-Schönberg; Die Röntgentechnik; 4. Auflage, Lucas Gräfe & Sillem, Hamburg 1913, S. 236

Bleikisten-Orthoröntgenograph
Gerät nach Heinrich Albers-Schönberg, bestehend aus der > Bleikistenblende, einer Spaltblende und der Zeichenvorrichtung eines
> Orthoröntgenographen.
> Spaltblendenverfahren

Albers-Schönberg; Die Röntgentechnik; 3. Auflage, Lucas Gräfe & Sillem, Hamburg 1910, S. 607-609 (mit Abbildung)

Bleischwamm
Hochporöses Blei mit schwammartiger, flä-
chenvergrößernder Oberfläche, das den Hauptbestandteil der negativen Akkumulatorenelek-
troden bildet.

1.) Büttner, O.; K. Müller; Encyclopädie der Photographie, Heft 28: Technik und Verwerthung der Röntgen'schen Strahlen im Dienste der ärztlichen Praxis und Wissenschaft; Druck und Verlag von Wilhelm Knapp, Halle a. S. 1897, S. 24-39 – 2.) Albers-Schönberg; Die Röntgentechnik; 5. Auflage, Bd. 1, Lucas Gräfe & Sillem, Hamburg 1919, S. 148-151 – 3.) Heber, Georg; Elektro-Auskunftei – Erklärendes Wörterbuch; Paul Schulze Verlag, Leipzig 1922, 2. Auflage – 4.) Internet-Suchmaschine Google

Bleisuperoxyd
Chemische Verbindung des Bleis mit Sauerstoff
($Pb O_2$), von dunkelbrauner Farbe, bildet den
Hauptbestandteil der positiven Akkumulatorenplatten.

1.) Büttner, O.; K. Müller; Encyclopädie der Photographie, Heft 28: Technik und Verwerthung der Röntgen'schen Strahlen im Dienste der ärztlichen Praxis und Wissenschaft; Druck und Verlag von Wilhelm Knapp, Halle a. S. 1897, S. 24-39 – 2.) Albers-Schönberg; Die Röntgentechnik; 5. Auflage, Bd. 1, Lucas Gräfe & Sillem, Hamburg 1919, S. 148-151 – 3.) Heber, Georg; Elektro-Auskunftei – Erklärendes Wörterbuch; Paul Schulze Verlag, Leipzig 1922, 2. Auflage

Bleizelle
Gleichbedeutend mit > Akkumulator.

Blendenfokalabstand
Abstand der Strahlenblende zum > Fokus der
Röntgenröhre.

Albers-Schönberg; Die Röntgentechnik; 5. Auflage, Bd. 2, Lucas Gräfe & Sillem, Hamburg 1919, S. 420

Blendenkästchen
Gleichbedeutend mit > Blendenkasten.

Blendenkasten
Geschlossenes Strahlenschutzgehäuse für die
> Ionen-Röntgenröhre mit integrierter Primär-
blende für den austretenden Röntgenstrahl.

Großmann, Gustav; Einführung in die Röntgentechnik – Verfaßt für die Teilnehmer der Röntgenkurse der Siemens & Halske A.-G.; 1912, S. 67

Blendenöffnung
Ähnlich wie bei Photoobjektiven wurde auch
bei Blenden zur Eingrenzung des Röntgenstrahlenbündels mitunter die Öffnung der Blende als
das Verhältnis von Blendendurchmesser zu
> Blendenfokalabstand angegeben. Beispiel:
Aus einem Blendendurchmesser von 6 cm und
einem > Fokalabstand von 30 cm errechnet sich
eine Blendenöffnung von 1 : 5.

Albers-Schönberg; Die Röntgentechnik; 5. Auflage, Bd. 2, Lucas Gräfe & Sillem, Hamburg 1919, S. 421

Blendenrandmethode
Methode nach Guido Holzknecht zur Lagebestimmung von Fremdkörpern: Unter Durchleuchtung bei engster Einblendung auf den
Fremdkörper wird dessen Lage auf dem
> Schirm markiert; anschließend wird die Blen-
de weit geöffnet und die Röntgenröhre einschließlich Blende verschoben, bis der Fremdkörperschatten (> Röntgenschatten) mit dem
Blendenrand zusammenfällt, Markierung dieser
Stelle auf dem Schirm. Aus dem Abstand der
beiden Markierungspunkte auf dem > Durchleuchtungsschirm kann die Tiefenlage des
Fremdkörpers bestimmt werden.

1.) Rosenthal, Josef; Röntgentechnik; Sonderabdruck aus dem „Lehrbuch der Röntgenkunde", herausgegeben von H. Rieder und J. Rosenthal, Band II, Verlag von Johann Ambrosius Barth, Leipzig 1918, S. 408-409 (mit Abbildung) –

2.) Albers-Schönberg; Die Röntgentechnik; 5. Auflage, Bd. 2, Lucas Gräfe & Sillem, Hamburg 1919, S. 312-313

Blickrichtungswechsel-Verfahren

Röntgendiagnostisches Verfahren in der Augenheilkunde nach Alban Köhler 1903 zur Differenzierung intra- und extrabulbär sitzender Fremdkörper: Während einer einzigen Profilaufnahme wechselt der Patient auf Anweisung seine Blickrichtung. Doppelter Fremdkörperschatten (= > Röntgenschatten) bedeutet intrabulbären, einfacher Fremdkörperschatten extrabulbären Sitz des Fremdkörpers.

Grashey, Rudolf; Handbuch der ärztlichen Erfahrungen im Weltkriege 1914/1918, Bd. IX: Röntgenologie; Verlag von Johann Ambrosius Barth, Leipzig 1922, S. 337

Blitzapparat

Röntgenapparat nach Friedrich Dessauer für > Momentaufnahmen mit einem einzigen Induktionsstoß (> „Einzelschlag- oder > Blitzaufnahmen" von 2,5 bis 5 Millisekunden Belichtungszeit). Verwendet wurde ein > Induktor mit sehr großem Eisenkern (etwa drei Zentner schwer). Die Stromunterbrechung erfolgte mittels durchschmelzender > Blitzpatrone ähnlich der einer elektrischen Schmelzsicherung.

1.) Koch; Über Röntgenaufnahmen mit einem Induktionsschlag; Fortschritte auf dem Gebiete der Röntgenstrahlen, Bd. 14, 1909/1910, S. 345-346 – 2.) Großmann, Gustav; Einführung in die Röntgentechnik – Verfaßt für die Teilnehmer der Röntgenkurse der Siemens & Halske A.-G.; 1912 – 3.) Dessauer, Friedrich; Versuche über die harten Röntgenstrahlen; Fortschritte auf dem Gebiete der Röntgenstrahlen, Bd. 20, 1913, S. 586-590 – 4.) Heber, Georg; Elektro-Auskunftei – Erklärendes Wörterbuch; Paul Schulze Verlag, Leipzig 1922, 2. Auflage

Blitzaufnahme

Gleichbedeutend mit > Einzelschlagaufnahme.

Blitzfolie

Feinkörnige Verstärkungsfolie (> Verstärkungsschirm) nach Franz Ameseder und Franz Bardachzi.

Schwenter, J.; Leitfaden der Momentaufnahme im Röntgenverfahren:; Otto Nemnich Verlag, Leipzig 1913, S. 41

Blitzpatrone

Wesentliches Bauteil des > Blitzapparates nach Friedrich Dessauer: in Gips eingegossener dünner Kupferdraht, der den Stromkreis bei einer bestimmten Stromstärke explosionsartig unterbricht.

1.) Dessauer, Friedrich; Die neuesten Fortschritte in der Röntgenphotographie (Phasenaufnahmen, Bewegungsaufnahmen Kinematographie mit Röntgenstrahlen); Otto Nemnich Verlag, Leipzig 1912, S. 9 – 2.) Schwenter, J.; Leitfaden der Momentaufnahme im Röntgenverfahren; Otto Nemnich Verlag, Leipzig 1913, S. 35, 68-69

Blitzrad

Einfacher mechanischer > Unterbrecher mit Handkurbelantrieb, bestehend aus einem metallischen gezähnten Rad, auf dem eine Metallfeder schleift. Die Achse des Rades bildet die Zuleitung für den zu unterbrechenden Strom, die Blattfeder die Ableitung. Das Blitzrad spielte in der Röntgentechnik keine Rolle.

1.) Zacher, F.; Zur Entwicklungsgeschichte der Vorrichtungen zur Unterbrechung elektrischer Ströme; Fortschritte auf dem Gebiete der Röntgenstrahlen, Bd. 29, 1922, S. 411-441 – 2.) Heber, Georg; Elektro-Auskunftei – Erklärendes Wörterbuch; Paul Schulze Verlag, Leipzig 1922, 2. Auflage

Blitzröhre

> Ionen-Röntgenröhre nach Josef Rosenthal: > Trockenröhre für hohe Belastung und mit relativ großem > Brennfleck für Kurzzeitaufnahmen.

> Einschlagaufnahmen und > Fernaufnahmen

Alber-Schönberg; Die Röntgentechnik; 4. Auflage, Lucas Gräfe & Sillem, Hamburg 1913, S. 211 (mit Abbildung)

Blutlaugensalz, Rotes

> Rotes Blutlaugensalz

Boas-Unterbrecher

> Quecksilberstrahl-Unterbrecher

Bolus (griech. = Klumpen, lat. = Bissen)

Medizinisch: große Pille

Pschyrembel; Klinisches Wörterbuch; 257. Auflage, Walter de Gruyter, Berlin New York 1994

bonnette radioscopique

Gleichbedeutend mit > Kryptoskop.

Bordier-Plättchen

> Bordiersche Skala

Bordier-Radiometer

> Bordiersche Skala und > Dosiseinheit Bordier (B, Teinte I-IV)

Bordiersche Skala

Dient zur Messung der Strahlendosis nach Henri Bordier 1906: > Bariumplatincyanür ähnlich der > Sabouraud-Pastille, jedoch plättchenförmig und empfindlicher als diese, so dass die > Bordier-Plättchen zur Dosismessung direkt auf die Haut aufgelegt werden konnten. Die > Skala besteht aus fünf Farben (> Teinte 0, 1, 2, 3, 4), gelbgrün bis gelbbraun, wobei Teinte 1 der Sabouraudschen Teinte B entspricht, die folgenden stärkeren Farbnuancen entsprechen höheren Dosen.

> Skala

1.) Schmidt, H. E.; Röntgen-Therapie; Verlag von August Hirschwald, Berlin 1915, S. 49 – 2.) Albers-Schönberg; Die Röntgentechnik; 5. Auflage, Bd. 1, Lucas Gräfe & Sillem, Hamburg 1919, S. 121

Bougie (franz. bougie = Kerze)

Stabförmige Sonde, früher aus wachsüberzogenem Docht, später aus Seidengespinst, Kunststoff oder Metall von unterschiedlicher Stärke, zur Dehnung enger oder verengter Kanäle, z. B. Harnröhre, Harnleiter, Speiseröhre, Mastdarm.

1.) Dessauer, F.; B. Wiesner; Kompendium der Röntgenographie; Otto Nemnich Verlag, Leipzig 1905, S. 386 – 2.) Zetkin-Schaldach; Wörterbuch der Medizin; VEB Verlag

Volk und Wissen, Berlin 1975

Brachytherapie (griech. brachys = nah, kurz)
Eine Form der Strahlentherapie, bei der die Strahlenquelle innerhalb oder in unmittelbarer Nähe des zu bestrahlenden Gebietes im Körper des Patienten platziert wird. Eingeführt wurde der Begriff 1931 durch Gösta Forssell, die Technik ist jedoch schon älter.
1.) RadioGraphics, Monograph Issue: The technical history of radiology; Volume 9, Number 6, November 1989, S. 1245 (mit Abbildungen) – 2.) Internet-Suchmaschine Google

Braunstein
Sammelbezeichnung für verschiedene natürlich vorkommende oder künstlich hergestellte Manganoxide und -hydroxide, auch Pyrolusit genannt. Wird für die Herstellung galvanischer Elemente als depolarisierendes Mittel eingesetzt.
1.) Heber, Georg; Elektro-Auskunftei – Erklärendes Wörterbuch; Paul Schulze Verlag, 2. Auflage, Leipzig 1922 – 2.) Internet-Suchmaschine Google

Brennfleck
Die Fläche der > Antikathode, auf der beim Auftreffen der > Kathodenstrahlen Röntgenstrahlen entstehen.
> Fokus
1.) Heber, Georg; Elektro-Auskunftei – Erklärendes Wörterbuch; Verlagsbuchhandlung Schulze & Co., Leipzig 1912, S. 276 – 2.) Heber, Georg; Elektro-Auskunftei – Erklärendes Wörterbuch; Paul Schulze Verlag, 2. Auflage, Leipzig 1922, S. 563

Brennpunkt
Hier: Röntgenröhren-Brennfleck.
> Brennfleck und > Fokus
Gocht, Hermann; Lehrbuch der Röntgen-Untersuchung zum Gebrauche für Mediciner; Verlag von Ferdinand Enke, Stuttgart 1898, S. 34

Brenzkatechin-Entwickler
Typ eines photographischen Entwicklers. Vorteile: gut deckend, klare Bilder, sehr haltbar; Nachteil: entwickelt langsam.
1.) Eder, J. M.; Ausführliches Handbuch der Photographie; Verlag von Wilhelm Knapp, Halle a. S. 1902, S. 324 – 2.) Dessauer, F.; B. Wiesner; Kompendium der Röntgenographie; Otto Nemnich Verlag, Leipzig 1905, S. 266

Briefkopierbuch
Gleichbedeutend mit > Kopierbuch.

Brillenstereoskop
Brille mit zwei achromatischen Prismen zur Betrachtung von stereoskopischen (Röntgen-)Aufnahmen.
Dessauer, F.; B. Wiesner; Kompendium der Röntgenographie; Otto Nemnich Verlag, Leipzig 1905, S. 413

"brilliantes Bild"
Bild optimaler Optischer Dichte und optimalen Kontrastes, d. h. Bild optimaler Aufnahmetechnik und optimaler photographischer Technik.
> „dichtes Bild", > „dünnes Bild", > „flaues Bild", > „hartes Bild" und > „weiches Bild"
Holzknecht, Guido; Die photochemischen Grundlagen der Röntgographie; Fortschritte auf dem Gebiete der Röntgenstrahlen, Bd. 5, 1901/1902, S. 235-238

British Journal of Radiology
> Archives of Clinical Skiagraphy

Bromarytpapier
Mit Bromsilbergelatine-Emulsion versehenes photographisches Kopierpapier der Firma Neue Photographische Gesellschaft, Steglitz-Berlin.
Stechow; Das Röntgen-Verfahren mit besonderer Berücksichtigung der militärischen Verhältnisse; Verlag von August Hirschwald, Berlin 1903, S. 140-141

Bromsilberpapier
Lichtempfindliches Papier zur Herstellung photographischer Bilder. Das für die photographische Emulsion verwendete Silberhalogenid besteht hauptsächlich aus Silberbromid AgBr.
1.) Donath, B.; Die Einrichtungen zur Erzeugung der Roentgenstrahlen und ihr Gebrauch; Verlag von Reuther & Reichard, Berlin 1899, S. 136 – 2.) Mütze, Karl; Foitzik, Leonhard; Krug, Wolfgang; Schreiber, Günter; ABC der Optik; VEB F. A. Brockhaus, Leipzig 1961

B-Skala
Abkürzung für > Benoist-Skala.

Bucky-Aufnahme
Röntgenaufnahme mit > Bucky-Blende, d. h. mit Streustrahlenraster.

Bucky-Blende
Streustrahlenraster (fokussierter Kreuzraster) nach Gustav Bucky 1912 aus wabenähnlich angeordneten Blei- oder Wolframlamellen (daher auch die Bezeichnung „Wespennest-Blende"). Strahlendurchtritt der einzelnen Felder (Waben) quadratisch mit 2 cm Seitenlänge und etwa 2 cm bis 4 cm Gesamthöhe. Weiterer Vorteil: Aufgrund der fokussierten Lamellen können großflächige Übersichtsdurchleuchtungen vorgenommen und Übersichtsaufnahmen hergestellt werden.
1.) Bucky-Schutzrechte 1913-1923, Auflistung – 2.) Bucky; Über die Ausschaltung der im Objekt entstehenden Sekundärstrahlen bei Röntgenaufnahmen; Verhandlungen der Deutschen Röntgengesellschaft; Bd. 9, 1913, S. 30-32 – 3.) Bucky; Weitere Mitteilungen zur Abblendung der Körperstrahlen; Fortschritte auf dem Gebiete der Röntgentechnik, Bd. 10, 1914, S. 168-169

Bucky-Effekt
Verminderung der Streustrahlung in der Bildempfängerebene durch Verwendung einer > Bucky-Blende (= Streustrahlenraster).
Braun; Erfahrungen mit Vorderblenden zum Ausschalten der Sekundärstrahlen bei Röntgendurchleuchtungen und -Aufnahmen (Buckyeffekt); Verhandlungen der Deutschen Röntgengesellschaft, Bd. 10, 1914, S. 152-153

Bucky-Potter-Blende
Von Hollis Potter 1914/1917 weiterentwickelte > Bucky-Blende: beweglicher, gewölbter Streustrahlenraster mit parallelen, fokussierten, wäh-

rend der Aufnahme bewegten Lamellen in einer muldenförmigen Tischplatte (daher auch der Name > Rollblende).

1) Lotzin, Alfred; Ein Verfahren zur Ausschaltung der sekundären Körperstrahlen bei Röntgenaufnahmen; Fortschritte auf dem Gebiete der Röntgenstrahlen, Bd. 25, 1917/1918, S. 326 – 2.) Kirschmann, Kurt; Das Röntgenverfahren; Georg Thieme Verlag, Leipzig 1930, S. 198-200 (mit Abbildungen)

Bucky-Raster

Streustrahlenraster
> Bucky-Blende

Bucky-Strahlen

Ultraweiche Röntgenstrahlen (6 bis 12 kV) für die Oberflächentherapie, erzeugt mit einem großen Brennfleck auf einer Chromeisen- oder Kupferanode und mit einem Beryllium- oder > Lindemann-Fenster einer > Ionen-Röntgenröhre.

Internet-Suchmaschine Google

Bucky-Tisch

Aufnahmetisch mit > Bucky-Blende (Rasteraufnahmetisch).

Angerstein, Wilfried; Lexikon der radiologischen Technik; VEB Georg Thieme, Leipzig 1989

Bummscher Stuhl

Patientenlagerungsstuhl nach Ernst Bumm für vaginale therapeutische Bestrahlungen.

Albers-Schönberg; Die Röntgentechnik; 5. Auflage, Bd. 1, Lucas Gräfe & Sillem, Hamburg 1919, S. 364

Bunsen-Batterie

> Batterie nach Robert Bunsen aus > Bunsen-Elementen von je 1,9 Volt.

Guttmann, Walter; Elektrizitätslehre für Mediziner; Verlag von Georg Thieme, Leipzig 1904, S. 77-80

Bunsen-Element

> Galvanisches Element nach Robert Bunsen; Elektroden und Elektrolyte: amalgamierter Zinkzylinder in verdünnter Schwefelsäure und Kohleprisma in konzentrierter Salpetersäure in einem Tonbecher. > Elektromotorische Kraft: 1,9 Volt, innerer Widerstand: 0,3 Ohm.

1.) Freund, Leopold; Grundriss der gesammten Radiotherapie; Urban & Schwarzenberg, Berlin/Wien 1903, S. 24 – 2.) Heber, Georg; Elektro-Auskunftei – Erklärendes Wörterbuch; Paul Schulze Verlag, Leipzig 1922, 2. Auflage (Stichwort Galvanische Elemente, S. 271-274)

Burowsche Lösung

Mittel, mit dem die Behandlung von Strahlenschädigungen der Haut versucht wurde, bestehend aus einer Mischung von Eisessig, Isopropanol und destilliertem Wasser.

1.) Unna, P. G.; Die chronische Röntgendermatitis der Radiologen; Fortschritte auf dem Gebiete der Röntgenstrahlen, Band 9, 1905/1906, S. 67-91 – 2.) Internet-Suchmaschine Google

BW

> Härtegrad der Röntgenstrahlung nach Benoist-Walter.

> Benoist-Walter-Skala

BW-Skala

Abkürzung für > Benoist-Walter-Skala.

Caldwell-Simon-Unterbrecher
> Elektrolyt-Unterbrecher mit einer Trennwand zwischen den Bleielektroden. Die Trennwand besteht aus Porzellan mit einer kleinen Öffnung, die Elektroden tauchen in den Elektrolyten ein. Beim Durchgang von Strom entsteht an der Stelle des größten Widerstandes, an der erwähnten kleinen Öffnung, die größte Erwärmung. Dadurch verdampft an dieser Stelle der Elektrolyt, die Dampfblase isoliert die beiden Gefäßkammern voneinander, der Strom wird unterbrochen. Danach kondensiert die Dampfblase, der Strom geht wieder hindurch, und so fort.
> Simon-Unterbrecher und > Unterbrecher
1.) Isenthal, A. W.; Snowden Ward, H.; Practical Radiography; Third Edition, Dawborn and Ward Ltd., 1901, S. 78 – 2.) Freund, Leopold; Grundriss der gesammten Radiotherapie; Urban & Schwarzenberg, Berlin/Wien 1903, S. 67 – 3.) Dessauer, F.; B. Wiesner; Kompendium der Röntgenographie; Otto Nemnich Verlag, Leipzig 1905, S. 82-87 (mit Abbildungen)

Calomel
> Kalomel

Cambricbinde
> Kambrikbinde

Canalstrahlen
> Kanalstrahlen

Carbutt-Platten
Photographische > Trockenplatten, hergestellt von John Carbutt, der 1879 in den USA die Keystone Dry Plate Works gründete.
1.) Grigg, Emanuel Radu Newman; The Trail of the Invisible Light – From X-Strahlen to Radio(bio)logy; Charles C. Thomas Publisher, Springfield/Illinois, USA; 1965, S. 28, 58 – 2.) Internet-Suchmaschine Google

Cascadenbatterie
> Kaskadenbatterie

Cascadenschaltung
> Kaskadenschaltung

cathode photography
Röntgenaufnahme, Röntgenaufnahmetechnik
Morton, William J.; Edwin W. Hammer; The X Ray or Photography of the Invisible and its Value in Surgery; American Technical Book Co., New York 1896, S. 164

cathodograph/cathodography
Röntgenaufnahme, Röntgenaufnahmetechnik
1.) Morton, William J.; Edwin W. Hammer; The X Ray or Photography of the Invisible and its Value in Surgery; American Technical Book Co., New York 1896, S. 164 – 2.) Isenthal, A. W.; Snowden Ward, H.; Practical Radiography; Third Edition, Dawborn and Ward Ltd., 1901, S. 13 – 3.) Grigg, Emanuel Radu Newman; The Trail of the Invisible Light – From X-Strahlen to Radio(bio)logy; Charles C. Thomas Publisher, Springfield/Illinois, USA; 1965, S. 172, 175, 267, 798

cathodographer
Röntgenologe (USA)
Grigg, Emanuel Radu Newman; The Trail of the Invisible Light – From X-Strahlen to Radio(bio)logy; Charles C. Thomas Publisher, Springfield/Illinois, USA; 1965, S. 620

cathographer
Röntgenologe (USA)
Grigg, Emanuel Radu Newman; The Trail of the Invisible Light – From X-Strahlen to Radio(bio)logy; Charles C. Thomas Publisher, Springfield/Illinois, USA; 1965, S. 620

cathography
Röntgenaufnahme, Röntgenaufnahmetechnik
Grigg, Emanuel Radu Newman; The Trail of the Invisible Light – From X-Strahlen to Radio(bio)logy; Charles C. Thomas Publisher, Springfield/Illinois, USA; 1965, S. 172, 175

Cellit
Unbrennbarer Kunststoff (Cellulose-Triacetat) der Fa. Bayer, 1905 entwickelt, auch als Träger für photographische Filme in der Röntgentechnik eingesetzt.
1.) Gocht, Hermann; Handbuch der Röntgen-Lehre zum Gebrauche für Mediciner; 5. Auflage, Verlag von Ferdinand Enke, Stuttgart 1918, S. 261 – 2.) Internet-Suchmaschine Google

Celloidin-Papier
> Zelloidinpapier

Cellon
Elektrisches Isoliermaterial, hergestellt aus Azethylhydrozellulose und indifferenten Erweichungsmitteln.
Die Durchschlagfestigkeit beträgt bei
0,2 mm Dicke   13,2 kV
0,45 mm Dicke   25 kV
2,0 mm Dicke   35 kV
Heber, Georg; Elektro-Auskunftei – Erklärendes Wörterbuch; Paul Schulze Verlag, Leipzig 1922, 2. Auflage

Celluloid
Gruppe von Kunststoffverbindungen, die aus Cellulosenitrat und Campher hergestellt werden. „Celluloid" war ursprünglich die 1870 registrierte Handelsmarke der Celluloid Manufacturing Company, USA.
Internet-Suchmaschine Google

Celluloid-Folie
> Celluloid-Verstärkungsfolie

Celluloid-Schirm
> Leuchtschirm der Firma > Radiologie, Berlin, mit Celluloid als Trägermaterial für die Leuchtsubstanz.
Internet-Suchmaschine Google

Celluloid-Verstärkungsfolie
Verstärkungsfolie (> Verstärkungsschirm) nach August Eppens, hergestellt von der Fa. > Radiologie, Berlin. Leuchtschicht „feinkörnig, hochverstärkend, ohne Nachleuchten", mit Celluloid als Trägermaterial für die Leuchtsubstanz: knickfest, unempfindlich gegen Benetzung mit Flüssigkeiten.
1.) Anzeige der Fa. Radiologie; Fortschritte auf dem Gebiete der Röntgenstrahlen, Bd. 25, 1917/1918 – 2.) Gocht, Hermann; Handbuch der Röntgen-Lehre zum Gebrauche für Mediciner; 5. Auflage, Verlag von Ferdinand Enke, Stuttgart 1918, S. 205-206 – 3.) Internet-Suchmaschine

Google

Celluvert
> Vulkanfiber

Centralbestrahlung
Gleichbedeutend mit > Kreuzfeuerbestrahlung.

Centrale
Örtliches Elektrizitätswerk
1.) Gocht, Hermann; Lehrbuch der Röntgen-Untersuchung zum Gebrauche für Mediciner; Verlag von Ferdinand Enke, Stuttgart 1898, S. 22 – 2.) Donath, B.; Die Einrichtungen zur Erzeugung der Röntgenstrahlen und ihr Gebrauch; Verlag von Reuther & Reichard, Berlin 1899, S. 92 – 3.) Guttmann, Walter; Elektrizitätslehre für Mediziner; Verlag von Georg Thieme, Leipzig 1904, S. 215

Centralröhre
> Ionen-Röntgenröhre der Fa. > C. H. F. Müller, Hamburg, um 1908: Die > Antikathode steht nicht unter einem Winkel, sondern planparallel zur (plattenförmigen) > Kathode. Der allseitige Strahlenaustritt ermöglicht die gleichzeitige therapeutische Behandlung mehrerer Personen.
1.) Rodde, C. F.; Ein neuer Röntgenröhrentyp, die Centralröhre; Fortschritte auf dem Gebiete der Röntgenstrahlen, Bd. 12, 1908, S. 205-206 – 2.) Voltz, F.; F. Zacher; Die Entwicklungsgeschichte der modernen Röntgenröhren; Fortschritte auf dem Gebiete der Röntgenstrahlen, Bd. XXVII, 1919/1921, S. 88-89

Charta cerata
(lat. charta = Papier, lat. cera = Wachs)
Wachspapier, ein mit Wachs oder > Paraffin imprägniertes, wasserdichtes Papier.
1.) Dessauer, F.; B. Wiesner; Kompendium der Röntgenographie; Otto Nemnich Verlag, Leipzig 1905, S. 358 – 2.) dtv-Lexikon 1971

Cheiroskioskop
(griech. chéri = Hand, skia = Schatten)
Härtegradmesser nach Theodor Schilling um 1905, in den Handel gebracht durch Reiniger, Gebbert & Schall (> RGS), Erlangen: Handskelett, mit Wachs in einen Handschuh eingegossen, Handgriff mit Schutzschild gegen Röntgenstrahlen, als Ersatz für die Verwendung der eigenen Hand des Untersuchers bei der Beurteilung der Strahlenqualität (auch Phantomhand; Testhand nach Schilling, Wachshand genannt).
> Chiroskop
Schilling, Theodor; Ein einfacher Härtegradmesser; Fortschritte auf dem Gebiete der Röntgenstrahlen, Bd. 9, 1905/1906, S. 312

Cheiroskop
> Chiroskop

C. H. F. Müller
Röntgenröhrenhersteller, auch bekannt als „Röntgenmüller"; 1865 in Hamburg gegründet von dem aus Thüringen stammenden Glasbläser Carl Heinrich Florenz Müller. 1927 ging die Aktiengesellschaft C. H. F. Müller in den Besitz der niederländischen Firma Philips über. 1987 Umbenennung in Philips Medical Systems.
1.) Ohne Verfasserangabe; 65 Jahre Müller 1865-1930 – Vom Werden der Röntgenröhren; Sonderheft der „Technischen Mitteilungen für Röntgenbetriebe" der C.H.F. Müller A.-G., Hamburg 1930 – 2.) Ohne Verfasserangabe; Wir bei Philips – C H F M 1865-1965; Herausgeber: C. H. F. Müller GmbH, Hamburg, November 1965 – 3.) Lange, Hans-Jürgen; Carl Heinrich Florenz Müller – ein Thüringer Glasbläser in Hamburg; in: 100 Jahre Röntgenstrahlen – Thüringer Beiträge; Herausgeber Technische Universität Ilmenau et al., 1995, S. 54-61 – 4.) Internet-Suchmaschine Google

Chielur-Röntgenröhre
> Ionen-Röntgenröhre, unabhängig vom Vakuum regulierbar, um 1914. Prinzip: elektrische Erhitzung der > Kathode durch eine eingegossene Platinspirale, dadurch Erhöhung des Widerstandes der im dunklen Kathodenraum befindlichen Gasstrecke. Kugeldurchmesser 200 mm, wahlweise Glimmer-, Osmo- oder > Luft-Regulierung. Lieferant: Firma Chielur, Dresden.
1.) Schlenk, Friedrich; Eine vom Vakuum unabhängig „regulierbare" Röntgenröhre; Fortschritte auf dem Gebiete der Röntgenstrahlen, Bd. 21, 1914, S. 206-208 – 2.) Schlenk, Friedrich; Ein Beitrag zur Röhren-„Regulierung"; Fortschritte auf dem Gebiete der Röntgenstrahlen, Bd. 22, 1914/1915, S. 384-385

Chiroskop (griech. chéri = Hand)
> Fluoreszenzschirm mit Handgriff, Schutzblech und mit > Stanniol umhülltem Handskelett zur Prüfung der Durchdringungsfähigkeit der Röntgenstrahlung; Hersteller: Fa. Kohl, Chemnitz.
> Cheiroskioskop
1.) Schmidt, H. E.; Ein Kryptoskiaskop mit Hand- und Gesichtsschutz; Fortschritte auf dem Gebiete der Röntgenstrahlen, Bd. 7, 1903/1904, S. 38-40 – 2.) Fürstenau, Robert; Die Technik der Röntgenapparate; Dr. Max Jänicke Verlagsbuchhandlung, Hannover, etwa 1908, S. 101/102 (mit Abbildung) – 3.) Gocht, Hermann; Handbuch der Röntgen-Lehre; Verlag von Ferdinand Enke, Stuttgart 1918, S. 177 – 4.) Heber, Georg; Elektro-Auskunftei – Erklärendes Wörterbuch; Paul Schulze Verlag, Leipzig 1922, 2. Auflage

Chloasma
> Röntgen-Chloasma

Chlorsilbergelatine-Platten
Photographische Platten der Firma The Mawson Lantern Plates, mit einer Chlorsilber-Emulsion, zur Erstellung von Diapositiven von Röntgenaufnahmen geeignet.
> Diapositivverfahren
Albers-Schönberg; Die Röntgentechnik; 2. Auflage, Lucas Gräfe & Sillem, Hamburg 1906, S. 159-161

Christensche Heterogenitätszahl
Theophil Christen definiert als Maß für die Heterogenität der Röntgenstrahlung: 2. Halbwertschicht dividiert durch die 1. Halbwertschicht.
> Halbwertschicht
1.) Albers-Schönberg; Die gasfreien Röhren in der röntgenologischen Praxis; Fortschritte auf dem Gebiete der Röntgenstrahlen, Bd. 24, 1916/1917, S. 423-446 – 2.) Albers-Schönberg; Die Röntgentechnik; 5. Auflage, Bd. 1, Lucas

Gräfe & Sillem, Hamburg 1919, S. 61-63

Christen-Skala

Strahlenhärte-Messer nach Theophil Christen 1912, der für verschiedene Strahlenqualitäten die > Halbwertschichtdicken angibt.
> Skala, > absoluter Härtemesser und > Strahlenhärte

1.) Christen, Th.; Messung und Dosierung der Röntgenstrahlen; Lucas Gräfe & Sillem, Hamburg 1913, S. 26 – 2.) Albers-Schönberg; Die Röntgentechnik; 5. Auflage, Bd. 1, Lucas Gräfe & Sillem, Hamburg 1919, S. 116-117

Chromoradiometer

Instrument zur Bestimmung der Dosis mittels einer radiochemischen Methode. Prinzip: Verfärbung eines > Reagenskörpers (> Bariumplatincyanür) unter der Einwirkung von Röntgenstrahlen

1. nach Holzknecht 1902, > Dosiseinheit Holzknecht (H),
2. nach Henri Bordier, ca. 1905: > Teinte I entspricht einer applizierten Dosis für eine Strahlenreaktion 1. Grades mit einer Latenzzeit von 18 bis 20 Tagen, Teinte II einer Dosis mit Strahlenreaktion 2. Grades mit einer Latenzzeit von 13 bis 15 Tagen, Teinte III einer Dosis mit Strahlenreaktion 3. Grades mit einer Latenzzeit von 8 bis 10 Tagen und Teinte IV einer Dosis mit Strahlenreaktion 4. Grades mit einer Latenzzeit von 5 bis 6 Tagen.
3. Mitunter wird auch der > Härtemesser nach Louis Benoist (Vergleich der Absorption von Aluminiumblechen mit der eines Silberbleches) als Chromoradiometer bezeichnet (Großmann 1912, Albers-Schönberg 1919); korrekte Bezeichnung: > Radiochromometer.

1.) Walter; Über die Messung der Intensität der Röntgenstrahlen; Verhandlungen der Deutschen Röntgengesellschaft 1905, S. 126-134 – 2.) Kienböck, R.; Das quantimetrische Verfahren; in: Kraft, H., Wiesner, B. (Herausg.); Archiv für physikalische Medizin und medizinische Technik; II. Bd., Otto Nemnich Verlag, Leipzig 1907, S. 75-82 – 3.) Albers-Schönberg; Die Röntgentechnik; Lucas Gräfe & Sillem, Hamburg 1910, S. 100-104 (mit Abbildungen) – 4.) Christen, Th.; Messung und Dosierung der Röntgenstrahlen; Lucas Gräfe & Sillem, Hamburg 1913, S. 81, 86-87 – 5.) Albers-Schönberg; Die Röntgentechnik; 5. Auflage, Bd. 1, Lucas Gräfe & Sillem, Hamburg 1919, S. 113 – 6.) Heber, Georg; Elektro-Auskunftei – Erklärendes Wörterbuch; Paul Schulze Verlag, Leipzig 1922, 2. Auflage – 7.) Gleßmer-Junike, Simone; X-Strahlen, Radiometer und Hauteinheitsdosis; Dissertation Hamburg 2015, S. 73-78 (mit Abbildungen)

Chromsäure-Element

> Galvanisches Element nach Robert Bunsen. Elektroden und Elektrolyt: zwischen zwei Kohleplatten befindet sich eine amalgamierte Zinkplatte; die Elektroden befinden sich gemeinsam in $K_2Cr_2O_7$-haltiger verdünnter Schwefelsäure als Elektrolyt. Die Zinkplatte kann bei Bedarf eingetaucht oder herausgezogen werden. Die

> Elektromotorische Kraft liegt bei 1,9 Volt bis 2,2 Volt.

1.) Freund, Leopold; Grundriss der gesammten Radiotherapie; Urban & Schwarzenberg, Berlin/Wien 1903, S. 24 – 2.) Heber, Georg; Elektro-Auskunftei – Erklärendes Wörterbuch; Paul Schulze Verlag, Leipzig 1922, 2. Auflage

Citobarium

Bariumsulfat (Barium sulfuricum purissimum $BaSO_4$), Kontrastmittel der Firma E. Merck, Darmstadt, zur röntgenologischen Darstellung des Verdauungstraktes.

1.) Albers-Schönberg; Die Röntgentechnik; 5. Auflage, Bd. 2, Lucas Gräfe & Sillem, Hamburg 1919, S. 287-288 – 2.) Fürstenau, Immelmann, Schütze; Leitfaden des Röntgenverfahrens für das röntgenologische Hilfspersonal; Verlag von Ferdinand Enke, Stuttgart 1919, S. 291 – 3.) Bauer, Karl; ABC der Röntgentechnik; Georg Thieme Verlag, Leipzig 1940, S. 220

Cito-Folie

Hochverstärkende und trotzdem feinkörnige Verstärkungsfolie (> Verstärkungsschirm) der Firma Erich Henschke, Berlin.

Priwin; Technische Neuerungen; Fortschritte auf dem Gebiete der Röntgenstrahlen, Band 27, 1919/1920, S. 316-320

Commutator

Gleichbedeutend mit > Kommutator.

Conductor

Gleichbedeutend mit > Konduktor.

cone

Kompressionstubus nach Preston Hickey, vor 1920.

Grigg, Emanuel Radu Newman; The Trail of the Invisible Light – From X-Strahlen to Radio(bio)logy; Charles C. Thomas Publisher, Springfield/Illinois, USA; 1965, S. 129

Continuvolt-Röntgenapparat

Röntgenapparat nach Hermann Wintz von Reiniger, Gebbert & Schall (> RGS), ab 1924, für die Tiefentherapie.

Siemens-Med-Archiv Erlangen: RGS-Katalog 1924, Prospekt 15

Cooli

Röntgenapparat der Fa. > Electricitäts-Gesellschaft Sanitas, Berlin, um 1924.

Herrmann, Heinrich; Sicherungsverfahren gegen Hochspannungsschäden bei Röntgenapparaten; Fortschritte auf dem Gebiete der Röntgenstrahlen, Band 33, 1925, S. 423-424 und Anzeige

Coolidge-Röntgenröhre

> Hochvakuum-Glühkathoden-Röntgenröhre nach William Coolidge 1912, Urform heutiger Röntgenröhren.

> Fürstenau-Coolidge-Röhre und > Lilienfeld-Röhre

1.) Coolidge, W. D.; Röntgenröhre mit reiner Elektronenentladung; Fortschritte auf dem Gebiete der Röntgenstrahlen, Bd. 22, 1914/1915, S. 18 ff – 2.) Literatur über die Coolidgeröhre (1913-1915); Fortschritte auf dem Gebiete der Röntgenstrahlen, Bd. 23, 1915/1916, S. 462-463 – 3.) RadioGraphics, Monograph Issue: The technical history of radiology; Volume 9, Number 6, November 1989, S. 1122-

1123 (mit Abbildungen) – 4.) Dörfel, Günter; Julius Edgar Lilienfeld und William Coolodge – ihre Röntgenröhren und ihre Konflikte; Max-Planck-Institut für Wissenschaftsgeschichte, Reprint 315, 66 Seiten, 2006 (Internet)

Cornell-Röhre

> Cornell tube

Cornell tube

"Sicherheits-" > Ionen-Röntgenröhre nach Albert Geyser von der Cornell-Universität in Ithaca/New York, bestehend aus strahlensicherem Bleiglas mit einem strahlendurchlässigen Fenster.

1.) Leavitt, Robert Keith; Machlett Cathode Press – Memorial Issue (Raymond R. Machlett 1900-1955); Firmenschrift der Machlett Laboratories Incorporated, USA 1970, S. 16-20 (mit Abbildungen) – 2.) Internet-Suchmaschine Google

Cornit

Elektrisches Isoliermaterial, enthält keinen Gummi, geeignet zur Herstellung von Formteilen. Die Durchschlagfestigkeit beträgt bei
4 mm Dicke   etwa 25 kV.

Heber, Georg; Elektro-Auskunftei – Erklärendes Wörterbuch; Paul Schulze Verlag, Leipzig 1922, 2. Auflage

Coulomb

Einheit der Elektrizitätsmenge: 1 Coulomb = 1 Ampere-Sekunde (As), daraus abgeleitet die Ampere-Stunde (Ah).

1.) Freund, Leopold; Grundriss der gesammten Radiotherapie; Urban & Schwarzenberg, Berlin/Wien 1903, S. 30 – 2.) Heber, Georg; Elektro-Auskunftei – Erklärendes Wörterbuch; Paul Schulze Verlag, Leipzig 1922, 2. Auflage

crest kilovolts (engl. crest = Gipfel, Scheitelpunkt)

Ein anderer Begriff für peak kilovolts (kV_p).

Grigg, Emanuel Radu Newman; The Trail of the Invisible Light – From X-Strahlen to Radio(bio)logy; Charles C. Thomas Publisher, Springfield/Illinois, USA; 1965, S. 133

Crooksröhren

Gleichbedeutend mit > Crookssche Röhren.

Crooksscher Dunkelraum

> Hittorfscher Dunkelraum

Crookssche Röhren

Gleichbedeutend mit > Geisslersche Röhren: Vakuumröhren (> Gasentladungsröhren), deren Form und Elektroden je nach dem beabsichtigten Zweck voneinander abweichen. Zum Beispiel von Wil-liam Crookes verwendet, um damit „die strahlende Materie oder den > vierten Aggregatzu-stand" zu demonstrieren. Nach späteren Untersuchungen sind es die > Kathodenstrahlen, die in diesen Vakuumröhren Wirkungen wie > Fluoreszenz, > Phosphoreszenz, Bewegung und Wärme hervorrufen.

1.) Guttmann, Walter; Elektrizitätslehre für Mediziner; Verlag von Georg Thieme, Leipzig 1904, S. 158 – 2.) Heber, Georg; Elektro-Auskunftei – Erklärendes Wörterbuch; Paul Schulze Verlag, Leipzig 1922, 2. Auflage – 3.) Internet-Suchmaschine Google

Crookssche Strahlen

> Kathodenstrahlen

Cryptoscope

> Kryptoskop

Feldman, Arnold; A Sketch of the Technical History of Radiology from 1896 to 1920; RadioGraphics, A pictorial publication of the Radiological Society of North America; Vol. 9, No. 6, November 1989, S. 1113-1128 (mit Abbildungen)

Cupron-Element

> Kupron-Element

Cyrtometer (griech. kyrtos = krumm, metron = Maß)

Werkzeug zur Formbestimmung des Brustkorbes usw.

1.) Gocht, Hermann; Handbuch der Röntgen-Lehre zum Gebrauche für Mediciner; 5. Auflage, Verlag von Ferdinand Enke, Stuttgart 1918, S. 316 – 2.) Dornblüth, Otto; Klinisches Wörterbuch, 13./14. Auflage 1927 (Internet)

Daniell-Element

> Galvanisches Element nach John Frederic Daniell. Elektroden und Elektrolyte: Kupferzylinder in konzentrierter Kupfersulfatlösung, Zinkzylinder in einer mäßig konzentrierten Zinksulfatlösung. > Elektromotorische Kraft: 0,99 bis 1,07 Volt, innerer Widerstand: 0,7 bis 1,2 Ohm.

1.) Freund, Leopold; Grundriss der gesammten Radiotherapie; Urban & Schwarzenberg, Berlin/Wien 1903, S. 24 – 2.) Guttmann, Walter; Elektrizitätslehre für Mediziner; Verlag von Georg Thieme, Leipzig 1904, S. 77, 80 (mit Abbildungen) – 3.) Heber, Georg; Elektro-Auskunftei – Erklärendes Wörterbuch; Paul Schulze Verlag, Leipzig 1922, 2. Auflage

d'Arsonvalisation

Von Arsène d'Arsonval 1892 eingeführte elektro-physikalische Behandlung mit hochfrequenten, hochgespannten Strömen, die auch als > Tesla-Ströme bezeichnet werden. Die d'Arsonvalisation wurde u. a. angewandt bei Arteriosklerose, Hypertonie, Neuralgien, Gicht, Diabetes.

1.) Freund, Leopold; Grundriss der gesammten Radiotherapie; Urban & Schwarzenberg, Wien 1903, S. 71-150 (mit Abbildungen) – 2.) Guttmann, Walter; Elektrizitätslehre für Mediziner; Verlag von Georg Thieme, Leipzig 1904, S. 171, 207-211 (mit Abbildungen)

Dauer-Patentröhre GM

> Ionen-Röntgenröhre der Fa. > Emil Gundelach, Gehlberg/Thür., Typ > Trockenröhre (G bedeutet 200 mm Durchmesser, M: geeignet für > Momentaufnahmen).

1.) Albers-Schönberg; Die Röntgentechnik. Lehrbuch für Ärzte und Studierende; 2. Auflage, Lucas Gräfe & Sillem, Hamburg 1906, S. 67-69 – 2.) Reiniger, Gebbert & Schall; Katalog „Die Röntgen-Apparate nebst deren Zubehör"; Berlin/Erlangen 1912, S. 43 (mit Abbildung) – 3.) Schwenter, J.; Leitfaden der Momentaufnahme im Röntgenverfahren; Otto Nemnich Verlag, Leipzig 1913, S. 63-64 (mit Abbildung)

Dauer-Patentröhre M

> Ionen-Röntgenröhre der Fa. > Emil Gundelach, Gehlberg/Thüringen, Typ. > Trockenröhre, geeignet für > Kurzzeitaufnahmen (M: geeignet für > Momentaufnahmen).

1.) Albers-Schönberg; Die Röntgentechnik. Lehrbuch für Ärzte und Studierende; 2. Auflage, Lucas Gräfe & Sillem, Hamburg 1906, S. 67-69 – 2.) Reiniger, Gebbert & Schall; Katalog „Die Röntgen-Apparate nebst deren Zubehör"; Berlin/Erlangen 1912, S. 43 (mit Abbildung) – 3.) Schwenter, J.; Leitfaden der Momentaufnahme im Röntgenverfahren; Otto Nemnich Verlag, Leipzig 1913, S. 64

Dauerröhre

> Dauer-Patentröhre

D.D.L.M.-Röntgenröhre

Letzte > Ionen-Röntgenröhre der Fa. > C. H. F. Müller, Hamburg, eine **D**auer-**D**urchleuchtungsröhre, die 1921 auf den Markt kam.

Stamer, Willi; 100 Jahre Röntgenröhren. Vom einfachen Röntgenrohr zur Hochleistungs-Drehanodenröhre; Philips, 1998, S. 70

DD-Röhre

Ionen-Röntgenröhre der Fa. > C. H. F. Müller, Hamburg, geeignet für **D**auer-**D**urchleuchtung, wassergekühlt.

Anzeige der Fa. C. H. F. Müller; Fortschritte auf dem Gebiete der Röntgenstrahlen, Bd. 25, 1917/1918, Seite VI (mit Abbildung)

DD-Untertischröhre

> Ionen-Röntgenröhre der Fa. > C. H. F. Müller, Hamburg, geeignet für **D**auer-**D**urchleuchtung, mit speziell für Untertischanwendung ausgebildetem Kühlwasserbehälter.

1.) Anzeige der Fa. C. H. F. Müller; Fortschritte auf dem Gebiete der Röntgenstrahlen, Bd. 25, 1917/1918, Seite VI, (mit Abbildung) – 2.) Gocht, Hermann; Handbuch der Röntgen-Lehre zum Gebrauche für Mediciner; 5. Auflage, Verlag von Ferdinand Enke, Stuttgart 1918, S. 150-151 (mit Abbildung)

Deckung eines Bildes

Optische Dichte (Schwärzung) des Bildes.

Holzknecht, Guido; Die photochemischen Grundlagen der Röntgographie; Fortschritte auf dem Gebiete der Röntgenstrahlen, Bd. 5, 1901/1902, S. 235-247, 317-326 (mit Abbildungen)

Dekadenrheostat

(griech. reos = Strom, statos =stehend)

Für Messzwecke zusammengestellter elektrischer Widerstandssatz mit je zehn gleichen, hintereinander geschalteten Widerständen. Die Einschaltung der Widerstände in den Stromkreis erfolgt meist über Stöpsel (Stöpselrheostat) oder mittels Kurbel (Kurbelrheostat).

> Rheostat

1.) Freund, Leopold; Grundriss der gesammten Radiotherapie; Urban & Schwarzenberg, Berlin/Wien 1903, S. 29 – 2.) Heber, Georg; Elektro-Auskunftei – Erklärendes Wörterbuch; Paul Schulze Verlag, Leipzig 1922, 2. Auflage

Dekadenwiderstand

Gleichbedeutend mit > Dekadenrheostat

Delta-Röhre

> Ionen-Röntgenröhre der Firma Radiotechnische Werke Heinz Bauer, Berlin. > Trockenröhre für hohe Belastung, Durchmesser 200 mm.

1.) Reiniger, Gebbert & Schall; Katalog „Die Röntgenapparate nebst deren Zubehör"; Berlin/Erlangen 1912, S. 40 – 2.) Gocht, Hermann; Handbuch der Röntgen-Lehre; Verlag von Ferdinand Enke, Stuttgart 1918, S. 158 (mit Abbildung)

Dennis fluorometer

Gerät nach Dennis zur Fremdkörperlokalisation unter Durchleuchtungskontrolle, 1897/1899.

1.) Borden, W. C.; The Use of the Röntgen Ray by the Medical Department of the United States Army in the War with Spain; Government Printing Office, Washington 1900, S. 60-62 – 2.) Internet-Suchmaschine Google

Deprez-Unterbrecher

> Hammer-Unterbrecher nach Marcel Deprez, bis etwa 45 Unterbrechungen pro Sekunde.

> Selbst-Unterbrecher und > Unterbrecher

1.) Donath, B.; Die Einrichtungen zur Erzeugung der

Roentgenstrahlen und ihr Gebrauch; Verlag von Reuther & Reichard, Berlin 1899, S. 39 (mit Abbildungen) – 2.) Stechow; Das Röntgen-Verfahren mit besonderer Berücksichtigung der militärischen Verhältnisse; Verlag von August Hirschwald, Berlin 1903, S. 41-42 (mit Abbildungen) – 3.) Heber, Georg; Elektro-Auskunftei – Erklärendes Wörterbuch; Paul Schulze Verlag, Leipzig 1922, 2. Auflage

Dermorohr

> Ionen-Röntgenröhre der Firma > Radiologie, Berlin, speziell für die Oberflächen-Therapie. Die > Antikathode ist nur 5 cm von der Röhrenwand entfernt, um mit ihr möglichst dicht an den Patienten heranzukommen. Die Röhre hat einen > stumpfen Brennpunkt zum Zwecke einer möglichst hohen Belastbarkeit. Mit der Röhre verbunden ist (patientenfern) eine im Durchmesser deutlich größere Kugel zur Vergrößerung des Röhrenvolumens und damit zur Sicherstellung eines stabilen Vakuums.

Gocht, Hermann; Handbuch der Röntgen-Lehre zum Gebrauche für Mediciner; 5. Auflage, Verlag von Ferdinand Enke, Stuttgart 1918, S. 155-156 (mit Abbildung)

Dermatograph (griech. derma = Haut)

> Dermograph

Dermatol (griech. derma = Haut)

Geruchloses und fast geschmackloses gelbes Pulver, das durch Vermischen von > Gallussäure mit einer Lösung von Wismutnitrat in Eisessig entsteht (Bismutum subgallicum). Obwohl es kein eigentliches Antiseptikum ist, wird es zur Behandlung aseptischer Wunden benutzt, da es durch Einschränkung der Sekretion austrocknend wirkt.

1.) Albers-Schönberg; Die Röntgentechnik; 4. Auflage, Lucas Gräfe & Sillem, Hamburg 1913, S. 338 – 2.) Merck's Warenlexikon – klassische Warenkunde von 1920 (Internet)

Dermograph (griech. derma = Haut)

Gerät zum Aufbringen von Markierungen auf die Haut, meist mittels pulverförmiger Stempelfarbe (Methylenblau) oder > Fettstift. Hersteller der Dermograph-Stifte: Firma Schwanhäußer (heute: Schwan-Stabilo).

1.) Levy-Dorn; Zur zweckmässigen Untersuchung der Brust mittels Röntgenstrahlen und einige Ergebnisse; Fortschritte auf dem Gebiete der Röntgenstrahlen, Bd. 4, 1900/1901, S. 137 – 2.) Albers-Schönberg; Die Röntgentechnik. Lehrbuch für Ärzte und Studierende; 2. Auflage, Lucas Gräfe & Sillem, Hamburg 1906, S. 249 – 3.) Levy-Dorn, Max; Ein Dermatograph für Röntgenzwecke mit Schutzvorrichtung für den Untersucher (Stigmatograph); Fortschritte auf dem Gebiete der Röntgenstrahlen, Bd. 24, 1916/1917, S. 568-570

Dermoröhre (griech. derma = Haut)

> Ionen-Röntgenröhre der Firma > Radiologie, Berlin, für die therapeutische Oberflächenbestrahlung; luftgekühlt, der Abstand der > Antikathode von der Röhrenwandung lag bei 5 cm.

1.) Schmidt, H. E.; Röntgen-Therapie; Verlag von August Hirschwald, Berlin 1915, S. 31 – 2.) Gocht, Hermann; Handbuch der Röntgen-Lehre; 5. Auflage, Verlag von Ferdinand Enke, Stuttgart 1918, S. 155-156 (mit Abbildung)

Desensibilisierung für Röntgenstrahlen

(lat. sensibilis = empfindlich)

Reduzierung des Stoffwechsels oberflächlich gelegener Gewebe z. B. durch Kompression oder Stauung bei therapeutischer Bestrahlung, insbesondere bei tiefer liegenden Krankheitsprozessen.

> Esmarchsche Binde und > Sensibilisierung für Röntgenstrahlen

1.) Schmidt, H. E.; Eine Vorrichtung zur Desensibilisierung der Haut bei Tiefenbestrahlungen; Fortschritte auf dem Gebiete der Röntgenstrahlen, Bd. 15, 1910, S. 117-118 (mit Abbildung) – 2.) Schmidt, H. E.; Röntgen-Therapie; Verlag von August Hirschwald, Berlin 1915, S. 113-119 (mit Abbildungen) – 3.) Jüngling, Otto; Röntgenbehandlung chirurgischer Krankheiten; Verlag von S. Hirzel, Leipzig 1924, S. 72

Deutlichkeit

Bezeichnung für Kontrast, der gegeben ist durch die Intensität I der aus einem Körper K austretenden Strahlung und der Intensität I' hinter einem im Körper K eingeschlossenen Körper K'. Die Deutlichkeit D des Bildes (Kontrast) wurde berechnet nach der Formel

$$D = (I - I') : I$$

Vorausgesetzt ist eine in den Körper eintretende homogene Strahlung I_0 (hier: Strahlung homogener Intensitätsverteilung).

Albers-Schönberg; Die Röntgentechnik; 3. Auflage, Lucas Gräfe & Sillem, Hamburg 1910, S. 45-54

Deutsche Horizontale

Gleichbedeutend mit > Frankfurter Horizontale.

Deutsche Röntgengesellschaft DRG

Gründung am 2. Mai 1905 in Berlin; Gründungsmitglieder waren:

Richard Eberlein, Berlin
Hermann Rieder, München
Heinrich Ernst Albers-Schönberg, Hamburg
Max Immelmann, Berlin
Bernhard Walter, Hamburg
Hermann Gocht, Halle a. d. Saale
Rudolf Grashey, München
Alban Köhler, Wiesbaden
Walter Cowl, Berlin

1.) Agfa Aktiengesellschaft für Photofabrikation, Leverkusen (Herausgeber); 50 Jahre Deutsche Röntgengesellschaft 1905-1955 – 2.) Goerke, Heinz; Fünfundsiebzig Jahre Deutsche Röntgengesellschaft; Georg Thieme Verlag, Stuttgart/NewYork 1980 – 3.) Bautz, Werner und Busch, Uwe (Herausgeber); 100 Jahre Deutsche Röntgengesellschaft; Thieme Verlag, Stuttgart 2005

Deutsche Röntgenröhre

Mitunter Bezeichnung für die ersten > Ionen-Röntgenröhren mit konischer Form, bei denen die Röntgenstrahlung in der der > Kathode gegenüberliegenden Glaskolbenwand entstand.

Voltz, F.; F. Zacher; Die Entwicklungsgeschichte der modernen Röntgenröhren; Fortschritte auf dem Gebiete der Röntgenstrahlen, Bd. XXVII, 1919/1921, S. 83-98

Deviationsunterbrecher
(lat. devius = von dem Weg abweichend)
> Quecksilberstrahl-Unterbrecher der Firma > Veifa, Frankfurt/Aschaffenburg. Konstruktive Eigenart: Der Kreislauf des zentrifugierten Quecksilbers wird durch einen feststehenden Körper (Deviator, Wegablenker) gestört. Sehr exakte Unterbrechungen.

Zacher, F.; Zur Entwicklung der Vorrichtungen zur Unterbrechung elektrischer Ströme; Fortschritte auf dem Gebiete der Röntgenstrahlen, Bd. 29, 1922, S. 411-441

Diagramm (griech. dia = durch)
Röntgenaufnahme

Gocht, Hermann; Röntgographie oder Diagraphie?!; Fortschritte auf dem Gebiete der Röntgenstrahlen, Bd. 2, 1898/1899, S. 138-139

Diagraph (griech. dia = durch)
Röntgenologe, in Analogie zur Berufsbezeichnung Photograph.

1.) Walter, B.; Physikalisch-Technische Mitteilungen; Fortschritte auf dem Gebiete der Röntgenstrahlen, Bd. 1, 1897/1898, S. 142 – 2.) Gocht, Hermann; Röntgographie oder Diagraphie?!; Fortschritte auf dem Gebiete der Röntgenstrahlen, Bd. 2, 1898/1899, S. 138-139 – 3.) Gocht, Hermann; Lehrbuch der Röntgen-Untersuchung zum Gebrauche für Mediciner; Verlag von Ferdinand Enke, Stuttgart 1898, S. 80

Diagraphie/diagraphy (griech. dia = durch)
Röntgenaufnahme, Röntgenaufnahmetechnik („Durchsichtsaufnahme", analog zur Bezeichnung „Photographie" für Aufsichtsaufnahmen).

1.) Levy, Max; Über Abkürzungen der Expositionszeit bei Aufnahmen mit Röntgenstrahlen; Fortschritte auf dem Gebiete der Röntgenstrahlen, Bd. 1, 1897/1898, S. 75-82 – 2.) Gocht, Hermann; Röntgographie oder Diagraphie?!; Fortschritte auf dem Gebiete der Röntgenstrahlen, Bd. 2, 1898/1899, S. 138-139 – 3.) Isenthal, A. W.; Snowden Ward, H.; Practical Radiography; Third Edition, Dawborn and Ward Ltd., 1901, S. 13 – 4.) Blum, Viktor; Ein Röntgenschadenersatzprozess; Fortschritte auf dem Gebiete der Röntgenstrahlen, Bd. 12, 1908, S. 186-202

Diamidophenol-Entwickler
> Amidol-Entwickler

Diaphanoskop (griech. diaphan = durchscheinend)
Endoskopähnliches Instrument mit einer elektrischen Lichtquelle, das der Durchleuchtung von Körperschichten mit sichtbarem Licht dient (Oberkieferhöhlen, Kehlkopf, Harnröhre, Hoden u. a.). In weiteren Ausführungsformen kann es auch in Körperhöhlen eingeführt werden (Magen, hintere Scheidenwand u. a.). Die Abmessungen dürften dem eines Ösophagoskops oder eines Gastroskops damaliger Zeit entsprochen haben (10 mm bis 12 mm Durchmesser, 40 cm bis 70 cm langes, starres oder flexibles Rohr).
> Diaphanoskopie, > Gastrodiaphanoskop und

> Rektovaginaldiaphanoskop

1.) Rosenheim, Th.; Ueber Oesophagoskopie und Gastroskopie; Deutsche medicinische Wochenschrift No. 43, S. 688-690 – 2.) Jellinek, S.; Medizinische Anwendungen der Elektrizität; Verlag von R. Oldenburg, München und Berlin 1906, S. 109-110

Diaphanoskopie/diaphanoscopy
(griech. diaphan = durchscheinend)
Auch als Transillumination bezeichnet: Durchleuchtung (besser: Durchscheinung) von Körperschichten durch eine in Körperhöhlen eingeführte, starke Lichtquelle.

1.) Einhorn, Max; On Gastrodiaphany; N. Y. Med. Journal, Dec. 3, 1892, S. 626-630 (mit Abbildungen) – 2.) Reiniger, Gebbert & Schall; Katalog „Elektro-Medizinische Apparate; Erlangen 1897, S. 76, 95 – 3.) Einhorn, Max; Die Krankheiten des Magens; Verlag von S. Karger, Berlin 1898, S. 23-28 (mit Abbildungen) – 4.) Guttmann, Walter; Elektrizitätslehre für Mediziner; Verlag von Georg Thieme, Leipzig 1904, S. 191 – 5.) Gründling, Ernst; Die für Heilzwecke in Anwendung kommenden elektrischen Apparate; Verlag von Harry Buschmann, Leipzig 1905, S. 52 ff – 6.) Feldmann, H.; History of diaphanoscopy / Die Geschichte der Diaphanoskopie; HNO-Klinik Uni Münster (Internet-Suchmaschine Google)

Diaphragma (griech. dia = durch)
Blende, allgemein: mechanische Begrenzung des Strahlenbündels.

1.) Walter, B.; Physikalisch-Technische Mitteilungen; Fortschritte auf dem Gebiete der Röntgenstrahlen, Bd. 1, 1897/1898, S. 85-86 – 2.) Mütze, Karl; Foitzik, Leonhard; Krug, Wolfgang; Schreiber, Günter; ABC der Optik; VEB F. A. Brockhaus, Leipzig 1961

Diapositivverfahren (griech. dia = durch)
Reproduktion von Röntgenaufnahmen auf Glasplatten oder Filmen, auf denen, wie bei den > Positiven, die dichten Objekte dunkel, die durchlässigen hell erscheinen.
> Positivverfahren

Dessauer, F.; B. Wiesner; Kompendium der Röntgenographie; Otto Nemnich Verlag, Leipzig 1905, S. 237

Diaskop (griech. dia = durch)
Röntgen-Durchleuchtungsschirm ohne oder mit Halterung.

1.) Walter, B.; Physikalisch-Technische Mitteilungen; Fortschritte auf dem Gebiete der Röntgenstrahlen, Bd. 1, 1897/1898, S. 142 – 2.) Gocht, Hermann; Röntgographie oder Diagraphie?!; Fortschritte auf dem Gebiete der Röntgenstrahlen, Bd. 2, 1898/1899, S. 138-139

Diaskopie (griech. dia = durch)
Röntgendurchleuchtung

1.) Levy, Max; Über Abkürzung der Expositionszeit bei Aufnahmen mit Röntgenstrahlen; Fortschritte auf dem Gebiete der Röntgenstrahlen, 1. Bd., 1897/1898, S. 75-82 – 2.) Gocht, Hermann; Röntgographie oder Diagraphie?!; Fortschritte auf dem Gebiete der Röntgenstrahlen, Bd. 2, 1898/1899, S. 38-139

diaskopieren (griech. dia = durch)
Durchleuchten mit Röntgenstrahlen

1.) Walter, B.; Physikalisch-Technische Mitteilungen; Fortschritte auf dem Gebiete der Röntgenstrahlen, Bd. 1, 1897/1898 – 2.) Gocht, Hermann; Röntgographie oder Diagraphie?!; Fortschritte auf dem Gebiete der Röntgenstrahlen, Bd. 2, 1898/1899, S. 138-139

Diathermie (griech. dia = durch, dermos = warm)
Elektrotherapeutische Durchwärmung von Körperteilen mittels Hochfrequenzstrom.
1.) Gocht, Hermann; Handbuch der Röntgen-Lehre zum Gebrauche für Mediciner; 5. Auflage, Verlag von Ferdinand Enke, Stuttgart 1918, S. 546 – 2.) Heber, Georg; Elektro-Auskunftei – Erklärendes Wörterbuch; Paul Schulze Verlag, Leipzig 1922, 2. Auflage

„dichtes Bild"
Bild hoher Dichte (hoher Schwärzung).
Holzknecht, Guido; Die photochemischen Grundlagen der Röntgographie; Fortschritte auf dem Gebiete der Röntgenstrahlen, Bd. 5, 1901/1902, S. 235-238

Differenzierdosimeter
Gleichbedeutend mit > Differenzierradiometer.

Differenzierradiometer
Nach Robert Kienböck um 1912 ein Instrument (z. B. das > Quantimeter), das nicht nur die Dosis, sondern auch den > Härtegrad der Strahlung misst und Tiefendosen differenziert.
Kienböck, Robert; Über die Nomenklatur in der radiotherapeutischen Technik; Fortschritte auf dem Gebiete der Röntgenstrahlen, Bd. 19, 1912/1913, S. 294-296

diffundierte Röntgenstrahlen
(lat. diffundere = zerstreuen)
Gestreute Röntgenstrahlen
Albers-Schönberg; Die Röntgentechnik; Lucas Gräfe & Sillem, Hamburg 1903, S. 54

diffuse Reflexion (lat. diffusus = zerstreut)
Anfängliche Bezeichnung für die sekundäre Röntgenstrahlung (= Streustrahlung).
> Glasstrahlen und > Körperstrahlen
Albers-Schönberg; Die Röntgentechnik; 5. Auflage, Bd. 1, Lucas Gräfe & Sillem, Hamburg 1919, S. 16-17

Dilatometer
> Widerstandsdilatometer

Dilettant (ital. dilettare = ergötzen, amüsieren)
Jemand, der sich einem bestimmten künstlerischen oder wissenschaftlichen Gebiet aus Liebhaberei widmet. Nicht im heute eher abwertenden Sinne zu verstehen!
1.) Morwitz, Joachim; Die Photographie mit Röntgen'schen Strahlen – Mit Anleitung zum Experimentieren auch für Laien; A. Dressel's Verlag, Berlin 1896, S. 40 – 2.) Internet-Suchmaschine Google

Diphenal-Entwickler
Typ eines photographischen Entwicklers. Nachteile: langsam arbeitend, unangenehmer Geruch.
> photographische Entwickler
Dessauer, F.; B. Wiesner; Kompendium der Röntgenographie; Otto Nemnich Verlag, Leipzig 1905, S. 267

Diplogramm
Zwei auf eine > photographische Platte übereinander belichtete Einzelaufnahmen (erstmals Paul Krause, 1910) zur Darstellung von Bewegungsanomalien z. B. des Magens oder des Zwerchfells. Üblicherweise wird eine der beiden Aufnahmen bei tiefer Inspiration, die andere bei vollendeter Exspiration gemacht.
1.) Albers-Schönberg; Die Röntgentechnik; 4. Auflage, Lucas Gräfe & Sillem, Hamburg 1913, S. 612-613 – 2.) Gremmel, H.; Darstellung von Bewegungsvorgängen; in: Handbuch der medizinischen Radiologie, Bd. III, Springer-Verlag, 1967, S. 363 ff

direkte Dosismessung
1. Nach Walter (1905): Dosismessung mit photochemischen oder elektrischen > Radiometern;
2. nach Christen (1912): Dosismessung mit physikalischen Kräften (primäre oder sekundäre Stromstärke usw.);
> indirekte Dosismessung
1.) Kienböck, Robert; Über Dosimeter und das quantimetrische Verfahren; Fortschritte auf dem Gebiete der Röntgenstrahlen, Bd. 9, 1905/1906; S. 276-295 – 2.) Wertheim-Salomonson; Kommission zur Festsetzung fester Normen für die Messung der Intensität der Röntgenstrahlen; Verhandlungen der Deutschen Röntgengesellschaft, Lucas Gräfe & Sillem, Hamburg 1907, S. 15 – 3.) Kienböck, Robert; Über die Nomenklatur in der radiotherapeutischen Technik; Fortschritte auf dem Gebiete der Röntgenstrahlen, Bd. 19, 1912/1913, S. 294-296 – 4.) Grossmann, G.; Grundprinzipien der Dosimetrie; Fortschritte auf dem Gebiete der Röntgenstrahlen, Bd. 22, 1914/1915, S. 101-142

direkte, wahre Röntgenkinematographie
Kinematographische Röntgenaufnahmen direkt auf eine Filmrolle von z. B. 24 cm Breite unter Verwendung von Verstärkungsfolie(n).
> Verstärkungsschirm
1.) Albers-Schönberg; Die Röntgentechnik; Lucas Gräfe & Sillem, Hamburg 1910, S. 671-673 – 2.) Weiser, Martin; Medizinische Kinematographie; Verlag von Theodor Steinkopff, Dresden/Leipzig 1919, S. 68-74 – 3.) Janker, R.; Zur Röntgenkinematographie; Fortschritte auf dem Gebiete der Röntgenstrahlen, Bd. 44, 1931, S. 658-668

Disjunktor (lat. disiunctus = getrennt)
Rotierende Unterbrechungsvorrichtung nach Heinrich Dove, bestehend aus zwei voneinander isolierten Metallscheiben, die am Rand mit isolierenden Zwischenstücken versehen sind. Die Stromzufuhr und die Stromableitung erfolgt über Federkontakte, die auf der Randfläche der Scheiben aufliegen. Zweck des Apparates ist es, in der > Sekundärspule eines kleinen Induktionsapparates nur gleichgerichtete Ströme entstehen zu lassen.
> Unterbrecher
1.) Freund, Leopold; Grundriss der gesammten Radiotherapie; Urban & Schwarzenberg, Wien 1903, S. 47 – 2.) Heber, Georg; Elektro-Auskunftei – Erklärendes Wörterbuch; Paul Schulze Verlag, Leipzig 1922, 2. Auflage

Dispersionsquotient
In der Strahlentherapie das Verhältnis zwischen der Flächenenergie an der Oberfläche und der Flächenenergie in der Tiefe, bedingt durch die verschiedenen Fokusabstände.
> Absorptionsquotient und > Dosenquotient
Christen, Th.; Messung und Dosierung der Röntgenstrahlen; Lucas Gräfe & Sillem, Hamburg 1913, S. 101, 107

Dissociationstheorie

Früher Erklärungsversuch der Natur der Kathoden- und der Röntgenstrahlen. Anhänger dieser Theorie sind u. a. Michael Faraday, Joseph Thomson und Arthur Schuster.

Donath, B.; Die Einrichtungen zur Erzeugung der Roentgenstrahlen und ihr Gebrauch; Verlag von Reuther & Reichard, Berlin 1899, S. 158-159

Distanzaufnahme

Röntgenfernaufnahme
> Teleröntgenographie

Albers-Schönberg; Die Röntgentechnik. Lehrbuch für Ärzte und Studierende; 2. Auflage, Lucas Gräfe & Sillem, Hamburg 1906, S. 340-341

Distanzdurchleuchtung

Technik wie > Teleröntgenographie.

Albers-Schönberg; Die Röntgentechnik. Lehrbuch für Ärzte und Studierende; 2. Auflage, Lucas Gräfe & Sillem, Hamburg 1906, S. 340-341

Distanzregulator

Vorrichtung nach Guido Holzknecht zur Fernregulierung des Vakuums von > Ionen-Röntgenröhren, bestehend aus einem Gasbrenner an der Röntgenröhre, einer Tischklemme mit Regulierhahn für die Gaszufuhr und einem ca. 3 m langen Gummischlauch.
> Reguliervorrichtung

1.) Reiniger, Gebbert & Schall; Katalog „Die Röntgenapparate nebst deren Zubehör"; Berlin/Erlangen 1912, S. 50 (mit Abbildung) – 2.) Rosenthal, Josef; Röntgentechnik; Sonderabdruck aus dem „Lehrbuch der Röntgenkunde", herausgegeben von H. Rieder und J. Rosenthal, Band II, Verlag von Johann Ambrosius Barth, Leipzig 1918, S. 338-339 (mit Abbildung)

Distinkteur, Distinktor (lat. distinctus = deutlich)

Vorrichtung nach Guido Holzknecht zur Kompression der Weichteile des Abdomens bei Durchleuchtung zur Verminderung des Streustrahlenanteils und damit zur Verbesserung der Bildqualität:
1. in Form eines Löffels („Holzknecht-Löffel", Palpierlöffel aus Pappelholz) oder
2. Tubus mit gekröpftem Griff, am Leuchtschirmrahmen zu befestigen.
> Kompressionstubus

1.) Bucky; Weitere Mitteilungen zur Abblendung der Körperstrahlen; Verhandlungen der Deutschen Röntgengesellschaft, Bd. X, 1914, S. 168-169 – 2.) Rosenthal, Josef; Röntgentechnik; Sonderabdruck aus dem „Lehrbuch der Röntgenkunde", herausgegeben von H. Rieder und J. Rosenthal, Band II, Verlag von Johann Ambrosius Barth, Leipzig 1918, S. 428 (mit Abbildungen)

Distraktionsklammer

Klammern aus vernickeltem Stahl nach Theodor Hackenbruch zur Reposition nach Knochenbrüchen und zur Beibehaltung der Einrichtung der Knochenbruchstücke bis zur Heilung.

Hackenbruch; Berger, W.; Vademekum für die Verwendung der Röntgenstrahlen und des Distraktionsklammer-Verfahrens in und nach dem Kriege; Otto Nemnich Verlag, Leipzig 1915, S. 159-202 (mit Abbildungen)

DMA, D.M.A.

Dezimilliampère (10^{-4} Ampère)

1.) Kienböck; Die Technik bei Röntgenverbrennungen und ein Maß für die Stärke des Röntgenlichtes; Verhandlungen der Deutschen Röntgengesellschaft 1907, S. 54-56, 96-106 – 2.) Gocht, Hermann; Handbuch der Röntgen-Lehre; Verlag von Ferdinand Enke, Stuttgart 1918, S. 518

DM-Röhre

> Ionen-Röntgenröhre der Fa. > C. H. F. Müller, Hamburg, um 1917, > Siederöhre für die Tiefentherapie (M = Metall-Wassergefäß).

1.) Anzeige der Fa. C. H. F. Müller; Fortschritte auf dem Gebiete der Röntgenstrahlen, Bd. 25, 1917/1918, Seite VII (mit Abbildung) – 2.) Gocht, Hermann; Handbuch der Röntgen-Lehre zum Gebrauche für Mediciner; 5. Auflage, Verlag von Ferdinand Enke, Stuttgart 1918, S. 156

Doppelmahlzeitverfahren

Eine erste Kontrastmittelgabe (> Riedermahlzeit) per os erfolgt sechs Stunden vor der Röntgenuntersuchung des Verdauungstraktes. Größere Reste im Magen weisen auf eine Störung der > Motilität hin. Während der Durchleuchtungsuntersuchung erfolgt dann eine zweite Kontrastmittelgabe.

Gocht, Hermann; Handbuch der Röntgen-Lehre zum Gebrauche für Mediciner; 5. Auflage, Verlag von Ferdinand Enke, Stuttgart 1918, S. 437

Doppelplattenverfahren

Nach Alban Köhler: Zwei Schicht-auf-Schicht liegende > photographische Platten werden gemeinsam belichtet und nach der Entwicklung Schicht-auf-Schicht liegend gemeinsam betrachtet; dieses Bild ist kontrastreicher als das Bild einer einzelnen Platte.

1.) Albers-Schönberg; Die Röntgentechnik; Lucas Gräfe & Sillem, Hamburg 1910, S. 490 – 2.) Fürstenau, R.; Immelmann, M.; Schütze, J; Leitfaden des Röntgenverfahrens für das röntgenologische Hilfspersonal; Verlag von Ferdinand Enke, Stuttgart 1919, S. 276

Doppelröhre

> Ionen-Röntgenröhre der Fa. > C. H. F. Müller, Hamburg, für die Therapie;. Durch zwei > Kathoden beiderseits einer gemeinsamen > Antikathode entstehen zwei Röntgenstrahlenbündel, mit denen zwei Patienten gleichzeitig bestrahlt werden können.

Heber, Georg; Zickel, Georg; Elektrotherapie; Verlag Dr. Walter Rothschild, Berlin und Leipzig 1906, S. 237

Doramad

1. Radioaktive Zahncreme (mit Thorium-X) der Firma Auergesellschaft, Berlin, produziert von 1910-1945. Werbung: "Durch die radioaktive Strahlung steigert sie die Abwehrkräfte von Zahn und Zahnfleisch. Die Zellen werden mit neuer Lebensenergie geladen, die Bakterien in ihrer zerstörerischen Wirksamkeit gehemmt".

2. Thorium-X-haltige Salbe zur Behandlung von Hautkrankheiten.

> Radiogen-Zahnpasta

1.) Internet-Enzyklopädie Wikipedia (www.wikipedia.de) – 2.) Internet-Suchmaschine Google

Dose (griech. dosis = Gabe)

(Röntgenstrahlen-) Dosis

Kienböck, Robert; Über die Nomenklatur in der radiotherapeutischen Technik; Fortschritte auf dem Gebiete der Röntgenstrahlen, Bd. 19, 1912/1913, S. 294-296

Dosenquotient

(griech. dosis = Gabe, lat. quotiens = so oft wie)

Nach Theophil Christen das Produkt aus dem Dispersionsquotienten und dem Absorptionsquotienten.

> Absorptionsquotient und Dispersionsquotient

1.) Christen, Th.; Messung und Dosierung der Röntgenstrahlen; Lucas Gräfe & Sillem, Hamburg 1913, S. 101, 106-111 – 2.) Grossmann, G.; Über Sekundärstrahlen und Sekundärstrahlentherapie; Fortschritte auf dem Gebiete der Röntgenstrahlen, Bd. 22, 1914/1915, S. 427-464 – 3.) Christen, Th.; Antrag an die Deutsche Röntgengesellschaft betreffend Einführung eines praktischen Maßes für die Durchdringungsfähigkeit von Strahlen hohen Härtegrades; Fortschritte auf dem Gebiete der Röntgenstrahlen, Bd. 26, 1918/1919, S. 38-40

dosi refrakta

(griech. dosis = Gabe, lat. fractio = Brechung)

(Röntgenstrahlen-) Teildosen

1.) Freund, Leopold; Geschichtlicher Überblick über die Entwickelung der Röntgenstrahlenbehandlung; in: Jahrbuch über Fortschritte auf dem Gebiet der physikalischen Medizin, Otto Nemnich Verlag, Leipzig 1908, S. 198 – 2.) Kienböck, Robert; Über die Nomenklatur in der radiotherapeutischen Technik; Fortschritte auf dem Gebiete der Röntgenstrahlen, Bd. 19, 1912/1913, S. 294-296

Dosiseinheit Bordier (B, Teinte I-IV)

Einheit der Dosis, ermittelt mit einer radiochemischen Methode mithilfe des > Chromoradiometers nach Henri Bordier, ca. 1904. Prinzip: Verfärbung (> Teinte) eines > Reagenskörpers (> Bariumplatincyanür) unter der Einwirkung von Röntgenstrahlen. Die Messung erfolgt in der Hautebene.

- Teinte I entspricht einer applizierten Dosis mit einer Strahlenreaktion 1. Grades bei einer Latenzzeit von 18 bis 20 Tagen,
- Teinte II entspricht einer applizierten Dosis mit einer Strahlenreaktion 2. Grades bei einer Latenzzeit von 13 bis 15 Tagen,
- Teinte III entspricht einer applizierten Dosis mit einer Strahlenreaktion 3. Grades bei einer Latenzzeit von 8 bis 10 Tagen und
- Teinte IV entspricht einer applizierten Dosis mit einer Strahlenreaktion 4. Grades bei einer Latenzzeit von 5 bis 6 Tagen.

Umrechnung:

Teinte I = 3 H = 6 X = 1,5-6 Gy

Die Bandbreite der Dosis in Gray erklärt sich aus den Ungenauigkeiten der frühen Dosis-Messverfahren.

> Bordiersche Skala, > Chromoradiometer,

> dosimetrische Einheiten, > Dosiseinheit Holzknecht (H), > Dosiseinheit Kienböck (X) und > Teinte

1.) Kienböck, R.; Das quantimetrische Verfahren; in: Kraft, H., Wiesner, B. (Herausg.); Archiv für physikalische Medizin und medizinische Technik; II. Bd., Otto Nemnich Verlag, Leipzig 1907, S. 75-82 – 2.) Christen, Th.; Messung und Dosierung der Röntgenstrahlen; Lucas Gräfe & Sillem, Hamburg 1913, S. 65, 85 – 3.) Gleßmer-Junike, Simone; X-Strahlen, Radiometer und Hauteinheitsdosis; Dissertation Hamburg 2015, S. 89-90

Dosiseinheit Bordier/Galimard (J)

Ermittelt mit einer radiochemischen Methode nach Henri Bordier und Joseph Galimard, ca. 1906. Prinzip: Verfärbung einer Reagensflüssigkeit (> Freundsche Lösung). Die Einheit J ist die Menge von Röntgenstrahlen, die bei einer 2 %igen Jodoform-Chloroformlösung 0,1 mg Jod freimacht.

> dosimetrische Einheiten

1.) Franze in: Kraft, H., Wiesner, B. (Herausg.); Archiv für physikalische Medizin und medizinische Technik; II. Bd., Otto Nemnich Verlag, Leipzig 1907, S. 262 – 2.) Christen, Th.; Messung und Dosierung der Röntgenstrahlen; Lucas Gräfe & Sillem, Hamburg 1913, Seite 65, 85 – 3.) Gleßmer-Junike, Simone; X-Strahlen, Radiometer und Hauteinheitsdosis; Dissertation Hamburg 2015, S. 80-82, 89-90

Dosiseinheiten alt (griech. dosis = Gabe)

> Dosiseinheit Bordier (B, Teinte I-IV)

> Dosiseinheit Bordier/Galimard (J)

> Dosiseinheit Fürstenau (F)

> Dosiseinheit HED (Hauteinheitsdosis nach
        Ludwig Seitz und Hermann Wintz)

> Dosiseinheit Holzknecht (H)

> Dosiseinheit Kienböck (X)

> Dosiseinheit Krönig/Friedrich (e)

> Dosiseinheit Röntgen (R, r)

> Dosiseinheit Sabouraud/Noiré (SN)

> Dosiseinheit Schwarz (Trübung 1, 2, 3,
        später: > Kalom K)

> Dosiseinheit Szilard (Megamegaion)
    Ungefähre Zusammenhänge:
    Teinte 1 nach Bordier

        = 5 H nach Holzknecht

        = 10 X nach Kienböck

        = Teinte B nach Sabouraud/Noiré

        = 1 SN nach Sabouraud/Noiré

        = Trübung 3 nach Schwarz

        = 3,5 Kalomel nach Schwarz

> Dosiseinheiten alt – modern, Umrechnungen und Stichworte „Dosiseinheit ...."

1.) Kienböck, R.; Das quantimetrische Verfahren; in: Kraft, H., Wiesner, B. (Herausg.); Archiv für physikalische Medizin und medizinische Technik; II. Bd., Otto Nemnich Verlag, Leipzig 1907, S. 75-82 – 2.) Christen, Th.; Messung und Dosierung der Röntgenstrahlen; Lucas Gräfe & Sillem, Hamburg 1913, S. 89 – 3.) Schmidt, H. E.; Röntgen-Therapie; Verlag von August Hirschwald, Berlin 1915, S. 49-57 (mit Abbildungen) – 4.) Gocht, Hermann; Handbuch der Röntgen-Lehre; Verlag von Ferdinand Enke,

Stuttgart 1918, S. 505-523, S. 521 – 5.) Grigg, Emanuel Radu Newman; The Trail of the Invisible Light – From X-Strahlen to Radio(bio)logy; Charles C. Thomas Publisher, Springfield/Illinois, USA; 1965, S. 390 – 6.) Gleßmer-Junike, Simone; X-Strahlen, Radiometer und Hauteinheitsdosis; Dissertation Hamburg 2015, 163-190

Dosiseinheiten alt – modern, Umrechnungen

100 F (Fürstenau)	3,0-10 Gy
100% HED (Hauteinheitsdosis)	8 Gy
1 H (Holzknecht)	0,5-2 Gy
10 X (Kienböck)	1,5-5 Gy
100 e (Krönig/Friedrich)	5 Gy
100 R („deutsches" Röntgen)	1 Gy
100 r („internationales" Röntgen)	0,938 Gy
1 SN (Sabouraud/Noiré)	2-5 Gy

Die Bandbreite der Dosis in Gray erklärt sich aus den Ungenauigkeiten der frühen Dosis-Messverfahren.
> Dosiseinheit Röntgen (R, r)
1.) Willers, H.; Heilmann, H.-P.; Beck-Bornholdt, H.-P.; Ein Jahrhundert Strahlentherapie – Geschichtliche Ursprünge und Entwicklung der fraktionierten Bestrahlung im deutschsprachigen Raum; Strahlentherapie und Onkologie 174, 1998, S. 53-63 (Nr. 2) – 2.) Frobenius, Wolfgang; Röntgenstrahlen statt Skalpell – Die Frauenklinik Erlangen und die Geschichte der gynäkologischen Radiologie 1914-1945; Erlanger Forschungen, Reihe B, Naturwissenschaften und Medizin, Band 26, Erlangen 2003, S. 49-54

Dosiseinheit Fürstenau (F)
Zeigerausschlag (= „Dosiseinheit") am > Intensimeter nach Robert Fürstenau 1909, einem Dosimeter mit > Selenzellendetektor.
> F-Minuten
1.) Albers-Schönberg; Die gasfreien Röhren in der röntgenologischen Praxis; Fortschritte auf dem Gebiete der Röntgenstrahlen, Bd. 24, 1916/1917, S. 423-446 (mit Diagramm) – 2.) Krönig, Bernhard; Friedrich, Walter; Physikalische und biologische Grundlagen der Strahlentherapie; Urban & Schwarzenberg, Berlin/Wien 1918, S. 97-99 – 3.) Gocht, Hermann; Handbuch der Röntgen-Lehre; Verlag von Ferdinand Enke, Stuttgart 1918, S. 512-513 – 4.) Fürstenau, R.; Immelmann, M.; Schütze, J.; Leitfaden des Röntgenverfahrens für das röntgenologische Hilfspersonal; Verlag von Ferdinand Enke, Stuttgart 1919, S. 133-135, 141 (mit Abbildung) – 5.) Heber, Georg; Elektro-Auskunftei – Erklärendes Wörterbuch; Paul Schulze Verlag, Leipzig 1922, 2. Auflage

Dosiseinheit HED (Hauteinheitsdosis)
Nach Ludwig Seitz und Hermann Wintz ist die Hauteinheitsdosis die höchstzulässige Hautdosis bei Verabfolgung der gesamten Dosis während einer einzigen Bestrahlung. Sie ist dadurch charakterisiert, dass nach Bestrahlung mit harter Strahlung nach 8 Tagen eine leichte Hautrötung, nach 3 Wochen eine leichte hellbraune Verfärbung und nach 6 Wochen eine deutliche Bräunung der bestrahlten Hautfläche auftritt.
1.) Bauer, Karl; ABC der Röntgentechnik; Georg Thieme Verlag, Leipzig 1940, Seite 64-72 – 2.) Frobenius, Wolfgang; Röntgenstrahlen statt Skalpell - Die Frauenklinik

Erlangen und die Geschichte der gynäkologischen Radiologie 1914-1945; Erlanger Forschungen, Reihe B, Naturwissenschaften und Medizin, Band 26, Erlangen 2003, Seite 184-189 – 3.) Gleßmer-Junike, Simone; X-Strahlen, Radiometer und Hauteinheitsdosis; Dissertation Hamburg 2015, S. 170-173

Dosiseinheit Holzknecht (H)
Ermittelt mit dem nach einer radiochemischen Methode arbeitenden > Chromoradiometer nach Holzknecht 1902, H = Einheit der „Röntgenlicht-Menge" (= Dosis); > Holzknecht-Skala.
2 H bis 3 H entsprechen etwa einer > Normaldose.
Umrechnung: 1 H = 0,5-2 Gy
Die Bandbreite der Dosis in Gray erklärt sich aus den Ungenauigkeiten der frühen Dosis-Messverfahren, hier des Chromoradiometers.
Christen, Th.; Messung und Dosierung der Röntgenstrahlen; Lucas Gräfe & Sillem, Hamburg 1913, S. 81-82

Dosiseinheit Kienböck (X)
Quantimetrische Einheit der Dosis nach Robert Kienböck (X ist das Maß für den Quotienten „auffallende Röntgenenergie dividiert durch die > Halbwertschicht im Silber").
Umrechnung: 1 X = 0,15-0,5 Gy.
Die Bandbreite der Dosis in Gray erklärt sich aus den Ungenauigkeiten der frühen Dosis-Messverfahren.
> Quantimeter
Kienböck, Robert; Radiotherapie; Heft 6 der Reihe „Physikalische Therapie in Einzeldarstellungen", herausgegeben von J. Marcuse und A. Strasser; Verlag von Ferdinand Enke, Stuttgart 1907, S. 6, 71

Dosiseinheit Krönig/Friedrich (e)
Elektrostatische Einheit > e als Dosismaß: Die Einheit der Dosismenge ist diejenige Strahlenmenge, die durch Ionisation in 1 cm³ Luft eine Elektrizitätsmenge von einer elektrostatischen Einheit (e) bei Sättigungsstrom transportiert, wobei nach Kohlrausch unter elektrostatischer Einheit die Elektrizitätsmenge verstanden wird, die einen Leiter von der Kapazität 1 (1 cm) auf die Einheit des Potentials (300 V) auflädt.
Umrechnung: 100 e = 5 Gy
1.) Krönig, Bernhard; Friedrich, Walter; Physikalische und biologische Grundlagen der Strahlentherapie; Urban & Schwarzenberg, Berlin/Wien 1918, S. 77 – 2.) Willers, H.; Heilmann, H.-P.; Beck-Bornholdt, H.-P.; Ein Jahrhundert Strahlentherapie – Geschichtliche Ursprünge und Entwicklung der fraktionierten Bestrahlung im deutschsprachigen Raum; Strahlentherapie und Onkologie 174, 1998, S. 53-63 (Nr. 2)

Dosiseinheit Röntgen (R, r)
Die dosimetrische („deutsche") Einheit R wurde 1924 in Deutschland von Hermann Behnken vorgeschlagen. Sie beruht auf der Ionisationsmethode (messtechnische Randbedingungen: 18° C und 760 mm Quecksilbersäule).
Die „deutsche" Einheit R wurde 1928 ersetzt

durch die „internationale" (auch „absolute" genannte) Einheit r. R und r unterscheiden sich durch die Bezugstemperatur bei der Messung: R wurde bei 18° C bestimmt, r bei 0° C.

Umrechnung: 1 R = 1,066 r
100 R = 1 Gy
100 r = 0,938 Gy

1.) Seitz; Wintz; Die Kastrationsdosis in der modernen Röntgentherapie; in: Wintz, H; Wittenbeck, F.; Klinik der gynäkologischen Röntgentherapie, Erster Teil, Die Behandlung der gutartigen Erkrankungen; Verlag von J. F. Bergmann, München 1933, S. 145 – 2.) Bauer, Karl; ABC der Röntgentechnik; Georg Thieme Verlag, Leipzig 1940, Seite 64-72 – 3.) Willers, H.; Heilmann, H.-P.; Beck-Bornholdt, H.-P.; Ein Jahrhundert Strahlentherapie – Geschichtliche Ursprünge und Entwicklung der fraktionierten Bestrahlung im deutschsprachigen Raum; Strahlentherapie und Onkologie 174; 1998, S. 53-63 (Nr. 2) – 4.) Gleßmer-Junike, Simone; X-Strahlen, Radiometer und Hauteinheitsdosis; Dissertation Hamburg 2015, S. 185-190

Dosiseinheit Sabouraud/Noiré (SN)
Einheit der Dosis, um 1904, ermittelt nach der Methode von Raymond Sabouraud und Henri Noiré. Prinzip: Verfärbung von Bariumplatincyanür-Pastillen unter Röntgenbestrahlung.

Umrechnung: 1 SN = 2-5 Gy
Die Bandbreite der Dosis in Gray erklärt sich aus den Ungenauigkeiten der frühen Dosis-Messverfahren.
> Sabouraud-Pastille
1.) Christen, Th.; Messung und Dosierung der Röntgenstrahlen; Lucas Gräfe & Sillem, Hamburg 1913, S. 64, S. 85 – 2.) Gocht, Hermann; Handbuch der Röntgen-Lehre; Verlag von Ferdinand Enke, Stuttgart 1918, S. 505-523, S. 521 – 3.) Gleßmer-Junike, Simone; X-Strahlen, Radiometer und Hauteinheitsdosis; Dissertation Hamburg 2015, S. 82-88

Dosiseinheit Schwarz (Trübung, Kalom K)
Einheit der mit dem > Kalomelradiometer nach Gottwald Schwarz gemessenen Dosis (1 Kalom = „Röntgenlichtmenge", die bei 5 Benoist Röhrenhärte zu einer deutlichen Trübung der Lösung eines Kalomelradiometers führt):
1 K = viertel > Erythemdosis
2 K = halbe Erythemdosis
3 K = > Epilationsdosis
4 K = Erythemdosis,
1.) Schwarz, Gottwald; Forderung nach einer staatlichen Kontrollstelle für Röntgenstrahlenmessinstrumente (sog. Dosimeter); Fortschritte auf dem Gebiete der Röntgenstrahlen, Bd. 18, 1911/1912, S. 67-70 – 2.) Christen, Th.; Messung und Dosierung der Röntgenstrahlen; Lucas Gräfe & Sillem, Hamburg 1913, S. 88 ff – 3.) Schmidt, H. E.; Röntgen-Therapie; Verlag von August Hirschwald, Berlin 1915, S. 53 (mit Abbildung) – 4.) Fürstenau, Immelmann, Schütze; Leitfaden des Röntgenverfahrens für das röntgenologische Hilfspersonal; Verlag von Ferdinand Enke, Stuttgart 1919

Dosiseinheit Szilard (Megamegaion)
Von Leó Szilard um 1910 für die Eichung seines > Iontoquantimeters – erstmals auf der Ioni-

sierung der Luft basierende Dosiseinheit – vorgeschlagen: Dosis = Anzahl der Ionen, die in 1 cm^3 Luft unter dem Einfluss der zu messenden Strahlen erzeugt wird.
1.) Krönig, Bernhard; Friedrich, Walter; Physikalische und biologische Grundlagen der Strahlentherapie; Urban & Schwarzenberg, Berlin/Wien 1918, S. 77 – 2.) Heber, Georg; Elektro-Auskunftei – Erklärendes Wörterbuch; Paul Schulze Verlag, 2. Auflage, Leipzig 1922, S. 347, S. 450

Dosis-Messgeräte und Dosis-Prüfgeräte
Dosismessgeräte sind unter den nachfolgend genannten Stichpunkten zu finden. Einige davon sind allerdings korrekt eher als Prüfgeräte zu bezeichnen denn als Messgeräte. Dosis und Intensität der Röntgenstrahlung wird in der Anfangszeit der Röntgenologie vielfach gleichgesetzt:
> Chromoradiometer
> Differenzierradiometer
> Dosiseinheit Bordier (B, Teinte I-IV)
> Dosiseinheit Bordier/Galimard (J)
> Dosiseinheit Fürstenau (F)
> Dosiseinheit Holzknecht (H)
> Dosiseinheit Kienböck (X)
> Dosiseinheit Krönig/Friedrich (e)
> Dosiseinheit Röntgen (R, r)
> Dosiseinheit Sabouraud/Noiré (SN)
> Dosiscinheit Schwarz (Trübung, Kalom K)
> Dosiseinheit Szilard (Megamegaion)
> Fluorometer (nach Williams)
> Immelmannscher Röntgenstrahlenmesser
> Intensimeter (nach Christen)
> Jodoform-Radiometer (nach Freund und
nach Bordier/Galimard)
> Ionometer (nach Greinacher)
> Iontoquantimeter (nach Szilard)
> Kalomel-Radiometer (nach Schwarz)
> Köhlersche Dosismessung
> Milliamperemeter-Methode (nach Gaiffe)
> Milliamperezentimeter-Methode
(nach Kromayer)
> Quantimeter (nach Kienböck)
> Quantitometer (nach Villard)
> Röntgenlichtmesser (allgemeine Bezeichnung
für Dosis-Mess- und Prüfgeräte)

Drahtführer
> Gilletscher Drahtführer

Drahtkreuzprothese
Hilfsmittel nach Kurt Engelbrecht zur Feststellung der Lage von Fremdkörpern im Auge: 1 mm dicke durchscheinende Zelluloidschale mit 8 mm Radius, in das ein Kreuz aus 0,4 mm dickem Messingdraht eingepresst ist. Die Enden des Kreuzes überragen die Schale und dienen der Fixierung der Prothese an der Augapfelbindehaut.
Grashey, Rudolf; Handbuch der ärztlichen Erfahrungen im

Weltkriege 1914/1918, Bd. IX: Röntgenologie; Verlag von Johann Ambrosius Barth, Leipzig 1922, S. 340-342 (mit Abbildungen)

Dränrohr

Dränagerohr (auch Drainage), meist aus Gummi oder Glas, hier: zur Ableitung von Wundflüssigkeit oder Ergüssen aus Körperhöhlen.

1.) Grashey, Rudolf; Handbuch der ärztlichen Erfahrungen im Weltkriege 1914/1918, Bd. IX: Röntgenologie; Verlag von Johann Ambrosius Barth, Leipzig 1922, S. 27, 72 – 2.) Zetkin-Schaldach; Wörterbuch der Medizin; VEB Verlag Volk und Gesundheit, Berlin 1975

D-Röhre

> Ionen-Röntgenröhre der Fa. > C. H. F. Müller, Hamburg, > Siederöhre für die Tiefentherapie.

Gocht, Hermann; Handbuch der Röntgen-Lehre zum Gebrauche für Mediciner; 5. Auflage, Verlag von Ferdinand Enke, Stuttgart 1918, S. 156

Drosselröhre

> Ventilröhre

Drosselspule

Aus Kupferdraht bestehende Spule, deren Hohlraum einen unterteilten Eisenkern enthält. Sie hat gegenüber Wechselströmen eine hohe > Selbstinduktion und kann daher Wechselspannungen abdrosseln. Ihr Ohmscher Widerstand ist gering, der induktive Widerstand, abhängig von Windungszahl und Größe, erheblich. In der Röntgentechnik dazu benutzt, bei > Ionen-Röntgenröhren den Schließungsfunken zu unterdrücken (> Schließungslicht, Punkt 2).

1.) Gillet, J.; Die ambulatorische Röntgentechnik in Krieg und Frieden; Verlag von Ferdinand Enke, Stuttgart 1909, S. 40-41 – 2.) Heber, Georg; Elektro-Auskunftei – Erklärendes Wörterbuch; Paul Schulze Verlag, 2. Auflage, Leipzig 1922

Dum-Dum-Geschoss

In der zweiten Hälfte des 19. Jahrhunderts entwickeltes, schwere Wunden verursachendes Teilmantelgeschoss für Handfeuerwaffen mit an der Spitze freiliegendem Bleikern, der nach dem Eindringen in das Zielobjekt zu einer (gewünschten) Deformierung des Projektils führt; benannt nach der Munitionsfabrik in Dum Dum bei Kalkutta.

1.) Hackenbruch; Berger; Vademekum für die Verwendung der Röntgenstrahlen und des Distraktionsklammer-Verfahrens im Kriege; Otto Nemnich Verlag, Leipzig 1915, S. 4 – 2.) Grashey, Rudolf; Handbuch der ärztlichen Erfahrungen im Weltkriege 1914/1918, Bd. IX: Röntgenologie; Verlag von Johann Ambrosius Barth, Leipzig 1922, S. 62-70 (mit Abbildungen) – 3.) Internet-Suchmaschine Google

Dunkel-Auge

Beim Arbeiten mit einem > Monokel-Kryptoskop das dunkeladaptierte Auge, mit dem das Kryptoskopbild betrachtet wurde.

> Hell-Auge und > Kryptoskop

Grashey, Rudolf; Handbuch der ärztlichen Erfahrungen im Weltkriege 1914/1918, Bd. IX: Röntgenologie; Verlag von Johann Ambrosius Barth, Leipzig 1922, S. 42

Dunkelkammer

Gleichbedeutend mit > Dunkelzimmer

Dunkelzimmer

Dunkler Arbeitsraum für die Bearbeitung (Entwicklung, Wässerung, Fixierung etc.) belichteter > photographischer Platten und Filme.

Albers-Schönberg; Die Röntgentechnik; Lucas Gräfe & Sillem, Hamburg 1910, S. 312 ff

dunkler Kathodenraum

Der in Entladungsgefäßen mit mäßiger Luftleere (z. B. in > Ionen-Röntgenröhren) zwischen der > Kathode und dem kathodennahen (negativen) Glimmlicht liegende dunkle Raum.

1.) Donath, B.; Die Einrichtungen zur Erzeugung der Roentgenstrahlen und ihr Gebrauch; Verlag von Reuther & Reichard, Berlin 1899, S. 74-75, 167 (mit Abbildung) – 2.) Freund, Leopold; Grundriss der gesammten Radiotherapie; Urban & Schwarzenberg, Berlin/Wien 1903, S. 154 – 3.) Schlenk, Friedrich; Eine vom Vakuum unabhängig „regulierbare" Röntgenröhre; Fortschritte auf dem Gebiete der Röntgenstrahlen, Bd. 21, 1914, S. 206 – 4.) Lilienfeld, J. E.; Zur Verteilung der Fluoreszenz auf der Glaswand der Lilienfeldröhre; Fortschritte auf dem Gebiete der Röntgenstrahlen, Bd. 23, 1915/1916, S. 383-385

dunkler Raum

Kurzform für > dunkler Kathodenraum.

dunkle Strahlen

Visuell nicht sichtbare Strahlen (infrarote sowie ultraviolette Strahlen und Strahlen noch kürzerer Wellenlängen).

1.) Spies, Paul; Über Röntgensche Strahlen; Verlag von Hermann Paetel, Berlin 1896, S. 4 – 2.) Fürstenau, Robert; Die Technik der Röntgenapparate; Dr. Max Jänicke Verlagsbuchhandlung, Hannover, etwa 1908, S. 5

„dünnes Bild"

Bild geringer Optischer Dichte (d. h. geringer Schwärzung).

Holzknecht, Guido; Die photochemischen Grundlagen der Röntgographie; Fortschritte auf dem Gebiete der Röntgenstrahlen, Bd. 5, 1901/1902, S. 235-241

Duplexregulierung (lat. duplex = doppelt)

Vorrichtung zur Regulierung bzw. Regenerierung des Vakuums der Energie-Ionen-Röntgenröhren der Fa. Burger, Berlin. Prinzip: kathodenseitig befindet sich in einem Seitenröhrchen eine Kohleelektrode, die im Falle eines Stromdurchgangs Gas abscheidet, die Röhre wird dadurch weicher.

Gocht, Hermann; Handbuch der Röntgen-Lehre zum Gebrauche für Mediciner; 5. Auflage, Verlag von Ferdinand Enke, Stuttgart 1918, S. 135-136 (mit Abbildung)

Duplex-Röhre (lat. duplex = doppelt)

> Ionen-Röntgenröhre (um 1900) der Firma > C. H. F. Müller, Hamburg, mit zwei > Antikathoden verschiedener Stellung, wobei auf der einen weichere, auf der anderen härtere Strahlung erzeugt wird.

> Strahlenhärte.

1.) C. H. F. Müller; Ausgestellte Gegenstände; Verhandlungen der Deutschen Röntgengesellschaft, Bd. IV, 1908,

S. 169 (mit Abbildung) – 2.) Grigg, Emanuel Radu Newman; The Trail of the Invisible Light – From X-Strahlen to Radio(bio)logy; Charles C. Thomas Publisher, Springfield/Illinois, USA; 1965, S. 469 (mit Abbildung)

Dura-Röhre (lat. durabilis = dauerhaft)
Hochleistungs-Ionen-Röntgenröhre der Firma Reiniger, Gebbert & Schall (> RGS), Erlangen, für die Therapie; mit einer metallreichen, hohlen > Antikathode und andauernder Wasserzirkulation. Später Kühlung mit Eiswasser mittels einer Zentrifugalpumpe.
1.) Schmidt, H. E.; Röntgen-Therapie; Verlag von August Hirschwald, Berlin 1915, S. 26-28 (mit Abbildung) – 2.) Steiger, Max; Leistungen und Rentabilität gashaltiger Röntgenröhren in der Tiefentherapie; Fortschritte auf dem Gebiete der Röntgenstrahlen, Band 26, 1918/1919, S. 257-259

Durcharbeitung eines Bildes
Kontrastcharakteristik eines Bildes.
> Gradation des photographischen Bildes
Holzknecht, Guido; Die photochemischen Grundlagen der Röntgographie; Fortschritte auf dem Gebiete der Röntgenstrahlen, Bd. 5, 1901/1902, S. 235-241 und S. 317-326

Durchbruchspannung
Erforderlicher Spannungswert, um bei einem Luft- oder Vakuumwiderstand (z. B. bei der > Ionen-Röntgenröhre) den Stromdurchgang einzuleiten. Die zum Betrieb von Ionen-Röntgenröhren erforderliche Durchbruchspannung ist abhängig von der Höhe des Röhrenvakuums.
1.) Fürstenau, Robert; Leitfaden der Röntgenphysik; Verlag von Ferdinand Enke, Stuttgart 1910, S. 57 – 2.) Heber, Georg; Elektro-Auskunftei – Erklärendes Wörterbuch; Paul Schulze Verlag, Leipzig 1922, 2. Auflage

Durchbruchwiderstand
Widerstand einer Luftstrecke oder eines luftverdünnten Raumes (z. B. in einer > Ionen-Röntgenröhre), bei dem Stromdurchgang möglich wird.
1.) Fürstenau, Robert; Leitfaden der Röntgenphysik; Verlag von Ferdinand Enke, Stuttgart 1910, S. 57 – 2.) Heber, Georg; Elektro-Auskunftei – Erklärendes Wörterbuch; Paul Schulze Verlag, Leipzig 1922, 2. Auflage

Durchdringungsfähigkeit der Röntgenstrahlung
> Strahlenhärte

durchgebildet
Konstruiert, entwickelt, hochentwickelt (z. B. bezogen auf ein Gerät)
Sterzel, K. A.; Der Uniplan-Transverter für Rapid-Tiefentherapie; Fortschritte auf dem Gebiete der Röntgenstrahlen, Bd. 21, 1914, S. 352-358

Durchleuchtungsbild
Bild auf dem > Durchleuchtungsschirm. Der gleiche Begriff wird mitunter auch für die Röntgenaufnahme gebraucht.
1.) Sehrwald, E.; Deutsche medicinische Wochenschrift No. 41, 8. Oct. 1896, S. 665-667 – 2.) Albers-Schönberg; Die Röntgentechnik; Lucas Gräfe & Sillem, Hamburg 1903, S. 156

Durchleuchtungs-Kompressorium
Instrument nach Guido Holzknecht zur Verdrängung von Gewebeschichten dicker Objekte, bestehend aus einem konischen, innen mit Blei ausgekleideten Holzrohr, das am > Durchleuchtungsschirm angebracht oder mittels Handgriff benutzt werden kann.
> Distinkteur und > Kompressionstubus
Albers-Schönberg; Die Röntgentechnik; 5. Auflage, Bd. 1, Lucas Gräfe & Sillem, Hamburg 1919, S. 309 (mit Abbildungen)

Durchleuchtungsschirm
Leuchtstoffschicht, aufgebracht auf einen strahlendurchlässigen Träger. Beim Auftreffen von Röntgenstrahlen auf die Leuchtstoffschicht wird dem Auge das Durchleuchtungsbild sichtbar gemacht: Wenig strahlenabsorbierende Regionen des zu untersuchenden Körpers werden auf dem Schirm hell dargestellt, stärker absorbierende Regionen dunkel. Aus Gründen des Strahlenschutzes für den Untersucher ist der Leuchtschirm im Allgemeinen mit einer Bleiglasplatte abgedeckt.
> Bleiglas
Dessauer, Friedrich; Wiesner, B.; Kompendium der Röntgenographie; Otto Nemnich Verlag, Leipzig 1905, S. 199-201

Durchleuchtungsschirmbild
Gleichbedeutend mit > Durchleuchtungsbild.

Durchschlag der Röntgenröhre
Schlagartiger Durchtritt des elektrischen Stromes durch die Glaswand der > Ionen-Röntgenröhre, wodurch Luft in das Röhreninnere dringt und die Röntgenröhre unbrauchbar wird.
Fürstenau, Immelmann, Schütze; Leitfaden des Röntgenverfahrens für das röntgenologische Hilfspersonal; Verlag von Ferdinand Enke, Stuttgart 1919, S. 370

Durchschmelzen der Röntgenröhre
> Gleichbedeutend mit > durchstechen der Röntgenröhre.

durchstechen der Röntgenröhre
Bei > Ionen-Röntgenröhren kann es unter bestimmten Betriebsbedingungen zur Entstehung von > Kathodenstrahlen an der > Antikathode kommen, die an der gegenüber liegenden Glaswand Röntgenstrahlen erzeugen und das Glas an dieser Stelle erhitzt, so dass dieses durch den äußeren Luftdruck eingedrückt wird und Luft in die Röntgenröhre eindringt.
1.) Fürstenau, Robert; Die Technik der Röntgenapparate; Dr. Max Jänicke Verlagsbuchhandlung, Hannover, etwa 1908, S. 63, 66 – 2.) Rodde, C. F.; Ein neuer Röntgenröhrentyp, die Centralröhre; Fortschritte auf dem Gebiete der Röntgenstrahlen, Bd. 12, 1908, S. 205-206

durchstechen des Fokus
Bei > Ionen-Röntgenröhren durch scharf gebündelte > Kathodenstrahlen verursachtes Durchschmelzen der Antikathodenfläche.

1.) Rodde, C. F.; Ein neuer Röntgenröhrentyp, die Centralröhre; Fortschritte auf dem Gebiete der Röntgenstrahlen, Bd. 12, 1908, S. 205-206 – 2.) Dessauer, Friedrich; Eine neue Röntgenröhre mit Wasserkühlung; Fortschritte auf dem Gebiete der Röntgenstrahlen, Bd. 18, 1911/1912, S. 165-168

Dyn (engl. Dyne)

Das Dyn ist die CGS (centimetre gram second)-Einheit der Kraft: 1 dyn entspricht der Kraft, die notwendig ist, um eine Masse von 1 Gramm mit 1 cm/s^2 zu beschleunigen. Seit 1978 ist das Dyn durch die SI-Einheit Newton ersetzt:

$$1 \text{ dyn} = 1 \text{ g} \cdot \text{cm/s}^2 = 10^{-5} \text{ N(ewton)}$$

1.) Freund, Leopold; Grundriss der gesammten Radiotherapie; Urban & Schwarzenberg, Wien 1903, S. 12 – 2.) Guttmann, Walter; Elektrizitätslehre für Mediziner; Verlag von Georg Thieme, Leipzig 1904, S. 3-4 – 3.) Heber, Georg; Elektro-Auskunftei – Erklärendes Wörterbuch; Paul Schulze Verlag, Leipzig 1922, 2. Auflage – 3.) Internet-Suchmaschine Google

e

> Dosiseinheit Krönig/Friedrich (e) und > Quantitometer

E

Nach Robert Kienböck ist E die Einheit der Oberflächenwirksamkeit der Röntgenstrahlen. 1 E ist die Oberflächenwirksamkeit, die bei 5 cm Distanz vom > Fokus in 1 Minute die quantimetrische Oberflächendosis 1 X liefert.

> Dosiseinheit Kienböck (X)

Gocht, Hermann; Handbuch der Röntgen-Lehre zum Gebrauche für Mediciner; 5. Auflage, Verlag von Ferdinand Enke, Stuttgart 1918, S. 516

Eau de Labarraque

Gleichbedeutend mit > Labarraque-Lösung.

Ebonit

Bezeichnung für > Hartgummi, ein durch Vulkanisation aus Kautschuk und Schwefel hergestelltes elektrisch isolierendes Material.

1.) Donath, B.; Die Einrichtungen zur Erzeugung der Roentgenstrahlen und ihr Gebrauch; Verlag von Reuther & Reichard, Berlin 1899, S. 19 – 2.) Heber, Georg; Elektro-Auskunftei – Erklärendes Wörterbuch; Paul Schulze Verlag, Leipzig 1922, 2. Auflage

Eburin

Elektrisches Isoliermaterial, hergestellt aus Harzen, Infusorienerde (auch Diatomeenerde, Kieselgur oder Bergmehl genannt) und faserigen Füllkörpern (Asbest).

Die Durchschlagfestigkeit beträgt bei
    10 mm Dicke   etwa 30 bis 40 kV.

1.) Heber, Georg; Elektro-Auskunftei – Erklärendes Wörterbuch; Paul Schulze Verlag, Leipzig 1922, 2. Auflage – 2.) Internet-Suchmaschine Google

E. D.

> Erythemdosis

Edersche Flüssigkeit

Gleichbedeutend mit > Kalmelogen.

Edinol-Entwickler

Typ eines photographischen Entwicklers, in seinen Eigenschaften ähnlich dem > Rodinal-Entwickler.

> photographische Entwickler

Dessauer, F.; B. Wiesner; Kompendium der Röntgenographie; Otto Nemnich Verlag, Leipzig 1905, S. 267

Edison-Effekt

Amerikanische Bezeichnung für den Richardson-Effekt: man versteht darunter die Emission von Elektronen aus erhitzten Metallen im luftleeren Raum.

1.) Albers-Schönberg; Die gasfreien Röhren in der röntgenologischen Praxis; Fortschritte auf dem Gebiete der Röntgenstrahlen, Bd. 24, 1916/1917, S. 423-446 – 2.) Schubert, Joachim; Physikalische Effekte; Physik-Verlag, Weinheim 1982

Edison-Lalande-Batterie

Von Thomas Alva Edison um 1900 weiterentwickelte > Lalande-Batterie (> Primärbatterie),

die Anode besteht hier aus Cadmium.

1.) Borden, W. C.; The Use of the Röntgen Ray by the Medical Department of the United States Army in the War with Spain; Government Printing Office, Washington 1900 – 2.) Internet-Suchmaschine Google

Edison Vitaskope

Gleichbedeutend mit > Kryptoskop.

EECo

The Engeln Electric Company, Cleveland/Ohio, gegründet 1918 von Henry Engeln. Hersteller von medizintechnischen- und Röntgengeräten. Zusammenarbeit auch mit den Firmen > Keleket und > Wappler.

Grigg, Emanuel Radu Newman; The Trail of the Invisible Light – From X-Strahlen to Radio(bio)logy; Charles C. Thomas Publisher, Springfield/Illinois, USA; 1965, 125-128

Effektröhre (lat. effectus = Wirkung, Erfolg)

> Ionen-Röntgenröhre der Fa. Reiniger, Gebbert & Schall (> RGS), Erlangen, > Trockenröhre für hohe Belastungen.

Alber-Schönberg; Die Röntgentechnik; 4. Auflage, Lucas Gräfe & Sillem, Hamburg 1913, S. 209

EGS

> Electricitäts-Gesellschaft Sanitas EGS

EGW-Röhre

> Ionen-Röntgenröhre der Firma > Emil Gundelach, Gehlberg/Thüringen, für > Einzelschlagaufnahmen, mit Wolframantikathode.

> Antikathode

Albers-Schönberg; Die Röntgentechnik; 5. Auflage, Bd. 1, Lucas Gräfe & Sillem, Hamburg 1919, S. 215-216 (mit Abbildung)

Eigenbau-Haussystem

Anordnung aller zu einer Röntgenabteilung gehörigen Einrichtungen (Röntgendiagnostik mit Dunkelraum, > Verstärkungsraum, Befundung, > Röntgentherapie etc.) in einem eigenen Gebäudetrakt, etwa ab 1907.

> Stockwerksystem

Albers-Schönberg; Die Röntgentechnik; 5. Auflage, Bd. 1, Lucas Gräfe & Sillem, Hamburg 1919, S. 336

Eigenstrahlung

Auch Fluoreszenzstrahlung genannt; sie ist bei den meisten Körpern sehr weich, mit Ausnahme der Schwermetalle mit hohem Atomgewicht, bei denen sowohl harte wie weiche Fluoreszenzstrahlung auftritt.

Heber, Georg; Elektro-Auskunftei – Erklärendes Wörterbuch; Paul Schulze Verlag, 2. Auflage, Leipzig 1922

Eikonogen-Entwickler

Typ eines photographischen Entwicklers. Nachteile: Dichte steigt nur langsam an, neigt zu kontrastarmen Bildern, empfindlich gegen Temperaturschwankungen, neigt zu > Gelbschleier.

Rezeptbeispiel: In 1 Liter Wasser werden nacheinander gelöst 70 g schwefligsaures Natron, 6 Tropfen konzentrierte reine Schwefelsäure,

17 g Eikonogen (Natriumsalz der 5-Amino-6-hydroxynaphthalin-2-sulfonsäure) sowie 50 g kohlensaures Natron (Soda).

> photographische Entwickler

1.) Meyers Konversationslexikon von 1889, Handbuch der Drogistenpraxis (Internet) – 2.) Donath, B.; Die Einrichtungen zur Erzeugung der Roentgenstrahlen und ihr Gebrauch; Verlag von Reuther & Reichard, Berlin 1899, S. 145 – 3.) Eder, J. M.; Ausführliches Handbuch der Photographie; Verlag von Wilhelm Knapp, Halle a. S. 1902, S. 326-327 – 4.) Dessauer, F.; B. Wiesner; Kompendium der Röntgenographie; Otto Nemnich Verlag, Leipzig 1905, S. 266

Einbrennen einer Ionen-Röntgenröhre

Vorsichtige erste Inbetriebnahme („einfahren", „konditionieren") der Röntgenröhre bei niedriger Belastung.

Fürstenau, Immelmann, Schütze; Leitfaden des Röntgenverfahrens für das röntgenologische Hilfspersonal; Dritte, vermehrte und verbesserte Auflage, Verlag von Ferdinand Enke, Stuttgart 1919, S. 371

Einfahren einer Ionen-Röntgenröhre

Gleichbedeutend mit > Einbrennen einer Ionen-Röntgenröhre.

einmetallige Härtemesser

Gleichbedeutend mit > Schwellenwertskala.

Einschlag-

Gleichbedeutend mit > Einzelschlag-

Einschlitzkymographie

> Röntgenkymographie

Einstelltuch

Tuch aus lichtundurchlässigem Material. In der konventionellen Fachphotographie als Blendschutz bei der Schärfeeinstellung auf der Mattscheibe benutzt, in der > Röntgenologie diente es der störlichtfreien Betrachtung des > Durchleuchtungsschirmes.

Hedgecoe, John; Fotografie für Könner; Unipart-Verlag, Stuttgart 1989, S. 26

Einzeitbestrahlung

Auch als Intensivbestrahlung bezeichnet: in der Strahlentherapie die Applikation der gesamten erforderlichen Dosis während einer einzigen Bestrahlung.

Willers, H.; Heilmann, H.-P.; Beck-Bornholdt, H.-P.; Ein Jahrhundert Strahlentherapie – Geschichtliche Ursprünge und Entwicklung der fraktionierten Bestrahlung im deutschsprachigen Raum; Strahlentherapie und Onkologie 174; 1998, S. 53-63 (Nr. 2), Seite 53-63

Einzelschlagapparat

> Blitzapparat

Einzelschlagaufnahme

> Momentaufnahme mit einem einzigen Induktionsstoß, > Expositionszeit kleiner als 0,0125 Sekunden.

> Blitzapparat

1.) Koch; Über Röntgenaufnahmen mit einem Induktionsschlag; Fortschritte auf dem Gebiete der Röntgenstrahlen, Bd. 14, 1909/1910, S. 345-346 – 2.) Großmann, Gustav; Einführung in die Röntgentechnik – Verfaßt für die Teilnehmer der Röntgenkurse der Siemens & Halske A.-G.; 1912 – 3.) Schwenter, J.; Leitfaden der Momentaufnahme im Röntgenverfahren; Otto Nemnich Verlag, Leipzig 1913, S. 2 – 4.) Dessauer, Friedrich; Versuche über die harten Röntgenstrahlen; Fortschritte auf dem Gebiete der Röntgenstrahlen, Bd. 20, 1913, S. 586-590

Einzelschlagmethode

Gleichbedeutend mit > Einzelschlagaufnahme.

Eisenblaupapier

Kopierpapier, das Eisenblau – Eisenhexacyanoferrat(II) $Fe_4[Fe(CN)_6]_3$ –, auch Berliner-, Pariser-, Preußisch-, Milori-, Turnbulls-, Stahl-, China- oder Bronzeblau genannt, enthält. Zur Herstellung des Eisenblaupapiers werden zwei Lösungen benötigt: Lösung 1 besteht aus 50 cm^3 dest. Wasser und 8 g > Rotem Blutlaugensalz, Lösung 2 aus 50 ccm^3 dest. Wasser und 10 g zitronensaurem Eisenoxydammoniak; die Lösungen werden bei rotem Licht angesetzt, im Dunkeln aufbewahrt und in einer 1:1-Mischung gleichmäßig auf den Träger aufgetragen. > Negativ und Kopierpapier werden Schicht-auf-Schicht aufeinander gelegt und durch das Negativ hindurch mit Tageslicht ca. 3 bis 20 Minuten lang belichtet und anschließend gewässert. Eine Fixierung ist nicht erforderlich.

1.) Donath, B.; Die Einrichtungen zur Erzeugung der Roentgenstrahlen und ihr Gebrauch; Verlag von Reuther & Reichard, Berlin 1899, S. 147-148 – 2.) Fürstenau, Immelmann, Schütze; Leitfaden des Röntgenverfahrens für das röntgenologische Hilfspersonal; Verlag von Ferdinand Enke, Stuttgart 1919, S. 352-353 – 3.) www. physik-lexikon.de

Eisenoxalat-Entwickler

Typ eines anorganischen photographischen Entwicklers, ab 1877. Seine Nachteile: das Wasser zur Verdünnung der zwei erforderlichen Lösungen darf nicht kalkhaltig sein, der fertig gemischte Entwickler muss sofort verwendet werden; zu kompliziert und zu empfindlich für den Einsatz in der Röntgentechnik.

Rezeptbeispiel: Lösung I besteht aus 4 Liter dest. Wasser und 1000 g neutralem oxalsauren Kali. Lösung II besteht aus 750 g dest. Wasser, 250 g chemisch reinem Eisenvitriol und 7,5 g Acidum tartaricum (Weinsäure). Lösung III besteht aus einer 10%igen Bromkaliumlösung; diese Lösung muss gut verschlossen im Hellen aufbewahrt werden. Zum Gebrauch werden 3 Teile der Lösung I und 1 Teil der Lösung II gemischt und dieser Mischung pro 100 cm^3 10 Tropfen der Lösung III hinzugefügt.

> photographische Entwickler

1.) Donath, B.; Die Einrichtungen zur Erzeugung der Roentgenstrahlen und ihr Gebrauch; Verlag von Reuther & Reichard, Berlin 1899, S. 144 – 2.) Stechow; Das Röntgen-Verfahren mit besonderer Berücksichtigung der militärischen Verhältnisse; Verlag von August Hirschwald, Berlin

1903, S. 109, 122-123 – 3.) Dessauer, F.; B. Wiesner; Kompendium der Röntgenographie; Otto Nemnich Verlag, Leipzig 1905, S. 228, 267 – 4.) Gocht, Hermann; Handbuch der Röntgen-Lehre zum Gebrauche für Mediciner; 5. Auflage, Verlag von Ferdinand Enke, Stuttgart 1918, S. 255-256

Eisenpapier
Kurzform für > Eisenblaupapier.

Eisensulfat-Entwickler
> Eisenoxalat-Entwickler

Eisenvitriol-Entwickler
> Eisenoxalat-Entwickler

Eiweißpapier
> Albuminpapier

Ekran-Schirm
Verstärkungsfolie (> Verstärkungsschirm) der Fa. Tscherkassow, Moskau, um 1900.
Albers-Schönberg; Die Röntgentechnik; 5. Auflage, Bd. 1, Lucas Gräfe & Sillem, Hamburg 1919, S. 430

ektogene Strahlung (griech. ekto = außerhalb)
Nach Guido Holzknecht die in der Glaswand der > Ionen-Röntgenröhre entstehenden > Sekundärstrahlen.
> entogene Strahlung
Albers-Schönberg; Die Röntgentechnik; Lucas Gräfe & Sillem, Hamburg 1906, S. 73

ELA
Elektrotechnisches Laboratorium Aschaffenburg, 1901 gegründet von Friedrich Dessauer und von ihm 1906 mit dem Elektrotechnischen Institut Frankfurt/M. vereinigt zu den > Veifa-Werke. 1916 übernimmt Reiniger, Gebbert & Schall (> RGS), Erlangen, die Aktienmehrheit an Veifa. 1925 Fusion der Firmen Siemens & Halske, Berlin, Reiniger, Gebbert & Schall und Veifa unter der Firmenbezeichnung Siemens-Reiniger-Veifa (> SRV).
Siemens-Med-Archiv Erlangen

elastische Wellen
Schwingungen, die sich in einem elastischen Medium (Gas, Flüssigkeit, Festkörper) fortpflanzen, heißen elastische Wellen. Die Fortpflanzungsgeschwindigkeit ist umso größer, je steifer das Medium ist. Sie hängt im Wesentlichen von Materialkonstanten (Dichte, Elastizitätsmodul) ab.
Elastische Wellen heißen longitudinal, wenn die Teilchen des Mediums in der Fortpflanzungsrichtung der Welle schwingen. Sie können in Gasen, Flüssigkeiten und Festkörpern auftreten.
Elastische Wellen heißen transversal, wenn die Schwingungen der Teilchen in einer Ebene senkrecht zur Fortpflanzungsrichtung erfolgen. Sie können nur in Festkörpern auftreten.

Internet-Suchmaschine Google

Electricitäts-Gesellschaft Sanitas EGS
Electricitäts-Gesellschaft Sanitas EGS, Berlin, gegründet am 3. Oktober 1899 von Robert Otto. Hersteller u. a. von elektromedizinischen Apparaten und von Röntgengeräten.
1.) Sanitas (Herausgeber); Ein Leben für das Werk. Zusammengestellt und herausgegeben zum 40-jährigen Bestehen der Electricitätsgesellschaft und zur Vollendung des achtzigsten Lebensjahres ihres Gründers – Robert Otto – 3. Oktober 1899-1939 – 2.) Internet-Suchmaschine Google

electrography
Röntgenaufnahme
1.) Morton, William J.; Edwin W. Hammer; The X Ray or Photography of the Invisible and its Value in Surgery; American Technical Book Co., New York 1896, S. 164 – 2.) Grigg, Emanuel Radu Newman; The Trail of the Invisible Light – From X-Strahlen to Radio(bio)logy; Charles C. Thomas Publisher, Springfield/Illinois, USA; 1965, S. 174

electro-radiologist
Röntgenologe (USA)
Grigg, Emanuel Radu Newman; The Trail of the Invisible Light – From X-Strahlen to Radio(bio)logy; Charles C. Thomas Publisher, Springfield/Illinois, USA; 1965, S. 621

electroskiagraphy
> Skiagraphie

elektive Strahlenwirkung
(lat. electio = Wahl, Auswahl)
Eigenschaft der Röntgen- und der Radiumstrahlen, bei gleicher applizierter Dosis in einem Organ schon eine deutliche Funktionsänderung hervorzurufen, während ein anderes Organ noch keine Abweichung von der physiologischen Funktion zeigt.
Krönig, Bernhard; Friedrich, Walter; Physikalische und biologische Grundlagen der Strahlentherapie; Urban & Schwarzenberg, Berlin/Wien 1918, S. 262

elektrische Härteskala
Härteskala, die darauf beruht, dass mit höherer Spannung auf der Sekundärseite des > Induktors und damit höherer an der Röntgenröhre anliegender Hochspannung härtere Röntgenstrahlung entsteht (und umgekehrt). Die Härte der Strahlung ist also eine Funktion der an der Röntgenröhre anliegenden Hochspannung, so dass diese als Maß für die Strahlenhärte genommen werden kann.
Wird im Sekundärkreis des Induktors sowohl die Hochspannung wie auch die Stromstärke gemessen und die Hochspannung ändert sich bei sonst konstanten Betriebsbedingungen, ändert sich die Sekundärstromstärke gegenläufig zur Hochspannung und ist damit auch ein Maß für die Strahlenhärte.
> Funkenlänge und Hochspannung, > Bergonié-Skala, > Skala und > Sklerometer
Christen, Th.; Messung und Dosierung der Röntgenstrahlen; Lucas Gräfe & Sillem, Hamburg 1913, S. 16-23

„elektrische Hypothese"

Früher Erklärungsversuch von Stéphane Leduc für die nach Röntgenbestrahlung aufgetretenen Hautschädigungen: Unter der Wirkung der Röntgenstrahlen kommt es nach dieser Theorie im Gewebe zu elektrischen Spannungsdifferenzen. Wo Röntgenstrahlen absorbiert werden, entstehen sekundäre Betastrahlen. Darunter sind Elektronen zu verstehen, die sich mit einer negativen Ladung vorwärts bewegen. Die Betastrahlen zertrümmern die von ihnen getroffenen Moleküle. Die hierbei entstehenden toxischen Substanzen sollen biologische Wirkungen auslösen können.

Flaskamp, Wilhelm; Über Röntgenschäden und Schäden durch radioaktive Substanzen; Urban & Schwarzenberg, Berlin / Wien 1930, S. 10, 12-13

elektrische Induktion

> Induktion, elektrische bzw. elektromagnetische

Elektrischer Wind

Erscheinung elektrischer Entladung in der Nähe von Spitzen: Luftteilchen laden sich auf und werden abgestoßen, neue Teilchen strömen von der Seite zu und werden ebenfalls abgestoßen. In der Nähe der Spitze entsteht dadurch eine Luftströmung.

> Polsucher, Punkt 4

1.) Guttmann, Walter; Elektrizitätslehre für Mediziner; Verlag von Georg Thieme, Leipzig 1904, S. 16 – 2.) Heber, Georg; Elektro-Auskunftei – Erklärendes Wörterbuch; Paul Schulze Verlag, Leipzig 1922, 2. Auflage

elektrische Scheidungskraft

Teil eines – auch philosophischen – Erklärungsversuches der Umwandlung von chemischer Energie in Elektrizität.

1.) Büttner, O.; K. Müller; Encyclopädie der Photographie, Heft 28: Technik und Verwerthung der Röntgen'schen Strahlen im Dienste der ärztlichen Praxis und Wissenschaft; Druck und Verlag von Wilhelm Knapp, Halle a. S. 1897, S. 9-10 – 2.) Engels, Friedrich; Dialektik der Natur; Textgrundlage: Karl Marx, Friedrich Engels: Werke. Herausgegeben vom Institut für Marxismus-Leninismus beim ZK der SED, 43 Bände, Band 20, Dietz-Verlag, Berlin 1962 (Google)

elektrisches Fluidum (lat. fluidus = fließend)

Mitte des 18. Jahrhunderts eine Hypothese zur Erklärung des Wesens der Elektrizität, nach der die Elektrizität aus einem Fluidum, d. h. einer unwägbar feinen Substanz besteht, die sich in Körpern fortbewegen kann und in verschiedenen Materialien einen verschieden großen Widerstand ihrer Bewegung findet.

Fürstenau, Immelmann, Schütze; Leitfaden des Röntgenverfahrens für das röntgenologische Hilfspersonal; Verlag von Ferdinand Enke, Stuttgart 1919, S. 3

„elektrische Theorie"

Eine bis etwa 1900 vorherrschende Theorie, nach der nicht die Röntgenstrahlen, sondern die

von der > Ionen-Röntgenröhre auf den Patienten übergehenden elektrischen Entladungen für die auftretenden Hautaffektionen verantwortlich gemacht wurden.

> Elektrodynamiker

1.) Holzknecht, G.; Die forensische Beurteilung der sogenannten Röntgenverbrennungen; Fortschritte auf dem Gebiete der Röntgenstrahlen, Bd. 6, 1902/1903, S. 145-152 und 177-184 – 2.) Kienböck, Robert; Radiotherapie; Heft 6 der Reihe „Physikalische Therapie in Einzeldarstellungen", herausgegeben von J. Marcuse und A. Strasser; Verlag von Ferdinand Enke, Stuttgart 1907, S. 13-18, 40, 98 – 3.) Flaskamp, Wilhelm; Über Röntgenschäden und Schäden durch radioaktive Substanzen; Urban & Schwarzenberg, Berlin/Wien 1930, S. 10, 12/13

Elektrisiermaschine

> Influenzmaschine

Elektrizität (griech. elektron = Bernstein)

(Statische) elektrische Aufladungseffekte wurden erstmals um 600 v. Chr. von griechischen Gelehrten beschrieben und bis ins 16. Jahrhundert nur beim Bernstein beobachtet. 1663 verwendet Otto von Guericke eine Schwefelkugel als „Elektrisiermaschine" (> Influenzmaschine). 1789 entdeckt Luigi A. Galvani bei Froschschenkelversuchen die strömende Elektrizität. Hegel definiert Anfang des 19. Jahrhunderts die Elektrizität so: „Sie ist der Zweck der Gestalt, der sich von ihr befreit, die Gestalt, die ihre Gleichgültigkeit aufzuheben anfängt; denn die Elektrizität ist das unmittelbare Hervortreten oder das nahe von der Gestalt herkommende, noch durch sie bedingte Dasein – aber noch nicht die Auflösung der Gestalt selbst, sondern der oberflächliche Prozess, worin die Differenzen die Gestalt verlassen, aber sie zu ihrer Bedingung haben und noch nicht an ihnen selbständig geworden sind". Georg Simon Ohm entwickelt 1826 das Ohmsche Gesetz (Zusammenhang der elektrischen Größen Strom, Spannung und Widerstand) und Michael Faraday entdeckt die elektromagnetische > Induktion. 1851 baut Rühmkorff den ersten > Funkeninduktor, 1866 entdeckt Werner von Siemens das elektrodynamische Prinzip. 1882 wird durch Thomas Alva Edison in New York das erste öffentliche Elektrizitätskraftwerk der Welt errichtet.

1.) Hegel zitiert aus: Friedell, Egon; Kulturgeschichte der Neuzeit; Verlag Beck, München 1927-1931, S. 1018 – 2.) Internet-Suchmaschine Google

Elektrizitätscentrale

> Centrale

Elektrodynamiker

Ironische Bezeichnung für Fachkollegen, die die Ursache von Hautaffektionen nicht als Wirkung der Röntgenstrahlung, sondern als die der von der > Ionen-Röntgenröhre ausgehenden elektrischen Entladungserscheinung zum Patienten hin ansehen.

> „elektrische Theorie"

1.) vgl. dazu Holzknecht, G.; Die forensische Beurteilung der sogenannten Röntgenverbrennungen; Fortschritte auf dem Gebiete der Röntgenstrahlen, Bd. 6, 1902/1903, S. 145-152 und 177-184 – 2.) Flaskamp, Wilhelm; Über Röntgenschäden und Schäden durch radioaktive Substanzen; Urban & Schwarzenberg, Berlin / Wien 1930, S. 10, 12-13

elektrodynamische Theorie

Gleichbedeutend mit > „elektrische Theorie".

elektrograph

Röntgenaufnahme

1.) Grigg, Emanuel Radu Newman; The Trail of the Invisible Light – From X-Strahlen to Radio(bio)logy; Charles C. Thomas Publisher, Springfield/Illinois, USA; 1965, S. 267 – 2.) Burrows, E. H.; Pioneers and early Years – A History of British Radiology; Colophon Limited, St. Anna 1986, S. 41

Elektrologie

Elektrizitätslehre

Heber, Georg; Elektro-Auskunftei – Erklärendes Wörterbuch; Paul Schulze Verlag, Leipzig 1922, 2. Auflage

Elektrolyt-Unterbrecher

Bei Stromdurchfluss durch einen Elektrolyten treten selbsttätige, hochfrequente Unterbrechungen an der > Anode (Platinstift) auf, bedingt durch thermoelektrische und chemische Vorgänge.

> Unterbrecher

1.) Fürstenau, Robert; Leitfaden der Röntgenphysik; Verlag von Ferdinand Enke, Stuttgart 1910, S. 71, S. 71 – 2.) Heber, Georg; Elektro-Auskunftei – Erklärendes Wörterbuch; Paul Schulze Verlag, Leipzig 1922, 2. Auflage

elektromagnetische Induktion

> Induktion, elektrische bzw. elektromagnetische

elektromagnetischer Unterbrecher

> Selbst-Unterbrecher und > Unterbrecher

elektromechanischer Unterbrecher

> Selbst-Unterbrecher und > Unterbrecher

electro-medicist

Röntgenologe (USA)

Grigg, Emanuel Radu Newman; The Trail of the Invisible Light – From X-Strahlen to Radio(bio)logy; Charles C. Thomas Publisher, Springfield/Illinois, USA; 1965, S. 621

Elektrometer

Messinstrument zur Bestimmung statischer Elektrizitätsmengen und zur Messung hoher Spannungen.

Heber, Georg; Elektro-Auskunftei – Erklärendes Wörterbuch; Paul Schulze Verlag, Leipzig 1922, 2. Auflage

Elektromotorische Kraft EMK

Die EMK ist die durch magnetische, elektrostatische oder elektrochemische Vorgänge hervorgerufene Spannung.

1.) Bauer, Karl; ABC der Röntgentechnik; Georg Thieme Verlag, Leipzig 1940 – 2.) dtv-Lexikon; 1971

Elektronen-Röntgenröhre

Mitunter als Bezeichnung für > Hochvakuum-Glühkathoden-Röntgenröhre zu finden im Gegensatz zur > Ionen-Röntgenröhre.

1.) Schinz, Hans R.; Schwarz, E.; Brennfleckstudien. Zugleich ein Beitrag zur Kenntnis der Elektronenröhren; Fortschritte aaf dem Gebiete der Röntgenstrahlen, Band 27, 1919/1921, S. 1-23 (mit Abbildungen) – 2.) Hirsch, I. Seth; The Principles and Practice of Roentgenological Technique; American X-Ray Publishing Co., New York 1920, S. 68-74

Elektroskop

Gerät zum Nachweis elektrischer Ladungen.

Heber, Georg; Elektro-Auskunftei – Erklärendes Wörterbuch; Paul Schulze Verlag, Leipzig 1922, 2. Auflage

Elektrotherapie

Anwendung der Elektrizität vorzugsweise im 19. und Anfang des 20. Jahrhunderts zu Heilzwecken: Der > faradische oder induzierte Strom eignete sich zur Erregung peripherer Nerven und Muskeln, der > galvanische Strom zur Erregung tiefer gelegener Organe.

1.) Reiniger, Gebbert & Schall; Katalog über Elektro-Medizinische Apparate; 6. Auflage, Erlangen 1897 – 2.) Freund, Leopold; Grundriss der gesammten Radiotherapie; Urban & Schwarzenberg, Berlin/Wien 1903, S. 71-134 – 3.) Internet-Suchmaschine Google

Elema

Firma **El**ektro-**M**edizinische **A**pparate, 1917 in Göteborg gegründet als Vertretung deutscher Hersteller von Röntgenausrüstungen. Dieser Firma wurde im gleichen Jahr die Vertretung der Firma Reiniger, Gebbert & Schall (> RGS), Erlangen, für Schweden übergeben. Nach Übernahme von RGS durch > Siemens & Halske 1926 übernahm die neu gegründete Siemens-Reiniger-Veifa (> SRV) sämtliche Elema-Aktien. Zwischen 1945 und 1955 führten Umstrukturierungen und Fusionen mehrerer Firmen zur Bildung der Elema-Schönander AG.

1.) Grigg, Emanuel Radu Newman; The Trail of the Invisible Light – From X-Strahlen to Radio(bio)logy; Charles C. Thomas Publisher, Springfield/Illinois, USA; 1965 – 2.) Siemens-Med-Archiv Erlangen

E. Machlett & Son

Röntgenröhren-Hersteller, gegründet 1897 in New York City von Ernst Wilhelm Machlett (ursprünglich Machalett), einem Glasbläser aus Gehlberg/Thüringen.

1.) Grigg, Emanuel Radu Newman; The Trail of the Invisible Light – From X-Strahlen to Radio(bio)logy; Charles C. Thomas Publisher, Springfield/Illinois, USA; 1965 – 2.) Leavitt, Robert Keith; Machlett Cathode Press – Memorial Issue (Raymond R. Machlett 1900-1955); Firmenschrift der Machlett Laboratories Incorporated, USA 1970 – 3.) Köllmer, Günther; Die Glashütte Gundelach, Gehlberg; in: 100 Jahre Röntgenstrahlen – Thüringer Beiträge; Herausgeber Technische Universität Ilmenau et al., 1995 – 4.) Kütterer, Gerhard; Lebensdaten verdienter Persönlichkeiten in den ersten Jahrzehnten der Röntgenologie; Books on Demand, Norderstedt 2015 – 5.) Internet-Suchmaschine

Google

Emanationstheorie (lat. amanatio = Ausfluss)

Emissionstheorie des Lichtes nach Isaak Newton 1669: danach besteht das Licht aus kleinen materiellen Teilchen, die mit hoher Geschwindigkeit vom leuchtenden Körper ausgestoßen werden und geradlinig durch den Raum fliegen.

1.) Donath, B.; Die Einrichtungen zur Erzeugung der Röntgenstrahlen und ihr Gebrauch; Verlag von Reuther & Reichard, Berlin 1899, S. 152 – 2.) Guttmann, Walter; Elektrizitätslehre für Mediziner; Verlag von Georg Thieme, Leipzig 1904, S. 164-165 – 3.) Mütze, Karl; Foitzik, Leonhard; Krug, Wolfgang; Schreiber, Günter; ABC der Optik; VEB F. A. Brockhaus, Leipzig 1961

Emanationswinkel (lat. amanatio = Ausfluss)

Emissionswinkel

Walter, B.; Über die Strahlungsregionen der Röntgenröhren und die Absorption ihrer Strahlung in ihrer Glaswand; Fortschritte auf dem Gebiete der Röntgenstrahlen, Bd. 11, 1907, S. 340 ff

Emballage (franz. = Verpackung)

In der Frühzeit der Röntgentechnik Bezeichnung für die Platten- bzw. Film-Kassette.

Parzer-Mühlbacher, Alfred; Photographische Aufnahmen und Projektion mit Röntgenstrahlen mittelst der Influenz-Elektrisiermaschine; Photographische Bibliothek No. 6, Verlag von Gustav Schmidt, Berlin 1897, S. 37

Emergenzstrahlung

(lat. emergere = emportauchen)

Sekundäre Röntgenstrahlung innerhalb eines Raumwinkels von 180°, der zum Strahlenempfänger hin zeigt und durch die Senkrechte zum primären Strahl begrenzt wird.

> Inzidenzstrahlung

1) Albers-Schönberg; Die Röntgentechnik; Lucas Gräfe & Sillem, Hamburg 1910, S. 57 – 2) Grossmann, G.; Über die Sekundärstrahlen als Gefahrquellen; Fortschritte auf dem Gebiete der Röntgenstrahlen, Bd. 23, 1915/1916, S. 182-200

E.M.F.

Electromotive Force (> Elektromotorische Kraft EMK).

Isenthal, A. W.; Snowden Ward, H.; Practical Radiography; Third Edition, Dawborn and Ward Ltd., 1901, S. 15

Emil Gundelach

Röntgenröhren-Hersteller, Produktion von 1895 bis 1929 in Gehlberg/Thür. unter der Leitung von Eugen und Max Gundelach. Damals einer der weltweit größten Hersteller von > Ionen-Röntgenröhren.

Köllmer, Günther; Die Glashütte Gundelach, Gehlberg; in: 100 Jahre Röntgenstrahlen – Thüringer Beiträge; Herausgeber Technische Universität Ilmenau et al., 1995

EMK

> Elektromotorische Kraft

Emulsionierung

Kolloidale Lösung einer Flüssigkeit in einer anderen. Kolloide sind fein verteilte Stoffe mit Teilchengrößen in der Größenordnung von tausendstel bis millionstel Millimetern.

1.) Albers-Schönberg; Die Röntgentechnik. Lehrbuch für Ärzte und Studierende; 2. Auflage, Lucas Gräfe & Sillem, Hamburg 1906, S. 4 – 2.) dtv-Lexikon 1971

endodiascopie

Französische Bezeichnung für > Orthodiagraphie.

Grigg, Emanuel Radu Newman; The Trail of the Invisible Light – From X-Strahlen to Radio(bio)logy; Charles C. Thomas Publisher, Springfield/Illinois, USA; 1965, S. 173

Endodiaskop (griech. endo = innen befindlich)

Eine Röntgenröhre, die in eine Körperhöhle eingeführt werden kann.

> Endotherapie

The On-line Medical Dictionary der University of Newcastle upon Tyne

Endotherapie (griech. endo = innen befindlich)

Strahlentherapie mit einer in eine Körperhöhle eingeführten Röntgenröhre.

Angerstein, Wilfried; Lexikon der radiologischen Technik in der Medizin; VEB Georg Thieme, Leipzig 1989

Energieröhre

> Ionen-Röntgenröhre der Fa. R. Burger, Berlin, > Trockenröhre für stärkere Beanspruchung.

1.) Albers-Schönberg; Die Röntgentechnik; 4. Auflage, Lucas Gräfe & Sillem, Hamburg 1913, S. 224-225 – 2.) Gocht, Hermann; Handbuch der Röntgen-Lehre zum Gebrauche für Mediciner; 5. Auflage, Verlag von Ferdinand Enke, Stuttgart 1918, S. 136

„energisches Verfahren"

Nach Robert Kienböck eine einmalige therapeutische Röntgenbestrahlung zur Behandlung eines abnormen Haarwuchses mit Erzeugung einer Dermatitis zweiten Grades und bleibender Enthaarung.

Kienböck, Robert; Radiotherapie; Heft 6 der Reihe „Physikalische Therapie in Einzeldarstellungen", herausgegeben von J. Marcuse und A. Strasser; Verlag von Ferdinand Enke, Stuttgart 1907, S. 109

englisches Glas

In England erschmolzenes bleihaltiges Glas zur Herstellung von > Ionen-Röntgenröhren, die wegen der Bleihaltigkeit blau phosphoreszieren.

> Thüringer Waldglas

Gocht, Hermann; Handbuch der Röntgen-Lehre zum Gebrauche für Mediciner; 5. Auflage, Verlag von Ferdinand Enke, Stuttgart 1918, S. 105

Englisches Pflaster

Heftpflaster aus Taft mit einer Klebeschicht aus Hausenblasenlösung (hergestellt aus der inneren Haut der Schwimmblase des Hausen, eines Störfisches). Die Klebeschicht erhält ihre Klebekraft durch Befeuchten.

1.) Gocht, Hermann; Handbuch der Röntgen-Lehre zum Gebrauche für Mediciner; 5. Auflage, Verlag von Ferdinand Enke, Stuttgart 1918, S. 527 – 2.) Internet-Suchmaschine Google

Entlader

Andere Bezeichnung für eine > Funkenstrecke oder eine > Vorschaltfunkenstrecke.

entogene Strahlung (griech. ento = innen)
Nach Guido Holzknecht die im Körper des Patienten entstehenden > Sekundärstrahlen.
> ektogene Strahlung
Albers-Schönberg; Die Röntgentechnik; Lucas Gräfe & Sillem, Hamburg 1906, S. 73

Entwickler
> photographische Entwickler

Enveloppe (franz. = Hülle, Umschlag)
In der Frühzeit der Röntgentechnik Bezeichnung für die Papierverpackung einzelner > photographischer Platten oder Filme.
Parzer-Mühlbacher, Alfred; Photographische Aufnahmen und Projektion mit Röntgenstrahlen mittelst der Influenz-Elektrisiermaschine; Photographische Bibliothek No. 6, Verlag von Gustav Schmidt, Berlin 1897, S. 37

Eosin (griech. eos = Morgenröte)
Tetrabromfluoreszein, roter Teerfarbstoff, mitunter zur Behandlung der > Röntgendermatitis empfohlen.
1.) Schmidt, H. E.; Röntgen-Therapie; Verlag von August Hirschwald, Berlin 1915, S. 100 – 2.) Zetkin-Schaldach; Wörterbuch der Medizin; VEB Verlag Volk und Gesundheit, Berlin 1975

Eosinplatten
> photographische Platten, deren Emulsion mit dem isochromatischen Sensibilisator > Eosin gelbempfindlich gemacht wurde.
Eder, J. M.; Ausführliches Handbuch der Photographie; Verlag von Wilhelm Knapp, Halle a. S. 1902, S. 148-150, 281

Epilationsdose (lat. pilus = Haar)
1. Dosis, bei der Enthaarung auftritt;
2. strahlenbiologisches Dosismaß, gleichbedeutend mit > Normaldose.
Kienböck, Robert; Über die Nomenklatur in der radiotherapeutischen Technik; Fortschritte auf dem Gebiete der Röntgenstrahlen, Bd. 19, 1912/1913, S. 294-296

Eppens-Folie
Verstärkungsfolie (> Verstärkungsschirm) nach August Eppens, feinkörnig, ohne Nachleuchten; Vertrieb: Firma Radiologie, Berlin.
> Zelluloidfolie
1.) Gocht, Hermann; Handbuch der Röntgen-Lehre zum Gebrauche für Mediciner; 5. Auflage, Verlag von Ferdinand Enke, Stuttgart 1918, S. 205-206 – 2.) Haeger, E.; Die Verstärkungsschirme; Fortschritte auf dem Gebiete der Röntgenstrahlen, Band 29, 1922, S. 609-624

Eprouvette (franz. eprouvette = Probe)
Reagenzglas
1.) Kienböck, Robert; Radiotherapie; Heft 6 der Reihe „Physikalische Therapie in Einzeldarstellungen", herausgegeben von J. Marcuse und A. Strasser; Verlag von Ferdinand Enke, Stuttgart 1907, S. 70 – 2.) Kienle, Richard von; Fremdwörterlexikon; 1964

Epsilonröhre
> Ionen-Röntgenröhre nach Josef Rosenthal, eine Weiterentwicklung der > Alpharöhre, mit > Reguliervorrichtung.
Ohne Verfasserangabe; Ausgestellte Gegenstände; Ver-

handlungen der Deutschen Röntgengesellschaft, Bd. IV, 1908, S. 167 ff

ERA-Folien
Verstärkungsfolien der Fa. **Emil Raffler**.
Walther, Kurt M. (Herausgeber); Ein Leben mit Röntgenstrahlen – Röntgenschwester Leonie Moser und ihre Lebenserinnerungen; Selbstverlag, 1967

Eresco
Handelsname für verschiedene Produkte der Fa. **R**(ichard) **S**(eifert &) **Co.**, Hamburg.

Eresco-Folie
Verstärkungsfolie der Fa. Richard Seifert & Co., Hamburg.
> Eresco
Haeger, E.; Die Verstärkungsschirme; Fortschritte auf dem Gebiete der Röntgenstrahlen, Band 29, 1922, S. 609-624

Eresco-Gleichrichter
Mechanischer Gleichrichter der Fa. R. Seifert & Co., Hamburg, ähnlich dem des > Snook-Apparates.
> Eresco
1.) Fürstenau, Immelmann, Schütze; Leitfaden des Röntgenverfahrens für das röntgenologische Hilfspersonal; Dritte, vermehrte und verbesserte Auflage, Verlag von Ferdinand Enke, Stuttgart 1919, S. 84 – 2.) Albers-Schönberg; Die Röntgentechnik; 5. Auflage, Bd. 1, Lucas Gräfe & Sillem, Hamburg 1919, S. 180

Eresco-Zahnfilmhalter
Zahnfilmhalter nach Friedrich Hauptmeyer: geschlitzter Flaschen-Kork zum Einklemmen des Zahnfilmes und einer Zinnfolie zur Reduzierung der > Sekundärstrahlung. Die Fixierung erfolgt durch Zusammenbeißen der Kiefer.
> Eresco
Albers-Schönberg,; Die Röntgentechnik; Lucas Gräfe & Sillem, Hamburg 1913, S. 370-396 (mit Abbildungen)

„Erlanger Methode"
Methode der Röntgen-Tiefentherapie der in Erlangen tätigen Strahlentherapeuten Ludwig Seitz und Hermann Wintz. Gerätetechnische Voraussetzung ist ein > Symmetrieapparat, eine > selbsthärtende Siederöhre und ein 0,5 mm Zinkfilter. Durch die dadurch gegebene sehr harte Strahlung wird – im Vergleich mit weniger harter Strahlung – eine deutliche Verbesserung des > Dosenquotienten (= Verhältnis der auf die Haut und der in die Tiefe gelangenden Intensitäten) erreicht.
> Zinkfilterintensivbestrahlung
Frobenius, Wolfgang; Röntgenstrahlen statt Skalpell – Die Frauenklinik Erlangen und die Geschichte der gynäkologischen Radiologie 1914-1945; Erlanger Forschungen, Reihe B, Naturwissenschaften und Medizin, Band 26, Erlangen 2003, S. 192-200, 205, 299-303, 314-331

E-Röhre
> Ionen-Röntgenröhre der Fa. > C. H. F. Müller, Hamburg, für die Tiefentherapie. Die Kühlung erfolgte mit Eiswasser mittels Zentrifugalpumpe. Das namengebende E ist möglicherweise ein

Hinweis auf das Eiswasser.

Steiger, Max; Leistungen und Rentabilität gashaltiger Röntgenröhren in der Tiefentherapie; Fortschritte auf dem Gebiete der Röntgenstrahlen, Bd. 26, 1918/1919, S. 257-259

Errtee Röntgenplatten

> Röntgenplatten der Firma Walter Talbot, vormals **Romain Talbot**, Berlin.

Kraft, H.; Wiesner, B.; Archiv für physikalische Medizin und medizinische Technik; Otto Nemnich Verlag, Leipzig 1907. Anzeige nach S. 174

Erste Internationale Röntgenkongresse

Diagnostik:

1900 (27.07.-01.08.) Congrès International d'Électrologie et de Radiologie Médicales, Paris

1904 Brüssel

1906 Mailand

1908 Amsterdam

1910 Barcelona

1912 Prag

1914 Lyon

Therapie:

1905 (September) Congrès International pour l'Étude de la Radiologie et de l'Ionisation, Liège

1910 (September) Congrès International pour de la Radiologie et de d'Électricité, Brüssel

Grigg, Emanuel Radu Newman; The Trail of the Invisible Light – From X-Strahlen to Radio(bio)logy; Charles C. Thomas Publisher, Springfield/Illinois, USA; 1965, S. 206-207

Erweichung

> Reguliervorrichtung

Erythemdosis (griech. erýthema = Röte, Entzündung)

1. Dosis, bei der eine Dermatitis 1. Grades (Hautrötung) auftritt,
2. strahlenbiologisches Dosismaß, gleichbedeutend mit > Normaldose ND.

1.) Kienböck, Robert; Über die Nomenklatur in der radiotherapeutischen Technik; Fortschritte auf dem Gebiete der Röntgenstrahlen, Bd. 19, 1912/1913, S. 294-296 – 2.) Christen, Th.; Messung und Dosierung der Röntgenstrahlen; Lucas Gräfe & Sillem, Hamburg 1913, S. 93 – 3.) Wachtel, Heinrich; Über die instrumentelle Bestimmung der Erythemgrenze statt der üblichen Messung der verabreichten Lichtmenge; Fortschritte auf dem Gebiete der Röntgenstrahlen, Bd. 23, 1915/1916, S. 248 – 4.) Fürstenau; Immelmann; Schütze; Leitfaden des Röntgenverfahrens für das röntgenologische Hilfspersonal; Verlag von Ferdinand Enke, Stuttgart 1919, S. 126 ff – 5.) Albers-Schönberg; Die Röntgentechnik; 5. Auflage, Bd. 1, Lucas Gräfe & Sillem, Hamburg 1919, S. 119

Erythemgrenze (griech. erýthema = Entzündung)

Dosis, bei der noch kein Erythem auftritt, aber bei geringer weiterer Bestrahlung ein Erythem erzeugt werden würde.

Wachtel, Heinrich; Über die instrumentelle Bestimmung der Erythemgrenze statt der üblichen Messung der verabreichten Lichtmenge; Fortschritte auf dem Gebiete der Röntgenstrahlen, Bd. 23, 1915/1916, S. 248-257

Erythrosinplatten

> photographische Platten, deren Emulsion mit dem orthochromatischen Sensibilisator Erythrosin (Tetrajodfluorescein) gelb-grün-empfindlich gemacht wurde.

1.) Appunn, F.; Über die Methodik der Photographie mit X-Strahlen zu medizinisch-diagnostischen Zwecken; Fortschritte auf dem Gebiete der Röntgenstrahlen; Bd. 1, 1897/1898, S. 41-51 – 2.) Mutter, Edwin; Kompendium der Photographie – Bd. 1: Die Grundlagen der Photographie; Verlag für Radio-Photo-Kinotechnik, Berlin-Borsigwalde 1958 – 3.) Riat, M.; Graphische Techniken; Burriana, 2002 (Google) – 4.) Internet-Suchmaschine Google

Esmarchsche Binde

Gummi- oder sonstige elastische Binde nach Friedrich v. Esmarch zur Reduzierung des arteriellen Blutflusses in Gliedmaßen. Auch zur Fixierung von Körperteilen bei Röntgenaufnahmen verwendet.

> Desensibilisierung für Röntgenstrahlen und > Sensibilisierung für Röntgenstrahlen

1.) Dessauer, F.; B. Wiesner; Kompendium der Röntgenographie; Otto Nemnich Verlag, Leipzig 1905, S. 203 – 2.) Zetkin-Schaldach; Wörterbuch der Medizin; VEB Verlag Volk und Gesundheit, Berlin 1975 – 3.) Pschyrembel; Klinisches Wörterbuch; 257. Auflage, Walter de Gruyter; Berlin/New York 1994

Etappenschalter

Schalter, der in einem elektrischen Schaltkreis beispielsweise unterschiedliche Widerstände in Stufen (Etappen) zu- oder abschaltet.

Dessauer, Friedrich; Wiesner, B.; Kompendium der Röntgenographie; Leipzig 1905, S. 188

Etaröhre

> Ionen-Röntgenröhre der Fa. Radiotechnische Werke Heinz Bauer, Berlin, speziell für die Dermatotherapie; > Trockenröhre, Durchmesser 80 mm.

1.) Albers-Schönberg; Die Röntgentechnik; 4. Auflage, Lucas Gräfe & Sillem, Hamburg 1913, S. 223 (mit Abbildung) – 2.) Schmidt, H. E.; Röntgen-Therapie; Verlag von August Hirschwald, Berlin 1915, S. 31

E. T. L. A., ETLA

Elektrotechnisches Laboratorium Aschaffenburg, Inhaber Friedrich Dessauer.

> ELA

Dessauer, Friedrich; Wiesner, B.; Kompendium der Röntgenographie; Leipzig 1905, S. 129

Eurodin-Entwickler

Entwickler der Firma Dr. C. Schleussner, geliefert als hochkonzentrierte Lösung, die zum Gebrauch nur noch mit 15 bis 40 Teilen Wasser verdünnt werden musste.

> photographische Entwickler

Hackenbruch; Berger; Vademekum für die Verwendung der Röntgenstrahlen und des Distraktionsklammer-Verfahrens im Kriege; Otto Nemnich Verlag, Leipzig 1915, S. VIII (Anzeige)

Exkoriationsdose (lat. corium = Lederhaut)
Dosis, bei der Strahlenschäden bis in das Korium (die Lederhaut, unter der Epidermis gelegene gefäß- und nervenhaltige Schicht der Haut von 0,3 mm bis 2,4 mm Dicke) entstehen. Nach Robert Kienböck 1907 ist diese Dosis etwa doppelt so hoch wie die > Erythemdosis.

1.) Kienböck; Die Technik bei Röntgenverbrennungen und ein Maß für die Stärke des Röntgenlichtes; Verhandlungen der Deutschen Röntgengesellschaft, Lucas Gräfe & Sillem, Hamburg 1907, S. 96, 99 – 2.) Zetkin-Schaldach; Wörterbuch der Medizin; VEB Verlag Volk und Gesundheit, Berlin 1975 – 3.) Pschyrembel; Klinisches Wörterbuch; 257. Auflage, Walter de Gruyter; Berlin/New York 1994

expeditive Dosierungsmethode
Gleichbedeutend mit > Expeditivmethode.

Expeditivmethode
In der > Röntgentherapie Bestrahlung mit hoher Dosis zur Erzeugung der > Normalreaktion. Nach deren Abklingen erneute Bestrahlung (nach Robert Kienböck).

1.) Kienböck; Die Technik bei Röntgenverbrennungen und ein Maß für die Stärke des Röntgenlichtes; Verhandlungen der Deutschen Röntgengesellschaft 1907, S. 96, 99 – 2.) Kienböck, Robert; Radiotherapie; Heft 6 der Reihe „Physikalische Therapie in Einzeldarstellungen", herausgegeben von J. Marcuse und A. Strasser; Verlag von Ferdinand Enke, Stuttgart 1907, S. 93-97 (mit Abbildung) – 3.) Schmidt, H. E.; Röntgen-Therapie; Verlag von August Hirschwald, Berlin 1909, S. 85

Experimentator (lat. experimentum = Versuch)
Mitunter Bezeichnung für den Röntgenstrahlen-Anwender (nicht im negativen Sinne zu verstehen!).

1.) Rosenfeld, Georg; Die Diagnostik der inneren Krankheiten mittels Röntgenstrahlen; Verlag von J. F. Bergmann, Wiesbaden 1897, S. 62, 92 u. a. – 2.) Büttner, O.; K. Müller; Encyclopädie der Photographie, Heft 28: Technik und Verwerthung der Röntgen'schen Strahlen im Dienste der ärztlichen Praxis und Wissenschaft; Druck und Verlag von Wilhelm Knapp, Halle a. S. 1897, S. 83 – 3.) Gocht, H.; Lehrbuch der Röntgen-Untersuchung zum Gebrauche für Mediciner; Verlag von Ferdinand Enke, Stuttgart 1898, S. 72

Exposition
(Röntgen-) Bestrahlung während einer Aufnahme, einer Durchleuchtung oder einer therapeutischen Behandlung.

1.) Wildt, A.; Ein Beitrag zur Technik; Fortschritte auf dem Gebiete der Röntgenstrahlen; Bd. 3, 1899/1900, S. 17 – 2.) Kienle, Richard von; Fremdwörterlexikon; 1964

Expositionsdosis
(Röntgenstrahlen-)Dosis, die während einer > Exposition appliziert wird.

Expositionsmesser
Rechenschieberähnliches Hilfsgerät der Firma Reiniger, Gebbert & Schall (> RGS), Erlangen, zur Ermittlung der > Expositionszeit von Röntgenaufnahmen unter Berücksichtigung der Fokus-Platten-Distanz, der Objektdicke, der Röhrenhärte (in Wehnelt-Einheiten, > Wehnelt-

Skala) und der Belastung der > Ionen-Röntgenröhre, gemessen in Milliampere. Die ermittelten Expositionszeiten gelten für hoch-empfindliche photographische Platten.

1.) Janus, Friedr.; Der Expositionsmesser, ein neues Hilfsinstrument für Röntgenaufnahmen; Fortschritte auf dem Gebiete der Röntgenstrahlen, Bd. 14, 1909/1910, S. 253-256 (mit Abbildungen) – 2.) Reiniger, Gebbert & Schall; Katalog „Die Röntgen-Apparate nebst deren Zubehör"; Berlin/Erlangen 1912, S. 102 (mit Abbildung) – 3.) Knox, Robert; Radiography and Radio-Therapeutics; Part 1: Radiography; The Macmillan Company, New York, London 1917, S. 133-136 (mit Abbildung und Tabellen) – 4.) Burns, J. E.; Radiographic exposure slide rules; The British Journal of Radiology, 72, 1999, S. 48-54 (mit Abbildungen)

Expositions-Messschieber
Gleichbedeutend mit > Expositionsmesser.

Expositionszeit
Einwirkungszeit der Röntgenstrahlung: Dauer der Belichtung bei Röntgenaufnahmen bzw. Dauer der Bestrahlung bei Röntgendurchleuchtung und in der Therapie.

1.) Becher, Wolf; Zur Anwendung des Röntgen'schen Verfahrens in der Medicin; Deutsche Medicinische Wochenschrift, 26. März 1896, S. 202-203 – 2) Wildt, A.; Ein Beitrag zur Technik; Fortschritte auf dem Gebiete der Röntgenstrahlen; Bd. 3, 1899/1900, S. 17 – 3.) Gocht, Hermann; Handbuch der Röntgen-Lehre zum Gebrauche für Mediciner; 5. Auflage, Verlag von Ferdinand Enke, Stuttgart 1918, S. 271 – 4.) Kienle, Richard von; Fremdwörterlexikon; 1964

exposure slide rules
Gleichbedeutend mit > Expositionsmesser.

Extrastrom
Selbstinduktionsstrom
> Öffnungsstrom, > Schließungsstrom und > Selbstinduktion

1.) Donath, B.; Die Einrichtungen zur Erzeugung der Röntgenstrahlen und ihr Gebrauch; Verlag von Reuther & Reichard, Berlin 1899, S. 33 – 2.) Guttmann, Walter; Elektrizitätslehre für Mediziner; Verlag von Georg Thieme, Leipzig 1904, S. 112 – 3.) Ruhmer, Ernst; Konstruktion, Bau und Betrieb von Funkeninduktoren und deren Anwendung mit besonderer Berücksichtigung der Röntgenstrahlen-Technik; Verlag Hachmeister & Thal, Leipzig 1904, S.3-4/Siemens-Med-Archiv Erlangen, Rö-34 – 4.) Rosenthal, Josef; Röntgentechnik; Sonderabdruck aus dem „Lehrbuch der Röntgenkunde", herausgegeben von H. Rieder und J. Rosenthal, Band II, Verlag von Johann Ambrosius Barth, Leipzig 1918, S. 266-267 – 5.) Heber, Georg; Elektro-Auskunftei – Erklärendes Wörterbuch; Paul Schulze Verlag, Leipzig 1922, 2. Auflage

EZ
Kurzform für > Expositionszeit.

F

> Dosiseinheit Fürstenau (F = Flächendosis).

> F.-S. und > Intensimeter

Fürstenau, Immelmann, Schütze; Leitfaden des Röntgenverfahrens für das röntgenologische Hilfspersonal; Dritte, vermehrte und verbesserte Auflage, Verlag von Ferdinand Enke, Stuttgart 1919, S. 133-135, 400-401

Fachzeitschriften

> Zeitschriften (Röntgen-Fach-)

Faktis

(abgeleitet von franz. Caoutchouc factice = künstlicher Kautschuk)

Kautschuk-Streckmittel aus pflanzlichen Ölen (Rüböl, Maisöl u. a.), durch Schwefelung oder Chlorschwefelung als schwammig-elastische Masse gewonnen. In pulverisierter Form in Polsterkissen bei Verbänden genutzt.

1.) Hackenbruch; Berger; Vademekum für die Verwendung der Röntgenstrahlen und des Distraktionsklammer-Verfahrens im Kriege; Otto Nemnich Verlag, Leipzig 1915, S. 163, 198 – 2.) Internet-Suchmaschine Google

Fallkassetten-Kinematograph

Kinematographisches Aufnahmegerät mit einem Speicher für bis zu 24 Kassetten mit einer > photographischen Platte oder einem Film, die über einen Fallschacht des Gerätes in die Aufnahmeposition transportiert werden. Es können bis zu 8 Aufnahmen pro Sekunde belichtet werden, die anschließend verkleinert auf einen Filmstreifen aufbelichtet und als Laufbild projiziert werden.

Groedel, Franz M.; Die weitere Ausgestaltung des Röntgenkinematographen und die mit demselben erzielten Resultate; Verhandlungen der Deutschen Röntgengesellschaft, Bd. VII, 1911, S. 59-62

Fällungsradiometer

Gleichbedeutend mit > Kalomelradiometer.

Faradayscher Dunkelraum

> Faradaysches Dunkel

Faradaysches Dunkel

Dunkler Raum zwischen dem Glimmlicht an der > Kathode und dem Glimmlicht an der > Anode einer > Gasentladungsröhre, wenn an diese eine Spannung angelegt wird. Bei abnehmendem Druck in der Röhre verschiebt sich das Faradaysche Dunkel zur Anode hin, das Glimmlicht an der Kathode breitet sich in Richtung Anode aus, wird dabei jedoch schwächer.

Lindell, Bo; Geschichte der Strahlenforschung – Teil 1: Pandoras Büchse; Aschenbeck & Isensee Universitätsverlag, Bremen 2004, S. 84

Faradisation

Auch Voltaisation genannt: elektromedizinische Behandlung mit Hilfe von in Induktionsspulen erzeugten Stromimpulsen (> faradischer Strom) oder mit Hilfe von einfachem Wechselstrom (sinusoidaler faradischer Strom). Es wird mit Wasserbädern, feuchten oder trockenen Elektro-

den gearbeitet. Die Faradisation wurde bei verschiedenen Erkrankungen des Nervensystems und bei verschiedenen Herzleiden eingesetzt.

1.) Reiniger, Gebbert & Schall; Katalog „Elektro-Medizinische Apparate; Erlangen 1897, S. XXVIII, 59 – 2.) Freund, Leopold; Grundriss der gesammten Radiotherapie; Urban & Schwarzenberg, Wien 1903, S. 95 – 3.) Guttmann, Walter; Elektrizitätslehre für Mediziner; Verlag von Georg Thieme, Leipzig 1904, S. 194 – 4.) Heber, Georg; Elektro-Auskunftei – Erklärendes Wörterbuch; Paul Schulze Verlag, Leipzig 1922, 2. Auflage – 5.) Zetkin-Schaldach; Wörterbuch der Medizin; VEB Verlag Volk und Gesundheit, Berlin 1975

Faradischer Strom

Nach Michael Faraday benannte Stromart, die entweder durch Induktionsapparate mit > Hammer-Unterbrechern oder mit kleinen Wechselstromtransformatoren erzeugt wird. Der letztere erzeugt > sinusoidalen faradischen Strom.

> Faradisation

1.) Reiniger, Gebbert & Schall; Katalog über Elektro-Medizinische Apparate; 6. Auflage, Erlangen 1897, S. XXVIII-XXXIII, 59-71 – 2.) Heber, Georg; Elektro-Auskunftei – Erklärendes Wörterbuch; Paul Schulze Verlag, 2. Auflage, Leipzig 1922 – 3.) Internet-Suchmaschine Google

Farbeffekte an Ionen-Röntgenröhren

Das blaue Aufleuchten einer > Ionen-Röntgenröhre zeigt an, dass sie zu viel Gas enthält; dies ist meist die Folge zu starken regenerierens, die Röhre ist zu weich. Rötliche Leuchterscheinungen und Funkenübergang innerhalb der Röntgenröhre finden statt, wenn die Röhre infolge Durchschlagens oder eines mechanischen Defektes mit atmosphärischer Luft gefüllt ist.

> weiche Röntgenröhre und > weiche Röntgenstrahlung

Fürstenau, Immelmann, Schütze; Leitfaden des Röntgenverfahrens für das röntgenologische Hilfspersonal; Dritte, vermehrte und verbesserte Auflage, Verlag von Ferdinand Enke, Stuttgart 1919, S. 347, 378-379

Farbschleier

Schillernde Farbe (orange, violett, blau, gelb, gelblichgrün, silbern) einer photographischen Schicht, verursacht von mit (Fixier-)Natron verunreinigter Entwicklerflüssigkeit.

> Schleier

Fürstenau, Immelmann, Schütze; Leitfaden des Röntgenverfahrens für das röntgenologische Hilfspersonal; Dritte, vermehrte und verbesserte Auflage, Verlag von Ferdinand Enke, Stuttgart 1919, S. 364

Farmerscher Abschwächer

Chemotechnisches Bad zum > Abschwächen (= Verminderung der Optischen Dichte) von photographischen Bildern.

Rezeptbeispiel: Teil A besteht aus 50 g Kaliumferrizyanid (> Rotes Blutlaugensalz), gelöst in 1 Liter Wasser, Teil B besteht aus 100 g Natriumthiosulfat, gelöst in 1 Liter Wasser. A und B werden zu gleichen Teilen zu einer Ge-

brauchslösung vermischt, die allerdings nur kurze Zeit haltbar ist. Ihre Wirkung beruht darauf, dass das metallische Silber im Bild wieder zu Silberionen oxidiert. Dadurch wird die Optische Dichte vermindert, der Kontrast verbessert.
> Ammoniumpersulfat-Abschwächer, > Kaliumpermanganat-Abschwächer , > abschwächen
Internet-Enzyklopädie Wikipedia

Faszikelblende
Gleichbedeutend mit > Faszikelrohrblende.

Faszikelrohrblende (lat. fasciculus = Bündel)
Kompressionsblende nach Isaak Robinsohn: Um ein Tubusrohr sind in Längsrichtung verschiebbare Lamellen angeordnet, die sich beim Aufsetzen der Blende der Körperkontur anpassen und dann am Tubusrohr festgeklemmt werden.
1.) Reiniger, Gebbert & Schall; Katalog „Die Röntgenapparate nebst deren Zubehör"; Berlin/Erlangen 1912, S. 70 (mit Abbildung) – 2.) Fürstenau, Immelmann, Schütze; Leitfaden des Röntgenverfahrens für das röntgenologische Hilfspersonal; Dritte, vermehrte und verbesserte Auflage, Verlag von Ferdinand Enke, Stuttgart 1919, S. 234, 301, 304 (mit Abbildungen)

Fauresches Verfahren
Herstellung von Akkumulatorenplatten nach Camille Faure: Die mit Hohlräumen versehenen Bleiplatten (Gitterplatten) eines > Akkumulators werden vor der > Formierung mit Bleioxyd (Mennige) versehen.
1.) Dessauer, F.; B. Wiesner; Kompendium der Röntgenographie; Otto Nemnich Verlag, Leipzig 1905, S. 118 – 2.) Heber, Georg; Elektro-Auskunftei – Erklärendes Wörterbuch; Paul Schulze Verlag, Leipzig 1922, 2. Auflage

FC-Röhre
> Fürstenau-Coolidge-Röhre

F-Dosis
Die mit dem Fürstenauschen > Intensimeter gemessene Dosis (Fürstenau-Dosis).
> Dosiseinheit Fürstenau (F)
Albers-Schönberg; Die Röntgentechnik; 5. Auflage, Bd. 1, Lucas Gräfe & Sillem, Hamburg 1919, S. 250

Felderwähler
Verfahren nach Hans Holfelder zur richtigen Dosierung in der Röntgentiefentherapie, „mit dem individuell für jeden einzelnen Krankheitsfall ohne jede Mathematik in wenigen Augenblicken die zweckmäßige Felder- und Fokuswahl getroffen werden kann".
Holfelder; Der Felderwähler, ein neuer Dosierungsapparat für die chirurgische Röntgentiefentherapie; Verhandlungen der Deutschen Röntgengesellschaft, Band XI, 1920, S. 111-115

Feldscher (auch Feldscherer)
Im Mittelalter die unterste Stufe der Militärärzte, aus den Bartscherern (Barbieren) hervorgegangen.
dtv-Lexikon 1971

Felixtabletten
Produktbezeichnung für > Sabouraud-Pastillen

der Fa. > Koch & Sterzel, Dresden.
Gocht, Hermann; Handbuch der Röntgen-Lehre zum Gebrauche für Mediciner; 5. Auflage, Verlag von Ferdinand Enke, Stuttgart 1918, S. 505

Fernaufnahme
> Teleröntgenographie

Fernregulierung
Regulierung des Vakuums einer > Ionen-Röntgenröhre durch den Röntgenologen von einem strahlen- und hochspannungsgeschützten Platz aus.
Gocht, Hermann; Handbuch der Röntgen-Lehre zum Gebrauche für Mediciner; 5. Auflage, Verlag von Ferdinand Enke, Stuttgart 1918, S. 139-140

Fernzeichnung
Durchleuchtungsuntersuchung mit dem > Teleröntgenographen, bei der die Herzkontur auf eine auf dem > Leuchtschirm aufliegenden Glasplatte oder Zelluloidfolie skizziert oder mit Hilfe eines durchbohrten Leuchtschirmes direkt auf die Brust des Patienten gezeichnet wird.
Albers-Schönberg; Die Röntgentechnik; 5. Auflage, Bd. 2, Lucas Gräfe & Sillem, Hamburg 1919, S. 274-275

Fettpapier
Mit Wachs oder Paraffin getränktes Papier, wasserdicht und wasserabweisend, auch als Ölpapier oder Butterbrotpapier bezeichnet.
1.) Fürstenau, Immelmann, Schütze; Leitfaden des Röntgenverfahrens für das röntgenologische Hilfspersonal; Verlag von Ferdinand Enke, Stuttgart 1919, S. 283 – 2.) www.evagora.de – 3.) www.designunddruck.com (Papierlexikon)

Fettstift
Fetthaltiger Farbstift, mit dem Markierungen auf der Haut angebracht werden können.
Albers-Schönberg; Die Röntgentechnik. Lehrbuch für Ärzte und Studierende; 2. Auflage, Lucas Gräfe & Sillem, Hamburg 1906, S. 283

FHD
Fokus-Haut-Distanz
Kienböck, Robert; Radiotherapie; Heft 6 der Reihe „Physikalische Therapie in Einzeldarstellungen", herausgegeben von J. Marcuse und A. Strasser; Verlag von Ferdinand Enke, Stuttgart 1907, S. 6, 86

Fiber (lat. fibra = Faser)
Faser, auch Werkstoff aus Fasern; hier: Tuch, mit dem die Patientenlagerungsfläche von Röntgenuntersuchungsgeräten bespannt war.
1.) Albers-Schönberg; Die Röntgentechnik; 5. Auflage, Bd. 1, Lucas Gräfe & Sillem, Hamburg 1919, S. 300 – 2.) Kienle, Richard von; Fremdwörterlexikon; 1964

Fibrodermkapsel
Zur Kontrastmitteluntersuchung des Magens eingesetzte Arzneimittelkapsel mit einer Hülle aus Bindegewebe („Goldschlägerhaut", die zur Herstellung des Blattgoldes benutzte äußere Haut des Ochsenblinddarms), gefüllt mit pulverisiertem Bismutum metallicum und Pepsin.
Schwarz, Gottwald; Über Salzsäureprobe ohne Magenschlauch; Verhandlungen der Deutschen Röntgengesell-

schaft, Lucas Gräfe & Sillem, Hamburg 1907, S. 68-70

Filter

> Strahlenfilter

Filter-Nah-Kreuzfeuer

Tiefentherapie-Methode nach Carl Joseph Gauß: Anwendung harter Röntgenstrahlung mit 3 mm Aluminiumfilterung, kurzem Fokus-Haut-Abstand (12 cm bis 20 cm) und Bestrahlung aus unterschiedlichen Richtungen, teils mit Mesothoriumbestrahlung kombiniert.

1.) Schmidt, H. E.; Über die früher und heute erzielten Erfolge der Strahlenbehandlung bei tiefgelegenen Karzinomen; Fortschritte auf dem Gebiete der Röntgenstrahlen, Bd. 21, 1914, S. 33-39 – 2.) Gocht, Hermann; Handbuch der Röntgen-Lehre zum Gebrauche für Mediciner; 5. Auflage, Verlag von Ferdinand Enke, Stuttgart 1918, S. 537

Fixierbad (lat. fixus = angeheftet)

Nach der Entwicklung und Wässerung photographischer Schichten bleiben diese so lange in einem Fixierbad, bis alles nicht zersetzte Bromsilber verschwunden und die Schicht in allen Teilen in der Durchsicht ganz klar geworden ist. Danach wird nochmals gewässert.

Rezeptbeispiel für ein Fixierbad: 500 bis 600 g Wasser, 100 g unterschwefligsaures Natron.

Donath, B.; Die Einrichtungen zur Erzeugung der Roentgenstrahlen und ihr Gebrauch; Verlag von Reuther & Reichard, Berlin 1899, S. 143

F. L.

Funkenlänge

> Funkenlänge und Hochspannung

Flächenenergie F

In der Röntgendiagnostik wie in der Röntgentherapie ist es wichtig zu wissen, wie groß die Strahlungsenergiemenge E ist, die auf die Flächeneinheit f fällt. Es gilt:

Flächenenergie $F = E : f$

Da die Strahlungsintensität I diejenige Strahlungsenergiemenge ist, die in der Zeiteinheit T auf die Flächeneinheit f fällt, gilt auch:

Flächenenergie $F = I \cdot T$

Aufgrund dieser Gleichungen kann die Flächenenergie F auf den Quotienten aus der Strahlungsenergiemenge E und der Fläche f, auf welche dieselbe projiziert wurde, zurückgeführt werden, oder auf das Produkt aus der Intensität I und der Belichtungszeit T.

Christen, Th.; Messung und Dosierung der Röntgenstrahlen; Lucas Gräfe & Sillem, Hamburg 1913, S. 34-36

Flächenkymographie

> Röntgenkymographie

„flaues Bild"

Bild geringen Kontrastes.

Holzknecht, Guido; Die photochemischen Grundlagen der Röntgographie; Fortschritte auf dem Gebiete der Röntgenstrahlen, Bd. 5, 1901/1902, S. 235-238

flexibler Schirm

Flexibler > Durchleuchtungsschirm, der an den zu untersuchenden Körperteil eng angeschmiegt werden konnte, um die geometrische Unschärfe zu verringern. Nachteil: geometrisch verzerrte Darstellung.

Donath, B.; Die Einrichtungen zur Erzeugung der Roentgenstrahlen und ihr Gebrauch; Verlag von Reuther & Reichard, Berlin 1899, S. 109

Fluidum, elektrisches

Das Wesen der Elektrizität versuchte man schon seit der Mitte des 18. Jahrhunderts zu erklären. Lange nahm man an, dass die Elektrizität aus einem Fluidum – einige Forscher nahmen das Vorhandensein zweier elektrischer Fluida an –, einer unwägbaren, feinen Substanz bestünde, die in Körpern sich fortzubewegen vermag und in den verschiedenen Substanzen einen verschieden großen Widerstand bei ihrer Bewegung findet.

> Äther

Fürstenau, Immelmann, Schütze; Leitfaden des Röntgenverfahrens für das röntgenologische Hilfspersonal; Dritte, vermehrte und verbesserte Auflage, Verlag von Ferdinand Enke, Stuttgart 1919, S. 3

Fluoreszenz

Eine Erscheinung der > Lumineszenz. Fluoreszenz ist das Leuchten eines gasförmigen, flüssigen oder festen anorganischen oder organischen Stoffes, wobei das Leuchten während der Erregung durch Licht-, UV-, Röntgen- oder Elektronenstrahlen auftritt und unmittelbar nach Aufhören der Erregung rasch abklingt.

1.) Albers-Schönberg; Die Röntgentechnik; 5. Auflage, Bd. 1, Lucas Gräfe & Sillem, Hamburg 1919, S. 18 – 2.) Mütze, Karl; Foitzik, Leonhard; Krug, Wolfgang; Schreiber, Günter; ABC der Optik; VEB F. A. Brockhaus, Leipzig 1961

Fluoreszenzerscheinungen

> Kathodenstrahlen erzeugen auf der Glaswand einer > Ionen-Röntgenröhre eine charakteristische > Fluoreszenz, deren Farbe von der Art des Glases abhängt. „Thüringer Glas" fluoresziert gelblich-grün, englisches Glas blau und Cerium-Dydimglas rot.

1.) Morwitz, Joachim; Die Photographie mit Röntgen'schen Strahlen – Mit Anleitung zum Experimentieren auch für Laien; A. Dressel's Verlag, Berlin 1896, S. 10-17, 35-36 – 2.) Büttner, O.; K. Müller; Encyclopädie der Photographie, Heft 28: Technik und Verwerthung der Röntgen'schen Strahlen im Dienste der ärztlichen Praxis und Wissenschaft; Druck und Verlag von Wilhelm Knapp, Halle a. S. 1897, S. 63 („Phosphorescenzerscheinungen") – 3.) Dessauer, F.; B. Wiesner; Kompendium der Röntgenographie; Otto Nemnich Verlag, Leipzig 1905, S. 37 – 4.) Kienböck, Robert; Radiotherapie; Heft 6 der Reihe „Physikalische Therapie in Einzeldarstellungen", herausgegeben von J. Marcuse und A. Strasser; Verlag von Ferdinand Enke, Stuttgart 1907, S. 45-53

Fluoreszenzfeld

Das vom Röntgenstrahlenbündel ausgeleuchtete Feld auf dem Durchleuchtungsschirm.

Fluoreszenzschirm
> Durchleuchtungsschirm
Rosenfeld, Georg; Die Diagnostik innerer Krankheiten mittels Röntgenstrahlen; Verlag von J. F. Bergmann, Wiesbaden 1897, S. 81

fluoreszierende Strahlung
Bezeichnung Charles Barklas für die charakteristische Strahlung eines chemischen Elementes.
Albers-Schönberg; Die Röntgentechnik; 5. Auflage, Bd. 1, Lucas Gräfe & Sillem, Hamburg 1919, S. 64-65

Fluorographie/fluorography
Röntgenaufnahme, Röntgenaufnahmetechnik
Morton, William J.; Edwin W. Hammer; The X Ray or Photography of the Invisible and its Value in Surgery; American Technical Book Co., New York 1896, S. 164

Fluorometer
Prüfgerät nach Francis Williams: Die Entfernung dieses Gerätes zur > Ionen-Röntgenröhre wird so lange variiert, bis die durch Röntgenstrahlen hervorgerufene Leuchtdichte auf einem integrierten Kalziumwolframat-Schirm ebenso hoch ist wie die auf dem gleichen > Schirm durch radioaktive Substanzen erzeugte. Die Entfernung des Gerätes zur Röntgenröhre ist ein relatives Maß für die Röntgenstrahlenintensität.
1.) Krause, Paul; Zur Kenntnis der Röntgenologie in den Vereinigten Staaten von Nord-Amerika; Fortschritte auf dem Gebiete der Röntgenstrahlen, Bd. 13, 1908/1909, S. 326-333 – 2.) Grigg, Emanuel Radu Newman; The Trail of the Invisible Light – From X-Strahlen to Radio(bio)logy; Charles C. Thomas Publisher, Springfield/Illinois, USA; 1965, S. 57

Fluoroskop/fluoroscope
Gleichbedeutend mit > Kryptoskop.
> Nomenklatur

Fluoroskopie/fluoroscopy
Röntgendurchleuchtung

Flursystem
Gleichbedeutend mit > Stockwerksystem.
Albers-Schönberg; Seeger; Lasser; Das Röntgenhaus des Allgemeinen Krankenhauses St. Georg-Hamburg, errichtet 1914/1915; Verlag von F. Leineweber, Leipzig 1915, S. 66

F-Minuten
Produkt aus der mit dem Fürstenauschen > Intensimeter gemessenen Dosis F und der Bestrahlungszeit in Minuten.
> Dosiseinheit Fürstenau (F)
Albers-Schönberg; Die Röntgentechnik; 5. Auflage, Bd. 1, Lucas Gräfe & Sillem, Hamburg 1919, S. 250

Fokalabstand (lat. focus = Herd)
Üblicherweise der Abstand des > Fokus zur Empfängerebene (> Leuchtschirm, > photographische Platte); mitunter auch der Abstand des Fokus zu anderen Ebenen der Abbildungskette.
Albers-Schönberg; Die Röntgentechnik; 5. Auflage, Bd. 2, Lucas Gräfe & Sillem, Hamburg 1919, S. 420

Fokalpunkt (lat. focus = Herd)
> Fokus (oder > Brennpunkt, > Brennfleck) der Röntgenröhre.

Gillet, J.; Die ambulatorische Röntgentechnik in Krieg und Frieden; Verlag von Ferdinand Enke, Stuttgart 1909, S. 82-83

Fokometer (lat. focus = Herd)
Vorrichtung zur Bestimmung der Schärfeleistung einer Röntgenröhre:
1. nach Walter 1904 mittels 6 Kupferdrähten der Dicken 0,05 / 0,15 / 0,30 / 0,50 / 0,75 und 1,05 mm,
2. nach Bucky 1911 mittels eines Drahtnetzes zwischen Röntgenröhre und > Leuchtschirm, das so lange verschoben wird, bis das > Schattenbild auf dem Schirm verschwindet; der Abstand des Drahtnetzes zum Leuchtschirm ist ein Maß für die Schärfeleistung.
1.) Albers-Schönberg; Die Röntgentechnik; Lucas Gräfe & Sillem, Hamburg 1910, S. 27 – 2.) Reiniger, Gebbert & Schall; Katalog „Die Röntgenapparate nebst deren Zubehör"; Berlin/Erlangen 1912, S. 101 – 3.) Großmann, Gustav; Einführung in die Röntgentechnik – Verfaßt für die Teilnehmer der Röntgenkurse der Siemens & Halske A.-G.; 1912, S. 26 – 4.) Klingelfuß, Fr.; Über die Messung der Größe des Brennfleckes und die Bestimmung der zulässigen Belastung bei einer Röntgenröhre; Zeitschrift für Röntgenkunde und Radiumforschung, 14. Band, 1912, S. 124.129 – 5.) Gocht, Hermann; Handbuch der Röntgenlehre; Verlag von Ferdinand Enke, Stuttgart 1918, S. 123-124 – 6.) Heber, Georg; Elektro-Auskunftei – Erklärendes Wörterbuch; Paul Schulze Verlag, Leipzig 1922, 2. Auflage

Fokus (lat. focus = Herd)
In der Anfangszeit der > Röntgenologie gleichbedeutend mit > Brennfleck (diese Gleichsetzung entspricht nicht mehr der heutigen Nomenklatur!).

Fokusabstand (lat. focus = Herd)
> Fokalabstand

Fokusröhre (lat. focus = Herd)
> Ionen-Röntgenröhre mit hohlspiegelförmiger > Kathode zur Fokussierung der > Kathodenstrahlen auf die > Antikathode, um dort einen möglichst kleinen > Brennfleck zu erzeugen.
1.) Röntgen, W. C.; Über eine neue Art von Strahlen (Zweite Mittheilung); Verlag und Druck der Stahel'schen k. Hof- und Universitätsbuch- und Kunsthandlung, Würzburg 1896 – 2.) Parzer-Mühlbacher, A.; Photographische Aufnahme und Projektion mit Röntgenstrahlen; Verlag von Gustav Schmidt, Berlin 1897, S. 13 – 3.) Gocht, Hermann; Lehrbuch der Röntgen-Untersuchung zum Gebrauche für Mediciner; Verlag von Ferdinand Enke, Stuttgart 1898, S. 31 – 4.) Freund, Leopold; Grundriss der gesammten Radiotherapie; Urban & Schwarzenberg, Wien 1903, S. 164 – 5.) Gocht, Hermann; Handbuch der Röntgen-Lehre zum Gebrauche für Mediciner; 5. Auflage, Verlag von Ferdinand Enke, Stuttgart 1918, S. 104

Fokusstrahlen (lat. focus = Herd)
Vom > Fokus bzw. vom > Brennfleck ausgehende (direkte) Röntgenstrahlen, im Gegensatz zu > Sekundärstrahlen und > Glasstrahlen.
Albers-Schönberg; Die Röntgentechnik. Lehrbuch für Ärzte und Studierende; 2. Auflage, Lucas Gräfe & Sillem, Hamburg 1906, S. 26

Forensische Thesen

Um Anklagen wegen fahrlässiger Körperverletzung zu vermeiden, hat Hermann Gocht Grundsätze erarbeitet, die auf dem VI. Deutschen Röntgenkongress in Berlin 1910 verabschiedet wurden:

1. Nur unter der Verantwortlichkeit des Arztes dürfen die Röntgenstrahlen zu diagnostischen und therapeutischen Zwecken Anwendung finden.

2. Der Arzt soll im Interesse der Patienten und im eigenen Interesse nur zuverlässige und erfahrene Angestellte im Röntgenlaboratorium tätig sein lassen.

3. Der Arzt und der Fabrikant sind verpflichtet, ihre Angestellten über die Röntgenschädigungen zu belehren, die üblichen Schutzmaßregeln zur Verfügung zu stellen und ihren Gebrauch zu fordern.

4. Dem Arzt liegt nicht die Verpflichtung ob, jede Röntgenuntersuchung (Behandlung) selbst vorzunehmen; es ist ihm vielmehr gestattet, diese Maßnahmen nach seinen Anweisungen und unter seiner Verantwortung seinen Angestellten zu überlassen.

5. Im Hinblick auf die Röntgenschädigungen, die mit Sicherheit heute noch nicht zu vermeiden sind, ist von dem Arzt das sorgfältigste Studium der Röntgentechnik, ganz besonders der Dosierungsfrage und die stetige ausgesuchte Vorsicht zu verlangen.

6. Der Patient soll stets über eventuell vorausgegangene Röntgenbestrahlungen befragt werden.

7. Der Arzt ist an keine der bekannten Dosierungsmethoden gebunden; es empfiehlt sich jedoch, die verabreichte Röntgendosis in irgendeiner ungefähr reproduzierbaren Weise zu fixieren.

8. Jedem Arzte, der sich mit den Röntgenstrahlen zur Untersuchung, zur Behandlung und zu Unterrichtszwecken usw. beschäftigt, ist dringend zu raten, sich und seine Angestellten gegen Haftpflicht zu versichern.

9. Als Gutachter bei Prozessen, Röntgenschädigungen betreffend, sollten nur solche Ärzte herangezogen werden, welche die Röntgenspezialität aus eigener Erfahrung beherrschen.

Gocht, Hermann; Handbuch der Röntgen-Lehre zum Gebrauche für Mediciner; 5. Auflage, Verlag von Ferdinand Enke, Stuttgart 1918, S. 553-554

Formaldehydbad

Bad zur Härtung einer photographischen Emulsion im Anschluss an die Endwässerung, um die Emulsion gegen hohe Temperaturen widerstandsfähiger zu machen.

Dessauer, F.; B. Wiesner; Kompendium der Röntgenographie; Otto Nemnich Verlag, Leipzig 1905, S. 272

Formalinbad

Gleichbedeutend mit > Formaldehydbad.

Formierung

Verfahren bei > Akkumulatoren (Bleiakku, > Bleizelle), mit dem die Elektroden durch wiederholte Ladung und Entladung so verändert („formiert") werden, dass auf ihnen mehr Superoxyd entsteht und die Oberfläche schwammiger wird. Dadurch wird die Elektrodenoberfläche deutlich vergrößert und die Zelle wird bei der Ladung aufnahmefähiger.

1.) Dessauer, F.; B. Wiesner; Kompendium der Röntgenographie; Otto Nemnich Verlag, Leipzig 1905, S. 43 – 2.) Heber, Georg; Elektro-Auskunftei – Erklärendes Wörterbuch; Paul Schulze Verlag, Leipzig 1922, 2. Auflage

forth state of matter

> Vierter Aggregatzustand

Fortschritte auf dem Gebiete der Röntgenstrahlen

Zeitschriftentitel, Kurzform > „RöFo" oder „Fortschritte".

> Zeitschriften (Röntgen-Fach-)

Foucault-Strom

Wirbelstrom, der durch veränderliche Magnetfelder in einem massiven Leiter auftritt, benannt nach Jean Foucault. Um solche Wirbelströme zu vermeiden, werden die Eisenkörper z. B. der > Induktoren und der > Transformatoren aus sogenannten weichen Eisenblechen oder Eisendrähten zusammengesetzt (unter „weichen" Eisenblechen/-drähten werden ferromagnetische Werkstoffe verstanden, die sich in einem Magnetfeld leicht magnetisieren lassen).

1.) Dessauer, F.; B. Wiesner; Kompendium der Röntgenographie; Otto Nemnich Verlag, Leipzig 1905, S. 48-49 – 2.) Heber, Georg; Elektro-Auskunftei – Erklärendes Wörterbuch; Paul Schulze Verlag, Leipzig 1922, 2. Auflage – 3.) Internet-Suchmaschine Google

Foucault-Unterbrecher

> Quecksilber-Unterbrecher und > Unterbrecher

Fowlersche Flüssigkeit

Gleichbedeutend mit > Kalmelogen.

Fowlersche Lösung

Gleichbedeutend mit > Kalmelogen.

FPA

Fokus-Platten-Abstand

Gocht, Hermann; Handbuch der Röntgen-Lehre zum Gebrauche für Mediciner; 5. Auflage, Verlag von Ferdinand Enke, Stuttgart 1918, S. 271

fraktionierte Bestrahlung

In der Strahlentherapie die Aufteilung der Gesamtdosis auf (meist tägliche) Einzeldosen: Da Tumorzellen in der Regel eine schlechtere Reparaturfähigkeit für DNA-Schäden haben als gesunde Zellen, werden die Tumorzellen im Vergleich zu den gesunden Zellen mit dieser

Methode stärker geschädigt.
> Verzettelungsmethode und > Reizdosis
Internet-Enzyklopädie Wikipedia

Frankfurter Horizontale
Auch Deutsche Horizontale genannt: horizontale Bezugsebene, bestimmt durch den Oberrand der knöchernen äußeren Gehörgangsöffnung und dem tiefsten Punkt der Orbita (Augenhöhle).
1.) Fürstenau, Immelmann, Schütze; Leitfaden des Röntgenverfahrens für das röntgenologische Hilfspersonal; Verlag von Ferdinand Enke, Stuttgart 1919, S. 272-282 – 2.) Greiner, Petra; Die Frankfurter Horizontale; Dissertation, Uni Marburg 2000 (Internet)

Franklinisation
Von Benjamin Franklin eingeführte elektrophysikalische Behandlung, bei der durch eine > Influenzmaschine erzeugte statische Elektrizität (Elektrizität hoher Spannung, aber geringer Intensität) zur Anwendung kommt. Die Franklinisation wurde u. a. angewendet bei verschiedenen Nervenerkrankungen und deren Folgeerscheinungen.
1.) Reiniger, Gebbert & Schall; Katalog „Elektro-Medizinische Apparate"; Erlangen 1897, S. XXXIII-XXXIV, 72-75 – 2.) Freund, Leopold; Grundriss der gesammten Radiotherapie; Urban & Schwarzenberg, Wien 1903, S. 95 – 3.) Guttmann, Walter; Elektrizitätslehre für Mediziner; Verlag von Georg Thieme, Leipzig 1904, S. 171-174 – 4.) Heber, Georg; Elektro-Auskunftei – Erklärendes Wörterbuch; Paul Schulze Verlag, Leipzig 1922, 2. Auflage

Franklinsche Tafel
Typ eines Plattenkondensators nach Benjamin Franklin, bestehend aus einer Hartgummi- oder Glastafel als Dielektrikum, die beidseitig mit > Stanniol als Kollektor- bzw. Kondensatorplatte belegt ist.
1.) Freund, Leopold; Grundriss der gesammten Radiotherapie; Urban & Schwarzenberg, Wien 1903, S. 17 – 2.) Guttmann, Walter; Elektrizitätslehre für Mediziner; Verlag von Georg Thieme, Leipzig 1904, S. 18, 172 ff – 3.) Heber, Georg; Elektro-Auskunftei – Erklärendes Wörterbuch; Paul Schulze Verlag, Leipzig 1922, 2. Auflage – 4.) Internet-Suchmaschine Google

französische Maximaldose
Gleichbedeutend mit > Normaldose.
Kienböck, Robert; Über die Nomenklatur in der radiotherapeutischen Technik; Fortschritte auf dem Gebiete der Röntgenstrahlen, Bd. 19, 1912/1913, S. 294 ff

Freiburger Technik
Gleichbedeutend mit > Filter-Nah-Kreuzfeuer.
Gocht, Hermann; Handbuch der Röntgen-Lehre zum Gebrauche für Mediciner; 5. Auflage, Verlag von Ferdinand Enke, Stuttgart 1918, S. 537

Fremdkörperklingel
Gleichbedeutend mit > Fremdkörpertelephon.

Fremdkörperlokalisation
Die Lagebestimmung von Fremdkörpern spielte sowohl im zivilen wie auch besonders im militä-rischen Bereich eine große Rolle. Dem entsprechend groß war auch die Vielzahl der Verfahren und Gerätekonstruktionen, benannt nach
- Siegmund Exner
- Robert Fürstenau
- Fürstenau-Weski
- Riccardo Galeazzi
- Harold Gamlen
- Josef Gillet
- Holzknecht-Sommer-Mayer
- E. R. von Karajan und Guido Holzknecht
- Max Levy-Dorn
- James Mackenzie-Davidsohn
- Georg Perthes
- Sechehaye
und vielen anderen.
1.) Gillet, J.; Die ambulatorische Röntgentechnik in Krieg und Frieden; Verlag von Ferdinand Enke, Stuttgart 1909, S. 70-90, 108-115 (mit Abbildungen) – 2.) Rosenthal, Josef; Röntgentechnik; Sonderabdruck aus dem „Lehrbuch der Röntgenkunde", herausgegeben von H. Rieder und J. Rosenthal, Band II, Verlag von Johann Ambrosius Barth, Leipzig 1918, S. 400-424 (mit Abbildungen) – 3.) Grashey, Rudolf; Handbuch der ärztlichen Erfahrungen im Weltkriege 1914/1918, Bd. IX: Röntgenologie; Verlag von Johann Ambrosius Barth, Leipzig 1922, S. 36-46 (mit Abbildungen)

Fremdkörperpunktion
Eine aseptische Nadel wird im Dunkeln unter röntgenologischer Beobachtung auf dem > Leuchtschirm durch die Haut bis zum Fremdkörper eingestochen. Danach wird im Hellen nach einem Schnitt entlang der Nadel der Fremdkörper entfernt. Geeignet für Hand und Finger.
1.) Albers-Schönberg; Die Röntgentechnik; 3. Auflage, Lucas Gräfe & Sillem, Hamburg 1910, S. 652 – 2.) Grashey, Rudolf; Handbuch der ärztlichen Erfahrungen im Weltkriege 1914/1918, Bd. IX: Röntgenologie; Verlag von Johann Ambrosius Barth, Leipzig 1922, S. 41-42

Fremdkörpertelephon
„Telephon", das in Verbindung mit einer platinierten Wundsperr-Elektrode (Wundsperre, als Elektrode ausgebildet) und einem metallischen Operationsgerät (Pinzette) zur Auffindung metallischer Fremdkörper im Körper dient. Befindet sich das Operationsgerät in unmittelbarer Nähe des Fremdkörpers, entsteht ein knarrendes Geräusch im Hörer.
1.) Albers-Schönberg; Die Röntgentechnik; 5. Auflage, Bd. 2, Lucas Gräfe & Sillem, Hamburg 1919, S. 415 – 2.) Heber, Georg; Elektro-Auskunftei – Erklärendes Wörterbuch; Paul Schulze Verlag, Leipzig 1922, 2. Auflage

Freundsche Lösung
2 %ige Lösung chemisch reinen Jodoforms in chemisch reinem aus Chloral hergestelltem Chloroform. Ändert die Farbe abhängig von der Röntgenstrahlenintensität und der Bestrahlungszeit, das heißt abhängig von der Dosis(leistung).

Nachteil: Die Handhabung ist aufwendig; die 2 %ige Lösung musste vor jeder Messung neu hergestellt und unter Lichtabschluss direkt an der zu bestrahlenden Hautstelle des Patienten angebracht werden.

> Jodoform-Radiometer,   > Chromoradiometer und > Dosiseinheit Bordier/Galimard (J)
Gleßmer-Junike, Simone; X-Strahlen, Radiometer und Hauteinheitsdosis; Dissertation Hamburg 2015, S. 79-80

Freundsches Radiometer
> Radiometer und > Jodoform-Radiometer

Friktions-Unterbrecher (lat. fricare = reiben)
Unterbrecherprinzip nach Max Levy, ca. 1905: motorisch angetriebene horizontale Scheibe, die durch Reibung eine vertikale Scheibe in Derhung versetzt. Eine von beiden enthält leitende und nicht leitende Stellen, letztere bewirken die Unterbrechung.
> Unterbrecher
1.) Levy, Max; Neues aus der Röntgentechnik; Verhandlungen der Deutschen Röntgengesellschaft, Lucas Gräfe & Sillem, Hamburg 1905, S. 149-153 – 2.) Heber, Georg; Elektro-Auskunftei – Erklärendes Wörterbuch; Paul Schulze Verlag, Leipzig 1922, 2. Auflage

frontal (lat. frons = Stirn)
Bei Röntgenuntersuchungen: Der Röntgenstrahl verläuft in Richtung der Stirn, d. h. eine Frontalaufnahme ist gleichbedeutend mit einer seitlichen Aufnahme.
1.) Groedel, Franz M.; Die Orthoröntgenographie – Anleitung zum Arbeiten mit parallelen Röntgenstrahlen; J. F. Lehmann's Verlag, München 1908, S. 43 – 2.) Frik, W. und Goering, U.; Röntgenanatomie; Georg Thieme Verlag, Stuttgart 1959

Früherythem (griech. erýthema = Röte, Entzündung)
Rötung der gesunden Haut normaler Individuen sehr bald nach einer Röntgenbestrahlung, ohne Haarausfall. Diese Rötung, die wenige Stunden oder Tage später abklingt, wurde der ebenfalls von der > Ionen-Röntgenröhre ausgehenden Ultraviolettstrahlung oder den von der Röntgenröhre auf den Patienten übergehenden elektrischen Überschlägen zugeschrieben.
> Elektrodynamiker
1.) Kienböck, Robert; Radiotherapie; Heft 6 der Reihe „Physikalische Therapie in Einzeldarstellungen", herausgegeben von J. Marcuse und A. Strasser; Verlag von Ferdinand Enke, Stuttgart 1907, S. 27-28 – 2.) Kienböck, Robert; Über Früherythem und Röntgenfieber; Fortschritte auf dem Gebiete der Röntgenstrahlen, Bd. 22, 1914/1915, S. 81

Frühreaktion
Gleichbedeutend mit > Früherythem.
> Röntgenkater

F.-S.
Fürstenau-Sekunden = Produkt aus dem angezeigten Zahlenwert am > Intensimeter nach Robert Fürstenau und der Messzeit in Sekunden.
> F

1.) Gocht, Hermann; Handbuch der Röntgen-Lehre zum Gebrauche für Mediciner; 5. Auflage, Verlag von Ferdinand Enke, Stuttgart 1918, S. 512-513 – 2.) Krönig, Bernhard; Friedrich, Walter; Physikalische und biologische Grundlagen der Strahlentherapie; Urban & Schwarzenberg, Berlin/Wien 1918, S. 97-99 – 3.) Fürstenau, Immelmann, Schütze; Leitfaden des Röntgenverfahrens für das röntgenologische Hilfspersonal; Verlag von Ferdinand Enke, Stuttgart 1919, S. 133-135 (mit Abbildung) – 4.) Heber, Georg; Elektro-Auskunftei – Erklärendes Wörterbuch; Paul Schulze Verlag, 2. Auflage, Leipzig 1922

Fünfbilderverfahren
Röntgendiagnostisches Durchleuchtungs- und Aufnahmeverfahren in der Augenheilkunde (Guido Holzknecht 1901): Aus fünf Blickrichtungen (geradeaus, oben, unten, nasenwärts, schläfenwärts) kann auf dem > Durchleuchtungsschirm bzw. auf den fünf Röntgenaufnahmen festgestellt werden, ob der Fremdkörper in der oberen, unteren, vorderen oder hinteren Bulbushälfte liegt.
Grashey, Rudolf; Handbuch der ärztlichen Erfahrungen im Weltkriege 1914/1918, Bd. IX: Röntgenologie; Verlag von Johann Ambrosius Barth, Leipzig 1922, S. 337-338, 347

Fünfblickrichtungsverfahren
> Fünfbilderverfahren

Funkeninduktor
Auch Rühmkorff-Rolle, Rühmkorff-Spule oder auch einfach > Rühmkorff genannt: > Induktor mit integrierter > Funkenstrecke.
1.) Zacher, F.; Zur Entwicklungsgeschichte der Vorrichtungen zur Erzeugung hochgespannter elektrischer Ströme für den Betrieb von Röntgenröhren; Fortschritte auf dem Gebiete der Röntgenstrahlen, Bd. 29, 1922, S. 179-193 – 2.) Lindell, Bo; Geschichte der Strahlenforschung – Teil 1: Pandoras Büchse; Aschenbeck & Isensee Universitätsverlag, Bremen 2004, S. 85

Funkenlänge und Strahlenhärte
Bei der in der untenstehenden Tabelle erwähnten > Parallelfunkenstrecke dürfte es sich – im Vergleich zu den weiteren genannten Härtewerten – um eine Spitze-Spitze-Funkenstrecke oder um eine Spitze-Platte-Funkenstrecke handeln. In der Literaturquelle wird ausdrücklich daraufhin gewiesen, dass die für die Parallelfunkenstrecke genannten Werte „sehr abhängig von der zugeführten Belastung und zuverlässig für die Beurteilung nur am bekannten Apparat mit bekannten Röhrentypen und stets der gleichen Schaltung" sind.

Härte-Bezeichng	Parallel-funken-Strecke [cm]	Walter [W]	Benoist-Walter [BW]	Wehnelt [We]
sehr weich	-	1-2	-	-
sehr weich	2	3	1	1-2
weich	4	4	2-3	4
weich	5-6	4-5	3-4	5-6
mittelweich	8-10	5-6	4-5	6-7,2
mittelhart	12-15	6-7	ca. 5	7,2-8,2

hart	20	7-8	5-6	8,9
hart	25-30	8	6	10
sehr hart	30-35	-	-	11-12
sehr hart	40	-	-	13,5
überhart	50	-	-	14

> Funkenlänge und Hochspannung

Fürstenau, Immelmann, Schütze; Leitfaden des Röntgenverfahrens für das röntgenologische Hilfspersonal; Dritte, vermehrte und verbesserte Auflage, Verlag von Ferdinand Enke, Stuttgart 1919, S. 245-246 (mit ausführlicherer Tabelle)

Funkenlänge und Hochspannung

Die nachfolgenden Tabellen zeigen den Zusammenhang der Funkenstreckendistanz (> Funkenstrecke, > Schlagweite) und der an der > Ionen-Röntgenröhre anliegenden Hochspannung. Die Elektroden der Funkenstrecke können beide spitz, spitz und plattenförmig oder beide als Kugel ausgebildet sein. Bei relativ niedrigen Hochspannungswerten (Diagnostik) werden bevorzugt Funkenstrecken mit zwei Spitzen oder einer Spitze und einer Platte eingesetzt, bei großen Hochspannungswerten (Therapie) Kugel-Funkenstrecken. Die Funkenlänge bezieht sich auf übliche Temperatur- und Luftdruckverhältnisse von 25° C und 760 Torr (= 1013,25 hPa). Bei davon abweichenden Werten können die korrekten Spannungswerte mittels tabellarischer Korrekturfaktoren ermittelt werden, Beispiel siehe unter 3c. Bei Verwendung spitzer Elektroden beeinflusst auch die Luftfeuchtigkeit das Messergebnis, bei Kugel-Funkenstrecken ist dieser Einfluss vernachlässigbar.

Die gemessenen Spannungswerte sind abhängig von der Spannungsform und damit auch von der Art der Gleichrichtung: Wird die Röntgenröhre mit Gleichspannung betrieben, ist die wirksame Spannung kV_{eff} mit kV_p gleichzusetzen. Bei Betrieb mit Wechselspannung, bei dem jede Halbwelle der sinusförmigen Spannung gleichgerichtet wird (sog. Vierventil-Schaltung), ist die an der Röntgenröhre anliegende (effektive) Hochspannung

$$kV_{eff} = 1 : \sqrt{2} \cdot kV_p = 0{,}707 \cdot kV_p$$

Diese Berechnung der effektiven Spannung liegt den untenstehenden Tabellen zugrunde. Allerdings kann nicht davon ausgegangen werden, dass die an der Röntgenröhre anliegende Spannung immer tatsächlich sinusförmig ist. Dies kann zu Abweichungen zwischen den berechneten und den tatsächlich anliegenden effektiven Spannungen führen.

Bei Betrieb einer Röntgenröhre mit Dreiphasen-Wechselstrom (Sechsventil-Schaltung) ist

$$kV_{eff} \approx 0{,}95 \cdot kV_p$$

Die effektive Hochspannung ist maßgebend für die thermische Belastung der Röntgenröhre.

Man unterscheidet die nachfolgend aufgelisteten Funkenstrecken:

1a) Funkenstrecke mit zwei spitzen Elektroden („Spitze-Spitze-Funkenstrecke", auch „Nadel-Funkenstrecke" genannt), wobei deren Werte von der Form der Spitzen und deren Abnutzung während des Betriebes beeinflusst werden. Nachfolgend sind die sogenannten „amerikanischen Normalwerte" nach Literaturquelle 5 angegeben:

Funkenlänge [cm]	Hochspannung [kV_p]	[ca. kV_eff]
0,57	7,0	4,9
1,19	14,0	9,9
1,84	21,0	14,8
2,54	28,0	19,8
4,13	42,0	29,7
6,22	56,0	39,6
9,0	70,0	49,5
11,8	84,0	59,4
14,85	98,0	69,3
18,0	112,0	79,2
21,2	126,0	89,1
24,4	140,0	99,0
27,3	154,0	108,9
30,1	168,0	118,8
32,9	182,0	128,7
35,4	196,0	138,6
38,1	210,0	148,5
42,0	224,0	158,4
45,2	245,0	173,2
52,1	280,0	198,0
65,0	350,0	247,5
79,0	420,0	296,9
92,0	490,0	346,4
105,0	560,0	395,9

1b) Funkenstrecke mit zwei spitzen Elektroden („Spitze-Spitze-Funkenstrecke", auch „Nadel-Funkenstrecke" genannt). Die Werte in ( ) liegen außerhalb des empfohlenen Nutzungsbereichs der Funkenstecke. Werte nach Literaturquellen 4, 6 und 7:

Funkenlänge [cm]	Hochspannung [kV_p]	[ca. kV_eff]
(0,42)	5	3.5
(0,85)	10	7,1
1,30	15	10,6
1,75	20	14,1
2,20	25	17,7
2,69	30	21,2
3,20	35	24,7
3,81	40	28,3
4,49	45	31,8
5,20	50	35,4
6,81	60	42,4

Funkenlänge [cm]	Hochspannung [kV$_p$]	[ca. kV$_{eff}$]
8,81	70	49,5
(11,10)	80	56,6
(13,30)	90	63,6
(15,50)	100	70,7
(17,70)	110	77,8
(19,80)	120	84,8
(22,00)	130	91,9
(24,10)	140	99,0
(26,10)	150	106,1
(28,10)	160	113,1
(30,10)	170	120,2
(32,00)	180	127,3
(33,90)	190	134,3
(35,70)	200	141,4
(37,60)	210	148,5
(39,50)	220	155,5
(41,40)	230	162,6
(43,30)	240	169,7
(45,20)	250	176,8

2.) Funkenstrecke mit einer spitzen und einer plattenförmigen Elektrode („Spitze-Platte-Funkenstrecke"), Werte nach Literaturquellen 7 und 8:

Funkenlänge [cm]	Hochspannung [kV$_p$]	[ca. kV$_{eff}$]
7	60	42,4
9	70	49,5
11	80	56,6
13	90	63,6
20	100	70,7
21	110	77,8
23	120	84,8
26	130	91,9
27,5	140	99,0
30	150	106,1
32	160	113,1
34	170	120,2
35	180	127,3
37	190	134,3
38	200	141,4
40	210	148,5

Ist die spitze Elektrode mit dem Pluspol, die plattenförmige Elektrode mit dem Minuspol verbunden, ergeben sich Überschläge zwischen der spitzen Elektrode und dem Zentrum der plattenförmigen Elektrode. Ist die spitze Elektrode mit dem Minuspol, die plattenförmige Elektrode mit dem Pluspol verbunden, verlaufen die Überschläge zwischen spitzer Elektrode und dem Rand der plattenförmigen Elektrode (Literaturquelle 3, S. 71).

3a) Funkenstecke mit zwei kugelförmigen Elektroden („Kugel-Funkenstrecke"), hier: Kugeldurchmesser 2,5 cm. Die Werte in ( ) liegen außerhalb des empfohlenen Nutzungsbereichs der Funkenstecke. Werte nach Literaturquelle 4:

Funkenlänge [cm]	Hochspannung [kV$_p$]	[ca. kV$_{eff}$]
(0,13)	5	3,5
0,27	10	7,1
0,42	15	10,6
0,58	20	14,1
0,76	25	17,7
0,95	30	21,2
1,17	35	24,7
1,41	40	28,3
1,68	45	31,8
2,00	50	35,4
2,82	60	42,4
(4,05)	70	49,5

3b) Funkenstrecke mit zwei kugelförmigen Elektroden („Kugel-Funkenstrecke"), hier: Kugeldurchmesser 5 cm. Die Werte in ( ) liegen außerhalb des empfohlenen Nutzungsbereichs der Funkenstecke. Werte nach Literaturquellen 4 und 6:

Funkenlänge [cm]	Hochspannung [kV$_p$]	[ca. kV$_{eff}$]
(0,15)	5	3,5
0,29	10	7,1
0,44	15	10,6
0,60	20	14,1
0,77	25	17,7
0,94	30	21,2
1,12	35	24,7
1,30	40	28,3
1,50	45	31,8
1,71	50	35,4
2,17	60	42,4
2,68	70	49,5
3,26	80	56,6
3,94	90	63,6
4,77	100	70,7
5,79	110	77,8
(7,07)	120	84,8

3c) Funkenstrecke mit zwei kugelförmigen Elektroden („Kugel-Funkenstrecke"), hier: Kugeldurchmesser 10 cm. Die Werte in ( ) liegen außerhalb des empfohlenen Nutzungsbereichs der Funkenstecke. Werte nach Literaturquellen 4 und 6:

Funkenlänge [cm]	Hochspannung [kV$_p$]	[ca. kV$_{eff}$]
(0,15)	5	3,5
0,30	10	7,1
0,46	15	10,6
0,62	20	14,1
0,78	25	17,7
0,95	30	21,2
1,12	35	24,7

Funkenlänge [cm]	[kV$_p$]	[ca. kV$_{eff}$]
1,29	40	28,3
1,47	45	31,8
1,65	50	35,4
2,02	60	42,4
2,42	70	49,5
2,84	80	56,6
3,28	90	63,6
3,75	100	70,7
4,25	110	77,8
4,78	120	84,8
5,35	130	91,9
5,97	140	99,0
6,64	150	106,1
7,37	160	113,1
8,16	170	120,2
9,03	180	127,3
10,0	190	134,3
11,1	200	141,4
(12,3)	210	148,5
(13,7)	220	155,5
(15,3)	230	162,6

Für diese Kugel-Funkenstrecke mit 10 cm Kugeldurchmesser ist eine Tabelle mit Korrekturfaktoren für Temperatur- und Luftdruckänderungen angegeben:

Temperatur	Luftdruck			
	720 Torr	740 Torr	760 Torr	780 Torr
0° C	1,04	1,06	1,09	1,12
10° C	1,00	1,02	1,05	1,08
20° C	0,96	0,99	1,02	1,04
30° C	0,93	0,96	0,98	1,01

Beispiel: Ergibt die Messung bei 20° C und einem Luftdruck von 740 Torr eine Funkenlänge von 2,02 cm (laut obiger Tabelle 3c) 60 kV$_p$, so ist dieses Ergebnis im Vergleich zu den Soll-Messbedingungen (25 °C und 760 Torr) mit dem Korrekturfaktor 0,99 zu multiplizieren. Die tatsächliche Hochspannung ist damit also 60 kV$_p$ • 0,99. Bei dem im Patienten-Untersuchungsraum gegebenen engen Temperaturbereich ist im praktischen Betrieb eine Korrektur nicht erforderlich.

3d) Funkenstrecke mit zwei kugelförmigen Elektroden („Kugel-Funkenstrecke"), hier: Kugeldurchmesser 12,5 cm. Werte nach Literaturquellen 7 und 8:

Funkenlänge [cm]	Hochspannung [kV$_p$]	[ca. kV$_{eff}$]
2,0	60	42,8
2,4	70	50,0
2,8	80	57,1
3,2	90	64,1
3,6	100	71,5
4,0	110	78,6
4,6	120	85,5
5,0	130	93,0
5,6	140	100,0
6,0	150	107,0
6,6	160	114,0
7,2	170	121,5
7,8	180	129,0
8,4	190	136,0
9,0	200	143,0
9,8	210	150,0
10,6	220	157,0
11,4	230	164,0
12,4	240	172,0
13,4	250	179,0

3e) Funkenstrecke mit zwei kugelförmigen Elektroden („Kugel-Funkenstrecke"), hier: Kugeldurchmesser 25 cm. Der Wert in ( ) liegt außerhalb des empfohlenen Nutzungsbereichs der Funkenstrecke. Werte nach Literaturquellen 4, 6, 7 und 8:

Funkenlänge [cm]	Hochspannung [kV$_p$]	[ca. kV$_{eff}$]
(0,16)	5	3,5
0,32	10	7,1
0,48	15	10,6
0,64	20	14,3
0,81	25	17,7
0,98	30	21,4
1,15	35	24,7
1,32	40	28,5
1,49	45	31,8
1,66	50	35,7
2,01	60	42,8
2,37	70	50,0
2,74	80	57,1
3,11	90	64,1
3,49	100	71,4
3,88	110	78,6
4,28	120	85,5
4,69	130	93,0
5,10	140	100,0
5,52	150	107,0
5,92	160	114,0
6,32	170	121,5
6,84	180	129,0
7,30	190	136,0
7,76	200	143,0
8,25	210	150,0
8,73	220	157,0
9,24	230	164,0
9,76	240	172,0
10,30	250	179,0

3f) Funkenstrecke mit zwei kugelförmigen Elektroden („Kugel-Funkenstrecke"), hier: Kugeldurchmesser 50 cm. Der Wert in ( ) liegt außerhalb des empfohlenen Nutzungsbereichs der Funkenstecke. Werte nach Literaturquelle 4:

Funkenlänge [cm]	Hochspannung [kV$_p$]	[ca. kV$_{eff}$]
(0,17)	5	3,5
0,33	10	7,1
0,50	15	10,6
0,67	20	14,1
0,84	25	17,7
1,01	30	21,2
1,18	35	24,7
1,35	40	28,3
1,52	45	31,8
1,69	50	35,4
2,04	60	42,4
2,39	70	49,5
2,75	80	56,6
3,10	90	63,6
3,46	100	70,7
3,83	110	77,8
4,20	120	84,8
4,57	130	91,9
4,94	140	99,0
5,32	150	106,1
5,70	160	113,1
6,09	170	12o,2
6,48	180	127,3
6,88	190	134,3
7,28	200	141,4
7,68	210	148,5
8,09	220	155,5
8,50	230	162,6
8,92	240	169,7
9,34	250	176,8

> Funkenlänge und Strahlenhärte

1.) Gocht, H.; Lehrbuch der Röntgen-Untersuchung zum Gebrauche für Mediciner; Verlag von Ferdinand Enke, Stuttgart 1898, S. 6-7 – 2.) Dessauer, Friedrich; Zur Theorie des Röntgenapparates; Fortschritte auf dem Gebiete der Röntgenstrahlen; Bd. 4, 1900/1901, S. 221-231 – 3.) Knox, Robert; Radiography and Radio-Therapeutics; The Macmillan Company, New York 1919 – 4.) Kaye, G. W. C.; Laby, T. H.; Tables of Physical and Chemical Constants and some Mathematical Functions; 4th Edition, Longmans, Green and Co., London 1921 – 5.) Heber, Georg; Elektro-Auskunftei – Erklärendes Wörterbuch; Paul Schulze Verlag, Leipzig 1922, 2. Auflage, S. 263 – 6.) Robertson, John K.; X-rays and X-ray Apparatus – An elementary Course; The Macmillan Company, New York 1924, S. 28-34 – 7.) Spiegler, Gottfried; Fernau, Albert; Taschenbuch der medizinischen Röntgen- und Radiumtechnik; Verlag von Julius Springer, Wien 1930, S. 174-175 – 8.) Kirschmann, Kurt; Das Röntgenverfahren; Georg Thieme Verlag, Leipzig 1930, S. 147 – 9.) Taylor, Lauriston S.; Singer, George; Stoneburner, C. F.; A Basis for the Comparison of X-rays Generated by Voltages of Different Wave Form; U.S. Department of Commerce, Research Paper RP 592, Part of Bureau of Standards Journal of Research, Vol. 11, August 1933 – 10.) van der Plaats, G. J.; Leitfaden der medizinischen Röntgentechnik; Philips Technische Bibliothek, Centrex Verlag, Eindhoven 1961, S. 20-22

Funkenpotential

Diejenige Sekundärspannung eines > Induktors, bei der in der > Ionen-Röntgenröhre Ionisation eintritt.

Christen, Th.; Messung und Dosierung der Röntgenstrahlen; Lucas Gräfe & Sillem, Hamburg 1913, S. 17

Funkenständer

Gleichbedeutend mit > Funkenstrecke.

Albers-Schönberg; Die Röntgentechnik. Lehrbuch für Ärzte und Studierende; 2. Auflage, Lucas Gräfe & Sillem, Hamburg 1906, S. 111

Funkenstrecke

Zwei Elektroden mit variablem Abstand, der > Ionen-Röntgenröhre parallel geschaltet. Die Elektroden können Spitzenform („Spitze-Spitze-Funkenstrecke" oder auch „Nadel-Funkenstrecke" genannt), Spitzenform und Flächenform („Spitze-Platte-Funkenstrecke") oder Kugelform („Kugel-Funkenstrecke") haben. Der Abstand, bei dem ein Spannungsüberschlag stattfindet, ist ein Maß für die anliegende Hochspannung. Durch die elektrischen Überschläge kann es zur Bildung nitroser Gase (Stickoxyd NO, Stickstoffdioxyd NO_2, Stickstofftetroxyd N_2O_4) kommen und in deren Folge zu Kopfschmerz, Ohnmacht, Brechreiz, Gedächtnisschwäche etc.; Funkenstrecken wurden deshalb mitunter in Glas- oder Holzgehäusen untergebracht.

> Schlagweite und > Funkenlänge und Hochspannung

1.) Albers-Schönberg; Die Röntgentechnik; Lucas Gräfe & Sillem, Hamburg 1910, S. 92 – 2.) Albers-Schönberg; Die Röntgentechnik; 5. Auflage, Bd. 1, Lucas Gräfe & Sillem, Hamburg 1919, S, 370-371 – 3.) Heber, Georg; Elektro-Auskunftei – Erklärendes Wörterbuch; Paul Schulze Verlag, Leipzig 1922, 2. Auflage, S. 265

Funkenstreckenventil

> Vorschaltfunkenstrecke

Funkentransformator

> Funkeninduktor, > Induktor und > Transformator

1.) Albers-Schönberg; Die Röntgentechnik; 4. Auflage, Lucas Gräfe & Sillem, Hamburg 1913, S. 131 (mit Abbildung) – 2.) Zacher, F.; Zur Entwicklungsgeschichte der Vorrichtungen zur Erzeugung hochgespannter elektrischer Ströme für den Betrieb von Röntgenröhren; Fortschritte auf dem Gebiete der Röntgenstrahlen, Bd. 29, 1922, S. 179-193

Funkenventil

> Vorschaltfunkenstrecke

Fürstenau-Coolidge-Röhre

Das Prinzip der Hochvakuum-Glühkathoden-Röntgenröhre wurde von Robert Fürstenau im April 1912 in einem Patent angegeben, die ersten funktionierenden Röhren dieses Typs stammen jedoch von William Coolidge.

> Coolidge-Röhre und > Lilienfeld-Röhre

1.) Albers-Schönberg; Die gasfreien Röhren in der röntgenologischen Praxis; Fortschritte auf dem Gebiete der Röntgenstrahlen, Bd. 24, 1916/1917, S. 423-446 – 2.) Voltz, F.; F. Zacher; Die Entwicklungsgeschichte der modernen Röntgenröhren; Fortschritte auf dem Gebiete der Röntgenstrahlen, Bd. XXVII, 1919/1921, S. 83-98 – 3.) Dörfel, Günter; Julius Edgar Lilienfeld und William David Coolidge – ihre Röntgenröhren und ihre Konflikte; Max-Planck-Institut für Wissenschaftsgeschichte, Reprint 315, 66 Seiten, 2006

F-Zahl

Gleichbedeutend mit > F.

Galalith

Handelsname für einen Casein-Kunststoff („Kunsthorn"), entwickelt 1897 von Wilhelm Krische und Adolf Spittler, verwendet u. a. als elektrisches Isoliermaterial.
Die Durchschlagfestigkeit beträgt bei
5 mm Dicke   etwa 22,5 kV.
1.) Heber, Georg; Elektro-Auskunftei – Erklärendes Wörterbuch; Paul Schulze Verlag, Leipzig 1922, 2. Auflage – 2.) Internet-Enzyklopädie Wikipedia

Gallussäure

Chemisch 3,4,5-Trihydrobenzoesäure, eine aromatische Hydroxycarbonsäure, die vor allem in Eichenrinde und in Gallusäpfeln vorkommt. Zu > Pyrogallol verarbeitet Bestandteil der > Pyrogallussalbe, früher auch in photographischen Entwicklern verwendet (> Pyrogallussäure-Entwickler).
1.) Freund, Leopold; Grundriss der gesammten Radiotherapie; Urban & Schwarzenberg, Berlin/Wien 1903, S. 276 – 2.) Internet-Suchmaschine Google

Galvanisation

Eine in der Elektrotherapie gebräuchliche Behandlung mit konstantem Gleichstrom (ursprünglich mit galvanischen Batterien erzeugt, woraus sich die Bezeichnung ableitet). Der Strom wird dem Körper durch Auflegen von Elektroden bestimmter Form und Größe oder durch hydroelektrische Bäder zugeführt. Die Die Vorzeichen an den dem Körper aufliegenden Behandlungselektroden sind für den therapeutischen Effekt bestimmend: die Anode wirkt beruhigend, die Kathode erregend. Anwendungsgebiete: Erkrankungen des Nervensystems und verschiedene Muskelerkrankungen.
1.) Guttmann, Walter; Elektrizitätslehre für Mediziner; Verlag von Georg Thieme, Leipzig 1904 – 2.) Heber, Georg; Elektro-Auskunftei – Erklärendes Wörterbuch; Verlagsbuchhandlung Schulze & Co., Leipzig 1912 – 3.) Heber, Georg; Elektro-Auskunftei – Erklärendes Wörterbuch; Paul Schulze Verlag, 2. Auflage, Leipzig 1922 – 4.) Pschyrembel; Klinisches Wörterbuch; 257. Auflage, Walter de Gruyter; Berlin/New York 1994 – 5.) Zetkin-Schaldach; Wörterbuch der Medizin; VEB Verlag Volk und Gesundheit, Berlin 1975

galvanische Elektrizität

Elektrizität, die mit einem > Funkeninduktor erzeugt wird.
> statische Elektrizität
Parzer-Mühlbacher, Alfred; Photographische Aufnahmen und Projektion mit Röntgenstrahlen mittelst der Influenz-Elektrisiermaschine; Photographische Bibliothek No. 6, Verlag von Gustav Schmidt, Berlin 1897, S. 9, 70-76 (mit Abbildungen)

galvanische Elemente

Elektrizitätsquellen, deren Wirksamkeit auf elektrochemischer Grundlage beruht, bestehend aus Leitern 1. Ordnung (Elektroden, Metalle) und Leitern 2. Ordnung (Elektrolyte, Flüssigkei-

ten); benannt nach Luigi Galvani.
1.) Donath, B.; Die Einrichtungen zur Erzeugung der Roentgenstrahlen und ihr Gebrauch; Verlag von Reuther & Reichard, Berlin 1899, S. 24 – 2.) Heber, Georg; Elektro-Auskunftei – Erklärendes Wörterbuch; Paul Schulze Verlag, Leipzig 1922, 2. Auflage

galvanischer Strom

Schwacher Gleichstrom, wie er von einzelnen galvanischen Elementen oder von galvanischen > Batterien geliefert wird; häufig auch allgemein als Bezeichnung für Gleichstrom benutzt.
1.) Freund, Leopold; Grundriss der gesammten Radiotherapie; Urban & Schwarzenberg, Berlin/Wien 1903, S. 22 – 2.) Heber, Georg; Elektro-Auskunftei – Erklärendes Wörterbuch; Paul Schulze Verlag, Leipzig 1922, 2. Auflage

"Gamlen's frying pan"

(engl. frying pan = Bratpfanne)
Scherzhafte Bezeichnung für einen Fremdkörperlokalisator nach Harold Gamlen, 1916.
1.) Knox, Robert; Radiography and Radio-Therapeutics; Part 1: Radiography; The Macmillan Company, New York, London 1917, S. 167-168 (mit Abbildung) – 2.) Burrows, E. H.; Pioneers and early Years – A History of British Radiology; Colophon Limited, St. Anna 1986, S. 139

Gammaröhre

1. > Ionen-Röntgenröhre nach Josef Rosenthal, Weiterentwicklung der > Alpharöhre; mit > Reguliervorrichtung.
2. > Ionen-Röntgenröhre der Firma Radiotechnische Werke Heinz Bauer, Berlin. > Trockenröhre aus > Bleiglas (3 mm bis 4 mm dick) mit Strahlenaustrittsfenster aus 0,1 mm bis 0,15 mm dickem „normalen" Glas; vorzugsweiser Einsatz in der Therapie.
1.) Ohne Verfasserangabe; Ausgestellte Gegenstände; Verhandlungen der Deutschen Röntgengesellschaft, Bd. IV, 1908, S. 167 ff – 2.) Reiniger, Gebbert & Schall; Katalog „Die Röntgenapparate nebst deren Zubehör"; Berlin/Erlangen 1912, S. 40 – 3.) Albers-Schönberg; Die Röntgentechnik; 4. Auflage, Lucas Gräfe & Sillem, Hamburg 1913, S. 222-223

Ganzmetall-Ionen-Röntgenröhre

Nach Ideen z. B. von Vittorio Maragliano, Frederick Lindemann, Ludwig Zehnder; konnte sich nicht durchsetzen.
Voltz, F.; F. Zacher; Die Entwicklungsgeschichte der modernen Röntgenröhren; Fortschritte auf dem Gebiete der Röntgenstrahlen, Bd. XXVII, 1919/1921, S. 94

Gasdruck

Im Gegensatz zu den heutigen Hochvakuum-Glühkathoden-Röntgenröhren („System Coolidge") sind die > Ionen-Röntgenröhren mit einem Gas niedrigen Druckes gefüllt, der ca. 10^{-5} bis 10^{-6} des atmosphärischen Luftdruckes beträgt.
1.) Walter, B.; Physikalisch-Technische Mitteilungen; Fortschritte auf dem Gebiete der Röntgenstrahlen, Bd. 1, 1897/1898 – 2.) Dietz, K.; Altes und Neues über Röntgenröhren; Röntgen- und Laboratoriumspraxis, Heft 8, 1961, Seite R 174-R 180 (mit Abbildungen)

Gasdynamo

Maschinensatz, der aus einem Gasmotor mit

direkt gekuppelter Dynamomaschine (Gleich-stromgenerator) besteht.

Heber, Georg; Elektro-Auskunftei – Erklärendes Wörter-buch; Paul Schulze Verlag, Leipzig 1922, 2. Auflage

Gasentladung

Vorgang, bei dem elektrischer Strom durch eine gasförmige Materie fließt.

> Gasentladungsröhre

Internet-Suchmaschine Google

Gasentladungsröhre

Eine Anordnung von > Anode und > Kathode in einer üblicherweise gläsernen, evakuierten und mit einem Gas gefüllten Röhre, in der es beim Anlegen einer Spannung zu einer > Gasentla-dung kommt (z. B. Röhren nach Heinrich Geiß-ler, William Crookes, Johann Hittorf, Philipp Lenard und anderen).

Internet-Suchmaschine Google

Gasfernregenerierung

Vom Röntgenschalttisch aus über einen Gas-schlauch ferngesteuerte > Osmose-Regenerie-rung, erstmals 1910 von Guido Holzknecht in die Praxis eingeführt.

Gocht, Hermann; Handbuch der Röntgen-Lehre zum Ge-brauche für Mediciner; 5. Auflage, Verlag von Ferdinand Enke, Stuttgart 1918, S. 139-140

Gasfernregulierung

Gleichbedeutend mit > Gasfernregenerierung.

gasfreie Röntgenröhre

Gleichbedeutend mit > Hochvakuum-Glüh-kathoden-Röntgenröhre nach Edgar Lilienfeld oder William Coolidge.

Gasfunkenstrecke

> Vorschaltfunkenstrecke zur Fernhaltung des > Schließungslichtes bei > Ionen-Röntgen-röhren: Glasgefäß mit einer Platten- und einer Spitzenelektrode, mit Gas (Stickstoff) gefüllt unter gewöhnlichem Druck.

> Funkenstrecke und > Ventilröhre

1.) Heber, Georg; Elektro-Auskunftei – Erklärendes Wör-terbuch; Paul Schulze Verlag, 2. Auflage, Leipzig 1922 – 2.) Meinel, Christoph; Rühmkorff, Röntgen, Regensburg – Historische Instrumente zur Gasentladung; Regensburg 1997

gashaltige Röntgenröhren

Gleichbedeutend mit > Ionen-Röntgenröhren.

Gaslichtpapier

Photographisches (Chlorsilber-) Papier für die Erstellung von Kopien z. B. von Röntgenauf-nahmen unter Verwendung von künstlichem Licht (Gaslicht, elektrisches Licht).

1.) Fürstenau, Immelmann, Schütze; Leitfaden des Rönt-genverfahrens für das röntgenologische Hilfspersonal; Dritte, vermehrte und verbesserte Auflage, Verlag von Ferdinand Enke, Stuttgart 1919, S. 349-350 – 2.) Bauer, Karl; ABC der Röntgentechnik; Georg Thieme Verlag, Leipzig 1940 – 3.) Mütze, Karl; Foitzik, Leonhard; Krug, Wolfgang; Schreiber, Günter; ABC der Optik; VEB F. A. Brockhaus, Leipzig 1961

Gasokklusion

> Okklusion

Gas-Röntgenröhren

Gleichbedeutend mit > Ionen-Röntgenröhren.

Lilienfeld, J. E.; Zur Verteilung der Fluoreszenz auf der Glaswand der Lilienfeldröhre; Fortschritte auf dem Gebiete der Röntgenstrahlen, Bd. 23, 1915/1916, S. 383-385

Gastrodiaphanie/gastrodiaphany

(griech. gastro = Magen, diaphan = durchscheinend)
Untersuchung des Magens mit dem > Gastro-diaphanoskop.

> Diaphanoskopie und > Gastrodiaphanoskopie

1) Einhorn, Max; Die Gastrodiaphanie; Quelle: vermutlich New Yorker medicinische Monatsschrift, Nov. 1889 – 2) Einhorn, Max; On Gastrodiaphany; N. Y. Med. Journal, Dec. 3, 1892, S. 626-630

Gastrodiaphanoskop

(griech. gastro = Magen, diaphan = durchscheinend)
> Diaphanoskop nach Max Einhorn zur Durch-leuchtung (eigentlich „Durchscheinung") des Magens mittels einer in den mit Wasser gefüll-ten Magen eingeführten starken Lichtquelle.

> Diaphanoskop, > Diaphanoskopie, > Gastro-diaphanie und > Rektovaginaldiaskopie

1.) Einhorn, Max; Die Gastrodiaphanie; Quelle: vermutlich New Yorker medicinische Monatsschrift, Nov. 1889 – 2.) Einhorn, Max; On Gastrodiaphany; N. Y. Med. Journal, Dec. 3, 1892, S. 626-630 (mit Abbildungen) – 3.) Einhorn, Max; Die Krankheiten des Magens; Verlag von S. Karger, Berlin 1898 (mit Abbildungen) – 4.) Reiniger, Gebbert & Schall; Katalog Elektromedizinische Apparate; Erlangen 1897, S. 95 (mit Abbildungen)

Gas tube

Englisch für > Ionen-Röntgenröhre.

Gas-Unterbrecher

> Quecksilberstrahl-Unterbrecher mit einem Leuchtgas-Dielektrikum zum Zwecke einer be-sonders gleichmäßigen und geräuschlosen Funk-tion des > Unterbrechers.

1.) Reiniger, Gebbert & Schall; Katalog „Die Röntgenap-parate nebst deren Zubehör"; Berlin/Erlangen 1912, S. 22 – 2.) Fürstenau, Immelmann, Schütze; Leitfaden des Röntgenverfahrens für das röntgenologische Hilfspersonal; Dritte, vermehrte und verbesserte Auflage, Verlag von Ferdinand Enke, Stuttgart 1919, S. 75-78

Gaußsches Phantom

Prüfkörper nach Carl Joseph Gauß und Her-mann Lembcke. Mit 8 Aluminiumblechen in je 1 cm Abstand voneinander sollten die Absorpti-onsverhältnisse im menschlichen Körper nach-geahmt werden. In jeder Ebene der Aluminium-bleche wurde mit dem > Quantimeter die Dosis gemessen. Zwischen Strahlenquelle und diesem Phantom wurden verschiedene Filtermaterialien angeordnet und deren Wirkung in der Ebene, die der Hautoberfläche entsprach und in der Ebene in der Tiefe des Phantomes, die dem zu bestrah-lenden Gewebebereich entsprach, gemessen. Auf diese Weise wurde die optimale Dosis in der gewünschten Tiefe bei gleichzeitig schonendster Dosis an der Hautoberfläche ermittelt.

Frobenius, Wolfgang; Röntgenstrahlen statt Skalpell – Die Frauenklinik Erlangen und die Geschichte der gynäkologischen Radiologie 1914-1945; Erlanger Forschungen, Reihe B, Naturwissenschaften und Medizin, Band 26, Erlangen 2003, S. 45-49 (mit Abbildung)

Gaze (arabisch kazz = Rohseide, Flockseide)

Lose gewebter, netzartiger Stoff aus Seide, Baumwolle, Leinen oder Kunstseide.

1.) Gocht, H.; Lehrbuch der Röntgen-Untersuchung zum Gebrauche für Mediciner; Verlag von Ferdinand Enke, Stuttgart 1898, S. 43 – 2.) dtv-Lexikon 1971

gedämpfte Welle

> Spannung der gedämpften Welle

Gefahrstrahlung

Nach Friedrich Dessauer diejenige weichste Primärstrahlung, die in Materie „die > Eigenstrahlung wachzurufen imstande ist".

Grossmann, G.; Über die Sekundärstrahlen als Gefahrquellen; Fortschritte auf dem Gebiete der Röntgenstrahlen, Bd. 23, 1915/1916, S. 182-200

Gegenstrom

Selbstinduktionsstrom, > Selbstinduktion

Heber, Georg; Elektro-Auskunftei – Erklärendes Wörterbuch; Paul Schulze Verlag, Leipzig 1922, 2. Auflage

gehärtete Strahlung

Röntgenstrahlung hinter einem > Strahlenfilter.

Christen, Th.; Messung und Dosierung der Röntgenstrahlen; Lucas Gräfe & Sillem, Hamburg 1913, S. 92

Gehler-Folie

Feinkörnige Verstärkungsfolie (> Verstärkungsschirm) der Fa. Otto Gehler, Leipzig, um 1909, aus blassviolett fluoreszierendem wolframsaurem Kalk (Calciumwolframat, > Scheelit).

1.) Rösler, Alfred; Ein verbesserter Verstärkungsschirm für Röntgenaufnahmen. (Gehler-Folie); Fortschritte auf dem Gebiete der Röntgenstrahlen, Bd. 14, 1909/1910, S, 267-268 – 2.) Albers-Schönberg; Die Röntgentechnik; Lucas Gräfe & Sillem, Hamburg 1910, S. 539, 669-671 – 3.) Schwenter, J.; Leitfaden der Momentaufnahme im Röntgenverfahren; Otto Nemnich Verlag, Leipzig 1913, S. 41 – 4.) Anzeige der Fa. F. Reiner; Fortschritte auf dem Gebiete der Röntgenstrahlen, Bd. 25, 1917/1918 – 5.) Haeger, E.; Die Verstärkungsschirme; Fortschritte auf dem Gebiete der Röntgenstrahlen, Band 29, 1922, S. 609-624

Gehrke-Röhre

> Glimmlichtröhre

Gehrkescher Glimmlichtoszillograph

> Glimmlichtröhre

Geißlersche Röhren

Von Heinrich Geißler 1858 entwickelte verbesserte Gasentladungsröhren (Spektralröhren) zur Erzeugung und Untersuchung von Gasspektren. Die Röhren bestehen aus einem Glasgefäß unterschiedlicher Formgebung mit niedrigem Vakuum und zwei Elektroden (Anode und Kathode) und sind befüllt mit Gasen oder Dämpfen. Geißler-Röhren werden üblicherweise mit einem Funkeninduktor betrieben bei Spannungen bis etwa 20 kV. Bei solchen Betriebsspannun-

gen und entsprechendem Vakuum können auch Röntgenstrahlen entstehen.

1.) Ruhmer, Ernst; Konstruktion, Bau und Betrieb von Funkeninduktoren und deren Anwendung mit besonderer Berücksichtigung der Röntgenstrahlen-Technik; Verlag Hachmeister & Thal, Leipzig 1904, S.159-160/Siemens-Med-Archiv Erlangen, Rö-34 – 2.) Heber, Georg; Elektro-Auskunftei – Erklärendes Wörterbuch; Paul Schulze Verlag, Leipzig 1922, 2. Auflage – 3.) Mütze, Karl; Foitzik, Leonhard; Krug, Wolfgang; Schreiber, Günter; ABC der Optik; VEB F. A. Brockhaus, Leipzig 1961 – 4.) Eichhorn, Karl; Heinrich Geißler – ein Thüringer Glasbläser und Pionier der Vakuumtechnik; in: 100 Jahre Röntgenstrahlen – Thüringer Beiträge; Herausgeber Technische Universität Ilmenau et al., 1995 – 5.) Internet-Enzyklopädie Wikipedia

Geißlersches Licht

Lumineszenzerscheinung in > Geißlerschen Röhren und anderen gasgefüllten Vakuumröhren ähnlicher Bauart (auch > Ionen-Röntgenröhren), ausgehend von der > Anode, verursacht durch elektrische Entladungen in verdünnten Gasen. Je niedriger das Vakuum, desto ausgeprägter ist diese Erscheinung.

1.) Parzer-Mühlbacher, A.; Photographische Aufnahme und Projektion mit Röntgenstrahlen; Verlag von Gustav Schmidt, Berlin 1897, S. 21 – 2.) Dessauer, F.; B. Wiesner; Kompendium der Röntgenographie; Otto Nemnich Verlag, Leipzig 1905, S. 36-37

Geißler-Toeplersche Pumpe

> Quecksilberluftpumpe

Gelatoid

Gallerte, z. B. Gelatine oder Leim: wasserhaltige, zähe Masse, die durch Berührung von Kolloiden mit einem Lösungsmittel (meist Wasser) entsteht.

1.) dtv-Lexikon 1971. – 2.) Zetkin-Schaldach; Wörterbuch der Medizin; VEB Verlag Volk und Wissen, Berlin 1975

Gelatoidpapier

Typ eines > Auskopierpapiers, das durch Einwirkung von Formalin gehärtet werden kann.

Stechow; Das Röntgen-Verfahren mit besonderer Berücksichtigung der militärischen Verhältnisse; Verlag von August Hirschwald, Berlin 1903, S. 136

Gelbschleier

Gelbliche Farbe einer entwickelten photographischen Schicht, meist verursacht durch Unterbelichtung, verdorbene Entwickler- oder Fixierbäder oder ungenügende Wässerung zwischen Entwicklung und Fixierung.

> Schleier

Fürstenau, Immelmann, Schütze; Leitfaden des Röntgenverfahrens für das röntgenologische Hilfspersonal; Dritte, vermehrte und verbesserte Auflage, Verlag von Ferdinand Enke, Stuttgart 1919, S. 364

Gelenk-Aufblasung

Füllen des Gelenkes mit einem Gas, z. B. Sauerstoff, als > negatives Kontrastmittel.

> Luft-Einblasung

Albers-Schönberg; Die Röntgentechnik. Lehrbuch für Ärzte und Studierende; 2. Auflage, Lucas Gräfe & Sillem, Hamburg 1906, S. 247

Gelenkauftreibung

Gelenkerguss, Gelenkschwellung

Gocht, H.; Lehrbuch der Röntgen-Untersuchung zum Gebrauche für Mediciner; Verlag von Ferdinand Enke, Stuttgart 1898, S. 137, 140

Geryk-Öl-Luftpumpe

Kolbenpumpen nach Henry Fleuss, mit denen ein Vakuum von etwa 0,0002 mm Hg erzeugt werden konnte; zu Ehren von Otto v. Guericke „Geryk" genannt.

1.) Meinel, Christoph; Rühmkorff, Röntgen, Regensburg – Historische Instrumente zur Gasentladung; Regensburg 1997 – 2.) Internet-Suchmaschine Google

geschlossenes Dosimeter

Nicht direkt ablesbares Dosimeter, z. B. > Quantimeter nach Robert Kienböck.

> offenes Dosimeter

Kienböck, Robert; Über die Nomenklatur in der radiotherapeutischen Technik; Fortschritte auf dem Gebiete der Röntgenstrahlen, Bd. 19, 1912/1913, S. 294 ff

geschlossenes Radiometer

Gleichbedeutend mit > geschlossenes Dosimeter.

Gesetz von Bergonié und Tribondeau

Nach diesem Gesetz sind die Auswirkungen von Röntgenstrahlen auf Zellen umso intensiver, je größer deren reproduktive Aktivität ist, je länger ihre mitotischen Phasen dauern und je weniger ihre Morphologie und spezielle Funktion festgelegt ist.

Frobenius, Wolfgang; Röntgenstrahlen statt Skalpell – Die Frauenklinik Erlangen und die Geschichte der gynäkologischen Radiologie 1914-1945; Erlanger Forschungen, Reihe B, Naturwissenschaften und Medizin, Band 26, Erlangen 2003, S. 68

gewöhnliche Röntgenröhre

Nach der Einführung der > Hochvakuum-Glühkathoden-Röntgenröhre mitunter verwendete Bezeichnung für die > Ionen-Röntgenröhre.

Wertheim-Salomonson, J. K. A.; Röhren mit heißer Antikathode; Fortschritte auf dem Gebiete der Röntgenstrahlen, Band 23, 1915/1916, S. 363-366

gewöhnliche Zeitaufnahme

Gleichbedeutend mit > Zeitaufnahme.

Gilletscher Drahtführer

Hilfsmittel nach Josef Gillet, bestehend aus Drähten, die entsprechend den röntgenstereometrisch gewonnenen Messergebnissen räumlich gebogen, teils in die Operationswunde eingeführt werden und dem Chirurgen die Lage des Fremdkörpers anzeigen.

Gocht, Hermann; Handbuch der Röntgen-Lehre zum Gebrauche für Mediciner; 5. Auflage, Verlag von Ferdinand Enke, Stuttgart 1918, S. 325-329

Gitterblende

Gleichbedeutend mit > Bucky-Blende.

GJ-Röhre

> Ionen-Röntgenröhre der Firma > Emil Gundelach, Gehlberg/Thür.: > Trockenröhre für den Betrieb mit Wechselstrom-Gleichstrom-Umformer; der > Antikathodenkopf ist mit einer Stahlblende versehen (G bedeutet 200 mm Durchmesser, J = Intensivstrom).

1.) Reiniger, Gebbert & Schall; Katalog „Die Röntgenapparate nebst deren Zubehör"; Berlin/Erlangen 1912, S. 43 (mit Abbildung) – 2.) Alber-Schönberg; Die Röntgentechnik; 4. Auflage, Lucas Gräfe & Sillem, Hamburg 1913, S. 217 – 3.) Albers-Schönberg; Die Röntgentechnik; 5. Auflage, Bd. 1, Lucas Gräfe & Sillem, Hamburg 1919, S. 212 (mit Abbildung)

GJW-Röhre

> Ionen-Röntgenröhre der Firma > Emil Gundelach, Gehlberg/Thüringen (G bedeutet 200 mm Durchmesser, J = Intensivstrom, W = Wolframantikathode).

Alber-Schönberg; Die Röntgentechnik; 4. Auflage, Lucas Gräfe & Sillem, Hamburg 1913, S. 217

Glasdicke von Ionen-Röntgenröhren

Die Glasdicke von > Ionen-Röntgenröhren sollte einerseits möglichst gering sein, um nicht zu viel der erzeugten Röntgenstrahlung zu absorbieren. Andererseits mussten die Röntgenröhren aber auch eine gewisse thermische und mechanische Stabilität aufweisen. In der Praxis war der Zusammenhang zwischen dem Kugel-Durchmesser der Röntgenröhre und der Glasdicke in der Nähe des > Hauptstrahles etwa:

Kugel-Durchmesser	Glasdicke der Röntgenröhre
12-15 cm	0,4-0,8 mm
20 cm	0,6-1 mm

Die Dicke eines > Lindemann-Fensters betrug etwa 0,2 mm bis 0,5 mm.

1.) Albers-Schönberg; Die Röntgentechnik; 4. Auflage, Lucas Gräfe & Sillem, Hamburg 1913, S. 108-114 (mit Tabellen), 222-223 – 2.) Albers-Schönberg; Die Röntgentechnik; 5. Auflage, Bd. 1, Lucas Gräfe & Sillem, Hamburg 1919, S. 45-47

Glasstrahlen

Die in der Glaswand einer > Ionen-Röntgenröhre entstehenden > Sekundärstrahlen.

1.) Albers-Schönberg; Die Röntgentechnik; Lucas Gräfe & Sillem, Hamburg 1906, S. 27 – 2.) Großmann, Gustav; Einführung in die Röntgentechnik – Verfaßt für die Teilnehmer der Röntgenkurse der Siemens & Halske A.-G.; 1912, S. 19, 105 – 3.) Heber, Georg; Elektro-Auskunftei – Erklärendes Wörterbuch; Paul Schulze Verlag, Leipzig 1922, 2. Auflage

Gleichstromzentrale

Örtliches Elektrizitätswerk, das Gleichstrom liefert.

Gocht, Hermann; Handbuch der Röntgen-Lehre zum Gebrauche für Mediciner; 5. Auflage, Verlag von Ferdinand Enke, Stuttgart 1918, S. 12, 28-32

Gleitfunken

Bei sehr harten > Ionen-Röntgenröhren Entladung eines hochgespannten Stromes um die Außenseite der Röhre herum vom Antikathodenanschluss zum Kathodenanschluss.

Heber, Georg; Elektro-Auskunftei – Erklärendes Wörterbuch; Paul Schulze Verlag, Leipzig 1922, 2. Auflage

Gleitkontakt-Unterbrecher
Am Umfang eines vertikalen, rotierenden Hartgummistabes sind mehrere Metallsegmente eingelassen, so dass eine gegen den Stab schleifende Metallfeder abwechselnd mit Metall und isolierendem > Hartgummi in Berührung kommt und damit abwechselndes Schließen und Unterbrechen des Stromkreises bewirkt.
> Unterbrecher
Albers-Schönberg; Die Röntgentechnik; 4. Auflage, Lucas Gräfe & Sillem, Hamburg 1913, S. 148

Glimmer
Kristallisierende, mechanisch spaltbare, gasbindende Mineralien, Silikate von Tonerde mit Gehalten an Kalium und Natrium, häufig mit Magnesium oder Eisen, die beim Erhitzen (z. B. beim Durchgang von Strom) Gas abgeben.
1.) Albers-Schönberg; Die Röntgentechnik; 5. Auflage, Bd. 1, Lucas Gräfe & Sillem, Hamburg 1919, S. 97-99 – 2.) dtv-Lexikon 1971

Glimmerregenerierung
Vakuum-Reguliervorrichtung (> Reguliervorrichtung) für > Ionen-Röntgenröhren unter Verwendung des Minerals > Glimmer, das sich in einem Nebenrohr der Röntgenröhre befindet. Glimmer kann große Mengen von Gas und Wasser > okkludieren, diese bei hochgradiger Erwärmung wieder abgeben und damit die Röntgenröhre weicher machen.
> Okklusion
1.) C. H. F. Müller; Ausgestellte Gegenstände; Verhandlungen der Deutschen Röntgengesellschaft, Bd. IV, 1908, S. 168 – 2.) Großmann, Gustav; Einführung in die Röntgentechnik – Verfaßt für die Teilnehmer der Röntgenkurse der Siemens & Halske A.-G.; 1912, S. 15 – 3.) Albers-Schönberg; Die Röntgentechnik; 5. Auflage, Bd. 1, Lucas Gräfe & Sillem, Hamburg 1919, S. 97-99

Glimmerregulierung
Gleichbedeutend mit > Glimmerregenerierung.

Glimmlicht-Oszillograph
> Glimmlichtröhre

Glimmlichtröhre
Zylindrische, Spuren von Stickstoff enthaltende evakuierte Glasröhre nach Ernst Gehrcke 1904 mit zwei in Richtung der Längsachse liegenden Elektroden. Dient zur Untersuchung hochgespannter Ströme und ist gleichzeitig Hilfsmittel zur Bestimmung des negativen und des positiven Poles: Beim Durchgang von gleichgerichtetem Strom ist die > Kathode von violettem, die > Anode von rötlichem Lichtschimmer umhüllt, bei Wechselströmen erscheint das Kathodenlicht an beiden Elektroden.
1.) Albers-Schönberg; Die Röntgentechnik; Lucas Gräfe & Sillem, Hamburg 1910, S. 117 – 2.) Großmann, Gustav; Einführung in die Röntgentechnik – Verfaßt für die Teilnehmer der Röntgenkurse der Siemens & Halske A.-G.; 1912, S. 25 — 3.) Schwenter, J.; Leitfaden der Moment-

aufnahme im Röntgenverfahren; Otto Nemnich Verlag, Leipzig 1913, S. 66-67 (mit Abbildung) – 4.) Gocht, Hermann; Handbuch der Röntgen-Lehre; Verlag von Ferdinand Enke, Stuttgart 1918, S. 119 – 5.) Heber, Georg; Elektro-Auskunftei – Erklärendes Wörterbuch; Paul Schulze Verlag, 2. Auflage, Leipzig 1922

Glühkathode
Ein in einer > Hochvakuum-Glühkathoden-Röntgenröhre nach Edgar Lilienfeld oder William Coolidge befindlicher Heizkörper (Glühwendel), der als > Kathode dient und durch elektrischen Strom bis zur Weißglut erhitzt wird.
1.) Lilienfeld, J. E.; Rosenthal, W. J.; Eine Röntgenröhre von beliebig und momentan einstellbarem, vom Vakuum unabhängigem Härtegrad; Fortschritte auf dem Gebiete der Röntgenstrahlen, Bd. 18, 1911/1912, S. 256-259 – 2.) Heber, Georg; Elektro-Auskunftei – Erklärendes Wörterbuch; Paul Schulze Verlag, Leipzig 1922, 2. Auflage

Glühkathoden-Hochvakuum-Röntgenröhre
Gleichbedeutend mit > Hochvakuum-Glühkathoden-Röntgenröhre nach Edgar Lilienfeld und William Coolidge.

Glühlampenröhre
Mitunter Bezeichnung für eine > Hochvakuum-Glühkathoden-Röntgenröhre nach Edgar Lilienfeld und William Coolidge.
Lasser, K.; Die Röntgenstrahlenerzeugung in der neuen gasfreien Röhre und Spezialapparate zu ihrem Betriebe für Diagnostik und Therapie; Siemens & Halske A.-G., Berlin 1916

Glühlichtdurchleuchtung
> Diaphanoskop, > Diaphanoskopie und > Gastrodiaphanie
Holzknecht; Derzeitiger Stand der röntgenologischen Diagnostik der Magentumoren; Verhandlungen der Deutschen Röntgengesellschaft, Lucas Gräfe & Sillem, Hamburg 1907, S. 73-74

Glühlicht-Oszillograph
> Glimmlichtröhre

Glühstrom
Heizstrom der > Glühkathode einer > Hochvakuum-Glühkathoden-Röntgenröhre nach Edgar Lilienfeld und William Coolidge.
Albers-Schönberg; Die Röntgentechnik; 5. Auflage, Bd. 1, Lucas Gräfe & Sillem, Hamburg 1919, S. 102-105

Glycin-Entwickler
(Para-Amidophenolglycin-Entwickler), Typ eines photographischen Entwicklers. Vorteile: klare, schleierfreie Bilder, hohe Dichte der Aufnahmen, lange Haltbarkeit. Nachteile: entwickelt kontrastarm. Entwicklungsdauer ca. 10 bis 15 Minuten.
Rezeptbeispiel: 1 Liter dest. Wasser, 65 g Natriumsulfit, 25 g Glycin. pulver. (Aminoessigsäure), 125 g > Pottasche. Zum Gebrauch wird 1 Teil dieser Lösung mit 2 Teilen dest. Wasser verdünnt.

> photographische Entwickler

1.) Eder, J. M.; Ausführliches Handbuch der Photographie; Verlag von Wilhelm Knapp, Halle a. S. 1902, S. 320 – 2.) Dessauer, F.; B. Wiesner; Kompendium der Röntgenographie; Otto Nemnich Verlag, Leipzig 1905, S. 264 – 3.) Gocht, Hermann; Handbuch der Röntgen-Lehre zum Gebrauche für Mediciner; 5. Auflage, Verlag von Ferdinand Enke, Stuttgart 1918, S. 255 – 4.) Albers-Schönberg; Die Röntgentechnik; 5. Auflage, Bd. 1, Lucas Gräfe & Sillem, Hamburg 1919, S. 390

Glyzin-

> Glycin-

GM-Röhre

> Ionen-Röntgenröhre der Firma > Emil Gundelach, Gehlberg/Thüringen, > Trockenröhre für Kurzzeitaufnahmen (G bedeutet 200 mm Durchmesser, M = > Momentaufnahmen).

> Dauer-Patentröhre

1.) Reiniger, Gebbert & Schall; Katalog „Die Röntgenapparate nebst deren Zubehör"; Berlin/Erlangen 1912, S. 43 – 2.) Gocht, Hermann; Handbuch der Röntgen-Lehre; 5. Auflage, Verlag von Ferdinand Enke, Stuttgart 1918, S. 141, 143

GMW-Röhre

> Ionen-Röntgenröhre der Firma > Emil Gundelach, Gehlberg/Thüringen, (G bedeutet 200 mm Durchmesser, M = > Momentaufnahmen, W = Wolframantikathode).

Alber-Schönberg; Die Röntgentechnik; 4. Auflage, Lucas Gräfe & Sillem, Hamburg 1913, S. 217

Gochtsche Weckeruhr

Uhr mit Läutewerk nach Hermann Gocht, die das Ende der therapeutischen Bestrahlung signalisiert und gleichzeitig die Röntgenröhre ausschaltet.

1.) Fürstenau, Robert; Die Technik der Röntgenapparate; Dr. Max Jänicke Verlagsbuchhandlung, Hannover, etwa 1908, S. 147 – 2.) Schmidt, H. E.; Röntgen-Therapie; Verlag von August Hirschwald, Berlin 1909, S. 89, 131 – 3.) Reiniger, Gebbert & Schall; Katalog „Die Röntgen-Apparate nebst deren Zubehör"; Berlin/Erlangen 1912, S. 104 (mit Abbildung)

Goetze-Fokus

Gleichbedeutend mit > Strichfokus, benannt nach Otto Goetze.

Goldbad

Tonerbad zur goldfarbenen Tönung photographischer Papierkopien von Röntgenaufnahmen. Das Chlorgold des Tonerbades greift das metallische Silber der Papieremulsion an, es bildet sich Chlorsilber und ein Niederschlag von metallischem Gold. Nach dem Tonen werden die Kopien in unterschwefligsaurem Natron fixiert.

1.) Stechow; Das Röntgen-Verfahren mit besonderer Berücksichtigung der militärischen Verhältnisse; Verlag von August Hirschwald, Berlin 1903, S. 137-138 – 2.) Dessauer, Friedrich; Wiesner, B.; Kompendium der Röntgenographie; Leipzig 1905, S. 235, 300, 304-305

Golden Age of Radiology

Nach Emanuel Grigg die Zeit zwischen den beiden Weltkriegen. Die Zeit davor wird als „The Era of the Roentgen Pioneers" bezeichnet, die Zeit danach als „The Atomic Phase".

Grigg, Emanuel Radu Newman; The Trail of the Invisible Light – From X-Strahlen to Radio(bio)logy; Charles C. Thomas Publisher, Springfield/Illinois, USA; 1965, S. 213, 835 u. a.

Golden Flame Coil

Generatorspule nach Lewis Cole, um 1905, der Generatorspule > Große Flamme entsprechend.

Grigg, Emanuel Radu Newman; The Trail of the Invisible Light – From X-Strahlen to Radio(bio)logy; Charles C. Thomas Publisher, Springfield/Illinois, USA; 1965, S. 71

Goldfixage

> Goldbad und > Tonfixierbad

Goldrhodanlösung

Bei unterbelichteten Röntgenaufnahmen ist eine nachträgliche Verstärkung (Erhöhung der Optischen Dichte bzw. Schwärzung) erforderlich. Die fertig entwickelte und fixierte Aufnahme wird dazu in einer Verstärkerlösung gebadet, z. B. in einer Goldrhodanlösung.

Rezeptbeispiel: 100 g Wasser, 3 g Rhodanammonium, 10 g 1%ige Lösung von Goldchlorid.

> photographischer Verstärker und > verstärken

Parzer-Mühlbacher; Röntgenphotographie; Verlag von Gustav Schmidt, Berlin 1908, S. 56-57

Goldschaum

Ursprünglich: die schaumige Schlacke, die beim Schmelzen des Goldes entsteht. Später: zum Vergolden verwendetes, zu dünnen Blättchen geschlagenes Gold, aber auch die Bezeichnung für eine seidenpapierdünn (0,01 bis 0,03 mm) ausgewalzte Unedelmetall-Legierung aus ca. 80 % Kupfer, Rest Zink. Hier: Bestandteil einer Vakuum-Regeneriervorrichtung für > Ionen-Röntgenröhren.

1.)Albers-Schönberg; Die Röntgentechnik; 5. Auflage, Bd. 1, Lucas Gräfe & Sillem, Hamburg 1919, S. 95 – 2.) Rössler, Leopold; Schmucklexikon; (Google) – 3.) www.thalia.inschwerin.de

Göpel

Eine Kraftmaschine mit einer senkrecht stehenden Welle, die zum Beispiel einen Mühlstein, ein Schöpfwerk oder ähnliches durch tierische oder menschliche Muskelkraft, Wasser-, Wind- oder Dampfkraft antreibt. Der Göpel diente mitunter auch zur Stromerzeugung für Röntgenapparate, insbesondere im militärischen Einsatz.

1.) Gillet, J.; Die ambulatorische Röntgentechnik in Krieg und Frieden; Verlag von Ferdinand Enke, Stuttgart 1909, S. 8 – 2.) Internet-Suchmaschine Google

Göpeldynamo

Eine Dynamomaschine, die durch einen > Göpel angetrieben wird.

1.) Gillet, J.; Die ambulatorische Röntgentechnik in Krieg und Frieden; Verlag von Ferdinand Enke, Stuttgart 1909, S. 8-12 (mit Abbildungen und Bauanleitung) – 2.) Heber,

71

Georg; Elektro-Auskunftei – Erklärendes Wörterbuch; Paul Schulze Verlag, Leipzig 1922, 2. Auflage

Göpelwerk
> Göpel

Götze-Fokus
Gleichbedeutend mit > Strichfokus, benannt nach Otto Goetze.

Gradation (lat. gradus = Schritt)
Bei einer photographischen Schicht: Steigung der Dichtekurve (Schwärzungskurve), die die Optische Dichte als Funktion der Belichtung zeigt und damit, welche Belichtungsdifferenzen zu welchen Dichtedifferenzen führen.
Mütze, Karl; Foitzik, Leonhard; Krug, Wolfgang; Schreiber, Günter; ABC der Optik; VEB F. A. Brockhaus, Leipzig 1961

Gradationsfähigkeit (lat. gradus = Schritt)
Neigung des geradlinigen Teiles der Dichtekurve einer photographischen Schicht, abhängig vom Gelatine- und vom Silberanteil der Schicht, von deren Dicke, von chemischen Zusätzen und vom Reifezustand der Emulsion (Alter, Lagerungsbedingungen etc.), von den Entwicklungsbedingungen und gegebenenfalls von der Abschwächung oder Verstärkung.
> abschwächen und > verstärken
Holzknecht, Guido; Die photochemischen Grundlagen der Röntgographie; Fortschritte auf dem Gebiete der Röntgenstrahlen, Bd. 5, 1901/1902, S. 317 ff

Graduierung (lat. gradus = Schritt)
In Messschritte unterteilt.
1.) Albers-Schönberg; Die Röntgentechnik; Lucas Gräfe & Sillem, Hamburg 1903, S. 250 – 2.) Kienle, Richard von; Fremdwörterlexikon; 1964

Graetzsche Zelle
Elektrolytischer Gleichrichter nach Leo Graetz zur Umwandlung von Wechselstrom geringer Spannung in pulsierenden Gleichstrom.
Elektrolyt: Alaunlösung, Ammoniumorthophosphatlösung oder Natriumbicarbonatlösung. Die > Anode besteht aus chemisch reinem Aluminium, als > Kathode dient ein Eisenblech.
1.) Dessauer, F.; B. Wiesner; Kompendium der Röntgenographie; Otto Nemnich Verlag, Leipzig 1905, S. 151-152 (mit Abbildung) – 2.) Zacher, F.; Zur Entwicklungsgeschichte der Vorrichtungen zur Erzeugung hochgespannter elektrischer Ströme für den Betrieb von Röntgenröhren; Fortschritte auf dem Gebiete der Röntgenstrahlen, Bd. 29, 1922, S. 179-193 – 3.) Heber, Georg; Elektro-Auskunftei – Erklärendes Wörterbuch; Paul Schulze Verlag, Leipzig 1922, 2. Auflage

Graph-O-Mat
Handelsmarke für Entwickler- und Fixierbäder der Fa. Philip A. Hunt Co., Palisades Park/New Jersey.
Grigg, Emanuel Radu Newman; The Trail of the Invisible Light – From X-Strahlen to Radio(bio)logy; Charles C. Thomas Publisher, Springfield/Illinois, USA; 1965

Gras-Gewehr
Gewehr des französischen Waffenherstellers Gras, um 1875, Lauflänge 80 cm, Kaliber 11 mm, eine Variante des französischen Infanteriegewehrs M 1866 nach A. Chassepot.
1.) Küttner, H.; Über die Bedeutung der Röntgenstrahlen für die Kriegschirurgie; Beiträge zur klin. Chirurgie, Bd. XX, Heft 1, 1898, S. 167-230 – 2.) Persönliche Mitteilung von Herrn Arthur Gall

Graue Salbe
Bestehend aus 30 Teilen metallischen Quecksilbers in 70 Teilen Fett sehr fein verrieben. Verwendung
1. zur Behandlung der Syphilis. Die Wirkung des Quecksilbers erfolgt teils durch Resorption, teils durch Einatmung der Quecksilberdämpfe.
2. als Kontrastmittel zur postmortalen Darstellung von Blutgefäßen.
1.) Aron, E.; Zur frühzeitigen Diagnose der Aortenaneurysmen mittels X-Strahlen; Deutsche Medicinische Wochenschrift No. 22, 27.05.1897, S. 342/344 – 2.) Opitz; Drei Aktinogramme von einem Arteriosklerotiker und einem mit grauer Salbe injizierten Präparate; Fortschritte auf dem Gebiete der Röntgenstrahlen, Bd. 1, 1897/1898, S. 70 – 3.) Gocht, H.; Lehrbuch der Röntgen-Untersuchung zum Gebrauche für Mediciner; Verlag von Ferdinand Enke, Stuttgart 1898, S. 99-100 – 4.) Zetkin-Schaldach; Wörterbuch der Medizin; VEB Verlag Volk und Wissen, Berlin 1975 – 5.) Frühling, S.; Vogel, H.; Die Röntgenpioniere Hamburgs – Vom Selbstversuch zur medizinischen Fachdisziplin; ecomed verlagsgesellschaft, Landsberg 1995, S. 29

Grauschleier
> Schleier

Gray Journal (amerikanisches Englisch gray = grau)
1920 gegründete Verbandszeitschrift „Journal of Radiology" der Radiological Society of North America (RSNA), so genannt nach dem grauen Umschlag der Hefte.
> Yellow Journal und > Zeitschriften (Röntgen-Fach-)
Grigg, Emanuel Radu Newman; The Trail of the Invisible Light – From X-Strahlen to Radio(bio)logy; Charles C. Thomas Publisher, Springfield/Illinois, USA; 1965, S. 204, 217, 246

Grenet-Element
> Chromsäure-Element nach Eugéne Grenet in Flaschenform, bei dem die Zinkelektrode bei Nichtgebrauch herausgezogen werden kann.
> Elektromotorische Kraft: 1,5 Volt; innerer Widerstand: 0,06 bis 0,3 Ohm.
> galvanische Elemente und > Chromsäure-Element
1.) Büttner, O.; K. Müller; Encyclopädie der Photographie, Heft 28: Technik und Verwerthung der Röntgen'schen Strahlen im Dienste der ärztlichen Praxis und Wissenschaft; Druck und Verlag von Wilhelm Knapp, Halle a. S. 1897, S. 11, 24, 34 – 2.) Guttmann, Walter; Elektrizitätslehre für Mediziner; Verlag von Georg Thieme, Leipzig 1904, S. 78, 80 – 3.) Heber, Georg; Elektro-Auskunftei – Erklärendes Wörterbuch; Paul Schulze Verlag, 2. Auflage,

Leipzig 1922

Grenzstrahlen

Gleichbedeutend mit > Bucky-Strahlen.

Grissonator

Röntgenapparat ohne > Unterbrecher nach Robert Grisson, ca. 1905, bestehend aus > Induktor, > Kondensator und rotierendem > Kommutator (auch Stromwender oder Polwender genannt). Der Kommutator wandelt unter Zuhilfenahme von Kondensatoren Gleichstrom in pulsierenden Gleichstrom um.

1.) Grisson; Grisson-Resonator für Röntgenbetrieb ohne Unterbrecher; Verhandlungen der Deutschen Röntgengesellschaft 1905, S. 158-160 – 2.) Dessauer, F.; B. Wiesner; Kompendium der Röntgenographie; Otto Nemnich Verlag, Leipzig 1905, S. 151-152 (mit Abbildung), 156 – 3.) Grisson; Über Grisson-Resonator; Verhandlungen der Deutschen Röntgengesellschaft, Bd. III 1907, S. 179 – 4.) Gillet, J.; Die ambulatorische Röntgentechnik in Krieg und Frieden; Verlag von Ferdinand Enke, Stuttgart 1909, S. 31 – 5.) Albers-Schönberg; Die Röntgentechnik; 4. Auflage, Lucas Gräfe & Sillem, Hamburg 1913, S. 164-170 (mit Abbildung) – 6.) Gocht, Hermann; Handbuch der Röntgen-Lehre; Verlag von Ferdinand Enke, Stuttgart 1918 – 7.) Heber, Georg; Elektro-Auskunftei – Erklärendes Wörterbuch; Paul Schulze Verlag, Leipzig 1922, 2. Auflage

Grisson-Elektrolytsalz

Chemisch reines doppeltkohlensaures Natrium für die beim > Grissonator verwendeten > Kondensatorcn.

Gocht, Hermann; Handbuch der Röntgen-Lehre zum Gebrauche für Mediciner; 5. Auflage, Verlag von Ferdinand Enke, Stuttgart 1918, S. 96

Grisson-Resonator

Gleichbedeutend mit > Grissonator.

Groninger-Röntgenuntersuchungsgerät

Röntgengerät nach Karel Wenckebach zur Untersuchung des stehenden oder sitzenden Patienten, bestehend aus zwei getrennten > Stativen: dem Röhrenstativ und dem Beobachtungsstativ.

Das Röhrenstativ wird auf Schienen geführt, es trägt den verstellbaren > Röhrenkasten mit > Schiebeblende, die mittels Handrädern und biegsamen Wellen vom Standort des Arztes aus verstellt werden kann.Das Beobachtungsstativ trägt einen Rahmen zur Aufnahme des > Durchleuchtungsschirmes und der > Plattenkassette sowie ein gespanntes Kalbfell als Anlagefläche für den Patienten und ist feststehend am Boden montiert.

Großmann, Gustav; Einführung in die Röntgentechnik – Verfaßt für die Teilnehmer der Röntgenkurse der Siemens & Halske A.-G.; 1912, S. 72

Große Flamme

Generatorspule mit Funkenstrecke der Firma > Keleket, Covington/Kentucky, USA, mit einer Funkenlänge von ca. 30 cm, um 1907.

Grigg, Emanuel Radu Newman; The Trail of the Invisible Light – From X-Strahlen to Radio(bio)logy; Charles C. Thomas Publisher, Springfield/Illinois, USA; 1965, S. 119

(mit Abbildung), 837

Grove-Element

Galvanisches Element nach William Grove. Elektroden und Elektrolyte: Zinkzylinder in verdünnter Schwefelsäure, Platinplatte in konzentrierter Salpetersäure. > Elektromotorische Kraft = 1,9 Volt; innerer Widerstand = 0,8 Ohm.

1.) Borden, W. C.; The Use of the Röntgen Ray by the Medical Department of the United States Army in the War with Spain; Government Printing Office, Washington 1900 – 2.) Freund, Leopold; Grundriss der gesammten Radiotherapie; Urban & Schwarzenberg, Berlin/Wien 1903, S. 24 – 3.) Guttmann, Walter; Elektrizitätslehre für Mediziner; Verlag von Georg Thieme, Leipzig 1904, S. 78, 80 – 4.) Heber, Georg; Elektro-Auskunftei – Erklärendes Wörterbuch; Paul Schulze Verlag, Leipzig 1922, 2. Auflage

Gülchersche Thermosäule

> Thermobatterie

Gummischutzstoff

> Bleigummi

Gummistempel

> Radiogramm-Gummistempel

Gummon

Elektrisches Isoliermaterial, hergestellt aus Asbest und Asphalt von den Isolatorenwerken München.

Die Durchschlagfestigkeit beträgt bei
1 mm Dicke   ctwa 3 bis 5 kV.

Heber, Georg; Elektro-Auskunftei – Erklärendes Wörterbuch; Paul Schulze Verlag, Leipzig 1922, 2. Auflage

Gundelach

> Emil Gundelach

Güteverhältnis

Verhältnis der nutzbaren Energie zur aufgewendeten Energie, z. B. bei > Akkumulatoren das Verhältnis der entnommenen Energie zur Ladeenergie. In vielen Fällen ist das Güteverhältnis gleichbedeutend mit dem Wirkungsgrad.

1.) Donath, B.; Die Einrichtungen zur Erzeugung der Roentgenstrahlen und ihr Gebrauch; Verlag von Reuther & Reichard, Berlin 1899, S. 27 – 2.) Heber, Georg; Elektro-Auskunftei – Erklärendes Wörterbuch; Paul Schulze Verlag, Leipzig 1922, 2. Auflage

Guttapercha

Wird aus dem Milchsaft der im malaiischen Archipel heimischen Baumart Isonandra Gutta gewonnen; kann wie Kautschuk vulkanisiert werden und wurde z. B. für Zahnfüllungen, zur Herstellung von Verbandsmaterial und als Isolationsmaterial für elektrische Leitungen verwendet.

1.) Heber, Georg; Elektro-Aus-kunftei – Erklärendes Wörterbuch; Paul Schulze Verlag, Leipzig 1922, 2. Auflage – 2.) dtv-Lexikon 1971

Guttapercha-Papier

Schutzfolie aus > Guttapercha, mit der z. B. > photographische Platten während der Röntgenaufnahme vor der Körperfeuchtigkeit geschützt wurden.

1.) Küttner, H.; Über die Bedeutung der Röntgenstrahlen für die Kriegschirurgie; Beiträge zur klin. Chirurgie, Bd. XX, Heft 1, 1898, S. 173 – 2.) Dessauer, F.; B. Wiesner; Kompendium der Röntgenographie; Otto Nemnich Verlag, Leipzig 1905, S. 253

Guttapercha-Taffet

> Guttapercha und > Taffet

Gyrotrop (griech. gyros = Kreis, trope = Wendung)

> Kommutator und > Pachytrop

H

1. > Dosiseinheit Holzknecht (H);
2. Skalenwert H des > Sklerometers nach Friedrich Klingelfuß. Die Sekundärspannung s eines > Induktors ergibt sich zu

$$s = H \cdot 226 \text{ Volt}$$

(indirekte Messung der > Strahlenhärte).

1.) Christen, Th.; Messung und Dosierung der Röntgenstrahlen; Lucas Gräfe & Sillem, Hamburg 1913, S. 20-21 – 2.) Gocht, Hermann; Handbuch der Röntgen-Lehre; Verlag von Ferdinand Enke, Stuttgart 1918, S. 503-523

Halbkugelblende

Halbkugelförmige > Bleiglasblende nach Robert Kienböck mit Holzfassung und einem in die Röntgenröhren-Halterung des > Stativs passenden Stiel. Insbesondere in der Therapie verwendet.

Reiniger, Gebbert & Schall; Katalog „Die Röntgenapparate nebst deren Zubehör"; Berlin/Erlangen 1912, S. 72 (mit Abbildung)

Halbteilung

> Fluoreszenzerscheinung auf derjenigen Kugelhälfte einer > Ionen-Röntgenröhre, die der > Antikathode gegenüber liegt.

1.) Albers-Schönberg; Die Röntgentechnik; Lucas Gräfe & Sillem, Hamburg 1903, S. 27 – 2.) Kienböck, Robert; Radiotherapie; Heft 6 der Reihe „Physikalische Therapie in Einzeldarstellungen", herausgegeben von J. Marcuse und A. Strasser; Verlag von Ferdinand Enke, Stuttgart 1907, S. 14, 45, 51, 57 – 3.) Großmann, Gustav; Einführung in die Röntgentechnik – Verfaßt für die Teilnehmer der Röntgenkurse der Siemens & Halske A.-G.; 1912, S. 21 – 4.) Albers-Schönberg; Die Röntgentechnik; 3. Auflage, Lucas Gräfe & Sillem, Hamburg 1913, S. 43 – 5.) Gocht, Hermann; Handbuch der Röntgen-Lehre; Verlag von Ferdinand Enke, Stuttgart 1918, S. 116-118 (mit Abbildungen)

Halbwertregel

In der Strahlentherapie ist bei gegebener Flächenenergie die Tiefenwirkung dann am größten, wenn die > Halbwertschicht der Strahlung gleich ist der Dicke der > Überschicht.

Christen, Th.; Messung und Dosierung der Röntgenstrahlen; Lucas Gräfe & Sillem, Hamburg 1913, S. 102-106

Halbwertscheibe

Nach Theophil Christen um 1912 eine Scheibe aus strahlenundurchlässigem Material, mit einer Vielzahl kleiner, regelmäßig verteilter Löcher versehen, deren Gesamtfläche gleich ist der Gesamtfläche des stehenbleibenden Scheibenmaterials. Bringt man die Halbwertscheibe röhrennah in den Strahlengang zwischen Röntgenröhre und einem Leuchtschirm, werden die Löcher nicht abgebildet, sondern es entsteht auf dem Leuchtschirm eine gleichmäßige Helligkeit, die der halben Intensität der Strahlung entspricht, und zwar unabhängig von der > Strahlenhärte.

Christen, Th.; Messung und Dosierung der Röntgenstrahlen; Lucas Gräfe & Sillem, Hamburg 1913, S. 26-28

Halbwertschicht/Halbwertschichtdicke HWS

Begriff und Definition eingeführt durch Theophil Christen: diejenige Dicke eines durchstrahlten Materials, durch die die > Intensität einer Röntgenstrahlung um die Hälfte geschwächt wird. Die HWS ist abhängig vom durchstrahlten Material und der Strahlenqualität. Je härter eine Strahlung, desto größer ist ihre Halbwertschicht.

Christen, Th.; Messung und Dosierung der Röntgenstrahlen; Lucas Gräfe & Sillem, Hamburg 1913

„Hamburger Richtung"

Die so genannte „Hamburger Richtung" vertrat die Meinung, dass Röntgeninstrumentarien mit großen > Funkenstrecken (d.h. hohen Spannungen) erforderlich sind; Wortführer: Bernhard Walter und Heinrich Albers-Schönberg. Im Gegensatz dazu stand die > „Aschaffenburger Richtung".

Dessauer, F.; B. Wiesner; Kompendium der Röntgenographie; Otto Nemnich Verlag, Leipzig 1905, 9 ff

Hammer-Dosimeter

Dosimeter mit kleinvolumiger Ionisationskammer (einer Art Fingerhut-Kammer) nach Wilhelm Hammer, um 1922/1923. Das Dosimeter basiert auf einem elektrostatischen Relais, das die Messung sehr kleiner elektrischer Ströme ermöglicht.

1.) Internet-Suchmaschine Google („PTW Freiburg Physikalisch-Technische Werkstätten Dr. Pychlau") – 2.) Gleßmer-Junike, Simone; X-Strahlen, Radiometer und Hauteinheitsdosis; Dissertation Hamburg 2015, S. 144-146

Hammer-Unterbrecher

> Unterbrecher, > Elektromechanischer Unterbrecher und > Selbst-Unterbrecher

Handröhre

> Ionen-Röntgenröhre mit einer für Röntgenaufnahmen der Hand geeigneten („weichen") Strahlenqualität.

Albers-Schönberg; Die Röntgentechnik; Lucas Gräfe & Sillem, Hamburg 1906, S. 95

Hansa-Folie

Handelsname einer Verstärkungsfolie der Firma > C. H. F. Müller, Hamburg.
> Verstärkungsschirm

Haeger, E.; Die Verstärkungsschirme; Fortschritte auf dem Gebiete der Röntgenstrahlen, Band 29, 1922, S. 609-624

Hansa-Röhre

> Ionen-Röntgenröhre der Fa. > C. H. F. Müller, Hamburg: „leichtes Aufnahme- und Beleuchtungsrohr für mittlere Betriebe", also eine Röntgenröhre für Aufnahmen relativ dünner Objekte und für Durchleuchtung.

Albers-Schönberg; Die Röntgentechnik; 5. Auflage, Bd. 1, Lucas Gräfe & Sillem, Hamburg 1919, S. 200

Haploskop (griech. haplos = allein, einfach)

Optisches Instrument zur Untersuchung von Vorgängen beim binokularen Sehen.

1.) Albers-Schönberg; Die Röntgentechnik; 5. Auflage, Bd. 2, Lucas Gräfe & Sillem, Hamburg 1919, S. 400 – 2.) Mütze, Karl; Foitzik, Leonhard; Krug, Wolfgang; Schreiber, Günter; ABC der Optik; VEB F. A. Brockhaus, Leipzig 1961 (mit Abbildung)

Harmonika-Blende

Ziehharmonikaförmiger Balg als > Kompressionsblende zwischen Röntgenröhre und Patient nach Alfred Machol. Der Balg ist innen mit Bleiplättchen ausgekleidet.

1.) Kraft, H.; Wiesner, B.; Archiv für physikalische Medizin und medizinische Technik; II. Bd., Otto Nemnich Verlag, Leipzig 1907, S. 259 – 2.) Opitz, Armin; Beiträge von Ärzten zur technischen Entwicklung diagnostischer Röntgenapparaturen vor 1935; Medizinische Dissertation an der Freien Universität Berlin, 1966, S. 21

Härte

> Strahlenhärte

Härtebad

> Alaunbad und > Formaldehydbad

Härtegrad

Gleichbedeutend mit > Strahlenhärte.

Härtegradmesser nach Schilling

> Cheiroskioskop und > Testhand

Härtemesser

Allgemein: Messgerät zur Bestimmung der Durchdringungsfähigkeit der Röntgenstrahlung. Es gibt die unterschiedlichsten Konstruktionen und Prüf- bzw. Messprinzipien (das jeweils grundlegende Prinzip ist nachfolgend in Klammern vermerkt):

> absoluter Härtemesser (Messung der > Halbwertschicht),
> Aktinometer (> Schwellenwertskala),
> Beez-Skala (> Schwellenwertskala),
> Benoist-Skala (> zweimetallige Härteskala),
> Benoist-Walter-Skala (> zweimetallige Härteskala),
> Bergonié-Skala (elektrische Härteskala: Spannungsmessung auf der Sekundärseite),
> Cheiroskioskop (visuelle Beurteilung eines medizinischen Phantoms (Hand)),
> Cheiroskop (visuelle Beurteilung eines medizinischen Phantoms (Hand)),
> Chiroskop (visuelle Beurteilung eines medizinischen Phantoms (Hand)),
> Christen-Skala (Messung der > Halbwertschicht),
> Differenzierradiometer (Filtermethode),
> Härtegradmesser nach Schilling (visuelle Beurteilung eines medizinischen Phantoms (Hand))
> Kryptoradiometer (> zweimetallige Härteskala),
> Kryptoskiaskop (visuelle Beurteilung eines medizinischen Phantoms (Hand)),
> Penetratometer (ein- oder > zweimetallige Härteskala),
> Phantomhand (visuelle Beurteilung eines medizinischen Phantoms (Hand)),
> Qualimeter (elektrische Härteskala),
> Quantimeter (photographisches Verfahren, oder Halbwertschicht-Verfahren)
> Radiochromometer (> zweimetallige Härteskala),
> Radiosklerometer (Elektrometer-Prinzip),
> Röntgen-Skala (> zweimetallige Härteskala),
> Skiameter (> Schwellenwertskala),
> Sklerometer (elektrische Härteskala: Spannungsmessung auf der Sekundärseite),
> Testhand, Wachshand, Phantomhand (visuelle Beurteilung eines medizinischen Phantoms),
> Walter-Skala (> Schwellenwertskala),
> Wehnelt-Skala (> zweimetallige Härteskala).

1.) Christen, Th.; Messung und Dosierung der Röntgenstrahlen; Lucas Gräfe & Sillem, Hamburg 1913, S. 7-33 – 2.) Kienböck, Robert; Über Härtemessung des Röntgenlichtes; Fortschritte auf dem Gebiete der Röntgenstrahlen, Bd. 22, 1914/1915, S. 567-590 – 3.) Gleßmer-Junike, Simone; X-Strahlen, Radiometer und Hauteinheitsdosis; Dissertation Hamburg 2015, S. 37-71

härten

Härtermachen einer > Ionen-Röntgenröhre
1. durch Betrieb mit geringer Belastung oder
2. mit Stromdurchgang in verkehrter Richtung, in diesem Fall wird die > Antikathode zur > Kathode, das Metall der Antikathode zerstäubt und > okkludiert einen Teil des Gasinhaltes der Röntgenröhre, oder
3. durch Metallzerstäubung, meist Platin, in einer Hilfskugel (Nebenkugel) der Ionen-Röntgenröhre.
> „Hartmachevorrichtung"

Albers-Schönberg; Die Röntgentechnik; 5. Auflage, Bd. 1, Lucas Gräfe & Sillem, Hamburg 1919, S. 100-101

harte Röntgenaufnahme

Mitunter Bezeichnung für eine Röntgenaufnahme, die mit einer > harten Röntgenröhre bzw. mit > harter Röntgenstrahlung erstellt wurde.

harte Röntgenröhre

> Ionen-Röntgenröhre, die entweder durch relativ hohe Evakuierung oder mit relativ hohen an der Röntgenröhre anliegenden Spannungen oder mit beiden Maßnahmen zusammen stark durchdringungsfähige („harte") Röntgenstrahlung emittiert. Einer der großen Nachteile der Ionen-Röntenröhren war, dass die Evakuierung sich mit der Gebrauchsdauer der Röntgenröhre so änderte, dass die Röntgenröhre immer weichere Strahlung emittierte und damit deren Durchdringungsfähigkeit immert geringer wurde.

> überharte Röntgenröhre, > weiche Röntgenröhre und > unterweiche Röngenröhre

1.) Gocht, Hermann; Lehrbuch der Röntgen-Untersuchung zum Gebrauche für Mediciner; Verlag von Ferdinand Enke, Stuttgart 1898, S. 36 – 2.) Donath, B.; Die Einrichtungen zur Erzeugung der Roentgenstrahlen und ihr Gebrauch; Verlag von Reuther & Reichard, Berlin 1899, S.81 – 3.) Borden, W. C.; The Use of the Röntgen Ray by the Medical Department of the United States Army in the War with Spain; Government Printing Office, Washington 1900, S. 86 ff – 4.) Albers-Schönberg, H.; Die Röntgentechnik; Lucas Gräfe & Sillem, Hamburg 1903, S. 24

harte Röntgenstrahlung

Kurzwellige, besonders durchdringungsfähige Röntgenstrahlung, bei > Ionen-Röntgenröhren nicht nur von der angelegten Spannung und der Filterung abhängig, sondern auch von der Höhe des Vakuums: Je höher das Vakuum, umso durchdringungsfähiger („härter") ist die erzeugte Röntgenstrahlung.

> weiche Röntgenstrahlung und > harte Röntgenröhre

Heber, Georg; Elektro-Auskunftei – Erklärendes Wörterbuch; Paul Schulze Verlag, Leipzig 1922, 2. Auflage

„hartes Bild"

(Zu) kontrastreiches Bild.

Holzknecht, Guido; Die photochemischen Grundlagen der Röntgographie; Fortschritte auf dem Gebiete der Röntgenstrahlen, Bd. 5, 1901/1902, S. 235-238

Härteskala/Härteskalen

Der Begriff wird sowohl für die Ableseskala/ Ableseskalen von Messergebnissen als auch als Bezeichnung für die Geräte zur Messung des Durchdringungsvermögens der Röntgenstrahlung verwendet. Es gab eine Vielzahl unterschiedlicher Härteskalen:

> Bauer-Skala (> Qualimeter),
> Beez-Skala,
> Benoist-Skala,
> Benoist-Walter-Skala,
> Christen-Skala, Halbwert(schicht)-Skala,
> Walter-Skala,
> Wehnelt-Skala,
> Sklerometer (Sklerometer-Skala).

> Härtemesser, > Penetrometer, > Skala/Skalen

Einige Zusammenhänge zwischen Röhrenqualität, W (Walter-Skala), BW (Benoist-Walter-Skala) und Funkenlänge/Hochspannung:

Mittelweich: W 7   BW 6   25 cm/ca 100 kV
Weich: W 6   BW 5   12-15 cm/ca 60-70 kV
Sehr weich: W 4-5 BW4   6-11 cm/ca 40-56 kV

1.) Albers-Schönberg; Die Röntgentechnik; 2. Auflage, Lucas Gräfe & Sillem, Hamburg 1906, S. 41 – 2.) Albers-Schönberg; Die Röntgentechnik; 4. Auflage, Lucas Gräfe & Sillem, Hamburg 1913, S. 89-114 (mit Abbildungen) – 3.) Christen, Th.; Messung und Dosierung der Röntgenstrahlen; Lucas Gräfe & Sillem, Hamburg 1913 – 4.) Hackenbruch; Berger, W.; Vademekum für die Verwendung der Röntgenstrahlen und des Distraktionsklammer-Verfahrens in und nach dem Kriege; Otto Nemnich Verlag, Leipzig 1915, S. 19-45 – 5.) Gocht, Hermann; Handbuch der Röntgen-Lehre zum Gebrauche für Mediciner; 5. Auflage, Verlag von Ferdinand Enke, Stuttgart 1918, S. 176-185 (mit Abbildungen) – 6.) Heber, Georg; Elektro-Auskunftei – Erklärendes Wörterbuch; Paul Schulze Verlag, Leipzig 1922, 2. Auflage – 7.) Kütterer, Gerhard; Ach, wenn es doch ein Mittel gäbe, den Menschen durchsichtig zu machen wie eine Qualle!; Books on Demand, Norderstedt 2005, S. 273-284

Härteskalen im Vergleich

Vergleich einiger der meistverwendeten Härteskalen (Benoist, Benoist-Walter, Wehnelt, Walter und Christen) mit der > Funkenlänge:

Benoist	Benoist-Walter	Wehnelt	Walter	Christen	Funkenlänge
B	BW	We	W		[cm]
2	1	1.8	2-3		1-4
2,5	2	3,3	3-4		3-6
3	3	4,9	4-5	0,63	5-10
4	4	6,5	5-6	0,75	6-12
5	4,5	7,3	6	0,88	7-15
6	5	8,0	6-7	1,00	8-18
7	5,5	8,8	7	1,18	10-25
8	6	9,6	7-8	1,35	12-30

> Funkenlänge und Hochspannung und > Skala/Skalen

1.) Albers-Schönberg; Die Röntgentechnik; 4. Auflage, Lucas Gräfe & Sillem, Hamburg 1913, S. 85-97 (mit Abbildungen) – 2.) Hackenbruch; Berger, W.; Vademekum für die Verwendung der Röntgenstrahlen und des Distraktionsklammer-Verfahrens in und nach dem Kriege; Otto Nemnich Verlag, Leipzig 1915, S. 28 (mit Vergleichstabelle) – 3.) Gocht, Hermann; Handbuch der Röntgen-Lehre zum Gebrauche für Mediciner; 5. Auflage, Verlag von Ferdinand Enke, Stuttgart 1918, S. 175-185 (mit Abbildungen)

Hartgummi

Verwendet als elektrisches Isoliermaterial, hergestellt aus Kautschuk und Schwefel durch einen Vulkanisierprozess.

Die Durchschlagfestigkeit beträgt bei
0,5 mm Dicke   20 kV
1,0 mm Dicke   35 kV
2,0 mm Dicke   50 kV

Heber, Georg; Elektro-Auskunftei – Erklärendes Wörterbuch; Paul Schulze Verlag, Leipzig 1922, 2. Auflage

„Hartmachevorrichtung"

Selten realisierte > Reguliervorrichtung zum Härtermachen von > Ionen-Röntgenröhren, z. B. durch > Zerstäuben von Metall und damit binden von Luft. In der Regel nicht erforderlich, da Ionen-Röntgenröhren bereits durch normalen Gebrauch härter werden.

> härten

Davidsohn, F.; Die Röntgentechnik – Ein Hilfsbuch für Ärzte; Verlag von S. Karger, Berlin 1908, S. 14

Harttherapie

Tiefentherapie mit harten Röntgenstrahlen.

Gocht, Hermann; Handbuch der Röntgen-Lehre zum Gebrauche für Mediciner; 5. Auflage, Verlag von Ferdinand Enke, Stuttgart 1918, S. 512

Hauptrolle

Gleichbedeutend mit > Hauptspule.

Ruhmer, Ernst; Konstruktion, Bau und Betrieb von Funkeninduktoren und deren Anwendung mit besonderer Berücksichtigung der Röntgenstrahlen-Technik; Verlag Hachmeister & Thal, Leipzig 1904, S. 4/Siemens-Med-Archiv Erlangen, Rö-34

Hauptspirale

Gleichbedeutend mit > Hauptspule.

Hauptspule

> Primärspule (z. B. eines > Induktors).

1.) Freund, Leopold; Grundriss der gesammten Radiotherapie; Urban & Schwarzenberg, Berlin/Wien 1903, S. 45, 51 – 2.) Heber, Georg; Elektro-Auskunftei – Erklärendes Wörterbuch; Paul Schulze Verlag, Leipzig 1922, 2. Auflage

Hauptstrahl

Bei > Ionen-Röntgenröhren der unter d e m Winkel austretende Röntgenstrahl, unter dem der (optische) > Brennfleck kreisförmig erscheint.

1.) Walter, B.; Über die Strahlungsregionen der Röntgenröhren und die Absorption ihrer Strahlung in ihrer Glaswand; Fortschritte auf dem Gebiete der Röntgenstrahlen, Bd. 11, 1907, S. 340 ff – 2.) Albers-Schönberg; Die Röntgentechnik; 3. Auflage, Lucas Gräfe & Sillem, Hamburg 1910, S. 6 – 3.) Großmann, Gustav; Einführung in die Röntgentechnik – Verfaßt für die Teilnehmer der Röntgenkurse der Siemens & Halske A.-G.; 1912, S. 20 (mit Abbildung)

Haussystem

> Eigenbau-Haussystem

Haut-Einheits-Dosis HED

> Dosiseinheit HED (Hauteinheitsdosis)

Hautfigur

> röntgenoskopische Hautfigur

Hautnahepunkt

Der einem inkorporierten Fremdkörper nächstliegende Punkt auf der Haut.

Albers-Schönberg; Die Röntgentechnik; 5. Auflage, Bd. 2, Lucas Gräfe & Sillem, Hamburg 1919, S. 313-314

H.-E.

Holzknecht-Einheiten, d. h. die mit dem Holzknechtschen Messinstrument gemessenen Bestrahlungseinheiten.

> Dosiseinheit Holzknecht (H)

Gocht, Hermann; Zwei Gutachten bei Anklagen wegen fahrlässiger Körperverletzung durch Röntgenstrahlen; Fortschritte auf dem Gebiete der Röntgenstrahlen, Bd. 13, 1908/1909, S. 112-118

Hebrasche Salbe

Oxydierende, hornerweichende, desinfizierende und zusammenziehende Ekzemsalbe nach Ferdinand v. Hebra, bestehend aus > Bleiglätte, Erdnussöl, Schweineschmalz und Olivenöl. Mit dieser Salbe wurde auch die > Röntgendermatitis behandelt.

1.) Albers-Schönberg; Die Röntgentechnik. Lehrbuch für Ärzte und Studierende; 2. Auflage, Lucas Gräfe & Sillem, Hamburg 1906, S. 171, 172 – 2.) Zetkin-Schaldach; Wörterbuch der Medizin; VEB Verlag Volk und Gesundheit, Berlin 1975

HED

> Dosiseinheit HED (Hauteinheitsdosis); teilweise auch als Hauterythemdosis bezeichnet.

1.) Angerstein, Wilfried; Lexikon der radiologischen Technik in der Medizin; VEB Georg Thieme, Leipzig 1989 – 2.) Frobenius, Wolfgang; Röntgenstrahlen statt Skalpell – Die Frauenklinik Erlangen und die Geschichte der gynäkologischen Radiologie 1914-1945; Erlanger Forschungen, Reihe B, Naturwissenschaften und Medizin, Band 26, Erlangen 2003, Seite 184-189

Hefnerkerze HK

Lichtstärkeeinheit in Deutschland, Österreich und Skandinavien von 1896 bis 1942, benannt nach Friedrich von Hefner-Alteneck. Die HK wurde 1942 durch die Neue Kerze (NK) und diese 1948 durch das Candela (cd) ersetzt.

www.adlexikon.de

heiße Antikathode

Mitunter Bezeichnung für die Glühkathode der > Hochvakuum-Glühkathoden-Röntgenröhre.

Wertheim-Salomonson, J. K. A.; Röhren mit heißer Antikathode; Fortschritte auf dem Gebiete der Röntgenstrahlen, Band 23, 1915/1916, S. 363-366

Heizkörper-Siederöhre

Gleichbedeutend mit > Siederöhre.

Hekateroplast

Ein Vierspiegelstereoskop zur messtechnischen Auswertung von Stereoaufnahmen. Das im Hekateroplast entstehende virtuelle Raumbild ist unabhängig vom persönlichen Augenabstand und von der bei der Aufnahme angewandten Basis.

Albers-Schönberg; Die Röntgentechnik; 5. Auflage, Bd. 2, Lucas Gräfe & Sillem, Hamburg 1919, S. 391-393, 403-406 (mit Abbildungen)

Heliodor-Röntgenapparat

Transportabler Wechselstrom-Röntgenapparat der Firma Reiniger, Gebbert & Schall (> RGS), Erlangen, mit > Hochvakuum-Glühkathoden-Röntgenröhren, 1923, für die Diagnostik, speziell für niedergelassene Ärzte und Zahnärzte.

Siemens-Med-Archiv Erlangen: RGS-Katalog 1923, Prospekt 29

Heliopan-Röntgenapparat

Gleich- und Wechselstrom-Röntgenapparat der Firma Reiniger, Gebbert & Schall (> RGS), Erlangen, ab1922, geeignet für Therapie und Diagnostik.

Siemens-Med-Archiv Erlangen: RGS-Katalog 1922, Prospekt 38

Hell-Auge

Beim Arbeiten mit einem > Monokel-Kryptoskop das helladaptierte Auge.

> Dunkel-Auge

Grashey, Rudolf; Handbuch der ärztlichen Erfahrungen im Weltkriege 1914/1918, Bd. IX: Röntgenologie; Verlag von Johann Ambrosius Barth, Leipzig 1922, S. 42

Helm-Röhre

Hochleistungs- > Ionen-Röntgenröhre der Firma
Watt A. G., Berlin, mit automatischer Wasserzirkulation in einem geschlossenen Wasserkreis-
lauf.

Schmidt, H. E.; Röntgen-Therapie; Verlag von August
Hirschwald, Berlin 1915, S. 28-29 (mit Abbildung)

Hersteller

von Röntgeneinrichtungen und -zubehör, die in
diesem Lexikon mit einem eigenen Stichwort
erwähnt werden:

> AEG (Allgemeine Elektrizitäts-
Gesellschaft), Berlin
> Agfa (Actien-Gesellschaft für Anilin-
Fabrication), Leverkusen
> Ansco (Anthony & Scoville Co.)
> C. H. F. Müller (Carl Heinrich Florenz
Müller), Hamburg
> EECo (The Engeln Electric Company),
Cleveland/Ohio
> E. Machlett & Son, New York City
> Emil Gundelach, Gehlberg/Thüringen
> ELA (Elektrotechnisches Laboratorium
Aschaffenburg)
> Electricitäts-Gesellschaft Sanitas EGS,
Berlin
> Elema (Elektro-Medizinische Apparate),
Schweden
> ETLA (Elektrotechnisches Laboratorium
Aschaffenburg)
> Hirschmann, Berlin
> Keleket (The Kelley-Koett Manufacuring
Company), Covington/Kentucky
> Koch & Sterzel (K & S), Dresden
> Phönix (Röntgenröhrenwerk Rudolstadt,
Thüringen)
> Polyphos Elektrizitäts-Gesellschaft,
München
> Radiologie, Berlin
> RGS (Reiniger, Gebbert & Schall),
Erlangen
> Seifert & Co. Hamburg
> Siemens & Halske (S&H)
> SRV (Siemens-Reiniger-Veifa)
> T-E (Threlkeld-Edwards, Bethlehem/
Pennsylvania)
> Ungelenk & Kiesewetter Glastechnische
Werkstätten, Rudolstadt/Thüringen
> Veifa (Vereinigte elektrotechnische
Institute Frankfurt/Main-Aschaffenburg)
> Voltohm Elektricitäts-Gesellschaft,
München/Frankfurt/Main
> Wappler Electric Controller Co., New York

Hervorrufen des Bildes

Sichtbarwerdung des photographischen Röntgenbildes in der Entwicklerflüssigkeit.

1.) Donath, B.; Die Einrichtungen zur Erzeugung der
Roentgenstrahlen und ihr Gebrauch; Verlag von Reuther &
Reichard, Berlin 1899, S. 141-150 – 2.) Albers-Schönberg;
Die Röntgentechnik; 3. Auflage, Lucas Gräfe & Sillem,
Hamburg 1910, S. 394

Herzbank

Bankähnliches Aufnahmegerät für Herzaufnah-
men nach Walther Stechow, auf dem der Patient
im Reitersitz Platz nimmt. An einer der Schmal-
seiten der Bank trägt ein Stab die > Platten-
bzw. Filmkassette, an einem Stab auf der anderen Schmalseite ist die Röntgenröhre befestigt,
beide sind in der Höhe verstellbar.

Grashey, Rudolf; Handbuch der ärztlichen Erfahrungen im
Weltkriege 1914/1918, Bd. IX: Röntgenologie; Verlag von
Johann Ambrosius Barth, Leipzig 1922, S. 26-27 (mit
Abbildung)

Herzka-Röntgenplatte

> Photographische Platte der Fa. Adolf Herzka,
Dresden.

Dessauer, F.; B. Wiesner; Kompendium der Röntgenographie; Otto Nemnich Verlag, Leipzig 1905 (Anzeige)

Hessing-Apparate

Orthopädische Hilfsmittel, benannt nach dem
Orthopäden und Orthopädiemechaniker Friedrich v. Hessing.

1.) Gocht, H.; Lehrbuch der Röntgen-Untersuchung zum
Gebrauche für Mediciner; Verlag von Ferdinand Enke,
Stuttgart 1898, S. 166 – 2.) dtv-Lexikon 1971

Hesychos-Unterbrecher

(griech. hesychos = still, leise)

(Geräuscharmer) Membran-Silberstift-Unter-
brecher der Fa. Haggenmiller & Winkler, München.

> Unterbrecher

1.) Gillet, J.; Die ambulatorische Röntgentechnik in Krieg
und Frieden; Verlag von Ferdinand Enke, Stuttgart 1909,
S. 24-26 (mit Abbildung) – 2.) Zacher, F.; Zur Entwick-
lung der Vorrichtungen zur Unterbrechung elektrischer
Ströme; Fortschritte auf dem Gebiete der Röntgenstrahlen,
Bd. 29, 1922, S. 411-441

heterogene Röntgenbestrahlung

(griech. heteros = verschieden, andersartig)

Therapeutische Röntgenbestrahlung nach Bronislaw Sabat mit unterschiedlichen Strahlenqualitäten, unter der Annahme, dass unterschiedliche Strahlenqualitäten biologisch verschieden
wirksam sind und somit immer die für die
betreffende Krankheit wirksamste Strahlenqualität dabei sein müsste.

Schmidt, H. E.; Röntgen-Therapie; Verlag von August
Hirschwald, Berlin 1915, S. 123

Heterogenität

(griech. heteros = verschieden, genesis = Erzeugung))
> Christensche Heterogenitätszahl

Heterogenitätszahl

(griech. heteros = verschieden, genesis = Erzeugung)
> Christensche Heterogenitätszahl

heteromorphes Bild

(griech. heteros = verschieden, morphé = Gestalt, Form)

Ein nicht formenrichtig erscheinendes Stereo-bild, wenn sich das Auge bei der Betrachtung nicht am Ort des > Fokus befindet.

1.) Albers-Schönberg; Die Röntgentechnik; 5. Auflage, Bd. 2, Lucas Gräfe & Sillem, Hamburg 1919, S. 346 – 2.) Mütze, Karl; Foitzik, Leonhard; Krug, Wolfgang; Schrei-ber, Günter; ABC der Optik; VEB F. A. Brockhaus Verlag, Leipzig 1961, S. 849-853

Heyden-Folie

Verstärkungsfolie (> Verstärkungsschirm) der Fa. Chemische Fabrik von Heyden, Radebeul-Dresden, um 1912. Vorteile: „nicht nachleuch-tend, so gut wie kornlos, hochverstärkend, ab-waschbar".

1.) Hartung, G.; Die Heydenfolie; Fortschritte auf dem Gebiete der Röntgenstrahlen, Bd. 19, 1912/1913, S. 223-224 – 2.) Anzeige der Fa. Chemische Fabrik von Heyden, Fortschritte auf dem Gebiete der Röntgenstrahlen, Bd. 25, 1917/1918 – 3.) Haeger, E.; Die Verstärkungsschirme; Fortschritte auf dem Gebiete der Röntgenstrahlen, Band 29, 1922, S. 609-624

high tube

Gleichbedeutend mit > harte Röntgenröhre.

> low tube und > weiche Röntgenröhre

Hildebrandscher Kassettenrahmen

Holzkasten nach Heinrich Hildebrand (auch Hil-debrandt), in den zur Erstellung von Stereoauf-nahmen zwei Filmkassetten nacheinander unter-schiedlich weit eingeschoben werden. Die Rönt-genröhre wird von Aufnahme zu Aufnahme um etwa den Augenabstand verschoben.

1.) Albers-Schönberg; Die Röntgentechnik; Lucas Gräfe & Sillem, Hamburg 1903, S. 248-257 (mit Abbildungen) – 2.) Hackenbruch; Berger, W.; Vademekum für die Verwen-dung der Röntgenstrahlen und des Distraktionsklammer-Verfahrens in und nach dem Kriege; Otto Nemnich Verlag, Leipzig 1915, S. 120-123 (mit Abbildungen)

Hilfsanode

> Ionen-Röntgenröhren haben üblicherweise außer der > Kathode und der > Anode (> Anti-kathode) noch eine dritte Elektrode, die soge-nannte Hilfsanode. Sie besteht aus Aluminium und dient beim Leerpumpen allein als Anode, um ein > Zerstäuben der Antikathode schon während des Fertigungsprozesses zu vermeiden. Die Hilfsanode ist gewöhnlich während des medizinischen Einsatzes der Röhre mit der Antikathode elektrisch verbunden. Dies soll durch Zuführung positiver Elektrizität die nega-tive Aufladung der Antikathode vermeiden, das Zerstäuben der Antikathode vermindern und den Durchgang des hochgespannten Stromes durch die Röhre erleichtern.

> Antikathode

1.) Donath, B.; Die Einrichtungen zur Erzeugung der Roentgenstrahlen und ihr Gebrauch; Verlag von Reuther & Reichard, Berlin 1899, S. 78 – 2.) Albers-Schönberg; Die Röntgentechnik. Lehrbuch für Ärzte und Studierende; 2. Auflage, Lucas Gräfe & Sillem, Hamburg 1906, S. 27 – 3.) Fürstenau, Robert; Die Technik der Röntgenapparate; Dr.

Max Jänicke Verlagsbuchhandlung, Hannover, etwa 1908, S. 48 – 4.) Voltz, F.; F. Zacher; Die Entwicklungsgeschich-te der modernen Röntgenröhren; Fortschritte auf dem Gebiete der Röntgenstrahlen, Bd. XXVII, 1919/1921, S. 85 – 5.) Heber, Georg; Elektro-Auskunftei – Erklärendes Wörterbuch; Paul Schulze Verlag, Leipzig 1922, 2. Auf-lage, S. 563

Hilfskugel

Ein an eine > Ionen-Röntgenröhre angeschmol-zenes, meist kugelförmiges Glasgefäß zur Ver-größerung des Röhrenvolumens mit dem Ziel, die Konstanz der > Strahlenhärte zu verbessern.

Voltz, F.; F. Zacher; Die Entwicklungsgeschichte der modernen Röntgenröhren; Fortschritte auf dem Gebiete der Röntgenstrahlen, Bd. XXVII, 1919/1921, S. 83-98

Hirschmann

Hersteller von Röntgengeräten und -zubehör, Berlin, 1907 Fusion mit > RGS.

Kütterer, Gerhard; Lebensdaten verdienter Persönlichkei-ten in den ersten Jahrzehnten der Röntgenologie; Books on Demand, Norderstedt 2015

Hirschmannscher Gurt

Gurtkompressorium der Fa. > Hirschmann, Ber-lin: elastischer, feststellbarer Gurt zur Fixierung und Kompression der röntgenologisch zu unter-suchenden Körperpartie.

> Bandkompressorium

1.) Reiniger, Gebbert & Schall; Katalog „Die Röntgen-apparate nebst deren Zubehör"; Berlin/Erlangen 1912, S. 68 – 2.) Gocht, Hermann; Handbuch der Röntgen-Lehre; Verlag von Ferdinand Enke, Stuttgart 1918, S. 215

Hittorfscher Dunkelraum

Der bei einer > Gasentladungsröhre an der > Kathode auftretende schmale Dunkelraum, der sich zwischen den beiden negativen Glimm-lichtschichten befindet, benannt nach Johannes Hittorf (auch Crookesscher Dunkelraum ge-nannt).

> Faradaysches Dunkel

1.) Heber, Georg; Elektro-Auskunftei – Erklärendes Wör-terbuch; Paul Schulze Verlag, 2. Auflage, Leipzig 1922 – 2.) Meinel, Christoph; Rühmkorff, Röntgen, Regensburg – Historische Instrumente zur Gasentladung; Regensburg 1997

Hittorfsche Röhren

Röhrenförmige Vakuumgefäße (Gasentla-dungsröhren), benannt nach Johannes Hittorf. Die Luftentleerung wird soweit vorgenommen, dass die von einer scheibenförmigen > Kathode ausgehenden > Kathodenstrahlen die gegenüber-liegende Glaswand in lebhafte > Fluoreszenz versetzen, eine Erscheinung, auf die Hittorf 1868 zuerst aufmerksam gemacht hat.

> Geißlersche Röhren und > Crookssche Röhren

1.) Heber, Georg; Elektro-Auskunftei – Erklärendes Wör-terbuch; Paul Schulze Verlag, Leipzig 1922, 2. Auflage – 2.) Dörfel, Günter; Hübner, Klaus; Landwehr, Gottfried; Hittorfsche Vakuumröhren für Röntgen – Zum 150. Ge-burtstag des Glasbläsers Louis Müller-Unkel; ERS-Verlag, Berlin 2003 – 3.) Internet-Suchmaschine Google

Hittorfsche Strahlen

> Kathodenstrahlen

HK

> Hefnerkerze und > Kerze

Hochspannungsgleichrichter

In den Anfangsjahren der Röntgentechnik Bezeichnung für einen mechanischen Gleichrichter ähnlich dem des > Snook-Apparates.

1.) Albers-Schönberg; Die Röntgentechnik; Lucas Gräfe & Sillem, Hamburg 1910, S. 179 – 2.) Großmann, Gustav; Einführung in die Röntgentechnik – Verfaßt für die Teilnehmer der Röntgenkurse der Siemens & Halske A.-G.; 1912 – 3.) Rosenthal, Josef; Röntgentechnik; Sonderabdruck aus dem „Lehrbuch der Röntgenkunde", herausgegeben von H. Rieder und J. Rosenthal, Band II, Verlag von Johann Ambrosius Barth, Leipzig 1918, S. 301-311 (mit Abbildungen) – 4.) Heber, Georg; Elektro-Auskunftei – Erklärendes Wörterbuch; Paul Schulze Verlag, Leipzig 1922, 2. Auflage

Hochspannungskommutator

Gleichbedeutend mit > Hochspannungsgleichrichter.

> Kommutator

Hochspannungsunfälle, tödliche

Trotz der in den ersten Jahrzehnten der Röntgentechnik üblichen > offenen Hochspannung kam es in Röntgenabteilungen erst relativ spät, mit Einführung leistungsfähigerer Technik, zu tödlichen Unfällen. Von diesen waren Ärzte, Assistenz, Techniker, aber auch Patienten betroffen. Erst mit Einführung spezifischer Normen (DIN Rönt 1: Vorschriften für den Hochspannungsschutz in medizinischen Röntgenanlagen, 1. Januar 1930) ging die Zahl der Hochspannungsunfälle deutlich zurück, wenn auch, aufgrund des Bestandsschutzes für ältere Anlagen, mit zeitlicher Verzögerung.

Jahr	tödliche Hochspannungs- unfälle	Jahr	tödliche Hochspannungs- unfälle
1906	1	1933	2
1917	1	1934	1
1919	2	1937	3
1920	2	1939	1
1921	2	1940	3
1922	1	1941	1
1924	2	1948	1
1925	2	1949	1
1927	3	1951	2
1928	3	1955	1
1929	2	1956	1
1930	3	1959	1
1931	3	1962	1
1932	3	danach wurden keine tödlichen Unfälle mehr bekannt.	

1.) Deutsche Norm DIN Rönt 1; Vorschriften für den Hochspannungsschutz in medizinischen Röntgenanlagen; Januar 1930 – 2.) Kemerink, Gerrit J.; Kütterer, Gerhard; Wright, Andrew; Jones, Frank; Behary, Jeff; Hofman, Jan A. M.; Wildberger, Joachim E.; Forgotten electrical accidents and the birth of shockproof X-ray systems; Springer Verlag, Insights Imaging 29 May 2013, DOI 10.1007/s13244-013-0238-8

Hochvakuum-Glühkathoden-Röntgenröhre

(auch Glühkathoden-Hochvakuum-Röntgenröhre), eine Röntgenröhre nach den Funktionsprinzipien von Edgar Lilienfeld und William Coolige, die von beiden um 1911/1912 unabhängig voneinander entwickelt wurden. Auch Robert Fürstenau erhält in dieser Zeit ein Patent auf eine Röntgenröhre dieses Typs, weshalb zeitweise auch die Bezeichnung Fürstenau-Coolidge-Röhre gebräuchlich war. Die Version nach Coolidge war im Aufbau deutlich einfacher als die anderen und konnte sich daher letztlich durchsetzen.

Die eigentlichen Vorteile der Hochvakuum-Glühkathoden-Röntgenröhren für den Röntgenologen liegen in der voneinander praktisch unabhängigen Regelbarkeit von Röhrenstrom und Röhrenspannung. Dank der Glühkathode lässt sich über deren Heizstrom der Röhrenstrom, d. h. die Röntgenstrahlenintensität präzise regeln, dank des gasfreien Hochvakuums bleiben die frei wählbaren Röhrenspannungen, d. h. die Röntgenstrahlenqualitäten, über die Lebenszeit der Röntgenröhre erhalten.

1.) Albers-Schönberg; Die gasfreien ‚Röhren in der röntgenologischen Praxis; Fortschritte auf dem Gebiete der Röntgenstrahlen, Band 24, 1916/1917, S. 423-446 – 2.) Bucky; Über gasfreie Röntgenröhren; Fortschritte auf dem Gebiete der Röntgenstrahlen, Bd. 25, 1917/1918, S. 453 – 3.) Gocht, Hermann; Handbuch der Röntgen-Lehre zum Gebrauche für Mediciner; 5. Auflage, Verlag von Ferdinand Enke, Stuttgart 1918, S. 161-174 (mit Abbildungen) – 4.) Voltz, F.; F. Zacher; Die Entwicklungsgeschichte der modernen Röntgenröhren; Fortschritte auf dem Gebiete der Röntgenstrahlen, Bd. XXVII, 1919/1921, S. 83-98 (mit Abbildungen) – 5.) Dietz, K.; Altes und Neues über Röntgenröhren; Röntgen- und Laboratoriumspraxis, Heft 8, 1961, Seite R 174-R 180, Fortsetzungen Heft 1, 1962, Seite R 19-R 25, Heft 3, 1961, Seite R 56-R 62, Heft 6, 1962, Seite R 98-R 104, Heft 8, 1962, Seite R 132-R 143, Heft 11, 1962, R 188-R 198 bis Heft 8, 1963 (mit Abbildungen) – 6.) Rosenthal, Josef; Röntgentechnik; Sonderabdruck aus dem „Lehrbuch der Röntgenkunde", herausgegeben von H. Rieder und J. Rosenthal, Band II, Verlag von Johann Ambrosius Barth, Leipzig 1918, S. 343-349 (mitAbbildungen) – 7.) Kütterer, Gerhard; Ach, wenn es doch ein Mittel gäbe, den Menschen durchsichtig zu machen wie eine Qualle!; Books on Demand, Norderstedt 2005, S. 65-68 (mit Abbildungen)

Hohlspiegelkathode

Hohlspiegelförmige > Kathode, mit der die > Kathodenstrahlen auf die > Antikathode fokussiert werden, um dort einen möglichst kleinen Röntgenstrahlen-> Brennfleck zu erzeugen.

Albers-Schönberg; Die Röntgentechnik; Lucas Gräfe &

Sillem, Hamburg 1903, S. 24

Höllenstein

Silbernitrat (Argentum nitricum), in der Anfangszeit der > Röntgenologie mitunter zur Behandlung (Verätzung) von Röntgenulcera verwendet.

1.) Küttner, H.; Über die Bedeutung der Röntgenstrahlen für die Kriegschirurgie; Beiträge zur klin. Chirurgie, Bd. XX, Heft 1, 1898, S. 174 – 2.) dtv-Lexikon 1971

Holtz-Maschine

Typ einer > Influenzmaschine.

Holzknecht-Löffel

> Distinkteur

Holzknecht-Robinsohnscher
Untersuchungstisch

> Trochoskop

Holzknecht-Skala

Skala des Dosismessgerätes nach Guido Holzknecht, 1902.

> Chromoradiometer und > Dosiseinheit Holzknecht (H)

1.) Albers-Schönberg; Die Röntgentechnik; Lucas Gräfe & Sillem, Hamburg 1910, S. 105 – 2.) Großmann, Gustav; Einführung in die Röntgentechnik – Verfaßt für die Teilnehmer der Röntgenkurse der Siemens & Halske A.G.; 1912

Holzrahmenblende

Die Holzrahmenblende ist eine Hilfe für die Positionierung Röntgenstrahl – Patient – Bildempfänger (= photographische Platte, Durchleuchtungsschirm): Zwischen zwei parallel liegenden Brettern mit fünf deckungsgleichen kreisförmigen Ausschnitten von 2,5 cm Durchmesser wird der an der zu untersuchenden Stelle markierte Patient gelagert. Zwei deckungsgleiche Ausschnitte in den beiden Brettern, die Patientenmarkierung, eine im Lagerungstisch vorhandene entsprechende Bohrung und der > Brennfleck liegen damit auf der > Röntgenstrahlachse. Auf dem Brett zwischen > Ionen-Röntgenröhre und Patient wird die Primärblende aus Blei aufgelegt.

Albers-Schönberg; Die Röntgentechnik. Lehrbuch für Ärzte und Studierende; 2. Auflage, Lucas Gräfe & Sillem, Hamburg 1906, S. 87-89 (mit Abbildung)

Homogenbestrahlung

In der > Röntgentherapie:

1. Bestrahlungsmethode nach Friedrich Dessauer mit großem Fokus-Objekt-Abstand, großer > Strahlenhärte und > Strahlenfilter (z. B. Aluminium, Zink, Messing); Ziel: gleichmäßige Verteilung der Dosis über das gesamte Objektvolumen.
2. Nach Bernhard Walter auch: Bestrahlung eines Organs von verschiedenen Seiten zur Verringerung der Hautbelastung (> Kreuzfeuerbestrahlung).

1.) Dessauer, Friedr.; Eine neue Anordnung zur Röntgenbestrahlung; in: Kraft, H.; B. Wiesner; Archiv für physikalische Medizin und medizinische Technik, II. Band, Otto Nemnich Verlag, Leipzig 1907 – 2.) Dessauer, Friedrich; Zur Frage der Homogenbestrahlung. Eine Replik; Fortschritte auf dem Gebiete der Röntgenstrahlen, Bd. 13, 1908/1909, S. 255-257 –3.) Holzknecht, G.; Bemerkungen zu dem Artikel „Zur Frage der Homogenbestrahlung", zugleich ein Beitrag zur Homogenbestrahlung; Fortschritte auf dem Gebiete der Röntgenstrahlen, Bd. 13, 1908/1909, S. 247-255 – 4.) Schmidt, H. E.; Zur Frage der „Homogenbestrahlung"; Fortschritte auf dem Gebiete der Röntgenstrahlen, Bd. 13, 1908/1909, S. 42-43 – 5.) Schmidt, H. E.; Erwiderung auf die Bemerkungen von Holzknecht, Walter, Gottschalk und Dessauer zu meinen Abhandlungen „Zur Frage der Homogenbestrahlung" und „Die Wahl der Strahlenqualitäten und Röhrentypen in der Röntgentherapie nach neueren Gesichtspunkten"; Fortschritte auf dem Gebiete der Röntgenstrahlen, Bd. 13, 1908/1909, S. 335-339 – 6.) Albers-Schönberg; Die Röntgentechnik; Lucas Gräfe & Sillem, Hamburg 1910, S. 125 – 7.) Großmann, Gustav; Einführung in die Röntgentechnik – Verfaßt für die Teilnehmer der Röntgenkurse der Siemens & Halske A.-G.; 1912

homogene Strahlung

Röntgenstrahlung, „die nicht aus verschiedenen Komponenten zusammengesetzt ist", d. h. monochromatische Strahlung. Diese ist gegeben, wenn die erste und die zweite > Halbwertschichtdicke gleich groß sind.

1.) Christen, Th.; Messung und Dosierung der Röntgenstrahlen; Lucas Gräfe & Sillem, Hamburg 1913, S. 8-9 – 2.) Angerstein, Wilfried; Lexikon der radiologischen Technik; VEB Georg Thieme, Leipzig 1989

Homogenisierungswiderstand

Der bei einer Lilienfeld-Röntgenröhre parallel zur > Glühkathode und zur > Arbeitskathode (= „Lochkathode") geschaltete Widerstand, der aus einigen Glasröhren besteht, deren Innenwandung mit einer dünnen leitenden Kohleschicht überzogen ist. Mit diesem Widerstand soll die Homogenität der Röntgenstrahlen bei hohen Härtegraden erreicht werden.

1.) Albers-Schönberg; Die Röntgentechnik; 5. Auflage, Bd. 1, Lucas Gräfe & Sillem, Hamburg 1919, S. 247 – 2.) Heber, Georg; Elektro-Auskunftei – Erklärendes Wörterbuch; Paul Schulze Verlag, Leipzig 1922, 2. Auflage

homologe Bildpunkte

Bei Stereobildpaaren die sich jeweils entsprechenden („übereinstimmenden") Bildpunkte der beiden Bilder.

Gillet, J.; Die ambulatorische Röntgentechnik in Krieg und Frieden; Verlag von Ferdinand Enke, Stuttgart 1909, S. 90-95 (mit Abbildungen)

homomorphes Bild

Ein im Vergleich zum Objekt gleich groß erscheinendes stereoskopisches Bild.

> homöomorphes Bild

1.) Albers-Schönberg; Die Röntgentechnik; 5. Auflage, Bd. 2, Lucas Gräfe & Sillem, Hamburg 1919, S. 346 – 2.) Mütze, Karl; Foitzik, Leonhard; Krug, Wolfgang; Schreiber, Günter; ABC der Optik; VEB F. A. Brockhaus Verlag, Leipzig 1961, S. 849-853

homöomorphes Bild

Ein im Vergleich zum Objekt größer oder kleiner erscheinendes stereoskopisches Bild.

> homomorphes Bild

1.) Albers-Schönberg; Die Röntgentechnik; 5. Auflage, Bd. 2, Lucas Gräfe & Sillem, Hamburg 1919, S. 346 – 2.) Mütze, Karl; Foitzik, Leonhard; Krug, Wolfgang; Schreiber, Günter; ABC der Optik; VEB F. A. Brockhaus Verlag, Leipzig 1961, S. 849-853

Homöomorphie

Bei der stereoskopischen Technik: die Winkel-Gleichartigkeit von Raumbild und Objekt, d. h. Gewinnung eines unverzerrten, dem Original ähnlichen Bildes.

Grashey, Rudolf; Handbuch der ärztlichen Erfahrungen im Weltkriege 1914/1918, Bd. IX: Röntgenologie; Verlag von Johann Ambrosius Barth, Leipzig 1922, S. 54

Honeycomb grid

Wabenblende, > Bucky-Blende

Horizontalentwicklung

Entwicklung der > photographischen Platte liegend in der Entwicklerflüssigkeit.

> Standentwicklung

Gillet, J.; Die ambulatorische Röntgentechnik in Krieg und Frieden; Verlag von Ferdinand Enke, Stuttgart 1909, S. 126-127

Horizontal-Fernaufnahme

Fernaufnahmetechnik am liegenden Patienten nach Heinrich Albers-Schönberg: Unter dem Untersuchungstisch befindet sich im Fußboden eine Öffnung für das Röntgenstrahlenbündel der im darunter liegenden Stockwerk befindlichen Röntgenröhre.

Albers-Schönberg; Die Röntgentechnik; 3. Auflage, Lucas Gräfe & Sillem, Hamburg 1910, S. 610-612 (mit Abbildung)

Horizontal-Orthodiagraph

Spezialgerät für orthodiagraphische Messungen am liegenden Patienten.

> Orthodiagraph und > Orthodiagraphie

Albers-Schönberg; Die Röntgentechnik; Lucas Gräfe & Sillem, Hamburg 1903, S. 222-241

Horizontalröhre

Wassergekühlte > Ionen-Röntgenröhre, bei der das Kühlrohr der > Antikathode so ausgebildet ist, dass das Kühlwasser bei Untertischbetrieb nicht auslaufen kann.

Albers-Schönberg; Die Röntgentechnik; Lucas Gräfe & Sillem, Hamburg 1910, S. 200

Horizontal-Teleröntgenographie

> Horizontal-Fernaufnahme und > Teleröntgenographie

HP

Horse Power (Pferdestärke, PS)

1.) Albers-Schönberg; Die Röntgentechnik; Lucas Gräfe & Sillem, Hamburg 1903, S. 14 – 2.) Gillet, J.; Die ambulatorische Röntgentechnik in Krieg und Frieden; Verlag von Ferdinand Enke, Stuttgart 1909, S. 18

Hüftgelenksverrenkung

Hüftgelenksluxation durch Austritt des Femurkopfes aus der Gelenkpfanne.

1.) Albers-Schönberg; Die Röntgentechnik. Lehrbuch für Ärzte und Studierende; 2. Auflage, Lucas Gräfe & Sillem, Hamburg 1906, S. 326 – 2.) Zetkin-Schaldach; Wörterbuch der Medizin; VEB Verlag Volk und Gesundheit, Berlin 1975 – 3.) Pschyrembel; Klinisches Wörterbuch; 257. Auflage, Walter de Gruyter; Berlin/New York 1994

Hüftverrenkung

Gleichbedeutend mit > Hüftgelenksverrenkung.

Hustenphänomen

Nach Siegmund Kreuzfuchs und Matthias v. Holst hellen sich bei gesunden Lungen die Lungenspitzen beim Hustenstoß auf, bei Tuberkulose der Spitzen meist nicht; die Lungenspitzen dehnen sich während des Hustenstoßes medialwärts aus und die Trachea wird dabei meist schmäler (bis zu 1 cm).

Albers-Schönberg; Die Röntgentechnik; 4. Auflage, Lucas Gräfe & Sillem, Hamburg 1913, S. 528

HWS

> Halbwertschicht

Hydrex-Röhre

> Ionen-Röntgenröhre der Firma Machlett, New York, 1912, mit Wasserstoff an Stelle der sonst in Ionen-Röntgenröhren üblichen Restgase und mit Bleiglasmantel als Strahlenschutz.

1.) Grigg, Emanuel Radu Newman; The Trail of the Invisible Light – From X-Strahlen to Radio(bio)logy; Charles C. Thomas Publisher, Springfield/Illinois, USA; 1965, S. 81 (mit Abbildung) – 2.) Leavitt, Robert Keith; Machlett Cathode Press – Memorial Issue (Raymond R. Machlett 1900-1955); Firmenschrift der Machlett Laboratories Incorporated, USA 1970, S. 23

Hydrochinon-Entwickler

Typ eines photographischen Entwicklers, ab 1887. Vorteile: starke Deckung und gute Haltbarkeit. Nachteile: große Empfindlichkeit gegenüber Temperaturschwankungen (über 20° C Schleierbildung) und Mangel an feiner Abstufung der Kontraste. Rezeptbeispiel: Lösung A besteht aus 1000 cm^3 Wasser, 100 g Natriumsulfit und 20 g Hydrochinon oder Permanenthydrochinon; Lösung B besteht aus 1000 cm^3 Wasser und 100 g kohlensaurem Kalium. Zum Gebrauch wird ein Teil Wasser mit je zwei Teilen der Lösungen A und B gemischt.

> Schleier und > photographische Entwickler

1.) Donath, B.; Die Einrichtungen zur Erzeugung der Roentgenstrahlen und ihr Gebrauch; Verlag von Reuther & Reichard, Berlin 1899, S. 145 – 2.) Eder, J. M.; Ausführliches Handbuch der Photographie; Verlag von Wilhelm Knapp, Halle a. S. 1902, S. 322-323 – 3.) Stechow; Das Röntgen-Verfahren mit besonderer Berücksichtigung der militärischen Verhältnisse; Verlag von August Hirschwald, Berlin 1903, S. 109, 123-124 – 4.) Dessauer, F.; B. Wiesner; Kompendium der Röntgenographie; Otto Nemnich Verlag, Leipzig 1905, S. 229, 260

Hygalglas

Zum Schutz gegen Röntgenstrahlen verwendetes strahlenabsorbierendes Brillenglas der Fa.
Rodenstock, München.

Gocht, Hermann; Handbuch der Röntgen-Lehre zum Gebrauche für Mediciner; 5. Auflage, Verlag von Ferdinand
Enke, Stuttgart 1918, S. 225

Idealapparat

Röntgenapparat der Firma Reiniger, Gebbert & Schall (> RGS), Erlangen, mit einem > Transformator mit geschlossenem Eisenkern und mechanischem > Hochspannungsgleichrichter ähnlich dem > Snook-Apparat.

1.) Reiniger, Gebbert & Schall; Katalog „Die Röntgenapparate nebst deren Zubehör"; Berlin/Erlangen 1912, S. 11 – 2.) Schwenter, J.; Leitfaden der Momentaufnahme im Röntgenverfahren; Otto Nemnich Verlag, Leipzig 1913, S. 23 – 3.) Wendt, Herm.; Transformatoren für Röntgenbetrieb mit besonderer Berücksichtigung der Tiefenbestrahlung; Fortschritte auf dem Gebiete der Röntgenstrahlen, Bd. 21, 1914, S. 687-692 – 4.) Heber, Georg; Elektro-Auskunftei – Erklärendes Wörterbuch; Paul Schulze Verlag, Leipzig 1922, 2. Auflage

Idealröhre

> Ionen-Röntgenröhre der Fa. > Veifa, Frankfurt/Aschaffenburg, gefertigt von der Fa. > Emil Gundelach, Gehlberg/Thür.: Die > Antikathode ist von einem elektrisch negativ geladenen Blendenrohr mit einer Öffnung für das Röntgenstrahlenbündel umgeben. Über die > Hilfsanode kann das Ladungspotential des Blendenrohres verändert und damit die Durchdringungsfähigkeit der Röntgenstrahlung beeinflusst werden.

1.) Dessauer, Friedrich; Wiesner, B.; Kompendium der Röntgenographie; Leipzig 1905, S. 106-109 – 2.) Probst, F.; Meine Erfahrungen über die Gundelach-Dessauersche Röntgenröhre; in: Kraft, H., Wiesner, B. (Herausg.); Archiv für physikalische Medizin und medizinische Technik; II. Bd., Otto Nemnich Verlag, Leipzig 1907, S. 207-210

Ideal-Röntgenapparat

Gleichbedeutend mit > Idealapparat.

Idiosynkrasie

Allgemeiner Begriff für eine Überempfindlichkeit gegenüber bestimmten Stoffen. In der Frühzeit der > Röntgenologie als Bezeichnung für eine fälschlicherweise vermutete angeborene Überempfindlichkeit mancher Personen gegenüber Röntgenstrahlen gebraucht.

1.) Codman, E. A.; A Study of the Cases of Accidental X-Ray Burns Hitherto Recorded; The Philadelphia Medical Journal, March 8, 1902, S. 438-442 – 2.) Kienböck, Robert; Radiotherapie; Verlag von Ferdinand Enke, Stuttgart 1907, S. 103 – 3.) Schwarz, L.; Die Bedeutung der Röntgenstrahlen für die gerichtliche Medizin; Fortschritte auf dem Gebiete der Röntgenstrahlen, Band 13, 1908/1909, S. 191-231 – 4.) Zetkin-Schaldach; Wörterbuch der Medizin; VEB Verlag Volk und Wissen, Berlin 1975. – 5.) Pschyrembel; Klinisches Wörterbuch; 257. Auflage, Walter de Gruyter, Berlin New York 1994

Immelmannscher Röntgenstrahlenmesser

Röntgenstrahlen-Intensitätsmesser (Intensität ist mit Dosis gleichgesetzt) nach Max Immelmann 1904, auf der Grundlage der photographischen Wirkung der Röntgenstrahlen: Eine im Entwickler liegende photographische Platte wird zusammen mit der Haut und einer > Härteskala bestrahlt und anschließend fixiert.

Christen, Th.; Messung und Dosierung der Röntgenstrahlen; Lucas Gräfe & Sillem, Hamburg 1913, S. 82

Impedanz

Auch Scheinwiderstand oder Oberflächenwiderstand genannt: eine scheinbare Erhöhung des elektrischen Widerstandes in einem induktiven Leiter beim Durchgang eines pulsierenden Stromes.

1.) Dessauer, F.; B. Wiesner; Kompendium der Röntgenographie; Otto Nemnich Verlag, Leipzig 1905, S. 52 – 2.) Heber, Georg; Elektro-Auskunftei – Erklärendes Wörterbuch; Paul Schulze Verlag, Leipzig 1922, 2. Auflage

Imperial-Blitzpapier

Typ eines > Gaslichtpapiers der Dresdner Photochemischen Werke Fritz Weber, Mügeln bei Dresden, 1901-1945. Auch für Kurzzeit-Belichtung bei gedämpftem Tageslicht geeignet.

1.) Fürstenau, Immelmann, Schütze; Leitfaden des Röntgenverfahrens für das röntgenologische Hilfspersonal; Dritte, vermehrte und verbesserte Auflage, Verlag von Ferdinand Enke, Stuttgart 1919, S. 349-350 – 2.) Internet-Suchmaschine Google

Implosion

Die bei Vakuumröhren erfolgende Zertrümmerung bei unvorsichtiger Handhabung oder bei Materialfehlern. Der Grund liegt in dem hohen äußeren Luftdruck, der auf der luftleeren Röntgenröhre lastet. Durch die zum Inneren der Vakuumröhre hin gegebene hohe Beschleunigung der Röhrenteile können dieselben weit umhergeschleudert werden.

1.) Albers-Schönberg; Die Röntgentechnik; 5. Auflage, Bd. 1, Lucas Gräfe & Sillem, Hamburg 1919, S. 425 – 2.) Heber, Georg; Elektro-Auskunftei – Erklärendes Wörterbuch; Paul Schulze Verlag, Leipzig 1922, 2. Auflage

inaktinisches Licht

Chemisch nicht wirksames Licht.
> aktinisches Licht

1.) Mütze, Karl; Foitzik, Leonhard; Krug, Wolfgang; Schreiber, Günter; ABC der Optik; VEB F. A. Brockhaus, Leipzig 1961 – 2.) Kienle, Richard von; Fremdwörterlexikon; 1964

inaktive Kathode

Zweite > Kathode einer > Bikathodenröhre, mit deren Hilfe eine Ventilwirkung erzeugt wird.
> aktive Kathode

Gocht, Hermann; Handbuch der Röntgen-Lehre zum Gebrauche für Mediciner; 5. Auflage, Verlag von Ferdinand Enke, Stuttgart 1918, S. 157-158 (mit Abbildung)

Indexdosimeter

> offene Dosimeter

Indexradiometer

> offene Dosimeter

Indikator

Gerät zur Fremdkörperlokalisation: Tasterinstrument nach Oskar Weski, mit dem die mit dem > Tiefenmesser nach Robert Fürstenau gewonnenen Zahlenwerte für den Chirurgen auf den Körper des Patienten übertragen werden.

1.) Hackenbruch; Berger; Vademekum für die Verwendung

der Röntgenstrahlen und des Distraktionsklammer-Verfahrens im Kriege; Otto Nemnich Verlag, Leipzig 1915, S. 125-156 (mit Abbildungen) – 2.) Gocht, Hermann; Handbuch der Röntgen-Lehre; Verlag von Ferdinand Enke, Stuttgart 1918, S. 334 (mit Abbildung) – 3.) Fürstenau, Immelmann, Schütze; Leitfaden des Röntgenverfahrens für das röntgenologische Hilfspersonal; Verlag von Ferdinand Enke, Stuttgart 1919, S. 429-434 (mit Abbildung)

indirekte Dosismessung
1. Nach Bernhard Walter 1905: Dosismessung mit physikalischen Kräften (z. B. primäre oder sekundäre Stromstärke);
2. nach Theophil Christen 1912: Dosismessung mit photochemischen oder elektrischen Radiometern.
> direkte Dosismessung
1.) Kienböck, Robert; Über Dosimeter und das quantimetrische Verfahren; Fortschritte auf dem Gebiete der Röntgenstrahlen, Bd. 9, 1905/1906; S. 276-295 – 2.) Wertheim-Salomonson; Kommission zur Festsetzung fester Normen für die Messung der Intensität der Röntgenstrahlen; Verhandlungen der Deutschen Röntgengesellschaft, Lucas Gräfe & Sillem, Hamburg 1907, S. 15 – 3.) Albers-Schönberg; Die Röntgentechnik; Lucas Gräfe & Sillem, Hamburg 1910, S. 112 – 4.) Kienböck, Robert; Über die Nomenklatur in der radiotherapeutischen Technik; Fortschritte auf dem Gebiete der Röntgenstrahlen, Bd. 19, 1912/1913, S. 294-296

indirekte Röntgenkinematographie
Photographie des > Durchleuchtungsschirmbildes mit einer kinematographischen Kamera.
> direkte, wahre Röntgenkinematographie
1.) Albers-Schönberg; Die Röntgentechnik; Lucas Gräfe & Sillem, Hamburg 1910, S. 671 ff – 2.) Janker, R.; Zur Röntgenkinematographie; Fortschritte auf dem Gebiete der Röntgenstrahlen, Bd. 44, 1931, S. 658-668

individuelle Disposition
Unterschiedliche Reaktion verschiedener Personen auf therapeutische Röntgenbestrahlung.
Schmidt, H. E.; Röntgen-Therapie; Verlag von August Hirschwald, Berlin 1915, S. 99

Induktanz (lat. inductio = Einführung)
Bezeichnung für die Größe des induktiven Widerstandes von Leitungen, die von Wechselstrom durchflossen werden.
1.) Dessauer, F.; B. Wiesner; Kompendium der Röntgenographie; Otto Nemnich Verlag, Leipzig 1905, S. 181 – 2.) Heber, Georg; Elektro-Auskunftei – Erklärendes Wörterbuch; Paul Schulze Verlag, Leipzig 1922, 2. Auflage

Induktion, elektrische/
elektromagnetische
(lat. inductio = Einführung)
Jeden von elektrischem Strom durchflossenen Leiter umgibt ein Kraftfeld. Ist der Leiter eine Spule, so wirkt das Kraftfeld dieser Spule wie ein Magnet. Befindet sich in die Nähe dieser Spule eine zweite Spule (> Sekundärspule) und durchfließt die erste Spule (> Primärspule) ein Strom wechselnder Stärke oder Richtung, so werden in der Sekundärspule elektromotorische Kräfte induziert (eingeführt). Die Größe der induzierten elektromotorischen Kräfte ist abhängig von der Intensität des Magnetfeldes, von der Geschwindigkeit der Richtungsänderung und von der Anzahl der Leiterwindungen. Die Entstehung von Induktionsströmen wurde erstmals von Michael Faraday 1831 beobachtet.
Erfolgt die Änderung des Kraftfeldes durch andauerndes Ein- und Ausschalten eines Gleichstromes (z. B. mit einem > Unterbrecher), wird die Kombination aus Primär- und Sekundärspule als > Induktor bezeichnet. Erfolgt die Änderung des Kraftfeldes durch Beschicken der Primärspule mit Wechselstrom, wird die Kombination aus Primär- und Sekundärspule als > Transformator bezeichnet.
1.) Heber, Georg; Elektro-Auskunftei – Erklärendes Wörterbuch; Paul Schulze Verlag, Leipzig 1922, 2. Auflage – 2.) Bauer, Karl; ABC der Röntgentechnik; Georg Thieme Verlag, Leipzig 1940

Induktions-Apparat
Gleichbedeutend mit > Induktor.

Induktionsrolle
(lat. inductio = Einführung)
Spulen-Wicklung des > Induktors.
Gocht, Hermann; Lehrbuch der Röntgen-Untersuchung zum Gebrauche für Mediciner; Verlag von Ferdinand Enke, Stuttgart 1898, S. 6

Induktor
(lat. inductio = Einführung)
1. Vorläufer des Hochspannungstransformators, bestehend aus einem geraden Weicheisenkern (d. h. einem offenen Magnetkreis) und übereinander liegender > Primärspule und > Sekundärspule. Der Induktor dient zur Erzeugung elektrischer Ströme durch Induktionsvorgänge oder zur Transformierung elektrischer Ströme. Im Gegensatz zu heutigen > Transformatoren mit geschlossenem Magnetkreis, die mit ein- oder mehrphasigen Wechselströmen betrieben werden, erfolgt der Betrieb des Induktors mit intermittierendem Gleichstrom. Die hohen Ausgangsspannungen eines Induktors waren schwer zu messen, sie wurden deshalb durch die Funkenlänge charakterisiert, die sie in Luft zwischen zwei Polen erzeugen konnten.
> Induktion, elektrische/elektromagnetische und > Funkenlänge und Hochspannung
2. Mitunter auch Bezeichnung für Armatur oder > Anker.
1.) Dörfel, Günter; Hübner, Klaus; Landwehr, Gottfried; Hittorfsche Vakuumröhren für Röntgen – Zum 150. Geburtstag des Glasbläsers Louis Müller-Unkel; ERS-Verlag, Berlin 2003, S. 8, 32-34 (mit Abbildungen) – 2.) Gocht, H.; Lehrbuch der Röntgen-Untersuchung zum Gebrauche für Mediciner; Verlag von Ferdinand Enke, Stuttgart 1898, S. 5-7 – 3.) Walter, B.; Über einige Verbesserungen im Betriebe des Induktionsapparates – mit besonderer Berücksichtigung der Anwendung des Wehnelt-Unterbrechers im

Röntgen-Laboratorium; Fortschritte auf dem Gebiete der Röntgenstrahlen, Bd. 4, 1900/1901, S. 46-48 und ff – 4.) Ruhmer, Ernst; Konstruktion, Bau und Betrieb von Funkeninduktoren und deren Anwendung mit besonderer Berücksichtigung der Röntgenstrahlen-Technik; Verlag Hachmeister & Thal, Leipzig 1904 / Siemens-Med-Archiv Erlangen, Rö-34 – 5.) Albers-Schönberg; Die Röntgentechnik; Lucas Gräfe & Sillem, Hamburg 1910, S. 140 – 6.) Ruhmer, Ernst; Funkeninduktoren und deren Anwendung unter besonderer Berücksichtigung der Roentgenstrahlentechnik; Nikolassee bei Berlin, 1921 – 7.) Heber, Georg; Elektro-Auskunftei – Erklärendes Wörterbuch; Paul Schulze Verlag, Leipzig 1922, 2. Auflage – 8.) Internet-Enzyklopädie Wikipedia

Induktor Größe I

> Induktor der Fa. Reiniger, Gebbert & Schall (> RGS), Erlangen, mit einer größten Funkenlänge von 25 cm (entsprechend etwa 100 kV$_{eff}$).
Reiniger, Gebbert & Schall; Katalog „Die Röntgen-Apparate nebst deren Zubehör"; Berlin/Erlangen 1912, S. 20

Induktor Größe II

> Induktor der Fa. Reiniger, Gebbert & Schall (> RGS), Erlangen, mit einer größten Funkenlänge von 40 cm (entsprechend etwa 155 kV$_{eff}$).
Reiniger, Gebbert & Schall; Katalog „Die Röntgen-Apparate nebst deren Zubehör"; Berlin/Erlangen 1912, S. 20

Induktor Größe III

> Induktor der Fa. Reiniger, Gebbert & Schall (> RGS), Erlangen, mit einer größten Funkenlänge von 50 cm (entsprechend etwa 190 kV$_{eff}$).
Reiniger, Gebbert & Schall; Katalog „Die Röntgen-Apparate nebst deren Zubehör"; Berlin/Erlangen 1912, S. 20

Induktor Größe IV

> Induktor der Fa. Reiniger, Gebbert & Schall (> RGS), Erlangen, mit einer größten Funkenlänge von 60 cm (entsprechend etwa 225 kV$_{eff}$).
Reiniger, Gebbert & Schall; Katalog „Die Röntgen-Apparate nebst deren Zubehör"; Berlin/Erlangen 1912, S. 20

Induktorium

(lat. inductio = Einführung)
> Induktor

induzierte Röntgenwirkung

(lat. inductio = Einführung)
Gleichbedeutend mit > Sekundärstrahlentherapie.
Christen, Th.; Messung und Dosierung der Röntgenstrahlen; Lucas Gräfe & Sillem, Hamburg 1913, S. 115

Influenz-Elektrisiermaschine

> Influenzmaschine

Influenzelektrizität

Elektrizität, die mit einer > Influenzmaschine erzeugt wird.

Influenzmaschine

(lat. influere = hineinströmen)
Vorrichtung zur Erzeugung statischer Elektrizität nach z. B. Wilhelm Holtz (1865), August Töpler (1866) oder James Wimshurst (1883).

Die Töpler-Holtzsche Influenzmaschine besteht aus einer feststehenden und einer drehbaren, elektrisch isolierenden Scheibe (z. B. Glas, > Hartgummi) geringen Abstandes oder auch aus mehreren feststehenden und mehreren drehbaren Scheiben, die mit elektrisch leitenden Belägen (z. B. > Stanniol) versehen sind. Die drehbaren Scheiben haben alle die gleiche Drehrichtung. Beim Betrieb werden entgegengesetzte Ladungen influenziert und auf > Konduktoren (= > Kondensatoren) übertragen.

Die Wimshurst-Influenzmaschine besteht aus einem Paar oder mehreren Paaren sich gegenläufig drehender, elektrisch isolierender Scheiben. Vor allem dieser Influenzmaschinen-Typ wurde auch in der Röntgentechnik eingesetzt, da er unter ungünstigen Temperaturverhältnissen und größerer Luftfeuchtigkeit zuverlässiger arbeitete als die Maschinen vom Typ Töpler-Holtz.

Es werden Spannungen bis zu einigen 100.000 Volt erzeugt, jedoch bei nur geringen Stromstärken.

Vergleichstabelle mit typischen Daten:

Rotierende Scheiben	Durchmesser [mm]	Funkenlänge [mm]	Stromstärke [μA]
2	200	ca. 80	ca. 12
2	260	ca. 100	ca. 15
2	350	ca. 150	ca. 40
2	450	ca. 190	ca. 60
2	550	ca. 220	ca. 70
8	410	ca. 170	ca. 110
12	550	ca. 220	ca. 140
Starkstrom-Influenzmaschinen:			
	450	180-225	ca. 250
	550	240-275	ca. 300

1.) Parzer-Mühlbacher, Alfred; Photographische Aufnahmen und Projektion mit Röntgenstrahlen mittelst der Influenz-Elektrisiermaschine; Photographische Bibliothek No. 6, Verlag von Gustav Schmidt, Berlin 1897, S. 10-22 (mit Abbildungen) – 2.) Reiniger, Gebbert & Schall; Katalog „Elektro-Medizinische Apparate; Erlangen 1897, S. 72 – 3.) Guttmann, Walter; Elektrizitätslehre für Mediziner; Verlag von Georg Thieme, Leipzig 1904, S. 20-27, 172 (mit Abbildungen) – 4.) Fürstenau, Robert; Leitfaden der Röntgenphysik; Verlag von Ferdinand Enke, Stuttgart 1910, S. 23 – 5.) Wommelsdorf, H.; Verbesserungen an Kondensatormaschinen; Annalen der Physik, 1912, S. 1201-1206 – 6.) Heber, Georg; Elektro-Auskunftei – Erklärendes Wörterbuch; Paul Schulze Verlag, Leipzig 1922, 2. Auflage

Inhomogenität

> Christensche Heterogenitätszahl.

Innenbestrahlung

Therapeutische Bestrahlung in Körperhöhlen.

Innenbild

Röntgenbild vom Inneren des Menschen (Aufnahme und Durchleuchtung).
1.) Gocht, H.; Lehrbuch der Röntgen-Untersuchung zum

Gebrauche für Mediciner; Verlag von Ferdinand Enke, Stuttgart 1898, S. 176 – 2.) Gocht, Hermann; Röntgographie oder Diagraphie?!; Fortschritte auf dem Gebiete der Röntgenstrahlen, Bd. 2, 1898/1899, S. 138-139

Innenblendenröhre
> Ionen-Röntgenröhre mit einem auf der > Antikathode aufsitzenden Metallzylinder, durch dessen eine Öffnung die > Kathodenstrahlen auf die Antikathode fallen und durch dessen zweite Öffnung die Röntgenstrahlen austreten können. Der Metallzylinder wirkt als fokusnahe Blende und dient der Verringerung der > Sekundärstrahlung.

Rosenthal, Josef; Röntgentechnik; Sonderabdruck aus dem „Lehrbuch der Röntgenkunde", herausgegeben von H. Rieder und J. Rosenthal, Band II, Verlag von Johann Ambrosius Barth, Leipzig 1918, S. 332 (mit Abbildung)

innere Regenerierung
Bei > Ionen-Röntgenröhren ein in der Röhre eingeschlossenes Gasreservoir (z. B. Kohle oder > Glimmer), aus dem durch Erwärmung Gas ausgetrieben und so der Gashaushalt der Röhre regeneriert und reguliert wird.

innere Spule
> Primärspule z. B. eines > Induktors.

Insolation (lat. sol = Sonne)
Bestrahlung durch die Sonne; medizinisch: Sonnenstich, Hitzeschäden.

1.) Gocht, H.; Lehrbuch der Röntgen-Untersuchung zum Gebrauche für Mediciner; Verlag von Ferdinand Enke, Stuttgart 1898, S. 188 – 2.) Kienle, Richard von; Fremdwörterlexikon, 1964

Instant-Röntgenröhre
> Ionen-Röntgenröhre der Fa. Jno. V. Dohren Co., Chicago, um 1913, „mit konstantem Vakuum und hoher Durchdringungsfähigkeit".

Grigg, Emanuel Radu Newman; The Trail of the Invisible Light – From X-Strahlen to Radio(bio)logy; Charles C. Thomas Publisher, Springfield/Illinois, USA; 1965

Instrumentarium
> Röntgeninstrumentarium

Insufflation
Einblasen von Gasen (z. B. Sauerstoff, Äther) oder von flüssigen oder pulverförmigen Medikamenten in Körperhöhlen oder Gelenke.

1.) Wollenberg, Gustav Albert; Darstellung der Gelenkweichteile im Röntgenbilde nach Sauerstoffeinblasung; in: Kraft, H.; Wiesner, B.; Archiv für physikalische Medizin und medizinische Technik; II. Bd., Otto Nemnich Verlag, Leipzig 1907, S. 187-206 (mit Abbildungen) – 2.) Albers-Schönberg; Die Röntgentechnik; 3. Auflage, Lucas Gräfe & Sillem, Hamburg 1910, S. 435-438, 471-472 – 3.) Zetkin-Schaldach; Wörterbuch der Medizin; VEB Verlag Volk und Gesundheit, Berlin 1975

Integral-Iontometer
Gerät nach Theophil Christen 1915 zur strahlenqualitätsunabhängigen Messung der Flächenenergie.

Gocht, Hermann; Handbuch der Röntgen-Lehre; Verlag von Ferdinand Enke, Stuttgart 1918, S. 511

Intensimeter
Dosimeter nach Robert Fürstenau, um 1913/14, mit einem > Selenzellendetektor.
> F und > F.-S.

1.) Gocht, Hermann; Handbuch der Röntgen-Lehre zum Gebrauche für Mediciner; 5. Auflage, Verlag von Ferdinand Enke, Stuttgart 1918, S. 512-513 – 2.) Krönig, Bernhard; Friedrich, Walter; Physikalische und biologische Grundlagen der Strahlentherapie; Urban & Schwarzenberg, Berlin/Wien 1918, S. 97-99 – 3.) Fürstenau, Immelmann, Schütze; Leitfaden des Röntgenverfahrens für das röntgenologische Hilfspersonal; Verlag von Ferdinand Enke, Stuttgart 1919, S. 133-135 (mit Abbildung) – 4.) Heber, Georg; Elektro-Auskunftei – Erklärendes Wörterbuch; Paul Schulze Verlag, Leipzig 1922, 2. Auflage

Intensität
Anfänglich oft mit dem Begriff der Dosis gleichgesetzt.
Aber auch: Intensität = Energie der Strahlung, dividiert durch die Größe der getroffenen Fläche und durch die Bestrahlungszeit.

Dessauer, Friedrich; Homogenität und Dosis; Fortschritte auf dem Gebiete der Röntgenstrahlen, Bd. 24, 1916/1917, S. 35-39

Intensitätsröhre
> Ionen-Röntgenröhre der Fa. > Polyphos Elektrizitäts-Gesellschaft, München, für lang andauernde starke Belastung.

Anzeige der Fa. Polyphos; Fortschritte auf dem Gebiete der Röntgenstrahlen, Bd. 14, 1909/1910 (mit Abbildung)

Intensivbestrahlung
> Einzeitbestrahlung

Intensivinduktor
Gleichbedeutend mit > Intensivstrominduktor.

Intensivregenerierung
> Stromregenerierung

Intensivstrominduktor
> Funkeninduktor, dessen > Primärspule einen sehr starken Eisenkern enthält und zur Aufnahme größerer Stromstärken eingerichtet ist. Die > Sekundärspule liefert hochgespannte Ströme großer Stromstärke.

1.) Albers-Schönberg; Die Röntgentechnik; 4. Auflage, Lucas Gräfe & Sillem, Hamburg 1913, S. 356 – 2.) Heber, Georg; Elektro-Auskunftei – Erklärendes Wörterbuch; Paul Schulze Verlag, Leipzig 1922, 2. Auflage

Intensivstromröhre
> Ionen-Röntgenröhre der Firma > Emil Gundelach, Gehlberg/Thür., für hohe Belastung, mit Metallrohr-Antikathode, die außerhalb des Glaskolbens einen gerippten Kühlkörper trägt.

1.) Albers-Schönberg; Die Röntgentechnik; Lucas Gräfe & Sillem, Hamburg 1910, S. 222 – 2.) Schwenter, J.; Leitfaden der Momentaufnahme im Röntgenverfahren; Otto Nemnich Verlag, Leipzig 1913, S. 59

intermittierende Behandlung
Strahlentherapeutische Behandlung mit zwischengeschalteten Pausen.

Freund, Leopold; Grundriss der gesammten Radiotherapie; Urban & Schwarzenberg, Berlin/Wien 1903, S. 229

intermittierender Strom

Gleichstrom, der durch besondere Vorrichtungen (> Unterbrecher) in schneller Folge unterbrochen und geschlossen wird.

> pulsierender Gleichstrom

Heber, Georg; Elektro-Auskunftei – Erklärendes Wörterbuch; Paul Schulze Verlag, Leipzig 1922, 2. Auflage

Internal Diaphragma Tube

> Ionen-Röntgenröhre mit einer im Vakuumgefäß zwischen > Antikathode und Glaskolben angebrachten Blende nach William Rollins 1899, mit der extrafokale Strahlung reduziert werden sollte.

1.) Grigg, Emanuel Radu Newman; The Trail of the Invisible Light – From X-Strahlen to Radio(bio)logy; Charles C. Thomas Publisher, Springfield/Illinois, USA; 1965, S. 129 (mit Abbildung) – 2.) Feldman, Arnold; A Sketch of the Technical History of Radiology from 1896 to 1920; RadioGraphics, A pictorial publication of the Radiological Society of North America; Vol. 9, No. 6, November 1989, S. 1113-1128 (mit Abbildungen)

Internationale Röntgenkongresse

> Erste Internationale Röntgenkongresse

interne Untersuchung

Röntgenuntersuchung (Durchleuchtung, Aufnahme) der Organe des Körpers wie Herz, Lunge, Magen etc.

Albers-Schönberg; Die Röntgentechnik; 5. Auflage, Bd. 1, Lucas Gräfe & Sillem, Hamburg 1919, S. 242

Interruptor

Gleichbedeutend mit > Unterbrecher.

1.) Appunn, F.; Über die Methodik der Photographie mit X-Strahlen zu medizinisch-diagnostischen Zwecken; Fortschritte auf dem Gebiete der Röntgenstrahlen, Bd. 1, 1897/1898, S. 42 – 2.) Heber, Georg; Elektro-Auskunftei – Erklärendes Wörterbuch; Paul Schulze Verlag, Leipzig 1922, 2. Auflage

interrupterless transformer

Gleichbedeutend mit unterbrecherloser > Transformator.

> Snook-Apparat und > Unterbrecher

Burrows, E. H.; Pioneers and early Years – A History of British Radiology; Colophon Limited, St. Anna 1986, S. 47 (mit Abbildungen)

invisible light

Auch > black light genannt: Röntgenstrahlen (= „unsichtbares" bzw. „schwarzes" Licht).

Morton, William J.; Edwin W. Hammer; The X Ray or Photography of the Invisible and its Value in Surgery; American Technical Book Co., New York 1896, S. 103 – 2.) Grigg, Emanuel Radu Newman; The Trail of the Invisible Light – From X-Strahlen to Radio(bio)logy; Charles C. Thomas Publisher, Springfield/Illinois, USA; 1965, S. 171

Inzidenzstrahlung

Sekundäre Röntgenstrahlung innerhalb eines Raumwinkels von 180°, der zur Strahlenquelle hin zeigt und der durch die Senkrechte zum primären Strahl begrenzt wird.

> Emergenzstrahlung

Albers-Schönberg; Die Röntgentechnik; Lucas Gräfe & Sillem, Hamburg 1910, S. 57

Ionen-Röntgenröhre

Eine > Gasentladungsröhre, der ursprüngliche Typus einer Röntgenröhre (d. h. mit kalter Kathode sowie niedrigem und gashaltigem Vakuum). Der an den (im einfachsten Fall) beiden Elektroden anliegende hochgespannte intermittierende oder pulsierende Gleichstrom baut zwischen den beiden Polen ein elektrisches Feld auf, das die positiven Ionen des Füllgases zur (negativen) > Kathode hin beschleunigt. Beim Aufprall dieser Ionen auf die Kathode werden (negative) Elektronen – auch > Kathodenstrahlen genannt – ausgelöst, die beim Aufprall auf die > Antikathode Röntgenstrahlen erzeugen. Der Röhrenstrom ist bei Ionen-Röntgenröhren nicht separat regelbar, er hängt im Wesentlichen von der Größe der angelegten Hochspannung und von dem in der Röhre herrschenden Vakuum ab.

1.) Stechow; Das Röntgen-Verfahren mit besonderer Berücksichtigung der militärischen Verhältnisse; Verlag von August Hirschwald, Berlin 1903, S. 87-101 (mit Abbildungen) – 2.) Ruhmer, Ernst; Konstruktion, Bau und Betrieb von Funkeninduktoren und deren Anwendung mit besonderer Berücksichtigung der Röntgenstrahlen-Technik; Verlag Hachmeister & Thal, Leipzig 1904, S. 161-177 / Siemens-Med-Archiv Erlangen, Rö-34 – 3.) Gocht, Hermann; Handbuch der Röntgen-Lehre zum Gebrauche für Mediciner; 5. Auflage, Verlag von Ferdinand Enke, Stuttgart 1918, S. 101-157 (mit Abbildungen) – 4.) Rosenthal, Josef; Röntgentechnik; Sonderabdruck aus dem „Lehrbuch der Röntgenkunde", herausgegeben von H. Rieder und J. Rosenthal, Band II, Verlag von Johann Ambrosius Barth, Leipzig 1918, S. 317-343 (mit Abbildungen) – 5.) Voltz, F.; F. Zacher; Die Entwicklungsgeschichte der modernen Röntgenröhren; Fortschritte auf dem Gebiete der Röntgenstrahlen, Bd. XXVII, 1919/1921, S. 83-98 (mit Abbildungen) – 6.) Heber, Georg; Elektro-Auskunftei – Erklärendes Wörterbuch; Paul Schulze Verlag, Leipzig 1922, 2. Auflage – 7.) Dietz, K.; Altes und Neues über Röntgenröhren; Röntgen- und Laboratoriumspraxis, Heft 8, 1961, Seite R 174-R 180 (mit Abbildungen) – 8.) Kütterer, Gerhard; Ach, wenn es doch ein Mittel gäbe, den Menschen durchsichtig zu machen wie eine Qualle!; Books on Demand, Norderstedt 2005, S. 44-65 (mit Abbildungen)

Ionometer

Messgerätetyp nach Heinrich Greinacher, 1913, zur Bestimmung der Röntgenstrahlenmenge (Ionisationskammer-Prinzip ähnlich dem > Iontoquantimeter).

1.) Albers-Schönberg; Die Röntgentechnik; 5. Auflage, Bd. 1, Lucas Gräfe & Sillem, Hamburg 1919, S. 123-125 – 2.) Heber, Georg; Elektro-Auskunftei – Erklärendes Wörterbuch; Paul Schulze Verlag, Leipzig 1922, 2. Auflage

Iontometer

Gleichbedeutend mit > Iontoquantimeter.

Holzknecht, G.; Weissenberg, C.; Zur speziellen technischen Strahlenmessung; Fortschritte auf dem Gebiete der Röntgenstrahlen, Bd. 23, 1915/1916, S. 257-267

Iontoquantimeter

Dosimeter nach Béla Szilard (> Elektrometer- und Ionisationskammer-Prinzip), 1915, gebaut

von Reiniger, Gebbert & Schall (> RGS), Erlangen.
> Megamegaion (auch Mega-Mega-Ion)
1.) Christen, Th.; Messung und Dosierung der Röntgenstrahlen; Lucas Gräfe & Sillem, Hamburg 1913, S. 117-119 – 2.) Krönig, Bernhard; Friedrich, Walter; Physikalische und biologische Grundlagen der Strahlentherapie; Urban & Schwarzenberg, Berlin/Wien 1918, S. 62-77 – 3.) Heber, Georg; Elektro-Auskunftei – Erklärendes Wörterbuch; Paul Schulze Verlag, Leipzig 1922, 2. Auflage

Iridiumröhre

> Ionen-Röntgenröhre nach Josef Rosenthal: > Trockenröhre mit kleinem > Brennfleck und für hohe Belastung durch > Antikathode aus massivem Eisenklotz mit Iridium-Überzug. Der Schmelzpunkt des Iridiums ist höher als der von Platin.
1.) Ohne Verfasserangabe; Ausgestellte Gegenstände; Verhandlungen der Deutschen Röntgengesellschaft, Bd. IV, 1908, S. 167 ff (Abbildung S. 173) – 2.) Anzeige der Fa. Polyphos; Fortschritte auf dem Gebiete der Röntgenstrahlen, Bd. 14, 1909/1910 (Abbildung) – 3.) Albers-Schönberg; Die Röntgentechnik; Lucas Gräfe & Sillem, Hamburg 1910, S. 220 – 4.) Heber, Georg; Elektro-Auskunftei – Erklärendes Wörterbuch; Paul Schulze Verlag, Leipzig 1922, 2. Auflage

Iridiumspiegel

Iridium-Antikathode einer > Ionen-Röntgenröhre. Der Schmelzpunkt des Iridiums ist höher als der von Platin.
> Antikathode
Heber, Georg; Elektro-Auskunftei – Erklärendes Wörterbuch; Paul Schulze Verlag, Leipzig 1922, 2. Auflage

I-Rolle

> Induktionsrolle, auch als Induktionsspule oder als Wicklung des > Induktors bezeichnet.
Albers-Schönberg, H.; Die Röntgentechnik; Lucas Gräfe & Sillem, Hamburg 1903, S. 6

Irrigator

(lat. irrigātor = Bewässerer)
Spülgefäß, aus dem durch einen Schlauch Flüssigkeit unter Druck abläuft; angewandt z. B. bei Magen-, Darm- und Blasenspülungen. Die Regulierung des Einlaufdruckes erfolgt durch Heben und Senken des Irrigators.
1.) Albers-Schönberg; Die Röntgentechnik; 4. Auflage, Lucas Gräfe & Sillem, Hamburg 1913, S. 611 – 2.) Zetkin-Schaldach; Wörterbuch der Medizin; VEB Verlag Volk und Gesundheit, Berlin 1975

Isolarplatten

Ein Typ > photographischer Platten und Filme der Fa. > Agfa, Berlin; als lichthoffrei bezeichnet.
> Lichthof, photographischer
1.) Dessauer, F.; B. Wiesner; Kompendium der Röntgenographie; Otto Nemnich Verlag, Leipzig 1905 (Anzeige) – 2.) Albers-Schönberg; Die Röntgentechnik; 2. Auflage, Lucas Gräfe & Sillem, Hamburg 1906, S. 160

Isolast

Elektrisches Isoliermaterial auf der Basis von Gummi mit Füllstoffen.

> Isolationsmaterialien, elektrische
Heber, Georg; Elektro-Auskunftei – Erklärendes Wörterbuch; Paul Schulze Verlag, Leipzig 1922, 2. Auflage

Isolationsmaterialien, elektrische

In der Anfangszeit der Röntgentechnik, die auch noch die Frühzeit der Elektrotechnik ist, wurden in der Regel die folgenden Materialien zur elektrischen Isolation verwendet:
1. Isolierkörper, die aus mineralischen Stoffen durch Brennen oder Schmelzen hergestellt werden, wie Porzellan, Glas, Quarz
2. Isolierkörper, die direkt aus mineralischen Stoffen bestehen, wie > Glimmer, > Marmor, Schiefer
3. Isolierstoffe, die aus verschiedenen Gummiarten durch einen Vulkanisierprozess in Verbindung mit Mineral- oder Faserstoffen gebracht werden, wie Kautschuk, > Hartgummi, > Isolast, > Vulkanasbest, > Stabilit
4. Isolierstoffe, die aus > Glimmer und isolierenden Bindemitteln hergestellt werden, wie > Mikanit, > Megohmit, > Megotalc
5. Isoliermaterialien aus Faserstoffen und isolierenden Bindemitteln, wie > Pertinax, > Vulkanfiber, > Pressspan, > Pilit, > Leatheroid
6. Isolierkörper aus Harzen oder Asphalt in Verbindung mit Mineralstoffen, wie > Ambroin, > Tenacit, > Eburin, > Adit, > Gummon, > Cornit, Asbestzement, > Rhadonit, > Pulvolit, > Pyrostat
7. Isolierkörper aus organischen chemischen Verbindungen, wie > Bakelit, > Cellon, > Galalith
8. Isolierlacke aus Lösungen von Harzen in Benzol, Leinöl oder Terpentinöl
9. Sonstige Isolierstoffe, wie > Guttapercha, > Paraffin, Wachs, Holz (insbesondere Mahagoni), Seide, Wolle, Watte, Glanzgarn
1.) Dessauer, F.; B. Wiesner; Kompendium der Röntgenographie; Otto Nemnich Verlag, Leipzig 1905, S. 30 – 2.) Heber, Georg; Elektro-Auskunftei – Erklärendes Wörterbuch; Paul Schulze Verlag, Leipzig 1922, 2. Auflage

Isolierstoffe, elektrische

> Isolationsmaterialien, elektrische

I-Spule

Induktionsspule, auch als Induktionsrolle oder als Wicklung des > Induktors bezeichnet.
Albers-Schönberg, H.; Die Röntgentechnik; Lucas Gräfe & Sillem, Hamburg 1903, S. 6

Ixographie/ixography

(abgeleitet von „X-Strahlen")
Röntgenaufnahme
1.) Levy-Dorn, Max; Zur Kritik und Ausgestaltung des Röntgenverfahrens; Deutsche Medicinische Wochenschrift No. 50, 09.12.1897, S. 800 – 2.) Isenthal, A. W.; Snowden Ward, H.; Practical Radiography; Third Edition, Dawborn and Ward Ltd., 1901, S. 13 – 3.) Heber, Georg; Elektro-Auskunftei – Erklärendes Wörterbuch; Paul Schulze Verlag, Leipzig 1922, 2. Auflage – 4.) Grigg, Emanuel Radu

Newman; The Trail of the Invisible Light – From X-Strahlen to Radio(bio)logy; Charles C. Thomas Publisher, Springfield/Illinois, USA; 1965, S. 175

J

> Dosiseinheit Bordier/Galimard (J)

Janussche Randstreifen

Gleichbedeutend mit > Köhlersche Randstreifen.

JJ-Röhre

> Intensivstromröhre für den Betrieb am > Idealapparat der Firma Reiniger, Gebbert & Schall (> RGS), Erlangen.

Reiniger, Gebbert & Schall; Katalog „Die Röntgenapparate nebst deren Zubehör"; Berlin/Erlangen 1912, S. 44 (mit Abbildung)

Jodipin

Jodiertes Sesamöl mit 10 % oder 25 % Jodanteil, verwendet z. B. zur Syphilisbehandlung, in der Röntgendiagnostik auch als Kontrastmittel.

1.) Albers-Schönberg; Die Röntgentechnik; 5. Auflage, Bd. 2, Lucas Gräfe & Sillem, Hamburg 1919, S. 172, 416 – 2.) Merck's Warenlexikon – Klassische Warenkunde von 1920 (Internet)

Jodoform

Chemische Formel CHJ_3, war als Wundantiseptikum gebräuchlich, in der Röntgendiagnostik auch

1. als Kontrastmittel und
2. zur Messung der Röntgenstrahlenintensität: > Jodoform-Radiometer.

Jodoform-Gitter

Mit Jodoform imprägniertes > Stramin zur äußeren Behandlung von Strahlenschäden.

Albers-Schönberg; Die Röntgentechnik; 3. Auflage, Lucas Gräfe & Sillem, Hamburg 1910, S. 343

Jodoform-Radiometer

1. > Radiometer nach Leopold Freund 1904. Prinzip: Bei Bestrahlung einer Jodoformlösung (2%ige Lösung des chemisch reinen Jodoforms in chemisch reinem Chloroform) wird diese unter Ausscheidung von Jod zersetzt und färbt sich, abhängig von der Dosis und der Intensität der Röntgenstrahlung, unterschiedlich stark rot. Die jeweils entstandene Rotfärbung wird mit den Farben einer Reihe von Jodlösungen verglichen und daraus die applizierte Dosis bestimmt. Nachteile: Die Handhabung ist aufwendig; die 2%ige Lösung muss vor jeder Messung neu hergestellt und unter Lichtabschluss direkt an der zu bestrahlenden Hautstelle angebracht werden. Das Verfahren konnte sich außerdem wegen seiner Fehler, insbesondere der Zersetzung auch durch Tageslicht, nicht durchsetzen.
2. > Radiometer nach Bordier und Galimard 1906, eine Modifizierung des oben beschriebenen Radiometers nach Freund, die sich aber ebenfalls nicht durchsetzen konnte.

> Chromoradiometer und > Dosiseinheit Bordier/Galimard (J)

1.) Kienböck, Robert; Radiotherapie; Heft 6 der Reihe „Physikalische Therapie in Einzeldarstellungen", herausgegeben von J. Marcuse und A. Strasser; Verlag von Ferdinand Enke, Stuttgart 1907, S. 69 – 2.) Christen, Th.; Messung und Dosierung der Röntgenstrahlen; Lucas Gräfe & Sillem, Hamburg 1913, S. 65 – 3.) Albers-Schönberg; Die Röntgentechnik; 5. Auflage, Bd. 2, Lucas Gräfe & Sillem, Hamburg 1919, S. 416 – 4.) Zetkin-Schaldach; Wörterbuch der Medizin; VEB Verlag Volk und Gesundheit, Berlin 1975 – 5.) Gleßmer-Junike, Simone; X-Strahlen, Radiometer und Hauteinheitsdosis; Dissertation Hamburg 2015, S. 78-82

Joulsche Wärme

Die in einem Leiter durch den elektrischen Strom erzeugte Wärme, abhängig vom elektrischen Widerstand des Leiters und der Stärke des Stromes.

1.) Fürstenau, Immelmann, Schütze; Leitfaden des Röntgenverfahrens für das röntgenologische Hilfspersonal; Verlag von Ferdinand Enke, Stuttgart 1919, S. 12 – 2.) Heber, Georg; Elektro-Auskunftei – Erklärendes Wörterbuch; Paul Schulze Verlag, Leipzig 1922, 2. Auflage

Journal

> Röntgenjournal

Journal of Radiology

Verbandszeitschrift der Radiological Society of North America (RSNA).

> Gray Journal

J-Röhre

> Intensivstromröhre der Fa. Reiniger, Gebbert & Schall (> RGS), Erlangen.

Reiniger, Gebbert & Schall; Katalog „Die Röntgenapparate nebst deren Zubehör"; Berlin/Erlangen 1912, S. 44 (mit Abbildung)

K

Abkürzung für die > Dosiseinheit Schwarz (Trübung, Kalomel K).

Kahlbaumfolie

Verstärkungsfolie (> Verstärkungsschirm) der Fa. Kahlbaum, Berlin, erstmals 1897, Leuchtstoff: wolframsaures Calcium, Calciumwolframat.

1.) Rosenfeld, Georg; Die Diagnostik der inneren Krankheiten mittels Röntgenstrahlen; Verlag von J. F. Bergmann, Wiesbaden 1897, S. 3, 68, 82 – 2.) Dessauer, F.; B. Wiesner; Kompendium der Röntgenographie; Otto Nemnich Verlag, Leipzig 1905, S. 6 – 3.) Haeger, E.; Die Verstärkungsschirme; Fortschritte auf dem Gebiete der Röntgenstrahlen, Band 29, 1922, S. 609-624

Kaliber

Allgemein: lichte Weite, Innendurchmesser von Röhren. Auch: (Außen-) Durchmesser von > Ionen-Röntgenröhren.

1.) Albers-Schönberg; Die Röntgentechnik; Lucas Gräfe & Sillem, Hamburg 1903, S. 46 – 2.) Kienle, Richard von; Fremdwörterlexikon; 1964

Kaliko, Kalikot

(abgeleitet von Calicut – heute Kozhikode –, einer indischen Hafenstadt)

> Leinwandbindiges Baumwollgewebe, stark appretiert als Leinwand für Bucheinbände verwendet, aber auch als Behälter für > photographische Platten.

> Kalikotkassette

1.) Appunn, F.; Über die Methodik der Photographie mit X-Strahlen zu medizinisch-diagnostischen Zwecken; Fortschritte auf dem Gebiete der Röntgenstrahlen, Bd. 1, 1897/1898, S. 45 – 2.) dtv-Lexikon 1971

Kalikotkassette

Röntgenplatten-Kassette nach Walther Stechow in der Form eines Briefumschlages aus dünner, mit > Kalikot überzogener Pappe, mit Steckschlaufe als Verschluss.

> Röntgenplatte

Gillet, J.; Die ambulatorische Röntgentechnik in Krieg und Frieden; Verlag von Ferdinand Enke, Stuttgart 1909, S. 146

Kaliumpermanganat-Abschwächer

Chemotechnisches Bad zum > Abschwächen von photographischen Bildern (= Verminderung der optischen Dichte). Dieser Abschwächer greift alle Dichten gleichmäßig an und wirkt somit kontrasterhaltend.

Rezeptbeispiel: Lösung A besteht aus 1.000 cm^3 Wasser und 4 g Kaliumpermangenat, Lösung B besteht aus 1.000 cm^3 Wasser und 2 cm^3 konzentrierter Schwefelsäure. Gebrauchslösung: 100 cm^3 Wasser, 3 cm^3 Lösung A und 3 cm^3 Lösung B.

> abschwächen und > Ammoniumpersulfat-Abschwächer

Internet-Suchmaschine Google

Kaliumplatincyanür

Wolframsaurer Kalk, > Scheelit.

Dessauer, Friedrich; Wiesner, B.; Kompendium der Röntgenographie; Leipzig 1905, S. 227

Kalmelogen (griech. kalos = schön, melas = schwarz)

Testflüssigkeit des > Kalomelradiometers nach Gottwald Schwarz, 1906 (auch als Edersche oder Fowlersche Flüssigkeit bekannt), bestehend aus gleichen Teilen zweier jeweils gesättigter Lösungen (nach anderer Quelle: 2 Teile Lösung A und 1 Teil Lösung B). Lösung A: Amonii oxalici purissimi pro analysi (Merck) 8,0 und Aq. dest. puriss. 210,0 sowie Lösung B: Hydrargyri bichlorati corossiv. purissimi pro analysi (Merck) 5,0 und Aq. dest. puriss. 105,0. Unter Röntgenbestrahlung erfolgt ein Zersetzungsprozess, bei dem > Kalomel, Kohlensäure und Ammoniumchlorid entsteht. Das ausgefällte Kalomel ist ein Maß für die Röntgenstrahlendosis, festzustellen entweder durch eine Zentrifugierung der Lösung oder durch die Bestimmung der Trübung der Flüssigkeit.

> Dosiseinheit Schwarz (Trübung, Kalom K) und > Kalomel-Radiometer

1.) Schwarz, Gottwald; Über die Ammoniumoxalat-Sublimatreaktion der Röntgenstrahlen und das Fällungsradiometer; Verhandlungen der Deutschen Röntgengesellschaft, Bd. III 1907, S. 119 – 2.) Christen, Th.; Messung und Dosierung der Röntgenstrahlen; Lucas Gräfe & Sillem, Hamburg 1913, S. 89

Kalom (griech. kalos = schön, melas = schwarz)

> Dosiseinheit Schwarz (Trübung, Kalom K).

Kalomel (griech. kalos = schön, melas = schwarz)

Quecksilberchlorid.

> Dosiseinheit Schwarz (Trübung, Kalomel K) und > Kalomel-Radiometer

1.) Schwarz, Gottwald; Forderung nach einer staatlichen Kontrollstelle für Röntgenstrahlenmessinstrumente (sog. Dosimeter); Fortschritte auf dem Gebiete der Röntgenstrahlen, Bd. 18, 1911/1912, S. 67-70 – 2.) Fürstenau, Immelmann, Schütze; Leitfaden des Röntgenverfahrens für das röntgenologische Hilfspersonal; Verlag von Ferdinand Enke, Stuttgart 1919 – 3.) Kienle, Richard von; Fremdwörterlexikon; 1964 – 4.) Gleßmer-Junike, Simone; X-Strahlen, Radiometer und Hauteinheitsdosis; Dissertation Hamburg 2015, S. 99-104

Kalomel-Radiometer

(griech. kalos = schön, melas = schwarz, lat. radius = Strahl)

Dosismessgerät nach Gottwald Schwarz, um 1907: eine wasserklare Lösung aus Ammoniumoxalat und > Sublimat (> Kalmelogen) wird unter der Einwirkung von Röntgenstrahlung durch Ausscheidung von > Kalomel (Quecksilberchlorid) getrübt.

> Kalmelogen

1.) Kienböck, Robert; Radiotherapie; Verlag von Ferdinand Enke, Stuttgart 1907, S. 70 – 2.) Schwarz, Gottwald; Forderung nach einer staatlichen Kontrollstelle für Röntgenstrahlenmessinstrumente (sog. Dosimeter); Fortschritte auf dem Gebiete der Röntgenstrahlen, Bd. 18, 1911/1912, S. 67-70 – 3.) Reiniger, Gebbert & Schall; Katalog „Die Röntgenapparate nebst deren Zubehör"; Berlin/Erlangen 1912, S. 100 (mit Abbildung) – 4.) Christen, Th.; Messung und Dosierung der Röntgenstrahlen; Lucas Gräfe & Sillem, Hamburg 1913, S. 65-66, 88 – 5.) Grann, Richard; Über die Benützung des photochemischen Vorganges der Kalomelausscheidung zur Messung von Röntgenstrahlen und über photochemische Methoden überhaupt; Fortschritte auf dem Gebiete der Röntgenstrahlen, Bd. 23, 1915/1916, S. 289-296 – 6.) Kienle, Richard von; Fremdwörterlexikon; 1964

Kalophan

Ein Glycerinpräparat, u. a. eingesetzt zur Behandlung der > Röntgendermatitis.

Gocht, Hermann; Handbuch der Röntgen-Lehre zum Gebrauche für Mediciner; 5. Auflage, Verlag von Ferdinand Enke, Stuttgart 1918, S. 527

Kaltkathodenröhre

Gleichbedeutend mit > Ionen-Röntgenröhre.

Kambrikbinde

Binde aus Kattun, einem feinen Baumwollgewebe, das erstmals in der französischen Stadt Cambrai hergestellt und nach dieser benannt wurde.

1.) Medicinal-Abtheilung des Königlich Preussischen Kriegsministeriums; Veröffentlichungen aus dem Gebiete des Militär-Sanitätswesens – Heft 10: Versuche zur Feststellung der Verwerthbarkeit Röntgen'scher Strahlen für medicinisch-chirurgische Zwecke; Verlag von August Hirschwald, Berlin 1896, S. 20 – 2.) dtv-Lexikon 1971 – 3.) Internet-Suchmaschine Google

Kanalstrahlen

Von Eugen Goldstein 1886 entdeckte Strahlenart (positiv geladene Ionenstrahlung), die im luftleeren Raum <u>hinter</u> der > Kathode einer > Gasentladungsröhre auftritt, wenn die Kathode Löcher oder Risse („Kanäle") hat. Ursache sind von der > Anode ausgehende positiv geladene Partikel. Kanalstrahlen sind durch ihre gelbe Farbe zu erkennen.

1.) Freund, Leopold; Grundriss der gesammten Radiotherapie; Urban & Schwarzenberg, Berlin/Wien 1903, S. 156 – 2.) Heber, Georg; Elektro-Auskunftei – Erklärendes Wörterbuch; Paul Schulze Verlag, Leipzig 1922, 2. Auflage – 3.) Meinel, Christoph; Rühmkorff, Röntgen, Regensburg – Historische Instrumente zur Gasentladung; Regensburg 1997, S. 42-50 – 4.) Lindell, Bo; Geschichte der Strahlenforschung – Teil 1: Pandoras Büchse; Aschenbeck & Isensee Universitätsverlag, Bremen 2004, S. 87 – 5.) Internet-Suchmaschine Google

Kanalstrahlröhre

> Gasentladungsröhre, deren Kathode Löcher oder Risse („Kanäle") aufweist.

> Kanalstrahlen

Meinel, Christoph; Rühmkorff, Röntgen, Regensburg – Historische Instrumente zur Gasentladung; Regensburg 1997, S. 42-50

kannibalische Hypothese

Früher Erklärungsversuch von Deane Butcher für nach Röntgenbestrahlung auftretende Schädigungen: Nach dieser Hypothese werden gewisse Zellen durch die Wirkung der Röntgenstrahlen geschädigt und die bei ihrem Absterben frei werdenden Zersetzungsprodukte regen die gesund gebliebenen Zellen dazu an, die kranken aufzufressen.

Flaskamp, Wilhelm; Über Röntgenschäden und Schäden durch radioaktive Substanzen; Urban & Schwarzenberg, Berlin/Wien 1930, S. 10-13

Kapazität eines Akkumulators

Produkt aus dem maximalen Entladungsstrom in Ampère und der Entladungszeit in Stunden.

1.) Donath, B.; Die Einrichtungen zur Erzeugung der Roentgenstrahlen und ihr Gebrauch; Verlag von Reuther & Reichard, Berlin 1899, S. 15 – 2.) Heber, Georg; Elektro-Auskunftei – Erklärendes Wörterbuch; Paul Schulze Verlag, Leipzig 1922, 2. Auflage

Kapparöhre

> Ionen-Röntgenröhre der Firma Heinz Bauer, Berlin, mit Rippenkühlung, Luftgebläse- oder durchlaufender Wasserkühlung.

Gocht, Hermann; Handbuch der Röntgen-Lehre; Verlag von Ferdinand Enke, Stuttgart 1918, S. 145-149 (mit Abbildung)

Karbolfuchsin

Mittel für Markierungen auf der Haut. Karbol: veraltete Bezeichnung für Phenol, Fuchsin: in basischer oder saurer Lösung angewandter Anilinfarbstoff in der Mikrobiologie und Histologie.

1.) Albers-Schönberg; Die Röntgentechnik; 5. Auflage, Bd. 1, Lucas Gräfe & Sillem, Hamburg 1919, S. 248 – 2.) Zetkin-Schaldach; Wörterbuch der Medizin; VEB Verlag Volk und Gesundheit, Berlin 1975

Karzinomdosis

In der Strahlentherapie die Dosis, bei der nach einmaliger Strahlen-Applikation eine deutlich sichtbare und tastbare Verkleinerung des Tumors stattfand. Nach einer anderen Definition die Dosis, die man zur Tumorzerstörung benötigte (= 110 % der HED).

> Dosiseinheit HED (Hauteinheitsdosis)

1.) Krönig, Bernhard; Friedrich, Walter; Physikalische und biologische Grundlagen der Strahlentherapie; Urban & Schwarzenberg, Berlin/Wien 1918, S. 262-268 – 2.) Willers, H.; Heilmann, H.-P.; Beck-Bornholdt, H.-P.; Ein Jahrhundert Strahlentherapie – Geschichtliche Ursprünge und Entwicklung der fraktionierten Bestrahlung im deutschsprachigen Raum; Strahlentherapie und Onkologie 174; 1998, S. 53-63 (Nr. 2) – 3.) Frobenius, Wolfgang; Röntgenstrahlen statt Skalpell – Die Frauenklinik Erlangen und die Geschichte der gynäkologischen Radiologie 1914-1945; Erlanger Forschungen, Reihe B, Naturwissenschaften und Medizin, Band 26, Erlangen 2003, Seite 184-191

Kaskadenbatterie

1. Bezeichnung für eine Reihe von > Leydener Flaschen, bei welchen die Außenbelegung der ersten Flasche mit der Innenbelegung der zweiten Flasche in Verbindung steht; auf diese Wiese können mehrere Leydener Flaschen hintereinander geschaltet werden.

2. Bezeichnung für eine galvanische > Batterie,

bei der die einzelnen Elemente etagenförmig angeordnet sind, damit die Erregungsflüssigkeit von einem Reservoir aus die Elemente während des Gebrauchs langsam durchfließen kann.

1.) Freund, Leopold; Grundriss der gesammten Radiotherapie; Urban & Schwarzenberg, Berlin/Wien 1903, S. 18 – 2.) Heber, Georg; Elektro-Auskunftei – Erklärendes Wörterbuch; Paul Schulze Verlag, Leipzig 1922, 2. Auflage

Kaskadenschaltung
Gleichbedeutend mit Hintereinander-, Reihen- oder Serienschaltung.

Heber, Georg; Elektro-Auskunftei – Erklärendes Wörterbuch; Paul Schulze Verlag, Leipzig 1922, 2. Auflage

Kastenblende
Vorrichtung zur Begrenzung des primären Röntgenstrahlenbündels ähnlich der > Rohrblende, jedoch mit rechteckförmiger Öffnung.

Albers-Schönberg; Die Röntgentechnik; 5. Auflage, Bd. 1, Lucas Gräfe & Sillem, Hamburg 1919, S. 280, 287-289 (mit Abbildungen)

Kastrationsdosis
Dosis, mit der die Ovarialfunktion ausgeschaltet werden kann, nach Ludwig Seitz und Hermann Wintz 34 % der Hauteinheitsdosis.

> Dosiseinheit HED (Hauteinheitsdosis)

1.) Kirschmann, Kurt; Das Röntgenverfahren; Georg Thieme Verlag, Leipzig 1930, S. 121-123 – 2.) Frobenius, Wolfgang; Röntgenstrahlen statt Skalpell – Die Frauenklinik Erlangen und die Geschichte der gynäkologischen Radiologie 1914-1945; Erlanger Forschungen, Reihe B, Naturwissenschaften und Medizin, Band 26, Erlangen 2003, Seite 184-189

Kathode
1. bei > Ionen-Röntgenröhren: die Elektrode, die mit dem negativen Pol der Stromquelle verbunden ist und von der beim Anlegen einer Hochspannung die > Kathodenstrahlen ausgehen;

2. allgemein: negative Elektrode, negativer Pol.

Heber, Georg; Elektro-Auskunftei – Erklärendes Wörterbuch; Paul Schulze Verlag, Leipzig 1922, 2. Auflage

kathodegraphy
Röntgenaufnahme, Röntgenaufnahmetechnik

Burrows, E. H.; Pioneers and early Years – A History of British Radiology; Colophon Limited, St. Anna 1986, S. 23

Kathodenhals
Annähernd zylindrischer, halsförmiger Teil der ansonsten kugelförmigen > Ionen-Röntgenröhre, der die > Kathode enthält.

Albers-Schönberg; Die Röntgentechnik. Lehrbuch für Ärzte und Studierende; 2. Auflage, Lucas Gräfe & Sillem, Hamburg 1906, S. 96

Kathodenlicht
Bläuliche Lichterscheinung an der > Kathode einer > Gasentladungsröhre, Begleiterscheinung durchgehender elektrischer Entladung an den beiden Polen der Röhre.

> Anodenlicht und > Kathodenstrahlen

1.) Morwitz, Joachim; Die Photographie mit Rönt-

gen'schen Strahlen – Mit Anleitung zum Experimentieren auch für Laien; A. Dressel's Verlag, Berlin 1896 – 2.) Internet-Suchmaschine Google

Kathodenrohr
Mitunter Bezeichnung für > Ionen-Röntgenröhre.

Kathodenstrahlen
Namensgebung 1876 durch Eugen Goldstein. Die Kathodenstrahlen werden auch > Crookessche Strahlen oder > Lenard-Strahlen genannt: Von der > Kathode eines Vakuumrohres beim Anlegen einer Hochspannung ausgehende Strahlen mit negativer Ladung, magnetisch ablenkbar, beim Auftreffen auf einen festen Körper im Vakuum Umwandlung in Röntgenstrahlen. Goldstein fand bereits 1886, dass es zwei Arten von Kathodenstrahlen gäbe: solche, die sich mit Magneten ablenken lassen, und solche, die sich nicht ablenken lassen (= Röntgenstrahlen!).

1.) Morwitz, Joachim; Die Photographie mit Röntgen'schen Strahlen – Mit Anleitung zum Experimentieren auch für Laien; A. Dressel's Verlag, Berlin 1896, S. 17-27 – 2.) Donath, B.; Die Einrichtungen zur Erzeugung der Röntgenstrahlen und ihr Gebrauch; Verlag von Reuther & Reichard, Berlin 1899, S. 75, 156 – 3.) Freund, Leopold; Grundriss der gesammten Radiotherapie; Urban & Schwarzenberg, Wien 1903, S. 155 ff – 4.) Kienböck, Robert; Radiotherapie; Heft 6 der Reihe „Physikalische Therapie in Einzeldarstellungen", herausgegeben von J. Marcuse und A. Strasser; Verlag von Ferdinand Enke, Stuttgart 1907, S. 57 – 5.) Heber, Georg; Elektro-Auskunftei – Erklärendes Wörterbuch; Paul Schulze Verlag, Leipzig 1922, 2. Auflage – 6.) Dessauer, Friedrich; Die Offenbarung einer Nacht; Verlag Josef Knecht Carolusdruckerei, 4. Auflage, Frankfurt a. M. 1958, S. 48

Kathodograph
> cathodograph

Kathography
> cathography

kaustisches Kali
> Ätzkali (Kaliumhydroxyd)

Freund, Leopold; Grundriss der gesammten Radiotherapie; Urban & Schwarzenberg, Berlin/Wien 1903, S. 170 – 2.) Internet

Kautel (Plural: Kautelen)
(lat. cautela = Vorsichtsmaßregel

In der Medizin eine Vorsichtsmaßregel zur Vermeidung von Gesundheitsschäden während der Behandlung.

1.) Albers-Schönberg; Die Röntgentechnik; 2. Auflage, Lucas Gräfe & Sillem, Hamburg 1906, S. 183 – 2.) Internet-Enzyklopädie Wikipedia

Kayess
Handelsmarke der „Kny-Scheerer Company", abgeleitet aus der englischen Aussprache der Anfangsbuchstaben „K" und „S".

1.) Grigg, Emanuel Radu Newman; The Trail of the Invisible Light – From X-Strahlen to Radio(bio)logy; Charles C. Thomas Publisher, Springfield/Illinois, USA; 1965 – 2.) Internet-Suchmaschine Google

K.E.

Kurze > Expositionszeit, steht auch für > Kurzzeitaufnahme oder auch > Schnellaufnahme (Expositionszeiten ca. ½ Sekunde bis 2 Sekunden).

Albers-Schönberg; Die Röntgentechnik; Lucas Gräfe & Sillem, Hamburg 1910, S. 369

Keleket

Hersteller von Röntgengeräten und -Zubehör, Covington/Kentucky, USA, gegründet von John R. Kelley und Albert B. Koett um 1903/1904 als „The Kelley-Koett Manufacturing Company".

Keleket gehörte neben Picker, General Electric und Westinghouse zu den vier bedeutendsten Herstellern von Röntgengeräten in den USA.

Grigg, Emanuel Radu Newman; The Trail of the Invisible Light – From X-Strahlen to Radio(bio)logy; Charles C. Thomas Publisher, Springfield/Illinois, USA; 1965, S. 117-123, 448-449, 454

Kenotron (griech. kenos = leer)

Hochvakuumgleichrichter, dessen Wirkung auf einer im Vakuum befindlichen > Glühkathode beruht, wodurch die Stromimpulse eines hochgespannten Wechselstromes nur in einer Richtung durchgelassen werden.

1,) Heber, Georg; Elektro-Auskunftei – Erklärendes Wörterbuch; Paul Schulze Verlag, 2. Auflage, Leipzig 1922 – 2.) Grigg, Emanuel Radu Newman; The Trail of the Invisible Light – From X-Strahlen to Radio(bio)logy; Charles C. Thomas Publisher, Springfield/Illinois, USA; 1965, S. 77-78 (mit Abbildung) – 3.) Burrows, E. H.; Pioneers and early Years – A History of British Radiology; Colophon Limited, St. Anna 1986, S. 48

Kerze

Veraltete Lichtstärkeeinheit (> Hefnerkerze HK, danach Neue Kerze NK bis 1948). Heute ist die Candela cd die international festgelegte Einheit der Lichtstärke. Umrechnung:

1 HK = 0,903 NK = 0,903 cd

1.) Albers-Schönberg; Die Röntgentechnik. Lehrbuch für Ärzte und Studierende; 2. Auflage, Lucas Gräfe & Sillem, Hamburg 1906, S. 116 – 2.) Mütze, Karl; Foitzik, Leonhard; Krug, Wolfgang; Schreiber, Günter; ABC der Optik; VEB F. A. Brockhaus Verlag, Leipzig 1961 – 3.) Internet-Suchmaschine Google

Keystone Dry Plate Works

Hersteller photographischer > Trockenplatten (Carbutt-Platten), gegründet 1879 von John Carbutt in den USA.

1.) Grigg, Emanuel Radu Newman; The Trail of the Invisible Light – From X-Strahlen to Radio(bio)logy; Charles C. Thomas Publisher, Springfield/Illinois, USA; 1965, S. 28, 58 – 2.) Internet-Suchmaschine Google

Kienböck-Einheit

Gleichbedeutend mit > Dosiseinheit Kienböck (X).

Kienböck-Streifen

> Quantimeterstreifen

Kinetoskop

Kinofilmprojektor nach Thomas Alva Edison.

Heber, Georg; Elektro-Auskunftei – Erklärendes Wörterbuch; Paul Schulze Verlag, Leipzig 1922, 2. Auflage

Kinetoskotoscope

> Fluoroskop und > Nomenklatur

Grigg, Emanuel Radu Newman; The Trail of the Invisible Light – From X-Strahlen to Radio(bio)logy; Charles C. Thomas Publisher, Springfield/Illinois, USA; 1965, S. 180, 267

Kissenkompression

Kissenförmige, meist mit Verbandswatte gefüllte Zwischenlage zwischen Kompressionsblende und Körper, um den betreffenden Körperteil zu fixieren, den Druck schmerzfrei ausüben zu können und elektrische Überschläge von der > Ionen-Röngenröhre auf den Patienten zu vermeiden.

Albers-Schönberg; Die Röntgentechnik; 5. Auflage, Bd. 1, Lucas Gräfe & Sillem, Hamburg 1919, S. 287-288

Kistenblende

> Bleikistenblende

KJ-Röhre

Wie die > Konstantröhre K (> Ionen-Röntgenröhre) der Firma > Emil Gundelach, Gehlberg/Thüringen. In der Ausführung KJ jedoch zur ausschließlichen Verwendung mit Wechselstrom-Gleichstrom-Umformern, > Idealapparaten, > Röntgentransvertern oder > Snook-Apparaten.

> Umformer und > Rippenkühlung

1.) Alber-Schönberg; Die Röntgentechnik; 4. Auflage, Lucas Gräfe & Sillem, Hamburg 1913, S. 216 – 2.) Gocht, Hermann; Handbuch der Röntgen-Lehre; Verlag von Ferdinand Enke, Stuttgart 1918, S. 143

KJW-Röhre

> Ionen-Röntgenröhre vom Typ > Konstantröhre der Fa. > Emil Gundelach, Gehlberg/Thür. für Wechselstrom-Gleichstrom-Umformer-Betrieb und Wolframantikathode.

Alber-Schönberg; Die Röntgentechnik; 4. Auflage, Lucas Gräfe & Sillem, Hamburg 1913, S. 217

Klassische Röntgenröhren

In der Übergangszeit von der > Ionen-Röntgenröhre zur > Hochvakuum-Glühkathoden-Röntgenröhre nach Edgar Lilienfeld und William Coolidge Bezeichnung für Ionen-Röntgenröhren.

> Moderne Röntgenröhren

Voltz, F.; F. Zacher; Die Entwicklungsgeschichte der modernen Röntgenröhren; Fortschritte auf dem Gebiete der Röntgenstrahlen, Bd. XXVII, 1919/1921, S. 83-98

Kleistsche Flasche

Gleichbedeutend mit > Leydener Flasche.

Klemmenspannung

Die an den Abnahmeklemmen einer Stromquelle auftretende Spannungsdifferenz.

1.) Donath, B.; Die Einrichtungen zur Erzeugung der Roentgenstrahlen und ihr Gebrauch; Verlag von Reuther & Reichard, Berlin 1899, S. 34 – 2.) Heber, Georg; Elektro-Auskunftei – Erklärendes Wörterbuch; Paul Schulze Verlag, Leipzig 1922, 2. Auflage

Klinoskop

Universal-Röntgenuntersuchungsgerät der Fa.
> Veifa-Werke, Frankfurt/M.-Aschaffenburg.

1.) Schwenter, J.; Leitfaden der Momentaufnahme im Röntgenverfahren; Otto Nemnich Verlag, Leipzig 1913, S. 83 – 2.) Fürstenau, Immelmann, Schütze; Leitfaden des Röntgenverfahrens für das röntgenologische Hilfspersonal; Dritte, vermehrte und verbesserte Auflage, Verlag von Ferdinand Enke, Stuttgart 1919, S. 225

Klysma (griech. klysma = Einspritzung, Spülung)

Klistier

1.) Albers-Schönberg; Die Röntgentechnik; 4. Auflage, Lucas Gräfe & Sillem, Hamburg 1913, S. 611 – 2.) Kienle, Richard von; Fremdwörterlexikon; 1964

Koch & Sterzel

Gegründet 1904 von Franz Joseph Koch und Kurt August Sterzel in Dresden, Hersteller von Röntgenapparaten, Gleichrichtern, Transformatoren.

1.) Herold, Horst; Issel, Georg; Schmidt, Werner; Zier, Werner (Hrsg.); Koch & Sterzel Transformatoren- und Röntgenwerk Siemens; Festschrift 1904-1994 – 90 Jahre am Standort Dresden – 2.) Grigg, Emanuel Radu Newman; The Trail of the Invisible Light – From X-Strahlen to Radio(bio)logy; Charles C. Thomas Publisher, Springfield/Illinois, USA; 1965

Kohlensäurekühlung

Besonders intensive Kühlung der > Antikathode einer > Ionen-Röntgenröhre durch Einführung eines mittels flüssiger Kohlensäure gekühlten Kühlkörpers in das Wassergefäß der Antikathode. Insbesondere geeignet bei Röhren für starke Belastung, z. B. in der Therapie.

Albers-Schönberg; Die Röntgentechnik; 3. Auflage, Lucas Gräfe & Sillem, Hamburg 1910, S. 206

Kohleregenerierung

Vakuum-Renerierung (> Reguliervorrichtung) von > Ionen-Röntgenröhren unter Verwendung von Kohle, die sich in einem Nebenrohr der Röntgenröhre befindet. Kohle ist gashaltig, kann das Gas bei hochgradiger Erwärmung abgeben und die Röntgenröhre damit weicher machen.

Albers-Schönberg; Die Röntgentechnik; 5. Auflage, Bd. 1, Lucas Gräfe & Sillem, Hamburg 1919, S. 99-100

Kohleregulierung

> Kohleregenerierung

Köhlersche Randstreifen

Von Alban Köhler unter bestimmten Bedingungen bei Röntgenaufnahmen beobachtete Kontrasterhöhung an den Grenzen eines Objektes. Ursache: Solarisationserscheinung in der photographischen Schicht. Die Köhlerschen Randstreifen wurden mitunter auch als reine Kontrasttäuschung (> Machsche Streifen, Machsche Ringe) interpretiert.

1.) Walter, B.; Über scheinbare Helligkeitsmaxima- und minima in einfachen Röntgenbildern; Fortschritte auf dem Gebiete der Röntgenstrahlen, Bd. 25, 1917/1918, S. 88-106 – 2.) Walter, B.; Nochmals über die Köhlerschen Rand-

streifen; Fortschritte auf dem Gebiete der Röntgenstrahlen, Bd. 26, 1918/1919, S. 171-181 – 3.) Janus, Friedrich; Erklärungsversuch für die „Beugungsähnlichen Lichtstreifen an den Schattenrändern einfacher Röntgenaufnahmen"; Fortschritte auf dem Gebiete der Röntgenstrahlen, Bd. 26, 1918/1919, S. 200-204 – 4.) Walter, B.; Über die Köhlerschen und die Janusschen Randstreifen; Fortschritte auf dem Gebiete der Röntgenstrahlen, Bd. 27, 1919/1921, S. 158 ff

Köhlersches Doppelplattenverfahren

> Doppelplattenverfahren

Albers-Schönberg; Die Röntgentechnik; 3. Auflage, Lucas Gräfe & Sillem, Hamburg 1910, S. 382, 490

Köhlersche Dosismessung

Temperaturmessung direkt an der Röhrenwand einer speziell dafür von der Fa. > Hirschmann, Berlin, konstruierten > Ionen-Röntgenröhre (> Monopolröhre) nach Alban Köhler 1905: Aus der Differenz einer Temperaturmessung eine Minute nach dem Einschalten der Röntgenröhre sowie einer Temperaturmessung nach weiteren zehn Minuten wird anhand einer beigegebenen Tabelle die Dosis ermittelt.

1.) Walter; Über die Messung der Intensität der Röntgenstrahlen; Verhandlungen der Deutschen Röntgengesellschaft, Bd. I, 1905, S. 126-134 – 2.) Christen, Th.; Messung und Dosierung der Röntgenstrahlen; Lucas Gräfe & Sillem, Hamburg 1913, S. 80-81 – 3.) Gleßmer-Junike, Simone; X-Strahlen, Radiometer und Hauteinheitsdosis; Dissertation Hamburg 2015, S. 104-108

Köhlersche Träne

Tränenähnliche Figur im Röntgenbild bei der Projektion des Pfannengrundes bei Hüftgelenks-Oberschenkeldarstellungen, benannt nach Alban Köhler.

Walther, K.; Die Gründer der Deutschen Röntgengesellschaft: Alban Köhler; Röntgen-Blätter, 1955, S. 330-336

Kollargol

Kontrastmittel der Firma Chemische Fabrik von Heyden, Radebeul-Dresden, bestehend aus einer 2 bis 10%igen kolloidalen Silberlösung.

Alber-Schönberg; Die Röntgentechnik; 4. Auflage, Lucas Gräfe & Sillem, Hamburg 1913, S. 463

Kollektor

> Kommutator

Kollodium (griech. kollodes = leimartig)

In Alkohol und Äther aufgelöste Schießbaumwolle (Nitrozellulose). Nach dem Verdunsten des Lösungsmittels bleibt eine dünne Folie zurück. Ursprünglich beim Militär als Wundschnellverband benutzt, seit 1851 bis etwa 1880 eine der wichtigsten photographischen Rohchemikalien, Grundlage des > Kollodium-Nassverfahrens und des > Zelloidinpapiers.

1.) Internet (ppprs1.phy.tu-dresden.de) – 2.) dtv-Lexikon 1971

Kollodium-Nassplatte

> Kollodiumplatte

Kollodium-Nassverfahren

> Kollodiumplatte

Kollodiumplatte (griech. kollodes = leimartig)
Glasplatte mit einer lichtempfindlichen Schicht aus Silberhalogenid mit > Kollodium als Bindemittel, entwickelt 1850/1851 von Gustave Le Gray und Frederick Archer. Die Kollodiumplatte wird sofort nach der Beschichtung in noch nassem Zustand belichtet. Die Entwicklung erfolgt im Dunkelraum durch übergießen mit einer Eisenvitriollösung, die Fixierung erfolgt mit unterschwefligsaurem Natron. Die Kollodiumplatte wurde durch die 1871 von Richard Maddox erfundene > Trockenplatte abgelöst.

1.) Pollak, Peter; Die Welt der Photographie von ihren Anfängen bis zur Gegenwart; Econ-Verlag, 1962 – 2.) Zetkin-Schaldach; Wörterbuch der Medizin; VEB Verlag Volk und Wissen, Berlin 1975 – 3.) Internet-Encyclopädie Wikipedia

Kolophonium
(benannt nach der antiken griechischen Stadt Kolophon)
Ein hartes, sprödes Harz, gewonnen aus Kiefernbalsam oder Kiefernwurzelstöcken, diente u. a. zur Herstellung von Klebstoffen und als Flussmittel beim Weichlöten.

Internet-Suchmaschine Google

Kommutator (lat. commutatio = Vertauschung)
1. Auch Kollektor, Stromwender, Polwender, oder > Gyrotrop genannt. Mit ihm wird Wechselstrom gleichgerichtet (mechanischer Gleichrichter, vergleichbar dem des > Snook-Apparates).
2. Von Hand zu bedienende Schaltvorrichtung, um in einem Stromkreis die Richtung des Stromes schnell umzukehren.

1.) Gillet, J.; Die ambulatorische Röntgentechnik in Krieg und Frieden; Verlag von Ferdinand Enke, Stuttgart 1909, S. 14-17 – 2.) Schwenter, J.; Leitfaden der Momentaufnahme im Röntgenverfahren:; Otto Nemnich Verlag, Leipzig 1913, S. 20-22 (mit Abbildung) – 3.) Heber, Georg; Elektro-Auskunftei – Erklärendes Wörterbuch; Paul Schulze Verlag, 2. Aufl., Leipzig 1922

Kompensator (lat. compensatio = Ausgleichung)
> Transformator mit verschiedenen Wicklungsgruppen zur Spannungsteilung.

1.) Dessauer, F.; B. Wiesner; Kompendium der Röntgenographie; Otto Nemnich Verlag, Leipzig 1905, S. 138 – 2.) Heber, Georg; Elektro-Auskunftei – Erklärendes Wörterbuch; Paul Schulze Verlag, Leipzig 1922, 2. Auflage

Kompressionsblende
(lat. comprimere, compressus = zusammendrücken)
Einheit von Primärblende und > Kompressionstubus.

1.) Albers-Schönberg, H.; Die Röntgentechnik; Lucas Gräfe & Sillem, Hamburg 1903, S. 53-79 (mit Abbildungen) – 2.) Dessauer, Friedrich; Wiesner, B.; Kompendium der Röntgenographie; Leipzig 1905, S. 367 – 3.) Fürstenau, Robert; Die Technik der Röntgenapparate; Dr. Max Jänicke Verlagsbuchhandlung, Hannover, etwa 1908 – 4.) Hackenbruch; Berger; Vademekum für die Verwendung der Röntgenstrahlen und des Distraktionsklammer-Verfahrens in und nach dem Kriege; Otto Nemnich Verlag, Leipzig 1915, S. 57-60 (mit Abbildungen) – 5.) Albers-Schönberg; Die Röntgentechnik; 5. Auflage, Bd. 1, Lucas Gräfe & Sillem, Hamburg 1919, S. 275-287 (mit Abbildungen)

Kompressionsluftkühlung
(lat. comprimere, compressus = zusammendrücken)
Kühlung der > Antikathode von > Ionen-Röntgenröhren für die Therapie mittels Kompressionsluft. Über den rohrförmigen Träger der Antikathode wird ein kräftiger Strom kalter komprimierter Luft gegen die Rückseite der Antikathodenplatte geblasen.

Göcke, C.; Erfahrungen mit einer neuen Röntgentherapieröhre mit Kompressionsluftkühlung; Fortschritte auf dem Gebiete der Röntgenstrahlen, Bd. 21, 1914, S. 440-443

Kompressionsrohr
(lat. comprimere, compressus = zusammendrücken)
Rohrförmige > Kompressionsblende nach Heinrich Albers-Schönberg.

1.) Albers-Schönberg; Die Röntgentechnik. Lehrbuch für Ärzte und Studierende; 2. Auflage, Lucas Gräfe & Sillem, Hamburg 1906, S. 10 – 2.) Albers-Schönberg; Die Röntgentechnik; 5. Auflage, Bd. 1, Lucas Gräfe & Sillem, Hamburg 1919, S. 275-287 (mit Abbildungen)

Kompressionsschirm
(lat. comprimere, compressus = zusammendrücken)
Einheit von > Kompressionstubus und > Durchleuchtungsschirm.

Groedel, F. M.; Die Ausgestaltung der Riederschen Röntgen-Wismutmethode für Magenuntersuchungen. Die Magenorthodiagraphie; Verhandlungen der Deutschen Röntgengesellschaft, Lucas Gräfe & Sillem, Hamburg 1907, S. 74-85 (mit Abbildungen)

Kompressions-Stereoskoprohr
(lat. comprimere, compressus = zusammendrücken)
Rohrförmige, kippbare Kompressionsblende für Stereo-Röntgenaufnahmen nach Heinrich Albers-Schönberg.

Albers-Schönberg; Die Röntgentechnik; 4. Auflage, Lucas Gräfe & Sillem, Hamburg 1913, S. 619-624 (mit Abbildungen)

Kompressionstubus
(lat. comprimere, compressus = zusammendrücken, tubus = Rohr)
Rohrförmiges Kompressionsmittel zur Reduzierung des durchstrahlten Körpervolumens.

Albers-Schönberg; Die Röntgentechnik; 5. Auflage, Bd. 1, Lucas Gräfe & Sillem, Hamburg 1919, S. 275-287 (mit Abbildungen)

Kompressorium
(lat. comprimere, compressus = zusammendrücken)
Hilfsmittel zur Reduzierung des durchstrahlten Körpervolumens (z. B. Tuben, Gurte, > Pelotten, > Distinkteur). Dadurch wird die Belichtungszeit verkürzt, die Streustrahlung reduziert und es werden störende Gasschatten vermindert. Bei langen Belichtungszeiten und beim Einsatz in der Strahlentherapie kommt der Vorteil der Patientenfixierung hinzu.

1.) Dessauer, F.; B. Wiesner; Kompendium der Röntgenographie; Otto Nemnich Verlag, Leipzig 1905, S. 210 – 2.) Fürstenau, Robert; Die Technik der Röntgenapparate; Dr.

Max Jänicke Verlagsbuchhandlung, Hannover, etwa 1908, S. 119-127 (mit Abbildungen) – 3.) Grashey, Rudolf; Handbuch der ärztlichen Erfahrungen im Weltkriege 1914/1918, Bd. IX: Röntgenologie; Verlag von Johann Ambrosius Barth, Leipzig 1922, S. 31/31 (mit Abbildung) – 4.) Bauer, Karl; ABC der Röntgentechnik; Georg Thieme Verlag, Leipzig 1940 – 5.) Angerstein, Wilfried; Lexikon der radiologischen Technik; VEB Georg Thieme, Leipzig 1989

Kompressorium nach Holzknecht

Konischer, fest mit dem > Durchleuchtungsschirm verbundener Kompressionstubus nach Guido Holzknecht.

Fürstenau, Immelmann, Schütze; Leitfaden des Röntgenverfahrens für das röntgenologische Hilfspersonal; Dritte, vermehrte und verbesserte Auflage, Verlag von Ferdinand Enke, Stuttgart 1919, S. 233-234 (mit Abbildung)

Kondensator (lat. condensare = verdichten)

Vorrichtung zur Aufnahme elektrischer Ladungen. Dazu zählen auch die > Leydener Flasche und die > Franklinsche Tafel.

1.) Albers-Schönberg; Die Röntgentechnik; Lucas Gräfe & Sillem, Hamburg 1910, S. 163 – 2.) Heber, Georg; Elektro-Auskunftei – Erklärendes Wörterbuch; Paul Schulze Verlag, Leipzig 1922, 2. Auflage

Kondensatormaschine

Von Heinrich Wommelsdorf nach Art der > Influenzmaschine zusammengestellte Vorrichtung zur Erzeugung hochgespannten Gleichstromes. Das charaktcristische Merkmal dieser Maschine ist das kondensatorähnliche Ineinandergreifen aller rotierenden und festen Scheiben. Die Leistung der Kondensatormaschine ist unter gleichen Voraussetzungen weit höher als bei den gewöhnlichen Influenzmaschinen:

1 rotierende Scheibe Ø	Funkenlänge	Stromstärke
[mm]	[mm]	[μA]
260	170-190	120-140
350	210-250	230-280
450	260-300	380-480
550	300-360	500-600

1.) Wommelsdorf, H.; Verbesserungen an Kondensatormaschinen; Annalen der Physik, 1912, S. 1201-1206 – 2.) Heber, Georg; Elektro-Auskunftei – Erklärendes Wörterbuch; Paul Schulze Verlag, 2. Auflage, Leipzig 1922

Kondensator-Regeneriervorrichtung

(lat. condensare = verdichten)

In einer mit der > Ionen-Röntgenröhre verbundenen Nebenröhre befindet sich ein > Kondensator, dessen beide Elektroden durch ein „mit einem bestimmten Stoff" imprägniertes Papier voneinander isoliert sind. Bei Stromdurchgang wird dieses Isolationspapier erwärmt und gibt Gase ab.

Großmann, Gustav; Einführung in die Röntgentechnik – Verfaßt für die Teilnehmer der Röntgenkurse der Siemens & Halske A.-G.; 1912, S. 16 (mit Abbildung)

Konditionieren einer Ionen-Röntgenröhre

> Einbrennen einer > Ionen-Röntgenröhre.

Konduktor

1. Elektrischer Leiter;
2. metallischer Körper zur Ansammlung von Elektrizität (z. B. Ansammlungskugeln einer > Elektrisiermaschine), frühe Form eines > Kondensators.

1.) Graetz, L.; Die Elektrizität und ihre Anwendungen; Verlag von J. Engelhorns Nachf., Stuttgart 1914, S. 6 – 2.) Heber, Georg; Elektro-Auskunftei – Erklärendes Wörterbuch; Paul Schulze Verlag, 2. Auflage, Leipzig 1922

konfundieren

Vermengen, verwirren

1.) Büttner, O.; K. Müller; Encyclopädie der Photographie, Heft 28: Technik und Verwerthung der Röntgen'schen Strahlen im Dienste der ärztlichen Praxis und Wissenschaft; Druck und Verlag von Wilhelm Knapp, Halle a. S. 1897, S. 52 – 2.) Internet-Suchmschine Google

Konkrement (lat. concrementum = Verdichtung)

Feste Masse, die durch Ausfällung vorher gelöster Stoffe in Hohlkörpern oder in Gewebe gebildet wird (z. B. Blasensteine, Gallensteine, Kotsteine, Speichelsteine, Uretersteine).

Pschyrembel; Klinisches Wörterbuch; 257. Auflage, Walter de Gruyter, Berlin New York 1994

Konstantan

Legierung aus 60 % Kupfer und 40 % Nickel für elektrische Widerstände und > Thermoelemente. Der elektrische Widerstand von Konstantan ist etwa 30mal höher als der des Kupfers.

1.) Albers-Schönberg; Die Röntgentechnik; 3. Auflage, Lucas Gräfe & Sillem, Hamburg 1910, S. 130 – 2.) dtv-Lexikon 1971

Konstantröhre K

Trocken-Ionen-Röntgenröhre der Firma > Emil Gundelach, Gehlberg/Thür. für lang andauernde hohe Belastungen durch eine massive > Antikathode und außen liegende Kühlrippen, 200 mm Durchmesser.

1.) Albers-Schönberg; Die Röntgentechnik; 4. Auflage, Lucas Gräfe & Sillem, Hamburg 1913, S. 207, 216 – 2.) Grashey, Rudolf; Handbuch der ärztlichen Erfahrungen im Weltkriege 1914/1918, Bd. IX: Röntgenologie; Verlag von Johann Ambrosius Barth, Leipzig 1922, S. 19-21 (mit Abbildung)

Kontrastin

Röntgenkontrastmittel nach Carl Kästle, um 1909: pulverförmiges > Zirkonoxyd, geruch- und geschmacklos, einem Brei beigemischt, als wässrige Aufschwemmung angewandt oder z. B. in Stiftform in Fisteln eingeführt.

1.) Schumm, O.; Lorey, A.; Beitrag zur Frage der Giftwirkung von Bismutum subnitricum und anderen in der Röntgendiagnostik angewandten Bismutpräparaten; Fortschritte auf dem Gebiete der Röntgenstrahlen, Bd. 15, 1910, S. 150-161 – 2.) Fürstenau, Immelmann, Schütze; Leitfaden des Röntgenverfahrens für das röntgenologische Hilfspersonal; Verlag von Ferdinand Enke, Stuttgart 1919, S. 303-304 – 3.) Grigg, Emanuel Radu Newman; The Trail of the Invisible Light – From X-Strahlen to Radio(bio)logy; Charles C. Thomas Publisher, Springfield/Illinois, USA;

1965, S. 481

Kontrastmahlzeit

> Rieder-Mahlzeit

Kontrastmittel

Meist Metallaufschwemmungen oder Metallsalze (z. B. > Wismut, Barium), die die damit erfüllten Teile des Körpers (z. B. Magen, Darm, Harnwege), evtl. auch nur den mit dem Kontrastmittel gefüllten Katheter im Röntgenbild sichtbar machen.

> Jodoform, > Kontrastin, > negatives Kontrastmittel, > Novojodin, > positives Kontrastmittel und > Rieder-Mahlzeit

Dornblüth, Otto; Klinisches Wörterbuch; 13./14. Auflage 1927 (Internet)

Kontraströhre

> Ionen-Röntgenröhre der Firma Max Levy, Berlin, mit > Antikathode aus metallischem und isolierendem Material, das die Wärme hält, so dass die Antikathode ins Glühen kommt und „kontrastreichste und durchdringendste" Strahlung abgibt.

1.) Albers-Schönberg; Die Röntgentechnik; Lucas Gräfe & Sillem, Hamburg 1906, S. 61-63 – 2.) Albers-Schönberg; Die Röntgentechnik; 4. Auflage, Lucas Gräfe & Sillem, Hamburg 1913, S. 207-208

Konzentrator

> Bestrahlungskonzentrator

Kopiebuch

Gleichbedeutend mit > Kopierbuch.

kopieren (in das Kopierbuch)

Das zu kopierende, mit Tinte geschriebene Schriftstück wurde mit einem ungeleimten, befeuchteten Seidenpapier bedeckt und beide Blätter zwischen zwei Platten zusammengepresst. Die Schrift wird dadurch auf das Seidenpapier des > Kopierbuches übertragen.

1.) Dörfel, Günter; Hübner, Klaus; Landwehr, Gottfried; Hittorfsche Vakuumröhren für Röntgen – Zum 150. Geburtstag des Glasbläsers Louis Müller-Unkel; ERS-Verlag, Berlin 2003, S. 10-11, 35 – 2.) Meyers Großes Konversationslexikon von 1905 (Internet)

Kopierbuch

Auch Kopiebuch oder Briefkopierbuch genannt. In dieses wurden abgehende Briefe durch Abschrift oder > kopieren eingetragen.

1.) Meyers Großes Konversationslexikon von 1905 (Internet) – 2.) Dörfel, Günter; Hübner, Klaus; Landwehr, Gottfried; Hittorfsche Vakuumröhren für Röntgen – Zum 150. Geburtstag des Glasbläsers Louis Müller-Unkel; ERS-Verlag, Berlin 2003, S. 10-11, 35 (mit Abbildungen)

Kopierstift

> Blaustift

Körperstrahlen

Streustrahlen, die in einem Körper beim Durchgang der > primären Röntgenstrahlen entstehen.

> primäre Röntgenstrahlung

1.) Großmann, Gustav; Einführung in die Röntgentechnik – Verfaßt für die Teilnehmer der Röntgenkurse der Sie-

mens & Halske A.-G.; 1912, S. 50 – 2.) Alber-Schönberg; Die Röntgentechnik; 4. Auflage, Lucas Gräfe & Sillem, Hamburg 1913, S. 29, 32

Korpuskulartheorie

(lat. corpusculum = Körperchen)

Nach dieser Theorie besteht jedes Atom aus einer großen Anzahl elektrisch geladener Massenteilchen (Korpuskeln). Durch bestimmte Einflüsse, z. B. durch Ionisierung, reißen sich Korpuskel los, wodurch beide Teile einen entgegengesetzten elektrischen Ladungszustand annehmen sollen: Das einzelne Korpuskel erhält den negativen, der übrig bleibende Korpuskelhaufen den positiven Ladungszustand.

1.) Albers-Schönberg; Die Röntgentechnik; 3. Auflage, Lucas Gräfe & Sillem, Hamburg 1910, S. 55-57 – 2.) Heber, Georg; Elektro-Auskunftei – Erklärendes Wörterbuch; Paul Schulze Verlag, Leipzig 1922, 2. Auflage

Kostgänger

Jemand (z. B. ein Patient), dem (z. B. im Krankenhaus) gegen Bezahlung Unterkunft und Verpflegung gewährt wird.

1.) Albers-Schönberg; Die Röntgentechnik; 5. Auflage, Bd. 1, Lucas Gräfe & Sillem, Hamburg 1919, S. 376 – 2.) Duden; Das große Wörterbuch der deutschen Sprache; Dudenverlag, Mannheim, Leipzig, Berlin, Zürich 1999-2004 (Internet, AltaVista)

Kraftstrahlen

Vorschlag von Oskar Büttner und Kurt Müller 1897 als Bezeichnung für > X-Strahlen.

1.) Büttner, O.; K. Müller; Encyclopädie der Photographie, Heft 28: Technik und Verwerthung der Röntgen'schen Strahlen im Dienste der ärztlichen Praxis und Wissenschaft; Druck und Verlag von Wilhelm Knapp, Halle a. S. 1897, S. 5 – 2.) Grigg, Emanuel Radu Newman; The Trail of the Invisible Light – From X-Strahlen to Radio(bio)logy; Charles C. Thomas Publisher, Springfield/Illinois, USA; 1965, S. 170

Kraftstrom

Strom vom örtlichen Elektrizitätswerk (> Centrale).

Albers-Schönberg; Die Röntgentechnik; 2. Auflage, Lucas Gräfe & Sillem, Hamburg 1906, S. 146

Kraftzentrale

In einer Röntgenabteilung die zentrale Hochspannungserzeugung (mit > Unterbrecher, > Induktor, Gleichrichter usw.) für die Röntgenröhren an den verschiedenen Arbeitsplätzen.

Albers-Schönberg; Die Röntgentechnik; 5. Auflage, Bd. 1, Lucas Gräfe & Sillem, Hamburg 1919, S. 363-364

Krallenhand

Fortgeschrittene Form der > Röntgenhand mit krallenförmig gebogenen Fingern auf Grund von Inaktivität oder Nekrose von Sehnen.

Kienböck, Robert; Radiotherapie; Heft 6 der Reihe „Physikalische Therapie in Einzeldarstellungen", herausgegeben von J. Marcuse und A. Strasser; Verlag von Ferdinand Enke, Stuttgart 1907, S. 25

Kreuzfeuerbestrahlung

Therapeutische Röntgenbestrahlung mit zwei oder mehr feststehenden Strahlenquellen. Die

Lage von Patient und Strahlenquellen wird während der Bestrahlung nicht verändert. Vorgänger der therapeutischen Pendelbestrahlung.

1.) Müller, Christoph; Janus, Friedrich; Röntgentiefenbestrahlung mit großen Feldern und wandernder Röhre; Fortschritte auf dem Gebiete der Röntgenstrahlen, Bd. 21, 1914, S. 444-455 – 2.) Schmidt, H. E.; Röntgen-Therapie; Verlag von August Hirschwald, Berlin 1915, S. 142 – 3.) Fürstenau, R.; Immelmann, M.; Schütze, J; Leitfaden des Röntgenverfahrens für das röntgenologische Hilfspersonal; Verlag von Ferdinand Enke, Stuttgart 1919, S. 392

Kreuznacher Mutterlauge

Hochkonzentrierte Sole (Kationen: Calcium ca. 52 % Äquivalentanteil, Natrium ca. 32 % sowie Lithium-, Kalium-, Magnesium-, Strontium- und Bariumanteile. Anionen: Chlorid ca. 98 % Äquivalentanteil sowie Gehalt an Fluorid, Bromid und Iodid). Wurde zur Behandlung der Strahlendermatitis eingesetzt.

1.) Albers-Schönberg; Die Röntgentechnik; 2. Auflage, Lucas Gräfe & Sillem, Hamburg 1906 – 2.) Analyse des Institut Fresenius, Taunusstein 1986

K-Röhre

Gleichbedeutend mit Konstantröhre K.

Kryptomercurialmethode

(griech. kryptos = verborgen, lat. mercurium = Quecksilber)

Röntgenuntersuchungs-Methode nach einem Vorschlag von K. Kronberg 1896: als > Kontrastmittel sollte flüssiges Quecksilber in den Darm eingeführt werden.

Büttner, O.; Müller, K.; Technik und Verwerthung der Röntgen'schen Strahlen im Dienste der ärztlichen Praxis und Wissenschaft; Druck und Verlag von Wilhelm Knapp, Halle a. S. 1897, S. 117

Kryptophotochromometer

(griech. kryptos = verborgen)
> Wehnelt-Skala

Kryptoradiometer (griech. kryptos = verborgen)

Zweimetalliger Strahlenhärtemesser (> Wehnelt-Skala) nach Arthur Wehnelt 1903. Prinzip: Ein Aluminiumkeil mit einer sich stufenlos ändernden Dicke von 1 mm bis 16 mm ist gegenüber einem Vergleichs-Messfeld von 1 mm dickem Silberblech verschiebbar angeordnet. Die Stellung des Aluminiumkeiles bei übereinstimmender Helligkeit mit dem Vergleichsmessfeld gibt das Maß für die Strahlenhärte. Ein dem > Kryptoskop ähnlicher Aufsatz ermöglichte die Ablesung im Hellen. Die Skalierung wurde nach einiger Zeit geändert, so dass Angaben in der Literatur nicht ohne weiteres vergleichbar sind.
> Härtemesser und > Strahlenhärte

1.) Kienböck, Robert; Radiotherapie; Verlag von Ferdinand Enke, Stuttgart 1907, S. 50 – 2.) Reiniger, Gebbert & Schall; Katalog „Die Röntgenapparate nebst deren Zubehör"; Berlin/Erlangen 1912, S. 95 (mit Abbildung) – 3.) Christen, Th.; Messung und Dosierung der Röntgenstrahlen; Lucas Gräfe & Sillem, Hamburg 1913, S. 15-16 (mit Abbildung) – 4.) Heber, Georg; Elektro-Auskunftei – Er-

klärendes Wörterbuch; Paul Schulze Verlag, Leipzig 1922, 2. Auflage – 5.) Gleßmer-Junike, Simone; X-Strahlen, Radiometer und Hauteinheitsdosis; Dissertation Hamburg 2015, S. 47-49 (mit Abbildung)

Kryptoskiaskop

(griech. kryptos = verborgen, skia = Schatten)
> Kryptoskop mit integriertem Handskelett als Testobjekt zur Prüfung des Härtegrades von Röntgenröhren nach Hans E. Schmidt.

1.) Schmidt, H. E.; Ein Kryptoskiaskop mit Hand- und Gesichtsschutz; Fortschritte auf dem Gebiete der Röntgenstrahlen, Bd. 7, 1903/1904, S. 38-40 (mit Abbildung) – 2.) Parzer-Mühlbacher; Röntgenphotographie; Verlag von Gustav Schmidt, Berlin 1908, S. 40 (mit Abbildung) – 3.) Heber, Georg; Elektro-Auskunftei – Erklärendes Wörterbuch; Paul Schulze Verlag, Leipzig 1922, 2. Auflage

Kryptoskop (griech. kryptos = verborgen)

> Durchleuchtungsschirm mit einem bis zum Auge reichendem Tubus und lichtdichtem, an die Gesichtskontur angepasstem Einblick. Solche Geräte/Hilfsmittel wurden unter den unterschiedlichsten Bezeichnungen auf den Markt gebracht:
> Bonnette Radioscopique
> cryptoscope
> fluoroscope
> Fluoroskop
> kinetoskotoscope
> Lorgnette Humaine
> Röntgenbrille
> Röntgen's spectacle
> skiascope
> vitascope
> Nomenklatur

1.) Mützel, K.; Über Röntgenstrahlen; Verlag von Preuß & Jünger, Breslau 1897, S. 14 – 2.) Parzer-Mühlbacher, A.; Photographische Aufnahme und Projektion mit Röntgenstrahlen; Verlag von Gustav Schmidt, Berlin 1897, S. 27 – 3.) Isenthal, A. W.; Snowden Ward, H.; Practical Radiography; Third Edition, Dawborn and Ward Ltd., 1901, S. 130-134 (mit Abbildungen) – 4.) Heber, Georg; Elektro-Auskunftei – Erklärendes Wörterbuch; Paul Schulze Verlag, Leipzig 1922, 2. Auflage – 5.) Grigg, Emanuel Radu Newman; The Trail of the Invisible Light – From X-Strahlen to Radio(bio)logy; Charles C. Thomas Publisher, Springfield/Illinois, USA; 1965, S. 172

Kryptoskopie (griech. kryptos = verborgen)

Röntgendurchleuchtung.

Kugelelektrode

Gleichbedeutend mit > Kugelpol.

Kugelpol

Kugelförmig ausgebildeter elektrischer Pol.

Sterzel, K. A.; Der Uniplan-Transverter für Rapid-Tiefentherapie; Fortschritte auf dem Gebiete der Röntgenstrahlen, Bd. 21, 1914, S. 352-358

Kugelsucher

Hilfsgerät nach Schmidt in der Art einer Schieblehre zur Lagebestimmung von Fremdkörpern (z. B. Gewehrkugeln) in der Durchleuchtung.

Albers-Schönberg; Die Röntgentechnik; 5. Auflage, Bd. 2, Lucas Gräfe & Sillem, Hamburg 1919, S. 310-311

Kugel-Unterbrecher
Nach Art des > Wagnerschen Hammers arbeitender Unterbrecher. Sein Eisenanker ist mit einer Pendelstange versehen, an welcher eine Metallkugel als Gewicht verschoben werden und die Unterbrechungszahl entsprechend verändert werden kann.
1.) Ruhmer, Ernst; Konstruktion, Bau und Betrieb von Funkeninduktoren und deren Anwendung mit besonderer Berücksichtigung der Röntgenstrahlen-Technik; Verlag Hachmeister & Thal, Leipzig 1904, S. 69-70/Siemens-Med-Archiv Erlangen, Rö-34 – 2.) Heber, Georg; Elektro-Auskunftei – Erklärendes Wörterbuch; Paul Schulze Verlag, 2. Auflage, Leipzig 1922

Kumiss
Mongolisch-russische Bezeichnung für ein Gärungsgetränk aus Stutenmilch, das mitunter als Grundmaterial für Röntgen-Kontrastmittel verwendet wurde.
> Wismutmahlzeit
1.) Kienle, Richard von; Fremdwörterlexikon; 1964 – 2.) Internet-Enzyklopädie Wikipedia

Kumys
Gleichbedeutend mit > Kumiss.

K & S
> Koch & Sterzel

Kupron-Element
Galvanisches Element; Elektrode: **Kup**feroxydplatte zwischen zwei Zinkplatten; Elektrolyt: Na**tron**lauge (20° bis 22° Bé). > Elektromotorische Kraft: 0,8 Volt; der innere Widerstand beträgt 0,06 bis 0,0075 Ohm.
> Baumé
Heber, Georg; Elektro-Auskunftei – Erklärendes Wörterbuch; Paul Schulze Verlag, Leipzig 1922, 2. Auflage

Kur
Bezeichnung für eine ambulante oder stationäre Strahlenbehandlung, die sich über einen längeren Zeitraum hinzieht.
1.) Schürmayer; Röntgenverbrennungen und das theoretische Sachverständigen-Gutachten; Fortschritte auf dem Gebiete der Röntgenstrahlen, Bd. 5, 1901/1902, S. 48-51 – 2.) Albers-Schönberg; Seeger; Lasser; Das Röntgenhaus des Allgemeinen Krankenhauses St. Georg-Hamburg, errichtet 1914/1915; Verlag von F. Leineweber, Leipzig 1915, S. 36

Kurrent (lat. currere = laufen)
(Elektrischer) Strom.
Büttner, O.; K. Müller; Encyclopädie der Photographie, Heft 28: Technik und Verwerthung der Röntgen'schen Strahlen im Dienste der ärztlichen Praxis und Wissenschaft; Druck und Verlag von Wilhelm Knapp, Halle a. S. 1897, S. 45

Kursisten
Kursteilnehmer
Albers-Schönberg; Seeger; Lasser; Das Röntgenhaus des Allgemeinen Krankenhauses St. Georg-Hamburg, errichtet 1914/1915; Verlag von F. Leineweber, Leipzig 1915, S. 35

Kurzzeitaufnahme
Gleichbedeutend mit > Schnellaufnahme.

kV$_{eff}$
Kilovolt effektiv = Effektivwert der Hochspannung.

kV$_p$
Kilovolt peak = Spitzenwert der Hochspannung.

KW-Röhre
Konstant- > Ionen-Röntgenröhre der Fa. > Emil Gundelach, Gehlberg/Thüringen, mit **W**olframantikathode.
Alber-Schönberg; Die Röntgentechnik; 4. Auflage, Lucas Gräfe & Sillem, Hamburg 1913, S. 217

Kymograph
Gerät zur fortlaufenden Aufzeichnung von physikalischen und physiologischen Zustandsänderungen in Kurvenform.
Internet-Suchmaschine Google

Kymographie
> Röntgenkymographie

Labarraque-Lösung

Wässrige Lösung von Natriumhypochlorit, benannt nach Antoine Germain Labarraque, eingesetzt als Antiseptikum und zur Behandlung von > Röntgenverbrennungen.

1.) Cassidy, Patrick; Report of a severe X-ray injury; Medical Record – A weekly Journal of Medicine and Surgery; vol. 57, January 6 – June 30, New York 1900 – 2.) Internet-Suchmaschine Google

Labarraque's solution

Gleichbedeutend mit > Labarraque-Lösung.

Laboratorium (lat. laborare = arbeiten)

Hier: Röntgenabteilung.

1.) Lambertz; Über den Wert der Röntgenschen Strahlen für den Heeressanitätsdienst; Fortschritte auf dem Gebiete der Röntgenstrahlen, Bd. 2, 1898/1899, S. 51 – 2.) Albers-Schönberg; Die Röntgentechnik; Lucas Gräfe & Sillem, Hamburg 1903, S. 79

lackieren von Negativen

Um die Oberflächen entwickelter > photographischer Platten vor Kratzern zu schützen, wurden diese oftmals lackiert, z. B. mit Zaponlack (in Aceton und Amylacetat aufgelöstes > Celluloid).

Stechow; Das Röntgen-Verfahren mit besonderer Berücksichtigung der militärischen Verhältnisse; Verlag von August Hirschwald, Berlin 1903, S. 134

Lafette

Ein meist fahrbares (einachsiges) Gestell, auf das eine Waffe montiert werden kann. Für den Marsch wurde das Geschütz mit der > Protze verbunden, vor die die Pferde gespannt wurden.

1.) Albers-Schönberg; Die Röntgentechnik; Lucas Gräfe & Sillem, Hamburg 1903, S. 89 – 2.) Internet-Suchmaschine Google

Lalande-Batterie

Galvanische Batterie nach Félix Lalande 1881. Anode: Zink, Kathode: Kupferoxid, Elektrolyt: Kali- oder Natronlauge. Die Zellenspannung beträgt 0,85 Volt.

1.) Borden, W. C.; The Use of the Röntgen Ray by the Medical Department of the United States Army in the War with Spain; Government Printing Office, Washington 1900, S. 17 u.a. – 2.) Internet-Suchmaschine Google

Lambertz-Stativ

Dreibeiniges Boden-Stativ nach Lambertz für > Ionen-Röntgenröhren, mit einem halboffenen > Blendenkasten, der den fluoreszierenden Teil der Röntgenröhre abdeckt, mit einer verstellbaren Öffnung für das Strahlenbündel und einem Blendentubus. Verstellung der Röntgenröhre in vertikaler und horizontaler Richtung durch Handräder, die Drehung und Schrägstellung der Röhre erfolgt über ein Kugelgelenk.

> Stativ

1.) Fürstenau, Robert; Die Technik der Röntgenapparate; Dr. Max Jänicke Verlagsbuchhandlung, Hannover, etwa 1908, S. 105 – 2.) Hackenbruch; Berger; Vademekum für die Verwendung der Röntgenstrahlen und des Distraktionsklammer-Verfahrens in und nach dem Kriege; Otto

Nemnich Verlag, Leipzig 1915, S. 47 – 3.) Schmidt, H. E.; Röntgen-Therapie; Verlag von August Hirschwald, Berlin 1915, S. 129-131 (mit Abbildung) – 4.) Rosenthal, Josef; Röntgentechnik; Sonderabdruck aus dem „Lehrbuch der Röntgenkunde", herausgegeben von H. Rieder und J. Rosenthal, Band II, Verlag von Johann Ambrosius Barth, Leipzig 1918, S. 353 (mit Abbildung)

Lambrequin (franz. lambeau = Lappen, Lumpen)

Querbehang über Türen und Fenstern. In der Röntgentechnik in Dunkelräumen zur Sicherstellung der Verdunkelung empfohlen.

1.) Hackenbruch; Berger; Vademekum für die Verwendung der Röntgenstrahlen und des Distraktionsklammer-Verfahrens im Kriege; Otto Nemnich Verlag, Leipzig 1915, S. 78 – 2.) Kienle, Richard von; Fremdwörterlexikon; 1964

Lampe

Umgangssprachliche Bezeichnung für eine > Ionen-Röntgenröhre.

1.) Parzer-Mühlbacher, A.; Photographische Aufnahme und Projektion mit Röntgenstrahlen; Verlag von Gustav Schmidt, Berlin 1897, S. 13, 20 – 2.) Rosenfeld, Georg; Die Diagnostik der inneren Krankheiten mittels Röntgenstrahlen; Verlag von J. F. Bergmann, Wiesbaden 1897, S. 53, 67

La Radiografie

Französische Monatsschrift auf dem Gebiet der > Röntgenologie, gegründet Anfang 1897.

Dollinger, F.; Dritter Bericht über die Anwendung der Röntgenstrahlen auf dem Gebiete der Medizin in Frankreich; Fortschritte auf dem Gebiete der Röntgenstrahlen; Bd. 3, 1899/1900, S. 111

Leatheroid

Elektrisches Isoliermaterial ähnlich dem > Pressspan, jedoch mit größerer mechanischer Festigkeit.

Die Durchschlagfestigkeit beträgt bei

0,4 mm Dicke	5 kV
0,8 mm Dicke	8 kV
1,6 mm Dicke	15 kV

Heber, Georg; Elektro-Auskunftei – Erklärendes Wörterbuch; Paul Schulze Verlag, Leipzig 1922, 2. Auflage

Leclanché-Element

Galvanisches Element nach Georges Leclanché; Elektroden: braunsteinhaltiger Kohlezylinder und amalgamierter Zinkstab, durch ein isolierendes Zwischenstück getrennt. Beide Elektroden befinden sich gemeinsam in konzentrierter Salmiaklösung als Elektrolyt. > Elektromotorische Kraft: 1,5 Volt; innerer Widerstand: 0,2 bis 0,8 Ohm.

> Braunstein

1.) Borden, W. C.; The Use of the Röntgen Ray by the Medical Department of the United States Army in the War with Spain; Government Printing Office, Washington 1900, S. 17 – 2.) Freund, Leopold; Grundriss der gesammten Radiotherapie; Urban & Schwarzenberg, Berlin/Wien 1903, S. 24 – 3.) Guttmann, Walter; Elektrizitätslehre für Mediziner; Verlag von Georg Thieme, Leipzig 1904, S. 79-80, 180 – 4.) Heber, Georg; Elektro-Auskunftei – Erklärendes Wörterbuch; Paul Schulze Verlag, Leipzig 1922, 2. Auflage

Lederkollodium (griech. kollodes = leimartig)
Mit 1 % bis 2 % Rizinusöl versetztes 2%iges
> Kollodium, ein Film, der durchsichtiger Träger der > photographischen Emulsion ist (wie z. B. das > Celluloid). Anwendung bei der Kopie von > Negativen.
1.) Donath, B.; Die Einrichtungen zur Erzeugung der Roentgenstrahlen und ihr Gebrauch; Verlag von Reuther & Reichard, Berlin 1899, S. 135 – 2.) Mutter, Edwin; Kompendium der Photographie – Bd. 1: Die Grundlagen der Photographie; Verlag für Radio-Photo-Kinotechnik, Berlin-Borsigwalde 1958, S. 153

Lederpappe
Lederimitat, bestehend aus Braunem Holzschliff (das ist durch einen Schleifprozess zerkleinertes, vor dem Schleifen gedämpftes Holz), zäh, biegsam. Mitunter als Kassettenmaterial für > photographische Platten und Filme verwendet.
1.) Gillet, J.; Die ambulatorische Röntgentechnik in Krieg und Frieden; Verlag von Ferdinand Enke, Stuttgart 1909, S. 102-103– 2.) www.lindner-druck.de/Lexikon – 3.) Internet-Suchmaschine Google

Leichtfilter
> Strahlenfilter für die Strahlentherapie aus Materialien mit relativ niedriger Atommasse (z. B. Aluminium mit der Atommasse 27).
> Schwerfilter
Schmidt, H. E.; Röntgen-Therapie; Verlag von August Hirschwald, Berlin 1915, S. 96, 112, 141

Leidenfrostsches Phänomen
Aufgrund dieses Phänomens werden Wassertropfen auf einer glühenden Platte durch einen Dampfmantel vor sofortiger Verdampfung geschützt, entdeckt 1756 durch Johann Leidenfrost. Problematisch bei > Ionen-Röntgenröhren: Bildung einer Dampfschicht zwischen dem Kühlwasser und dem Antikathodenblech mit der Folge, dass die > Antikathode durchschmelzen kann.
1.) Albers-Schönberg; Die Röntgentechnik; Lucas Gräfe & Sillem, Hamburg 1906, S. 53 – 2.) dtv-Lexikon 1971 – 3.) Schubert, Joachim; Physikalische Effekte; Physik-Verlag, Weinheim 1982

leinwandbindig
Webart mit enger Verkreuzung von Kett- und Schussfäden, eine Art Weiterentwicklung des Flechtens.
Internet-Suchmaschine Google

Lenard-Fenster
Dünne Aluminiumfolie (ca. 0,0005 mm dick), durch die Elektronen ein Kathodenstrahlrohr verlassen können, benannt nach Philipp Lenard.
> Lenardsche Röhre und > Kathodenstrahlen
1.) Dörfel, Günter; Robert Goetze – Wirken und Wirkung eines Thüringer Glastechnikers; in: Museumsschrift des „Historischen Glasapparatemuseums“, 98744 Cursdorf, 2003 – 2.) Internet-Suchmaschine Google

Lenardsche Röhre
> Gasentladungsröhre, mit einem der Kathode gegenüberliegenden „Fenster“ aus einer dünnen Aluminiumfolie, nach Philipp Lenard, ca. 1894.
> Lenard-Fenster
1.) Morwitz, Joachim; Die Photographie mit Röntgen'schen Strahlen – Mit Anleitung zum Experimentieren auch für Laien; A. Dressel's Verlag, Berlin 1896, S. 21 ff – 2.) Dörfel, Günter; Robert Goetze – Wirken und Wirkung eines Thüringer Glastechnikers; in: Museumsschrift des „Historischen Glasapparatemuseums“, 98744 Cursdorf, 2003

Lenard-Strahlen
> Kathodenstrahlen.
Morton, William J.; Edwin W. Hammer; The X Ray or Photography of the Invisible and its Value in Surgery; American Technical Book Co., New York 1896, S. 101

Lentapapier
Typ eines > Gaslichtpapiers der Firma Neue Photographische Gesellschaft, Steglitz-Berlin.
Fürstenau, Immelmann, Schütze; Leitfaden des Röntgenverfahrens für das röntgenologische Hilfspersonal; Dritte, vermehrte und verbesserte Auflage, Verlag von Ferdinand Enke, Stuttgart 1919, S. 349

Leonarpapier
Typ eines > Gaslichtpapiers der Firma Neue Photographische Gesellschaft, Steglitz-Berlin.
Fürstenau, Immelmann, Schütze; Leitfaden des Röntgenverfahrens für das röntgenologische Hilfspersonal; Dritte, vermehrte und verbesserte Auflage, Verlag von Ferdinand Enke, Stuttgart 1919, S. 349

Leppersche Trommel-Spaltblende
Um eine > Ionen-Röntgenröhre herum rotiert während der Aufnahme eine Trommel mit spaltförmigen Öffnungen in Längsrichtung des Trommelzylinders. Durch diese spaltförmige Primärblende wird das durchstrahlte Volumen des Patienten reduziert und damit die Streustrahlung, um 1906/1907. Hersteller: Fa. Löwenstein, Berlin.
Immelmann; Über die Leppersche Spaltblende; in: Verhandlungen der Deutschen Röntgengesellschaft, Bd. III, Verlag Lucas Gräfe & Sillem, Hamburg 1907, S. 183-185 (mit Abbildungen)

Lette-Verein
Gegründet 1866 in Berlin von Wilhelm Adolph Lette mit dem Ziel, eine verbesserte und umfassende Berufs(aus)bildung für Mädchen zu schaffen, um die „Erhebung der Frau zur wirtschaftlich, sittlich, sozial und politisch vollwertigen Persönlichkeit" zu ermöglichen. Der Ausbildungsgang zur „Photographischen Schwester" wurde 1895 ins Leben gerufen und nach der Entdeckung der X-Strahlen bald weiterentwickelt bis zur Ausbildung der heutigen Medizinisch-Technischen Radiologieassistentin.
> Röntgenphotographin, erste
1.) Lette-Verein (Herausgeber); 100 Jahre Lette-Verein 1866-1966 – 100 Jahre Entwicklung von Frauenberufen, eine Chronik; Berlin 1966 – 2.) Hüllen, Alfred; 100 Jahre technisch-naturwissenschaftliche Ausbildung im Lette-Verein Berlin – 1890-1990; Berlin 1990

Leuchtschirm

Meist ist damit der > Durchleuchtungsschirm gemeint; mitunter aber auch als Oberbegriff für Durchleuchtungsschirm und > Verstärkungsschirm (Verstärkungsfolie) benutzt.

1.) Rosenfeld, Georg; Die Diagnostik innerer Krankheiten mittels Röntgenstrahlen; Verlag von J. F. Bergmann, Wiesbaden 1897, S. 81 – 2.) Walter, B.; Physikalisch-Technische Mitteilungen; Fortschritte auf dem Gebiete der Röntgenstrahlen, Bd. 1, 1897/1898, S. 32-33 – 3.) Donath, B.; Die Einrichtungen zur Erzeugung der Roentgenstrahlen und ihr Gebrauch; Verlag von Reuther & Reichard, Berlin 1899, S. 104-109 – 4.) Großmann, Gustav; Einführung in die Röntgentechnik – Verfaßt für die Teilnehmer der Röntgenkurse der Siemens & Halske A.-G.; 1912, S. 61

Leukoplast-Bleifolie

Schutzmaterial gegen Röntgenstrahlen, bestehend aus einem Bleiblech, das auf einer Seite mit Leukoplast-Pflaster versehen ist, so dass es leicht auf die Haut geklebt werden kann. Hersteller: Firma Beiersdorf.

Rosenthal, Josef; Röntgentechnik; Sonderabdruck aus dem „Lehrbuch der Röntgenkunde", herausgegeben von H. Rieder und J. Rosenthal, Band II, Verlag von Johann Ambrosius Barth, Leipzig 1918, S. 436-437

Leydener Flasche

Auch Kleistsche Flasche genannt, Typ eines Zylinder-Kondensators, bestehend aus einem Glasgefäß als Dielektrikum, das innen und außen z. B. mit Zinn-, Zink- oder Aluminiumfolie belegt ist.

1.) Freund, Leopold; Grundriss der gesammten Radiotherapie; Urban & Schwarzenberg, Wien 1903, S. 17 – 2.) Guttmann, Walter; Elektrizitätslehre für Mediziner; Verlag von Georg Thieme, Leipzig 1904, S. 19 – 3.) Heber, Georg; Elektro-Auskunftei – Erklärendes Wörterbuch; Paul Schulze Verlag, Leipzig 1922, 2. Auflage

Licht

Ursprünglich umgangssprachlich häufig benutzter Begriff als Bezeichnung für Röntgenstrahlung.

1.) Gocht, H.; Lehrbuch der Röntgen-Untersuchung zum Gebrauche für Mediciner; Verlag von Ferdinand Enke, Stuttgart 1898, S. 127 – 2.) Kienböck, Robert; Radiotherapie; Heft 6 der Reihe „Physikalische Therapie in Einzeldarstellungen", herausgegeben von J. Marcuse und A. Strasser; Verlag von Ferdinand Enke, Stuttgart 1907, S. 139 – 3.) Holzknecht; Die häufigsten Ursachen der Röntgenschädigungen und ihre Vermeidung; Verhandlungen der Deutschen Röntgen-Gesellschaft, Band XIII, 1923

Lichtachse

> Röntgenlichtachse

Lichtäther

> Äther

Lichthof, photographischer

Nach Aufbelichtung von Details auf eine photographische Schicht erstreckt sich nach der Entwicklung die Schwärzung über den Bereich hinaus, der direkt von Licht getroffen wurde, dieser Effekt wird als Lichthof bezeichnet. Die Gründe hierfür sind erstens, dass Licht, welches durch die photographische Schicht hindurchgetreten ist, an der Rückseite des Schichtträgers (Glasplatte oder Film) reflektiert wird und die photographische Schicht von hinten erneut belichtet, zweitens, dass Licht, das in der photographischen Schicht gestreut wird, sich innerhalb der Schicht seitwärts diffus ausbreitet.

Mütze, Karl; Foitzik, Leonhard; Krug, Wolfgang; Schreiber, Günter; ABC der Optik; VEB F. A. Brockhaus, Leipzig 1961

Lichtintensität

Umgangssprachlich für Intensität der Röntgenstrahlung.

Lichtkasten

Schaukasten zur Röntgenfilmbetrachtung.

Dessauer, F.; B. Wiesner; Kompendium der Röntgenographie; Otto Nemnich Verlag, Leipzig 1905, S. 315

Lichtkegel

Umgangssprachliche Kurzbezeichnung für das Röntgenstrahlenbündel.

Lichtmesser

Umgangssprachliche Kurzbezeichnung für einen > Röntgenlichtmesser.

Lichtmühle

> Radiometer

Lichtpapier

Ein mit einer photographischen Emulsion beschichtetes Papier.

Christen, Th.; Messung und Dosierung der Röntgenstrahlen; Lucas Gräfe & Sillem, Hamburg 1913, S. 85

Lichtquelle

Umgangssprachlich für Röntgenstrahlenquelle.

1.) Rieder, H.; Die Untersuchung der Brustorgane mit Röntgenstrahlen in verschiedenen Durchleuchtungsrichtungen; Fortschritte auf dem Gebiete der Röntgenstrahlen, Bd. 6, 1902/1903, S. 115-125 und Tafel XIII-XIV (mit Abbildungen) – 2.) Immelmann; Über die Leppersche Spaltblende; in: Verhandlungen der Deutschen Röntgengesellschaft, Bd. III, Verlag Lucas Gräfe & Sillem, Hamburg 1907, S. 183-185 (mit Abbildungen)

Lichtschlag

Umgangssprachliche Bezeichnung für einen einzelnen Röntgenstrahlenimpuls, mit dem eine Röntgenaufnahme belichtet wird.

> Blitzapparat und > Einzelschlagaufnahme

Lilienfeld-Röntgenröhre

Hochvakuum-Glühkathoden-Röntgenröhre nach Edgar Lilienfeld 1911.

> Fürstenau-Coolidge-Röhre, > Coolidge-Röntgenröhre, > Hochvakuum-Glühkathoden-Röntgenröhre

1.) Lilienfeld, J. E.; W. J. Rosenthal; Eine Röntgenröhre von beliebig und momentan einstellbarem, vom Vakuum unabhängigen Härtegrad; Fortschritte auf dem Gebiete der Röntgenstrahlen, Bd 18, 1911/1912, S. 256-259 (mit Abbildung) – 2.) Ohne Verfasserangabe; Literatur über die Lilienfeldröhre von 1906 bis Dezember 1915; Fortschritte auf dem Gebiete der Röntgenstrahlen, Bd. 23, 1915/1916, S. 461-462 – 3.) Koch, F. J.; Die Röntgenröhre nach Dr. J. E. Lilienfeld; Fortschritte auf dem Gebiete der Röntgenstrahlen, Bd. 23, 1915/1916, S. 2-8 – 4.) Albers-Schön-berg; Die gasfreien Röhren in der röntgenologischen Praxis; Fortschritte auf dem Gebiete der Röntgenstrahlen, Bd. 24, 1916/1917, S. 423-446 – 5.) Dörfel, Günter; Julius Edgar Lilienfeld und William Coolodge – ihre Röntgen-röhren und ihre Konflikte; Max-Planck-Institut für Wissen-schaftsgeschichte, Reprint 315, 66 Seiten, 2006 (Internet)

Limousin-Kapsel

Um 1873 von Stanislas Limousin entwickelte Oblatenkapsel zur Umhüllung unangenehm schmeckender Arzneistoffe. Die Kapsel bestand aus zwei runden, in der Mitte konkaven, am Rand miteinander verbundenen Scheiben aus ungesäuertem Brot von 2 bis 3 cm Durchmesser zur Aufnahme von 0,3 bis 1,5 g Arzneipulver.

1.) Moeller, Josef; Thoms, Hermann; Real-Enzyklopädie der gesamten Pharmazie; 2. Aufl., Urban & Schwarzenberg 1904 – 2.) Dessauer, F.; B. Wiesner; Kompendium der Röntgenographie; Otto Nemnich Verlag, Leipzig 1905, S. 385

Lindemann-Fenster

Bei einer > Ionen-Röntgenröhre im Bereich des medizinisch genutzten Röntgenstrahlenaustrittes eingeschmolzenes > Lindemannglas.

1.) Lindemann, F. A. und C. L.; Über ein neues für Rönt-genstrahlen durchlässiges Glas; Zeitschrift für Röntgen-kunde, Bd. 13, 1911, Heft 4, S. 141-146 – 2.) The Earl of Birkenhead; The Prof in Two Worlds – The Official Life of Professor F. A. Lindeamnn, Viscount Cherwell; Collins, London 1961

Lindemann-Glas

Glas nach Charles und Frederick Lindemann, das wegen der geringen Atommasse seiner Bestandteile noch für weichste Röntgenstrahlen gut durchlässig ist, eingeschmolzen am Strah-lenaustritt einer > Ionen-Röntgenröhre. Dazu wurden die Bestandteile üblichen Glases ersetzt durch Bestandteile wie folgt: Natrium mit der Atommasse 23 durch Lithium mit der Atom-masse 7, Kalzium mit der Atommasse 40 durch Beryllium mit der Atommasse 9 und Silizium mit der Atommasse 28 durch Bor mit der Atommasse 11; Dicke des Glases: ca. 0,2 mm bis 0,5 mm.

1.) Lindemann, F. A. und C. L.; Über ein neues für Rönt-genstrahlen durchlässiges Glas; Zeitschrift für Röntgen-kunde, Bd. 13, 1911, Heft 4, S. 141-146 – 2.) Albers-Schönberg; Die Lindemannröhre; Fortschritte auf dem Gebiete der Röntgenstrahlen; Bd. 17, 1911, S. 225-229 – 3.) The Earl of Birkenhead; The Prof in Two Worlds – The Official Life of Professor F. A. Lindeamnn, Viscount Cherwell; Collins, London 1961

Lindemann-Röhre

> Ionen-Röntgenröhre mit einem Strahlenaus-trittsfenster geringer Dicke (0,2 mm bis 0,5 mm) aus > Lindemannglas zur Abkürzung der > Ex-positionszeit und für verbesserten Bildkontrast.
> Lindemannglas und > Lindemannfenster

1.) Lindemann, F. A. und C. L.; Über ein neues für Rönt-genstrahlen durchlässiges Glas; Zeitschrift für Röntgen-kunde, Bd. 13, 1911, Heft 4, S. 141-146 – 2.) Albers-

Schönberg; Die Lindemannröhre; Fortschritte auf dem Gebiete der Röntgenstrahlen; Bd. 17, 1911, S. 225-229 – 3.) The Earl of Birkenhead; The Prof in Two Worlds – The Official Life of Professor F. A. Lindeamnn, Viscount Cherwell; Collins, London 1961

Liquor Burowii

8%ige wässrige Lösung von basischem Ferri-acetat, auch als Liquor Aluminii acetici be-zeichnet; häufig verordnet in Form von kalten Umschlägen bei Röntgenstrahlenschäden der Haut, jedoch eher zusätzlich schädigend.

1.) Freund, Leopold; Grundriss der gesammten Radiothe-rapie; Urban & Schwarzenberg, Berlin/Wien 1903, S. 277 – 2.) Internet-Suchmaschine Google

Lithiumglas

Hier: gleichbedeutend mit > Lindemannglas.

Lochkamera

Lichtdichter Kasten, an dessen einer Seite sich eine kleine Öffnung befindet, an dessen anderer Seite im Inneren des Kastens eine Photoplatte oder ein Film. Vor die Röntgenröhre gesetzt, kann deren > Brennfleck photographiert und seine Form und Größe ermittelt werden, erst-mals 1897. Je kleiner der Brennfleck, desto kleiner muss die Öffnung der Lochkamera sein. Bei > Ionen-Röntgenröhren hatte sie üblicher-weise einen Durchmesser von 0,5 mm bis 0,75 mm bei einem Abstand Loch – Photoplatte von etwa 80 cm. Mit der Lochkamera kann auch festgestellt werden, wo innerhalb der Röntgen-röhre sekundäre Röntgenstrahlung entsteht.

1.) Gocht; Über Röntgenröhren und Untersuchungen mit der Lochkammer; Verhandlungen der Deutschen Röntgen-gesellschaft, 1905, S. 134-139 (mit Abbildungen) – 2.) Klingelfuß, Fr.; Über die Messung der Größe des Brenn-fleckes und die Bestimmung der zulässigen Belastung bei einer Röntgenröhre; Zeitschrift für Röntgenkunde und Radiumforschung, 14. Band, Verlag von Johann Ambro-sius Barth, 1912, S. 124-129 – 3.) Gocht, Hermann; Hand-buch der Röntgen-Lehre zum Gebrauche für Mediciner; 5. Auflage, Verlag von Ferdinand Enke, Stuttgart 1918, S.121-124 (mit Abbildungen) – 4.) Angerstein, Wilfried; Lexikon der radiologischen Technik; VEB Georg Thieme, Leipzig 1989

Lochkammer

Gleichbedeutend mit > Lochkamera.

Lochkathode

Gleichbedeutend mit > Arbeitskathode.

Lochröntgenographie

Röntgenaufnahme des Röntgenröhren-Brenn-fleckes mittels > Lochkamera.
> Lochkamera

Albers-Schönberg; Die Röntgentechnik; 5. Auflage, Bd. 1, Lucas Gräfe & Sillem, Hamburg 1919, S. 15

Löffeldistinktor

> Distinkteur, Distinktor.

Lokalisator

Ein mit der > Ionen-Röntgenröhre verbundener Tubus oder Richtstab zur Sicherstellung der richtigen Distanz zum Objekt und der richtigen Bestrahlungsfeldlage.

1.) Kienböck, Robert; Radiotherapie; Heft 6 der Reihe „Physikalische Therapie in Einzeldarstellungen", herausgegeben von J. Marcuse und A. Strasser; Verlag von Ferdinand Enke, Stuttgart 1907, S. 81, 98-102 – 2.) Hackenbruch; Berger; Vademekum für die Verwendung der Röntgenstrahlen und des Distraktionsklammer-Verfahrens in und nach dem Kriege; Otto Nemnich Verlag, Leipzig 1915, S. 141 ff

Lokalisator nach Mackenzie-Davidson

Gerät nach James Mackenzie-Davidson zur röntgenstereographischen Lokalisation von inkorporierten Fremdkörpern. Hersteller: u. a. Fa. > Veifa, Frankfurt/M.

1.) Borden, W. C.; The Use of the Röntgen Ray by the Medical Department of the United States Army in the War with Spain; Government Printing Office, Washington 1900, S 52 ff – 2.) Ruhmer, Ernst; Konstruktion, Bau und Betrieb von Funkeninduktoren und deren Anwendung mit besonderer Berücksichtigung der Röntgenstrahlen-Technik; Verlag Hachmeister & Thal, Leipzig 1904, S. 210-212/Siemens-Med-Archiv Erlangen, Rö-34 – 3.) Hackenbruch; Berger; Vademekum für die Verwendung der Röntgenstrahlen und des Distraktionsklammer-Verfahrens im Kriege; Otto Nemnich Verlag, Leipzig 1915, S. 141-156 (mit Abbildungen) – 4.) Knox, Robert; Radiography and Radio-Therapeutics; Part 1: Radiography; The Macmillan Company, New York, London 1917, S 155, 159, 161-164 (mit Abbildungen)

Longitudinalwellen

Wellen, bei denen die Schwingungen der betreffenden physikalischen Größe, die sich wellenförmig ausbreitet, an jeder Stelle und zu jeder Zeit mit der Ausbreitungsrichtung der Welle zusammenfallen. Infolge der in der Ausbreitungsrichtung der Welle erfolgenden Schwingungen der Teilchen entstehen an jeder Stelle abwechselnd Verdichtungen und Verdünnungen.

> elastische Wellen und > Teslawellen

Mütze, Karl; Foitzik, Leonhard; Krug, Wolfgang; Schreiber, Günter; ABC der Optik; VEB F. A. Brockhaus Verlag, Leipzig 1961

Loofahschwamm

Gleichbedeutend mit > Luffaschwamm.

Lorgnette humaine

Französische Bezeichnung für > Kryptoskop.

> Nomenklatur

1.) Isenthal, A. W.; Snowden Ward, H.; Practical Radiography; Third Edition, Dawborn and Ward Ltd., 1901, S. 130 – 2.) Internet-Suchmaschine Google

Löschflüssigkeit

Bei > Quecksilber-Unterbrechern die Flüssigkeit (reines Wasser, Alkohol, Petroleum, Terpentinöl, Glycerin, Spiritus u. a.), die das Quecksilber zur Unterdrückung des Unterbrecherfunkens bedeckt.

> Unterbrecher

Zacher, F.; Zur Entwicklung der Vorrichtungen zur Unterbrechung elektrischer Ströme; Fortschritte auf dem Gebiete

der Röntgenstrahlen, Bd. 29, 1922, S. 411-441

Löschgas

Gas, das zur Vermeidung von Funken den Unterbrechungskontakt mechanischer > Unterbrecher umspült.

1.) Fürstenau, R.; Immelmann, M.; Schütze, J.; Leitfaden des Röntgenverfahrens für das röntgenologische Hilfspersonal; Verlag von Ferdinand Enke, Stuttgart 1919, S. 75 – 2.) Zacher, F.; Zur Entwicklung der Vorrichtungen zur Unterbrechung elektrischer Ströme; Fortschritte auf dem Gebiete der Röntgenstrahlen, Bd. 29, 1922, S. 411-441

low tube

> weiche Röntgenröhre.

> high tube und > harte Röntgenröhre

L-Röhre

> Rapid-L-Röhre

L-Röntgenröhre

> Rapid-L-Röhre

Luffapelotten (franz. la pelote = Knäuel, Polster)

Kompressionspolster aus einem mit Leinen überzogenen > Luffaschwamm.

Albers-Schönberg; Die Röntgentechnik; 3. Auflage, Lucas Gräfe & Sillem, Hamburg 1910, S. 468

Luffaschwamm

Entfleischtes Gefäßbündelnetz der Luffa, eines tropischen Kürbisgewächses, das als Schwammersatz diente.

1.) Hackenbruch; Berger; Vademekum für die Verwendung der Röntgenstrahlen und des Distraktionsklammer-Verfahrens in und nach dem Kriege; Otto Nemnich Verlag, Leipzig 1915, S. 56 – 2.) Internet-Suchmaschine Google

Luft-Einblasung

Einbringen von Luft unter Druck in den menschlichen Körper, z. B. in die Blase, zur Verbesserung der röntgenologischen Bildqualität.

> Gelenk-Aufblasung

Albers-Schönberg; Die Röntgentechnik; 2. Auflage, Lucas Gräfe & Sillem, Hamburg 1906, S. 305

Luft-Regenerierung

> Luft-Regulierung.

Luft-Regulierung

Regulierung des Vakuums von > Ionen-Röntgenröhren mittels gezielter Zufuhr von Luft über ein Ventil.

1.) Loose, Gustav; Ein halbes Jahr Bauersche Luft-Fernregulierung; Fortschritte auf dem Gebiete der Röntgenstrahlen, Bd. 18, 1911/1912, S. 156-165 (mit Abbildungen) – 2.) Großmann, Gustav; Einführung in die Röntgentechnik – Verfaßt für die Teilnehmer der Röntgenkurse der Siemens & Halske A.-G.; 1912, S. 116 (mit Abbildung)

Lumière noire

Bezeichnung für eine von Gustave le Bon gefundene Art von Strahlung, der ursprünglich eine Ähnlichkeit mit Röntgenstrahlen zugeschrieben wurde. Tatsächlich handelt es sich um eine sehr langwellige (unsichtbare) Wärmestrahlung.

1.) Donath, B.; Die Einrichtungen zur Erzeugung der

Roentgenstrahlen und ihr Gebrauch; Verlag von Reuther & Reichard, Berlin 1899, S. 154 – 2.) Internet-Suchmaschine Google

Lumière-Platten

> Photographische Platten der Fa. A. Lumière & Ses Fils, Lyon.

1.) Dessauer, F.; B. Wiesner; Kompendium der Röntgenographie; Otto Nemnich Verlag, Leipzig 1905 (Anzeige) – 2.) Albers-Schönberg; Die Röntgentechnik. Lehrbuch für Ärzte und Studierende; 2. Auflage, Lucas Gräfe & Sillem, Hamburg 1906, S. 310 – 3.) Krause, Paul; Zur Kenntnis der Röntgenologie in den Vereinigten Staaten von Nord-Amerika; Fortschritte auf dem Gebiete der Röntgenstrahlen, Bd. 13, 1908/1909, S. 326-333

Lumineszenz

Kaltes Leuchten, ein Sammelbegriff für diejenige Strahlung, bei der im Gegensatz zur Temperaturstrahlung die vom lumineszenzfähigen Stoff (Luminophor) absorbierte erregende Strahlung ohne Umweg über die Wärmeschwingungen der Atome in mehr oder weniger kurzer Zeit ganz oder teilweise wieder ausgestrahlt wird.

1.) Albers-Schönberg; Die Röntgentechnik; 5. Auflage, Bd. 1, Lucas Gräfe & Sillem, Hamburg 1919, S. 18 – 2.) Mütze, Karl; Foitzik, Leonhard; Krug, Wolfgang; Schreiber, Günter; ABC der Optik; VEB F. A. Brockhaus, Leipzig 1961

M 13-Röntgenröhre

> Ionen-Röntgenröhre für kleine bis mittlere Leistung vom Typ > Trockenröhre mit automatischer > Glimmerregenerierung, Kugeldurchmesser 150 mm. Im Lieferprogramm der Fa. Reiniger, Gebbert & Schall (> RGS), Erlangen.

Reiniger, Gebbert & Schall; Katalog „Die Röntgen-Apparate nebst deren Zubehör"; Berlin/Erlangen 1912, S. 45 (mit Abbildung)

M 13a-Röntgenröhre

Wie > M 13-Ionen-Röntgenröntgenröhre, aber mit Kugeldurchmesser 170 mm. Im Lieferprogramm der Firma Reiniger, Gebbert & Schall (> RGS), Erlangen.

Reiniger, Gebbert & Schall; Katalog „Die Röntgen-Apparate nebst deren Zubehör"; Berlin/Erlangen 1912, S. 45

M 14-Röntgenröhre

> Ionen-Röntgenröhre für lang andauernde, nicht zu hohe Belastung vom Typ Wasserkühlröhre mit automatischer Kohle-Glimmer-Regulierung. Kugeldurchmesser wahlweise 170 mm oder 200 mm. Im Lieferprogramm der Fa. Reiniger, Gebbert & Schall (> RGS), Erlangen.

Reiniger, Gebbert & Schall; Katalog „Die Röntgen-Apparate nebst deren Zubehör"; Berlin/Erlangen 1912, S. 47 (mit Abbildung)

MA, M.A., M.-A.

Milliampère (heute abgekürzt: mA).

Albers-Schönberg; Die Röntgentechnik; 3. Auflage, Lucas Gräfe & Sillem, Hamburg 1910, S. 369

Machlett-Röntgenröhren

> E. Machlett & Son

Machsche Streifen, Machsche Ringe

Kontrasttäuschungen, die auf die Kontrastfunktion des Auges zurückzuführen sind: Die Grenze zweier Grauflächen, die sich in ihrer Helligkeit unterscheiden, wird als dunkle Grenzlinie wahrgenommen. Liegen die Flächen konzentrisch zueinander, erscheint die Grenzlinie als Ring. Derartige Kontrasttäuschungen sind bei Röntgenbildern leicht möglich.

Mütze, Karl; Foitzik, Leonhard; Krug, Wolfgang; Schreiber, Günter; ABC der Optik; VEB F. A. Brockhaus, Leipzig 1961 (Stichwort Kontrasttäuschungen)

Mackenzie-Davidson-Lokalisator

> Lokalisator nach Mackenzie-Davidson.

Magenschlauch

Ein in den Magen eingeführter Gummischlauch, der sich mit oder mitunter auch ohne Kontrastmittelfüllung der Magenwand anlehnt und diese dadurch im Röntgenbild sichtbar macht.

> Quecksilbersonde

Brauner, L.; Röntgenologische Diagnostik der Magenerkrankungen an einigen Fällen erläutert; Verhandlungen der Deutschen Röntgengesellschaft, Lucas Gräfe & Sillem, Hamburg 1905, S. 66-68

Malteserkreuz

Malteserkreuzförmiges Schaltgetriebe z. B. zum ruckweisen Weiterbewegen von Kinofilmen, bestehend aus einer Sperrscheibe mit Antriebsstift, der bei jeder Umdrehung der Sperrscheibe in eine der vier Nuten des Kreuzes eingreift und dieses mitnimmt.

Internet-Suchmaschine Google

MAM, M.A.M.

Milliampèreminuten

1.) Walter, B.; Das Milliampèremeter als Dosierungsinstrument; Fortschritte auf dem Gebiete der Röntgenstrahlen, Bd. 1, 1909/1910, S. 342 ff – 2.) Albers-Schönberg; Die Röntgentechnik; Lucas Gräfe & Sillem, Hamburg 1910, S. 116, 123

Mammut-Media-Röntgenröhre

> Hochvakuum-Glühkathoden-Röntgenröhre der Fa. > C. H. F. Müller, Hamburg, für die Diagnostik.

Mammut-Röntgenröhre

Trocken-Ionen-Röntgenröhre der Fa. > C. H. F. Müller, Hamburg. Durchmesser 200 mm, wärmespeichernde > Antikathode mit Luftkühlung.

> Trockenröhre

1.) Reiniger, Gebbert & Schall; Katalog „Die Röntgenapparate nebst deren Zubehör"; Berlin/Erlangen 1912, S. 45 (mit Abbildung) – 2.) Schwenter, J.; Leitfaden der Momentaufnahme im Röntgenverfahren; Otto Nemnich Verlag, Leipzig 1913, S. 63 (mit Abbildung) – 3.) Grashey, Rudolf; Handbuch der ärztlichen Erfahrungen im Weltkriege 1914/1918, Bd. IX: Röntgenologie; Verlag von Johann Ambrosius Barth, Leipzig 1922, S. 19-20 (mit Abbildung)

Mandrin (franz. mandrin = Bohrfutter, Dorn)

Führungsstab für weiche Katheter.

1.) Lindemann, E.; Demonstration von Röntgenbildern des normalen und erweiterten Magens; Deutsche Medicinische Wochenschrift No. 17, 22.04.1897, S. 266 – 2.) Pschyrembel; Klinisches Wörterbuch; 257. Auflage, Walter de Gruyter; Berlin/New York 1994

Mantelgeschoss

Munition für Handfeuerwaffen mit einer harten Stahlblech-Ummantelung und einem weichen (Blei-) Kern, der sich beim Auftreffen auf ein Objekt (gewollt) verformt.

Grashey, Rudolf; Handbuch der ärztlichen Erfahrungen im Weltkriege 1914/1918, Bd. IX: Röntgenologie; Verlag von Johann Ambrosius Barth, Leipzig 1922, S. 66-68 (mit Abbildungen)

Manuradioskop

(lat. manus = Hand, radius = Strahl, griech. -skop = betrachten)

(Okkultistisch-esoterisches) Gerät nach Ferdinand Maack zur Untersuchung sogenannter "Handstrahlen".

1.) Glasser, Otto; Wilhelm Conrad Röntgen und die Geschichte der Röntgenstrahlen; Springer Verlag Berlin Heidelberg New York, 3. Auflage 1995, S. 329 – 2.) Internet-Suchmaschine Google

Marienglas

Eine durch mechanische Spaltung des Minerals

Gips entstandene durchsichtige Tafel, perlmutt-ähnlich glänzend. Der Name entstand im Mittelalter durch die Verwendung dieser Tafeln an Stelle von Glasscheiben vor Marienbildern, da diese Tafeln im Gegensatz zu dem damals üblichen Glas blasenfrei sind.

1.) Albers-Schönberg; Die Röntgentechnik; Lucas Gräfe & Sillem, Hamburg 1903, S. 43 – 2.) dtv-Lexikon 1971 – 3.) Internet-Suchmaschine Google – 4.) Internet-Enzyklopädie Wikipedia (www.wikipedia.de)

Marmor

Kristallinisch-körniger Kalkstein, feuerfestes Material, elektrisch isolierfähig für Spannungen bis etwa 1.000 Volt, häufig verwendet als Material für > Schalttafeln. Bei höheren Spannungen erhielten aufliegende Metallteile eine Zwischenlage aus > Glimmer und die Durchbohrungen zusätzliche Porzellanbuchsen.

1.) Dessauer, F.; B. Wiesner; Kompendium der Röntgenographie; Otto Nemnich Verlag, Leipzig 1905, S. 122 – 2.) Heber, Georg; Elektro-Auskunftei – Erklärendes Wörterbuch; Paul Schulze Verlag, Leipzig 1922, 2. Auflage

Marmorlampe

Leuchte, bestehend aus elektrischer Glühlampe und Streuscheiben aus dünnen, beidseitig geschliffenen und unter hohem Druck bei hoher Temperatur ölimprägnierten Marmortafeln, deren Streuvermögen und Lichtdurchlässigkeit besser ist als das von Milch- oder Mattglas.

1.) Albers-Schönberg; Seeger; Lasser; Das Röntgenhaus des Allgemeinen Krankenhauses St. Georg-Hamburg, errichtet 1914/1915; Verlag von F. Leineweber, Leipzig 1915, S. 65 – 2.) Heber, Georg; Elektro-Auskunftei – Erklärendes Wörterbuch; Paul Schulze Verlag, Leipzig 1922, 2. Auflage

Marmorlicht

Gleichbedeutend mit > Marmorlampe.

Marschfraktur

Ermüdungsbruch des zweiten, mitunter auch des dritten Mittelfußknochens bei Soldaten.

1.) Lambertz; Über den Wert der Röntgenschen Strahlen für den Heeressanitätsdienst; Fortschritte auf dem Gebiete der Röntgenstrahlen, Bd. 2, 1898/1899, S. 51-60 – 2.) Grashey, Rudolf; Handbuch der ärztlichen Erfahrungen im Weltkriege 1914/1918, Bd. IX: Röntgenologie; Verlag von Johann Ambrosius Barth, Leipzig 1922, S. 71

Mausdosis

Nach Hans Meyer und Hans Ritter diejenige absorbierte Röntgenenergie, die bei einer Maus zum Tode führt.

1.) Christen, Th.; Messung und Dosierung der Röngenstrahlen; Lucas Gräfe & Sillem, Hamburg 1913, S. 94 – 2.) Internet-Enzyklopädie Wikipedia (www.wikipedia.de)

Mawson Lantern Plates

Photographische > Chlorsilbergelatine-Platten.

Maximaldose

Gleichbedeutend mit > Normaldose ND.

1.) Kienböck; Die Technik bei Röntgenverbrennungen und ein Maß für die Stärke des Röntgenlichtes; Verhandlungen der Deutschen Röntgengesellschaft, Lucas Gräfe & Sillem, Hamburg 1907, S. 96, 99 – 2.) Kienböck, Robert; Über die Nomenklatur in der radiotherapeutischen Technik; Fortschritte auf dem Gebiete der Röntgenstrahlen, Bd. 19, 1912/1913, S. 294-296

Maximum-Röhre

Hochleistungs-Ionen-Röntgenröhre der Firma > Veifa, Frankfurt/Aschaffenburg, für die Therapie, bei der ein Wassersprühnebel, der durch einen Luftstrom mit großer Wucht gegen die Rückseite des Antikathodenplättchens geschleudert wird, dieses besonders wirksam kühlt.

1.) Dessauer, Friedrich; Technische Fortschritte der Tiefenbestrahlung; Fortschritte auf dem Gebiete der Röntgenstrahlen, Bd. 21, 1914, S. 567-569 (mit Kurven-Darstellungen) – 2.) Schmidt, H. E.; Röntgen-Therapie; Verlag von August Hirschwald, Berlin 1915, S. 26 (mit Abbildung) – 3.) Rosenthal, Josef; Röntgentechnik; Sonderabdruck aus dem „Lehrbuch der Röntgenkunde", herausgegeben von H. Rieder und J. Rosenthal, Band II, Verlag von Johann Ambrosius Barth, Leipzig 1918, S. 323-324 (mit Abbildung)

M.C.W.

Mallinckrodt Chemical Works, gegründet 1867 in St. Louis/Missouri.

Grigg, Emanuel Radu Newman; The Trail of the Invisible Light – From X-Strahlen to Radio(bio)logy; Charles C. Thomas Publisher, Springfield/Illinois, USA; 1965

„Mechaniker-Induktoren"

Herabsetzende Bezeichnung für > Induktoren, deren Fertigungsdaten empirisch, nicht auf wissenschaftlicher Basis ermittelt wurden.

Boas, Hans; Die Induktorenfrage; in: Kraft, H., Wiesner, B. (Herausg.); Archiv für physikalische Medizin und medizinische Technik; II. Bd., Otto Nemnich Verlag, Leipzig 1907, S. 110

Media-Röntgenröhre

Wassergekühlte > Hochvakuum-Glühkathoden-Röntgenröhre der Fa. > C. H. F. Müller, Hamburg, 1921. Diese Röntgenröhre ist die erste Diagnostik-Röhre mit > Strichfokus ("Goetze-Fokus").

> Müller-Glühkathoden-Röntgenröhren für die Diagnostik.

Hofman, Jan A. M.; The art of medical imaging – How Philips contributed to the evolution of medical X-ray technology over more than one hundred years; Koninklijke Philips Electronics N.V., 2010, S. 23 und 281

Medical Electrology and Radiology

> The Journal of Physical Therapeutics

Medico

Transportable Röntgeneinrichtung der Firma Allgemeine Elektricitäts-Gesellschaft (> AEG), Berlin, um 1903.

Megamegaion (auch Mega-Mega-Ion)

Von Béla Szilard für die Eichung seines > Iontoquantimeters vorgeschlagene Dosiseinheit: Dosis = Anzahl der Ionen, die in 1 cm^3 Luft unter dem Einfluss der zu messenden Strahlen erzeugt wird.

1.) Krönig, Bernhard; Friedrich, Walter; Physikalische und

biologische Grundlagen der Strahlentherapie; Urban & Schwarzenberg, Berlin/Wien 1918, S. 77 – 2.) Heber, Georg; Elektro-Auskunftei – Erklärendes Wörterbuch; Paul Schulze Verlag, 2. Auflage, Leipzig 1922

Megohmit

Elektrisches Isoliermaterial der Fa. Meirowsky & Co., Köln-Porz, hergestellt aus kleinen Glimmerstückchen und einem isolierenden Bindemittel. Die Durchschlagfestigkeit beträgt bei

0,4 mm Dicke	12,5 kV
0,6 mm Dicke	20,5 kV
0,8 mm Dicke	27,5 kV
1,0 mm Dicke	36,0 kV

Heber, Georg; Elektro-Auskunftei – Erklärendes Wörterbuch; Paul Schulze Verlag, Leipzig 1922, 2. Auflage

Megotalc

Elektrisches Isoliermaterial auf der Basis von Glimmer mit isolierenden Bindemitteln.
> Isolationsmaterialien, elektrische
Heber, Georg; Elektro-Auskunftei – Erklärendes Wörterbuch; Paul Schulze Verlag, Leipzig 1922, 2. Auflage

mehrfacher Wehnelt

> Elektrolyt-Unterbrecher nach Arthur Wehnelt mit mehr als einem Platin-Anodenstift.
> Unterbrecher und > Wehnelt-Unterbrecher
Albers-Schönberg; Die Röntgentechnik; 5. Auflage, Bd. 1, Lucas Gräfe & Sillem, Hamburg 1919, S. 175-178

Mehrschlitzkymographie

> Röntgenkymographie

mehrstellige Bestrahlung

Therapeutische Röntgenbestrahlung aus verschiedenen Richtungen („an mehreren Stellen der Patientenoberfläche") zur Schonung der Haut.
> Kreuzfeuerbestrahlung
Kienböck, Robert; Radiotherapie; Heft 6 der Reihe „Physikalische Therapie in Einzeldarstellungen", herausgegeben von J. Marcuse und A. Strasser; Verlag von Ferdinand Enke, Stuttgart 1907, S. 79-81, 87-88

Meidinger-Element

> Galvanisches Element nach Heinrich Meidinger. Elektroden und Elektrolyte: Kupferzylinder in Kupfersulfatlösung mit Kupfersulfatkristallen und Zinkzylinder in Magnesiumsulfat- oder in Zinksulfatlösung. > Elektromotorische Kraft: 1,18 Volt; innerer Widerstand: 3 Ohm bis 3,5 Ohm.
1.) Freund, Leopold; Grundriss der gesammten Radiotherapie; Urban & Schwarzenberg, Berlin/Wien 1903, S. 24 – 2.) Heber, Georg; Elektro-Auskunftei – Erklärendes Wörterbuch; Paul Schulze Verlag, Leipzig 1922, 2. Auflage

Membran-Unterbrecher

Weiterentwicklung des elektromechanischen > Unterbrechers (> Selbst-Unterbrecher) durch Hans Boas, Unterbrechungszahlen bis zu 400 pro Sekunde. Der Raum zwischen den Kontakten ist mit Gas gefüllt, um bei höheren Stromstärken die Lichtbogenbildung zu unterdrücken.
> Löschgas

Zacher, F.; Zur Entwicklung der Vorrichtungen zur Unterbrechung elektrischer Ströme; Fortschritte auf dem Gebiete der Röntgenstrahlen, Bd. 29, 1922, S. 411-441

Merkblatt Schutzmaßregeln

Gleichbedeutend mit > Schutzmaßregeln gegen Röntgenstrahlen.

Messfunkenstrecke

> Funkenstrecke mit Messskala zur einfachen Bestimmung der Funkenlänge.
Reiniger, Gebbert & Schall; Katalog „Die Röntgen-Apparate nebst deren Zubehör"; Berlin/Erlangen 1912, S. 93 (mit Abbildung)

Messstativ

Untersuchungsgerät nach August Hoffmann, um 1897: An einem Rahmen mit Gleitschienen, in die Drähte eingehängt und verschoben werden können, ist über ein Scharnier sowohl der > Durchleuchtungsschirm wie auch die Kassette mit der > photographischen Platte befestigt. Werden die Drähte während der Durchleuchtungsuntersuchung mit Objektkonturen zur Deckung gebracht, können deren Abstände an einer Skala abgelesen werden.
> Stativ
Donath, B.; Die Einrichtungen zur Erzeugung der Roentgenstrahlen und ihr Gebrauch; Verlag von Reuther & Reichard, Berlin 1899, S. 110

Metalix (A bis F)

> Hochvakuum-Glühkathoden-Röntgenröhre der Firma Philips, erste strahlengeschützte Röntgenröhre, ab 1923/1925:
- Metalix A für leichte Diagnostik,
- Metalix B für allgemeine Diagnostik,
- Metalix C für Oberflächentherapie,
- Metalix D für Hartstrahlaufnahmen,
- Metalix E für Therapie,
- Metalix F für Tiefentherapie.
Hofman, Jan A. M.; The art of medical imaging – How Philips contributed to the evolution of medical X-ray technology over more than one hundred years; Koninklijke Philips Electronics N.V., 2010, S. 29 ff und 282

metallarme Röntgenröhre

> Ionen-Röntgenröhre mit hohler, wenig Metall enthaltender > Antikathode. Über den Hohlraum der Antikathode wird mit flüssigem oder gasförmigem Kühlmittel gekühlt.
> metallreiche Röntgenröhre
1.) Gocht, Hermann; Handbuch der Röntgen-Lehre zum Gebrauche für Mediciner; 5. Auflage, Verlag von Ferdinand Enke, Stuttgart 1918, S. 140-145 – 2.) Voltz, F.; F. Zacher; Die Entwicklungsgeschichte der modernen Röntgenröhren; Fortschritte auf dem Gebiete der Röntgenstrahlen, Bd. XXVII, 1919/1921, S. 83-98

Metallblechsieb

Gleichbedeutend mit > Halbwertscheibe.

metallreiche Röntgenröhre

> Ionen-Röntgenröhre, deren > Antikathode zur guten Wärmeableitung als massive oder röhrenförmige Metallmasse ausgebildet ist. Je größer

die Metallmasse, desto mehr Wärme kann sie aufnehmen und ggf. über Rippenkühlkörper wieder abgeben.

> metallarme Röntgenröhre

1.) Gocht, Hermann; Handbuch der Röntgen-Lehre zum Gebrauche für Mediciner; 5. Auflage, Verlag von Ferdinand Enke, Stuttgart 1918, S. 140-145 – 2.) Voltz, F.; F. Zacher; Die Entwicklungsgeschichte der modernen Röntgenröhren; Fortschritte auf dem Gebiete der Röntgenstrahlen, Bd. XXVII, 1919/1921, S. 83-98

Metall-Röntgenröhre
> Zehnder-Röntgenröhre

Metaphanie
Methode nach Pieter Eijkman für stereoskopisches Sehen auf dem > Durchleuchtungsschirm.

Eijkman, P. H.; Neue Anwendungen der Stereoskopie; Fortschritte auf dem Gebiete der Röntgenstrahlen, Bd. 13, 1908/1909, S. 382-391

Metaphanometrie
Bestimmung der Tiefenlage eines Objektes mit Hilfe der > Metaphanie.

Eijkman, P. H.; Neue Anwendungen der Stereoskopie; Fortschritte auf dem Gebiete der Röntgenstrahlen, Bd. 13, 1908/1909, S. 382-391

Metasymphanie
Nach Pieter Eijkman die Kombination der > Metaphanie mit der > Symphanie.

Eijkman, P. H.; Neue Anwendungen der Stereoskopie; Fortschritte auf dem Gebiete der Röntgenstrahlen, Bd. 13, 1908/1909, S. 382-391

Metol-Entwickler
Typ eines photographischen Entwicklers der Fa. J. Hauff, Feuerbach/Württemberg. Vorteile: Rapidentwickler, keine Beeinträchtigung durch Fixiernatron; Nachteil: arbeitet bei überexponierten Platten zu schnell.

Rezeptbeispiel: Lösung A besteht aus 1000 cm³ Wasser, 10 g Metol (schwefelsaures Methylparamidophenol) und 100 g Natriumsulfit; Lösung B besteht aus 1000 cm³ Wasser und 100 g > Pottasche. Der Entwickler setzt sich zusammen aus 3 Teilen der Lösung A und 1 Teil der Lösung B.

> photographische Entwickler

1.) Donath, B.; Die Einrichtungen zur Erzeugung der Roentgenstrahlen und ihr Gebrauch; Verlag von Reuther & Reichard, Berlin 1899, S. 146 – 2.) Eder, J. M.; Ausführliches Handbuch der Photographie; Verlag von Wilhelm Knapp, Halle a. S. 1902, S. 319-320 – 3.) Dessauer, F.; B. Wiesner; Kompendium der Röntgenographie; Otto Nemnich Verlag, Leipzig 1905, S. 262 – 4.) Anzeige in: Kraft, H., Wiesner, B. (Herausg.); Archiv für physikalische Medizin und medizinische Technik; II. Bd., Otto Nemnich Verlag, Leipzig 1907, nach S. 90

Metro-Röntgenröhre
> Hochvakuum-Glühkathoden-Röntgenröhre der Fa. > C. H. F. Müller, Hamburg, 1921. Die an der Anode entstehende Wärme wird durch Strahlung abgeführt.

> Müller-Glühkathoden-Röntgenröhren für die Therapie

Stamer, Willi; 100 Jahre Röntgenröhren. Vom einfachen Röntgenrohr zur Hochleistungs-Drehanodenröhre; Philips, 1998, S. 70

Metwa-Röntgenröhre
Erste > Hochvakuum-Glühkathoden-Röntgenröhre der Fa. > C. H. F. Müller, Hamburg, 1920, wassergekühlt, für den Einsatz in der Therapie.

> Müller-Glühkathoden-Röntgenröhren für die Therapie

Hofman, Jan A. M.; The art of medical imaging – How Philips contributed to the evolution of medical X-ray technology over more than one hundred years; Koninklijke Philips Electronics N.V., 2010, S. 23

Mfg
Abkürzung für Manufacturing.

Mica (engl. mica = Glimmer)
> Glimmer

Michelsche Klammer
Hautklammer (Wundklammer) nach Gaston Michel zum Schließen einer Hautwunde: kleiner Metallbogen mit spitzen Zähnen, der mit einer Spezial-Pinzette über den Wundrändern zusammengedrückt wird.

1.) Albers-Schönberg; Die Röntgentechnik; 5. Auflage, Bd. 2, Lucas Gräfe & Sillem, Hamburg 1919, S. 313, 412-413 – 2.) Zetkin-Schaldach; Wörterbuch der Medizin; VEB Verlag Volk und Gesundheit, Berlin 1975

Mikanit
Elektrisches Isoliermaterial, hergestellt aus Glimmerplättchen und isolierendem Bindemittel (Schellacklösung) von der Allgemeinen Elektrizitäts-Gesellschaft, Berlin (> AEG).

Die Durchschlagfestigkeit beträgt bei

1 mm Dicke	35 kV
2 mm Dicke	48 kV
3 mm Dicke	75 kV

Heber, Georg; Elektro-Auskunftei – Erklärendes Wörterbuch; Paul Schulze Verlag, Leipzig 1922, 2. Auflage

Milliamperemeter-Methode
Strahlenintensitätsmessung nach Georges Gaiffe 1904 mit einem Milliampèremeter Deprez-d'Arsonvalscher Bauart (mit einem Drehspulgalvanometer wird die durch die Röntgenröhre fließende Elektrizitätsmenge gemessen). Der durch eine > Ionen-Röntgenröhre hindurchgehende elektrische Strom ist ein Maß für die Strahlenintensität, gleichbleibende > Strahlenhärte vorausgesetzt.

> Walter (W)

1.) Walter; Über die Messung der Intensität der Röntgenstrahlen; Verhandlungen der Deutschen Röntgengesellschaft 1905, S. 126-134 – 2.) Walter, B.; Das Milliamperemeter als Dosierungsinstrument; Fortschritte auf dem Gebiete der Röntgenstrahlen, Bd. 14, 1909/1910, S, 342 – 3.) Christen, Th.; Messung und Dosierung der Röntgenstrahlen; Lucas Gräfe & Sillem, Hamburg 1913, S. 19, 41, 79

Milliamperezentimeter-Methode

Dosimetrie-Methode nach Ernst Kromayer: Im sekundären Stromkreis des > Funkeninduktors befindet sich ein Milliamperemeter und eine > Funkenstrecke. Das Produkt aus Sekundärstrom und dem Abstand der parallel geschalteten Funkenstrecke ist ein Maß für die elektrische Energie, die die > Ionen-Röntgenröhre passiert und damit ein Maß für die Dosis.

1.) Christen, Th.; Messung und Dosierung der Röntgenstrahlen; Lucas Gräfe & Sillem, Hamburg 1913, S. 75-76 – 2.) Gocht, Hermann; Handbuch der Röntgen-Lehre; Verlag von Ferdinand Enke, Stuttgart 1918, S. 518

Mittlere Normaldose

Gleichbedeutend mit > französischer Maximaldose.

Kienböck, Robert; Über die Nomenklatur in der radiotherapeutischen Technik; Fortschritte auf dem Gebiete der Röntgenstrahlen, Bd. 19, 1912/1913, S. 294-296

ML 14-Röntgenröhre

Wie > M 14-Ionen-Röntgenröhre, das Wassergefäß ist jedoch ausgestaltet für liegende Röhre. Im Lieferprogramm der Fa. Reiniger, Gebbert & Schall (> RGS), Erlangen.

Reiniger, Gebbert & Schall; Katalog „Die Röntgen-Apparate nebst deren Zubehör"; Berlin/Erlangen 1912, S. 47 (mit Abbildung)

Moderne Röntgenröhren

In der Übergangszeit von der > Ionen-Röntgenröhre zur > Hochvakuum-Glühkathoden-Röntgenröhre nach Edgar Lilienfeld oder William Coolidge Bezeichnung für Hochvakuum-Glühkathoden-Röntgenröhren.

> Klassische Röntgenröhren

Voltz, F.; F. Zacher; Die Entwicklungsgeschichte der modernen Röntgenröhren; Fortschritte auf dem Gebiete der Röntgenstrahlen, Bd. XXVII, 1919/1921, S. 83-98

Momentaufnahme

Röntgenaufnahme mit verkürzter > Expositionszeit durch Anwendung von Verstärkungsfolien (> Verstärkungsschirm) und stark erhöhter Röhrenbelastung. Expositionszeit in den frühen Jahren weniger als 0,5 Sekunden, um 1918 weniger als 0,02 Sekunden.

1.) Dessauer, Friedrich; Wirkliche Röntgen-Moment-Aufnahmen; Fortschritte auf dem Gebiete der Röntgenstrahlen, Bd. 14, 1909/1910, S. 250-253 – 2.) Albers-Schönberg; Die Röntgentechnik; Lucas Gräfe & Sillem, Hamburg 1910, S. 361, 364 – 3.) Großmann, Gustav; Einführung in die Röntgentechnik – Verfaßt für die Teilnehmer der Röntgenkurse der Siemens & Halske A.-G.; 1912, S. 53 – 4.) Schwenter, J.; Leitfaden der Momentaufnahme im Röntgenverfahren; Otto Nemnich Verlag, Leipzig 1913, S. 2 u. a. – 5.) Gocht, Hermann; Handbuch der Röntgen-Lehre zum Gebrauche für Mediciner; 5. Auflage, Verlag von Ferdinand Enke, Stuttgart 1918, S. 202-207

Moment-Röntgenröhre

> Ionen-Röntgenröhre mit besonders dünner Glaswand an der Austrittsstelle der Röntgenstrahlen zur Erzielung verkürzter > Expositions-

zeiten.

> Moment-Aufnahmen

Anzeige der Fa. Polyphos; Fortschritte auf dem Gebiete der Röntgenstrahlen, Bd. 14, 1909/1910 (mit Abbildung)

Momentschalter

Starkstromschalter, dessen Kontakte im Falle der Betätigung durch eine vorgespannte Feder getrennt werden, um eine schlagartige Unterbrechung des Stromkreises zu bewirken.

Heber, Georg; Elektro-Auskunftei – Erklärendes Wörterbuch; Paul Schulze Verlag, Leipzig 1922, 2. Auflage

Momenttherapie

Therapie mit abgekürzter > Expositionszeit (ca. 6 bis 30 Sekunden pro Bestrahlung) bei entsprechend höherer Leistung unter Verwendung leistungsfähiger Röntgenröhren.

> Induktoren und > Gleichrichter (z. B. Snookscher Apparat)

Albers-Schönberg; Die Röntgentechnik; 5. Auflage, Bd. 1, Lucas Gräfe & Sillem, Hamburg 1919, S. 433

Momentverschluss

Verschluss aus strahlenundurchlässigem Material im Röntgenstrahlengang, der das Strahlenbündel nur kurzzeitig auf den Patienten und den Strahlenempfänger wirken lässt. Konstruktionsprinzipien: rotierende Blende mit einem oder mehreren ausgesparten Sektoren oder longitudinal bewegliche Blende (z. B. Fallblende) mit einer schlitzförmigen Öffnung.

Dessauer, Friedrich; Wirkliche Röntgen-Moment-Aufnahmen; Fortschritte auf dem Gebiete der Röntgenstrahlen, Bd. 14, 1909/1910, S, 250-253

Monokel-Kryptoskop

Operations-Kryptoskop, am Kopf des Chirurgen befestigt, über das während der Operation mit einem Auge das Röntgenbild betrachtet werden kann.

>Dunkel-Auge

Grashey, Rudolf; Handbuch der ärztlichen Erfahrungen im Weltkriege 1914/1918, Bd. IX: Röntgenologie; Verlag von Johann Ambrosius Barth, Leipzig 1922, S. 42 (mit Abbildung)

monokulares Kryptoskop

Gleichbedeutend mit > Monokel-Kryptoskop.

Monopan-Röntgenapparat

Gleich- und Wechselstrom-Röntgenapparat der Fa. Reiniger, Gebbert & Schall (> RGS), Erlangen, ab 1924, für Tiefentherapie und Diagnostik.

Siemens-Med-Archiv Erlangen

Monopol-Röntgenröhre

> Ionen-Röntgenröhre der Firma > Hirschmann, Berlin, für den Einsatz in der Diagnostik und in der Strahlentherapie,

1. mit Kohle-Regulierung des Vakuums und, in einer weiteren Ausführung,

2. mit Wärmemessung an der Glaswand nach Alban Köhler zur Dosierung der Röntgenstrah-

lung; > Köhlersche Dosismessung.

1.) Schmidt, H. E.; Zur Dosierung der Röntgenstrahlen; Fortschritte auf dem Gebiete der Röntgenstrahlen, Bd. 10, 1906/1907, S. 41-46 – 2.) Fürstenau, Robert; Die Technik der Röntgenapparate; Dr. Max Jänicke Verlagsbuchhandlung, Hannover, etwa 1908, S. 76-77 – 3.) Reiniger, Gebbert & Schall; Katalog „Die Röntgenapparate nebst deren Zubehör"; Berlin/Erlangen, 1907, S. 36-37 und 1912, S. 42 – 4.) Gocht, Hermann; Handbuch der Röntgen-Lehre zum Gebrauche für Mediciner; 5. Auflage, Verlag von Ferdinand Enke, Stuttgart 1918, S. 135-136

Moritzscher Messtisch

Gerät nach Friedrich Moritz für orthodiagraphische Messungen am liegenden Patienten, 1899; > Horizontal-Orthodiagraph. Weiterentwicklungen durch Siemens & Halske (> S&H), Max Levy-Dorn, Franz Groedel und andere.

1.) Albers-Schönberg; Die Röntgentechnik; Lucas Gräfe & Sillem, Hamburg 1903, S. 118, 222-241, 244 – 2.) Albers-Schönberg; Die Röntgentechnik; 3. Auflage, Lucas Gräfe & Sillem, Hamburg 1910, S. 562-573

Moritzscher Tisch

Gleichbedeutend mit > Moritzscher Messtisch.

Moritzscher Untersuchungstisch

Gleichbedeutend mit > Moritzscher Messtisch.

Moritzsches Ölpendel

Zentriervorrichtung nach Friedrich Moritz für die exakte Einstellung bei Fremdkörperaufnahmen und bei der > Orthodiagraphie.

Grashey, Rudolf; Handbuch der ärztlichen Erfahrungen im Weltkriege 1914/1918, Bd. IX: Röntgenologie; Verlag von Johann Ambrosius Barth, Leipzig 1922, S. 28 (mit Abbildung)

Moritz-Stativ

> Stativ, das die vertikale Haltung des Patienten sicherstellt, z. B. bei der Vertikal-Orthoröntgenographie. Es besteht aus einem mit Segeltuch bespannten Rahmen, einem Fußtritt und Achselstützen.

Albers-Schönberg; Die Röntgentechnik; 4. Auflage, Lucas Gräfe & Sillem, Hamburg 1913, S. 305, 544-545 (mit Abbildung)

Mortonisation

Eine elektrotherapeutische Behandlungsmethode nach William J. Morton, bei der die mit einer > Influenzmaschine unter Verwendung von > Kondensatoren erzeugten Entladungsströme zur Muskelreizung und zur Behandlung von Lähmungen angewandt werden. Die Mortonisation wirkt aufgrund verbesserter Durchblutung auch röntgenstrahlensensibilisierend auf das Gewebe.

> Sensibilisierung für Röntgenstrahlen

1.) Freund, Leopold; Grundriss der gesammten Radiotherapie; Urban & Schwarzenberg, Wien 1903, S. 71 – 2.) Guttmann, Walter; Elektrizitätslehre für Mediziner; Verlag von Georg Thieme, Leipzig 1904, S. 175 – 3.) Heber, Georg; Elektro-Auskunftei – Erklärendes Wörterbuch; Paul Schulze Verlag, Leipzig 1922, 2. Auflage

Mortonsche Ströme

> Mortonisation

Mosetig-Batist

Wasserdichter Verbandsstoff aus baumwollgewebe mit Zellwollbeimischung, mit wasserdichten Substanzen getränkt oder beidseitig mit vulkanisiertem Kautschuk überzogen, nach Albert Mosetig. Hersteller: Vereinigte Gummiwaren-Fabriken Harburg-Wien.

1.) Dessauer, F.; B. Wiesner; Kompendium der Röntgenographie; Otto Nemnich Verlag, Leipzig 1905 (Anzeige) – 2.) Internet-Suchmaschine Google

Motilität (lat. motus = Bewegung)

Reflektorisch oder vegetativ gesteuertes Bewegungsvermögen, z. B. Peristaltik.

1.) Grashey, Rudolf; Handbuch der ärztlichen Erfahrungen im Weltkriege 1914/1918, Bd. IX: Röntgenologie; Verlag von Johann Ambrosius Barth, Leipzig 1922, S. 200 – 2.) Pschyrembel; Klinisches Wörterbuch; 257. Auflage, Walter de Gruyter; Berlin/New York 1994

Motograph

Hochspannungstransformator ohne Unterbrecher der Fa. Electricitäts-Gesellschaft Sanitas (> EGS), Berlin, um 1910.

Grigg, Emanuel Radu Newman; The Trail of the Invisible Light – From X-Strahlen to Radio(bio)logy; Charles C. Thomas Publisher, Springfield/Illinois, USA; 1965, S. 466-467

Motorunterbrecher

Motorisch angetriebener Unterbrecher wie beispielsweise > Turbinen-Unterbrecher, > Quecksilberstrahl-Unterbrecher, > Gasunterbrecher.

> Unterbrecher und > Tesla-Unterbrecher

Zacher, F.; Zur Entwicklung der Vorrichtungen zur Unterbrechung elektrischer Ströme; Fortschritte auf dem Gebiete der Röntgenstrahlen, Bd. 29, 1922, S. 411-441

Moulage (franz. = gießen, Abguss)

Abdruck, Abguss, z. B. von anatomischen Präparaten.

1.) Strauß, Otto; Das Museum der Deutschen Röntgengesellschaft; Fortschritte auf dem Gebiete der Röntgenstrahlen, Bd. 22, 1914/1915, S. 253-254 – 2.) Kienle, Richard von; Fremdwörterlexikon; 1964

Müller

> C. H. F. Müller

Müller-Glühkathoden-Röntgenröhren
für die Diagnostik

> Hochvakuum-Glühkathoden-Röntgenröhren der Firma > C. H. F. Müller, Hamburg, ab 1920, Typenbezeichnungen Media und Mammut-Media.

Stamer, Willi; 100 Jahre Röntgenröhren – Vom einfachen Röntgenrohr zur Hochleistungs-Röntgenröhre; Philips Medizin Systeme, 1998, S. 37-38 (mit Abbildung)

Müller-Glühkathoden-Röntgenröhren
für die Therapie

> Hochvakuum-Glühkathoden-Röntgenröhren der Firma > C. H. F. Müller, Hamburg, ab 1920, Typenbezeichnungen Metwa und Metro.

Stamer, Willi; 100 Jahre Röntgenröhren – Vom einfachen Röntgenrohr zur Hochleistungs-Röntgenröhre; Philips Medizin Systeme, 1998, S. 35, 37-38 (mit Abbildung)

Müller-Röntgenröhre Nr. 1

> Ionen-Röntgenröhre einfachster Bauart der Fa. > C. H. F. Müller, Hamburg, 1896, mit planer > Kathode, > Brennfleck entsteht auf der Glaswand.

> Deutsche Röntgenröhre

Stamer, Willi; 100 Jahre Röntgenröhren – Vom einfachen Röntgenrohr zur Hochleistungs-Röntgenröhre; Philips Medizin Systeme, 1998, S. 33 (mit Abbildung)

Müller-Röntgenröhre Nr. 11

> Ionen-Röntgenröhre der Fa. > C. H. F. Müller, Hamburg, mit > Antikathode, die ein unter 45° geneigtes Platinanodenblech trägt. Eine solche Röhre wurde 1901 von von der britischen Röntgengesellschaft mit einer Goldmedaille preisgekrönt.

Stamer, Willi; 100 Jahre Röntgenröhren – Vom einfachen Röntgenrohr zur Hochleistungs-Röntgenröhre; Philips Medizin Systeme, 1998, S. 32-33 (mit Abbildung)

Müller-Röntgenröhre Nr. 14

> Ionen-Röntgenröhre mit Wasserkühlung der Firma > C. H. F. Müller, Hamburg, um 1904, Durchmesser 170 mm, geeignet für > Funkenlängen von 20 cm bis 50 cm.

> Wasserkühlröhre

Stamer, Willi; 100 Jahre Röntgenröhren – Vom einfachen Röntgenrohr zur Hochleistungs-Röntgenröhre; Philips Medizin Systeme, 1998, S. 22, 32 (mit Abbildung)

Müller-Röntgenröhre Nr. 14 a

> Ionen-Röntgenröhre mit Wasserkühlung der Firma > C. H. F. Müller, Hamburg, um 1904, Durchmesser 200 mm, geeignet für > Funkenlängen von 20 cm bis 50 cm.

> Wasserkühlröhre

Stamer, Willi; 100 Jahre Röntgenröhren – Vom einfachen Röntgenrohr zur Hochleistungs-Röntgenröhre; Philips Medizin Systeme, 1998, S. 22 (mit Abbildung)

Müller-Röntgenröhröhre 14 b

> Ionen-Röntgenröhre mit Wasserkühlung der Firma > C. H. F. Müller, Hamburg, um 1904, Durchmesser 250 mm, geeignet für > Funkenlängen von 20 cm bis 50 cm.

> Wasserkühlröhre

Stamer, Willi; 100 Jahre Röntgenröhren – Vom einfachen Röntgenrohr zur Hochleistungs-Röntgenröhre; Philips Medizin Systeme, 1998, S. 22, 32 (mit Abbildung)

Müller- Röntgenröhre Nr. 30

> Ionen-Röntgenröhre der Fa. > C. H. F. Müller, Hamburg, 1907, mit verstärkter > Kathode und automatischer Regenerierung.

> Regenerierautomat und > Reguliervorrichtung

Stamer, Willi; 100 Jahre Röntgenröhren – Vom einfachen Röntgenrohr zur Hochleistungs-Röntgenröhre; Philips Medizin Systeme, 1998, S. 32-33 (mit Abbildung)

Müller-Röntgenröhre Nr. 37

> Ionen-Röntgenröhre der Fa. > C. H. F. Müller, Hamburg, 1915.

Stamer, Willi; 100 Jahre Röntgenröhren – Vom einfachen Röntgenrohr zur Hochleistungs-Röntgenröhre; Philips Medizin Systeme, 1998, S. 32, 34 (mit Abbildung)

Müller-Röntgenröhre Nr. 38

> Ionen-Röntgenröhre der Fa. > C. H. F. Müller, Hamburg, 1915, mit Rippen-Kühlkörper.

Stamer, Willi; 100 Jahre Röntgenröhren – Vom einfachen Röntgenrohr zur Hochleistungs-Röntgenröhre; Philips Medizin Systeme, 1998, S. 32, 34 (mit Abbildung)

Müller-Röntgenröhre Nr. 40

> Ionen-Röntgenröhre für die Therapie der Fa. > C. H. F. Müller, Hamburg, 1916, mit Wasserkühlung.

> Wasserkühlröhre

Stamer, Willi; 100 Jahre Röntgenröhren – Vom einfachen Röntgenrohr zur Hochleistungs-Röntgenröhre; Philips Medizin Systeme, 1998, S. 32, 35 (mit Abbildung)

Müller-Röntgenröhre Nr. 43

> Ionen-Röntgenröhre der Fa. > C. H. F. Müller, Hamburg, SHS-Röhre (= > Selbsthärtende Siederöhre), letzte und leistungsfähigste Müller-Ionen-Röntgenröhre für dieTherapie.

Stamer, Willi; 100 Jahre Röntgenröhren – Vom einfachen Röntgenrohr zur Hochleistungs-Röntgenröhre; Philips Medizin Systeme, 1998, S. 32, 35 (mit Abbildung)

Müller-Schutzstoff

Homogene, gummiartige, biegsame Masse, die zu 75% Bleioxyd enthält.

> Antix-Strahlenschutzstoff

1.) Heber, Georg; Zickel, Georg; Elektrotherapie; Verlag Dr. Walter Rothschild, Berlin und Leipzig 1906, S. 233 – 2.) Groedel, Franz M.; Über gleichzeitige Aufnahme der beiden Lungenspitzen mit zwei Antikathoden, mittels der Stereoröhre; Fortschritte auf dem Gebiete der Röntgenstrahlen, Bd. 12, 1908, S. 183-186 (mit Abbildungen)

multiple observation

Röntgendurchleuchtung oder Röntgenaufnahme aus unterschiedlichen Richtungen, z. B. zur Fremdkörperlokalisation.

> Lokalisator nach Mackenzie Davidson

Borden, W. C.; The Use of the Röntgen Ray by the Medical Department of the United States Army in the War with Spain; Government Printing Office, Washington 1900, S. 51 ff

Multivolt-Röntgenapparat

Gleich- und Wechselstrom-Röntgenapparat der Firma Siemens & Halske (> S&H), Berlin, ab 1924, für die Therapie unter Verwendung von > Hochvakuum-Glühkathoden-Röntgenröhren.

Siemens-Med-Archiv Erlangen: S&H-Katalog 1924, Prospekt 26

Multoskop

Universal-Röntgenuntersuchungsgerät der Fa. > Electricitätsgesellschaft Sanitas, Berlin, um 1912, für Durchleuchtung und Aufnahme in senkrechter und waagerechter Lage.

Fürstenau, Immelmann, Schütze; Leitfaden des Röntgenverfahrens für das röntgenologische Hilfspersonal; Dritte, vermehrte und verbesserte Auflage, Verlag von Ferdinand

Enke, Stuttgart 1919, S. 225, 229-231

Murphy-Knopf

Nach dem Prinzip des Druckknopfes aus zwei metallischen halbkugelförmigen Teilen zusammensteckbarer „Knopf" mit zentraler Öffnung, der in eine Darmanastomose (griech. anastomosis = Einmündung, Öffnung, hier: operativ angelegte Verbindung von Hohlorganen) als Verbindungsstück eingenäht wurde und nach Nekrose des Randsaums der dann verklebten Darmstümpfe auf natürlichem Wege abging; benannt nach John Benjamin Murphy.

1.) Levy-Dorn, Max; Zur Kritik und Ausgestaltung des Röntgenverfahrens; Deutsche medicinische Wochenschrift No. 50, 9. Dec. 1897, S. 800 – 2.) Büttner, O.; Müller, K.; Technik und Verwerthung der Röntgen'schen Strahlen im Dienste der ärztlichen Praxis und Wissenschaft; Druck und Verlag von Wilhelm Knapp, Halle a. S. 1897, S. 101 – 3.) Gocht, H.; Lehrbuch der Röntgen-Untersuchung zum Gebrauche für Mediciner; Verlag von Ferdinand Enke, Stuttgart 1898, S. 117-118 (mit Röntgen-Abbildungen S. 117 u. 118) – 4) Reallexikon der Medizin, 5. Band; Urban & Schwarzenberg 1973 – 5.) Rutkow, Ira M.; John Benjamin Murphy, 1857-1916; Archives of Surgery, Vol. 136, No. 3, March 2001, S. 359 (mit photographischer Abbildung)

Mutterlauge

> Kreuznacher Mutterlauge

Nachfarbe

Farbe, die bestimmte Salze nach Bestrahlung mit Röntgenstrahlen annehmen, und die zur Bestimmung der Dosisgröße herangezogen werden kann. Beispiel: > Chromoradiometer.

1.) Kienböck, Robert; Radiotherapie; Heft 6 der Reihe „Physikalische Therapie in Einzeldarstellungen", herausgegeben von J. Marcuse und A. Strasser; Verlag von Ferdinand Enke, Stuttgart 1907, S. 9, 66 – 2.) Gleßmer-Junike, Simone; X-Strahlen, Radiometer und Hauteinheitsdosis; Dissertation Hamburg 2015, S. 73-78

Nachfarbe zweiter Classe

Salze, die nur dann Verfärbungen zeigen, wenn sie während oder nach der Bestrahlung erhitzt werden.

> Nachfarbe

Gleßmer-Junike, Simone; X-Strahlen, Radiometer und Hauteinheitsdosis; Dissertation Hamburg 2015, S. 73-78

Nadelfunkenstrecke

> Funkenstrecke und > Funkenlänge und Hochspannung

Nadelgleichrichter

Gleichbedeutend mit > Hochspannungsgleichrichter: Der Begriff „Nadelgleichrichter" leitet sich ab vom konstuktiven Aufbau des Gerätes, bestehend aus einem System rotierender Nadeln und elektrisch leitenden Kreisbogenabschnitten.

> Kommutator

Schwenter, J.; Leitfaden der Momentaufnahme im Röntgenverfahren:; Otto Nemnich Verlag, Leipzig 1913, S. 20-22 (mit Abbildung)

Nadelpapier

Spezialpapier als Verpackungsmaterial z. B. für Nähnadeln, chemisch neutral, nicht hygroskopisch, Oberfläche verdichtet, meist schwarz. Mit diesen Eigenschaften ideal geeignet als Verpackung für > photographische Platten.

1.) Büttner, O.; K. Müller; Encyclopädie der Photographie, Heft 28: Technik und Verwerthung der Röntgen'schen Strahlen im Dienste der ärztlichen Praxis und Wissenschaft; Druck und Verlag von Wilhelm Knapp, Halle a. S. 1897, S. 81 – 2.) Hoyer, Fritz; Papiersorten-Lexikon: ein Nachschlagewerk für die tägliche Praxis; Franckh'sche Verlagshandlung 1929 – 3.) Information von der Basler Papiermühle

Nasses Kollodiumverfahren

> Kollodiumplatte

Nassplatte

> Kollodiumplatte

Nassverfahren

> Kollodiumplatte

Nationale (das)

Schriftliche Angaben über eine Person oder eine Sache, z. B. über die technischen Daten einer Röntgenröhre.

1.) Schmidt, H. E.; Röntgentherapie mit geaichter Röhre und ihre Vorzüge gegenüber der Anwendung eines direkten Dosimeters bei jeder einzelnen Bestrahlung; Jahrbuch über Leistungen und Fortschritte auf dem Gebiet der physikalischen Medizin; Otto Nemnich Verlag, Leipzig 1912,

S. 270 – 2.) Fürstenau, Immelmann, Schütze; Leitfaden des Röntgenverfahrens für das röntgenologische Hilfspersonal; Dritte, vermehrte und verbesserte Auflage, Verlag von Ferdinand Enke, Stuttgart 1919, S. 397 – 3.) Kienle, Richard von; Fremdwörterlexikon, 1964

ND

Kurzform für > Normaldose.

Nebenkugel

Gleichbedeutend mit > Hilfskugel.

Nebenlichtquelle

Bereiche von > Ionen-Röntgenröhren, an denen extrafokale Strahlung entsteht.

Koch, F. J.; Sterzel, K. A.; Über „schließungslichtfreie" Röntgenröhren; Fortschritte auf dem Gebiete der Röntgenstrahlen, Bd. 8, 1904/1905, S. 271-275

Nebenschluss

Bezeichnung für einen Widerstand, welcher einem Verbrauchsapparat oder einem Messinstrument parallel geschaltet ist (daher auch Nebenschlusswiderstand genannt).

1.) Albers-Schönberg; Die Röntgentechnik; 3. Auflage, Lucas Gräfe & Sillem, Hamburg 1910, S. 157 – 2.) Heber, Georg; Elektro-Auskunftei – Erklärendes Wörterbuch; Paul Schulze Verlag, Leipzig 1922, 2. Auflage

Nebenschlussfunkenstrecke

Eine der > Ionen-Röntgenröhre parallel geschaltete > Funkenstrecke (daher auch Parallelfunkenstrecke oder parallele Funkenstrecke genannt), häufig Bestandteil des > Induktors:

1. zum Schutz der Ionen-Röntgenröhre vor Durchschlagsbeschädigungen,
2. zur Messung der an der Röhre anliegenden Hochspannung.

> Funkenstrecke und > Funkenlänge und Hochspannung

1.) Kienböck, Robert; Radiotherapie; Heft 6 der Reihe „Physikalische Therapie in Einzeldarstellungen", herausgegeben von J. Marcuse und A. Strasser; Verlag von Ferdinand Enke, Stuttgart 1907, S. 47 ff – 2.) Heber, Georg; Elektro-Auskunftei – Erklärendes Wörterbuch; Paul Schulze Verlag, Leipzig 1922, 2. Auflage

Nebenschlusswiderstand

Gleichbedeutend mit > Nebenschluss.

Nebenspirale

Gleichbedeutend mit > Sekundärspule (z. B. eines Induktors)

Nebenspule

Gleichbedeutend mit > Sekundärspule (z. B. eines > Induktors).

Nebenstrahlen

Röntgenstrahlen, die bei einer > Ionen-Röntgenröhre nicht zur Bildgebung beitragen und mittels einer gewölbten > Antikathode abgelenkt werden, wodurch gleichzeitig auch eine Zerstörung der Röhrenglaswand vermieden wird.

> Nebenlichtquelle

Fürstenau, Robert; Die Technik der Röntgenapparate; Dr. Max Jänicke Verlagsbuchhandlung, Hannover, etwa 1908, S. 70-72

needle points gap
Englisch für Nadel-Funkenstrecke (= Spitze-Spitze-Funkenstrecke).
> Funkenstrecke

Neeffscher Hammer
> Elektromechanischer Unterbrecher, benannt nach Christian Neeff, mit ca. 30 bis 40 Unterbrechungen pro Minute.
> Selbst-Unterbrecher und > Unterbrecher
1.) Heber, Georg; Elektro-Auskunftei – Erklärendes Wörterbuch; Paul Schulze Verlag, Leipzig 1922, 2. Auflage – 2.) Zacher, F.; Zur Entwicklung der Vorrichtungen zur Unterbrechung elektrischer Ströme; Fortschritte auf dem Gebiete der Röntgenstrahlen, Bd. 29, 1922, S. 411-441

Negativ
Das auf der entwickelten photographischen Schicht entstandene Bild, bei dem Licht und Schatten gegenüber dem Objekt vertauscht sind: Strahlendurchlässige Objektpartien werden im Bild dunkel dargestellt, strahlenabsorbierende Objektpartien hell. Das heißt, „Lichter" sind die am stärksten bestrahlten, dunkel erscheinenden Bildpartien, „Schatten" sind die wenig bestrahlten, hellen Bildpartien.
> Positiv
1.) Dessauer, F.; B. Wiesner; Kompendium der Röntgenographie; Otto Nemnich Verlag, Leipzig 1905, S. 269 – 2.) Kienle, Richard von; Fremdwörterlexikon; 1964

Negativbühne
Schaukasten zur Röntgenfilmbetrachtung.
1.) Dessauer, F.; B. Wiesner; Kompendium der Röntgenographie; Otto Nemnich Verlag, Leipzig 1905, S. 278 – 2.) Albers-Schönberg; Die Röntgentechnik; Lucas Gräfe & Sillem, Hamburg 1906, S. 113 – 3.) Albers-Schönberg; Die Röntgentechnik; 3. Auflage, Lucas Gräfe & Sillem, Hamburg 1910, S. 331

negatives Kontrastmittel
In Hohlräume des Körpers eingebrachtes Medium (Luft, Kohlendioxid, Lachgas u. a.), dessen Durchlässigkeit für Röntgenstrahlen größer ist als das des Körpers und daher in der Röntgenaufnahme dunkel erscheint.
> positives Kontrastmittel und > Negativ
1.) Becher, Wolf; Zur Anwendung des Röntgen'schen Verfahrens in der Medizin; Deutsche Medicinische Wochenschrift No. 27, 02.07.1896, S. 432 – 2.) Levy-Dorn, Max; Verwerthbarkeit der Röntgenstrahlen in der praktischen Medicin; Deutsche Medicinische Wochenschrift No. 8, 18.02.1897, S. 119

Negativ illuminator
Schaukasten zur Röntgenfilmbetrachtung.
Born, H. H.; in: Kraft, H., Wiesner, B. (Herausg.); Archiv für physikalische Medizin und medizinische Technik; II. Bd., Otto Nemnich Verlag, Leipzig 1907, S. 259

Negativ-Studierapparat
Schaukasten zur Röntgenfilmbetrachtung.
Dessauer, F.; B. Wiesner; Kompendium der Röntgenographie; Otto Nemnich Verlag, Leipzig 1905, S. 275, 295

Negativstudium
Befundung von Röntgenaufnahmen.

1.) Dessauer, F.; B. Wiesner; Kompendium der Röntgenographie; Otto Nemnich Verlag, Leipzig 1905, S. 295 – 2.) Hackenbruch; Berger; Vademekum für die Verwendung der Röntgenstrahlen und des Distraktionsklammer-Verfahrens in und nach dem Kriege; Otto Nemnich Verlag, Leipzig 1915, S. 117

Negatoscope
Schaukasten der Fa. > Keleket zur Röntgenfilmbetrachtung.
Grigg, Emanuel Radu Newman; The Trail of the Invisible Light – From X-Strahlen to Radio(bio)logy; Charles C. Thomas Publisher, Springfield/Illinois, USA; 1965, S. 171

Nelatonkatheter
Gerader Blasenkatheter nach Auguste Nélaton zur künstlichen Harnableitung; hergestellt aus Weichgummi, am blasenwärtigen Ende halbkugelförmig abgerundet.
1.) Grashey, Rudolf; Handbuch der ärztlichen Erfahrungen im Weltkriege 1914/1918, Bd. IX: Röntgenologie; Verlag von Johann Ambrosius Barth, Leipzig 1922, S. 136 – 2.) Pschyrembel; Klinisches Wörterbuch; 257. Auflage, Walter de Gruyter; Berlin/New York 1994

Neo-Intensiv-(Röntgen-)Apparat
Wechselstrom-Röntgenapparat der Fa. Reiniger, Gebbert & Schall (> RGS), Erlangen, ab 1922, geeignet für die Tiefentherapie.
Siemens-Med-Archiv Erlangen: RGS-Katalog 1922, Prospekt 40

Nephelometrie
(griech. nephos = Wolke, métron = Maß)
Optisches Analyseverfahren, mit dem sich über die qantitative Konzentration feinverteilter, kolloidaler Teilchen in Flüssigkeiten oder Gasen die Trübung bestimmen lässt.
Internet-Enzyklopädie Wikipedia

Netztherapie
Gleichbedeutend mit > Siebbestrahlung.

Neue Kerze NK
Lichtstärkeeinheit, > Hefnerkerze HK.
Reiniger, Gebbert & Schall; Katalog „Die Röntgen-Apparate nebst deren Zubehör"; Berlin/Erlangen 1912, S. 123

Neue Photographische Gesellschaft
> N.P.G.

Neusilber
Material z. B. für elektrische Widerstände, Legierung aus 60 % Kupfer, 10 % Nickel, 30 % Zink und Zinn.
1.) Dessauer, F.; B. Wiesner; Kompendium der Röntgenographie; Otto Nemnich Verlag, Leipzig 1905, S. 96 – 2.) Heber, Georg; Elektro-Auskunftei – Erklärendes Wörterbuch; Paul Schulze Verlag, Leipzig 1922, 2. Auflage

Nickelin
Material für elektrische Widerstände, Legierung aus 54 % Kupfer, 26 % Nickel, 20 % Zink mit geringen Mengen Mangan oder Eisen.
1.) Dessauer, F.; B. Wiesner; Kompendium der Röntgenographie; Otto Nemnich Verlag, Leipzig 1905, S. 96 – 2.) Heber, Georg; Elektro-Auskunftei – Erklärendes Wörterbuch; Paul Schulze Verlag, Leipzig 1922, 2. Auflage

Nierenröhre

> Ionen-Röntgenröhre mit einer für Nierenaufnahmen geeigneten Strahlenqualität.

Albers-Schönberg; Die Röntgentechnik; 5. Auflage, Bd. 1, Lucas Gräfe & Sillem, Hamburg 1919, S. 244

nitrose Gase

> Funkenstrecke

NK, N. K.

> Neue Kerze NK und > Hefnerkerze HK

Noirésches Verfahren

> Sabouraud-Pastille

Nomenklatur

Nach der Entdeckung der Röntgenstrahlen am 8. November 1895 befassten sich eine Vielzahl von Ärzten, Physikern und Ingenieuren gleichzeitig mit der neuen Technik, für eine allgemein gültige Abstimmung der Terminologie war da kein Raum. Entsprechend vielfältig waren die Vorschläge für die Bezeichnung ein und desselben Objektes, hier gezeigt anhand einiger Beispiele:

Bezeichnungen für das > Kryptoskop
im deutchen Sprachraum:
    Fluoroskop
    Röntgenbrille
im englischen Sprachraum:
    cryptoscope
    fluoroscope
    kinetoskotoscope
    Röntgen's spectacles
    sciascope
    vitascope
im französischen Sprachraum:
    Bonnette Radioscopique
    Lorgnette Humaine

Bezeichnungen für den Röntgenologen
im deutschen Sprachraum:
    Aktinograph
    Bestrahler
    Diagraph
    Experimentator
    Operateur
    Operator
    Radiograph
    Röntgeniseur
    Röntgen-Photograph
    Röntgograph
im englischen Sprachraum:
    actinographer
    actinologist
    cathodographer
    cathographer
    electro-medicist
    electro-radiologist
    radiographer
    skiagrapher

    X-ray doctor
    X-ray operator

Bezeichnungen für die Durchleuchtung
im deutschen Sprachraum:
    Aktinoskopie
    Bioskopie
    Diaskopie
    Fluoroskopie
    Kryptoskopie
    Pyknoskopie
    Radioskopie
    Röntgenoskopie
    Röntgoskopie
    Schirmuntersuchung

Bezeichnungen für einen Schaukasten
im deutschen Sprachraum:
    Beobachtungskasten
    Lichtkasten
    Negativbühne
    Negativ-Illuminator
    Negativ-Studierapparat
    Plattenbetrachtungsapparat
    Plattenschaukasten
    Plattenstudierapparat
    Studienapparat
    Transparenzfenster
    Transparenzkasten

Bezeichnungen für Röntgenaufnahmen
im deutschen Sprchraum:
    Aktinogramm
    Aktinographie
    Biographie
    Diagramm
    Diagraphie
    Fluorographie
    Ixographie
    Photogramm
    Radiographie
    Röntgenobild
    Röntgenogramm
    Röntgenographie
    Röntgenphotogramm
    Röntgogramm
    Röntgographie
    Röntgraph
    Rontographie
    Skiagramm
    Skiagraphie
    Skotographie
im englischen Sprachraum:
    actinography
    cathode photography
    cathodography
    cathography
    diagraphy
    electrography

electroskiagraphy
electrograph
fluorography
ixography
kathodegraphy
photosciograph
radiograph
raygraphy
roentography
runtography
shadowgram
shadowgraphy
shadow photography
skiagraph
skiagraphy
skiography
skotography
X-raygraphy
X-ray photography
X-ray picture

Bezeichnungen für Röntgenstrahlen
im deutschen Sprachraum:
   dunkle Strahlen
   schwarzes Licht
   unsichtbares Licht
   X-Strahlen
   Xstrahlen
im englischen Sprachraum:
   actinic rays
   all-seeing light
   black light
   invisible light
   tithonic rays
   X-rays

Erst auf dem Gründungskongress der Deutschen Röntgengesellschaft 1905 wurde eine Kommission ernannt für eine Vereinheitlichung der Nomenklatur in der Röntgenologie. Albers-Schönberg: "Der Antrag rechtfertigt sich durch die allgemeine Verwirrung infolge der zahlreichen und wenig prägnanten röntgenologischen Technicismen". Es wurden folgende Begriffsdefinitionen beschlossen:

Begriff	Definition
Röntgenologie	= Röntgenlehre, Röntgenwissenschaft
Röntgenoskopie	= Röntgendurchleuchtung
Röntgenographie	= Röntgenaufnahme
Röntgenogramm	= Röntgenbild
	a) Röntgennegativ
	b) Röntgenpositiv
	c) Röntgendiapositiv
Ortho-Röntgenographie	((ohne Definition))
Röntgentherapie	= Röntgenbehandlung
Röntgenisieren	= mit Röntgenstrahlen behandeln

1.) Gocht, H.; Lehrbuch der Röntgen-Untersuchung zum Gebrauche für Mediciner; Verlag von Ferdinand Enke, Stuttgart 1898, S. 79-80 – 2.) Gocht, Hermann; Röntgographie oder Diagraphie?; Fortschritte auf dem Gebiete der Röntgenstrahlen, Band 2, 1898/1899, S. 138-139 – 3.) Ohne Verfasserangabe; Einheitliche Nomenklatur für die Röntgenologie; Fortschritte auf dem Gebieter der Röntgenstrahlen, Band 8, 1904/1905 – 4.) Ohne Verfasserangabe; Beschluss – Einführung einer einheitlichen Nomenklatur für die Röntgenologie; Verhandlungen der Deutschen Röntgengesellschaft 1905, S. 237 – 5.) Kienböck, Robert; Über die Nomenklatur in der radiotherapeutischen Technik; Fortschritte auf dem Gebiete der Röntgenstrahlen, Bd. 19, 1912/1913, S. 294-296 – 6.) Kütterer, Gerhard; Ach, wenn es doch ein Mittel gäbe, den Menschen durchsichtig zu machen wie eine Qualle!; Books on Demand, Norderstedt 2005, S. 339-340

Normalaufnahme

Röntgenaufnahme unter normierten Bedingungen und unter Zuhilfenahme konstanter Körperpunkte ("Normalpunkte") zur Orientierung.

1.) Hoffmann, Aug.; Beitrag zur Verwendung der Röntgenstrahlen in der innern Medicin; Deutsche Medicinische Wochenschrift, No. 50, 9. Dec. 1897, S. 803-804 – 2.) Großmann, Gustav; Einführung in die Röntgentechnik – Verfaßt für die Teilnehmer der Röntgenkurse der Siemens & Halske A.-G.; 1912, S. 113

Normaldose ND

Nach Robert Kienböck in der > Röntgentherapie die Dosis, die auf gesunder Haut bei einmaliger Strahlenapplikation gerade eben ein Erythem und Haarausfall hervorruft. Abhängig von der Strahlenempfindlichkeit der Haut werden kleine, mittlere und große Normaldosen unterschieden. Gleichbedeutend werden statt Normaldose auch die Begriffe Maximaldose, Erythemdose oder Volldose verwendet.

> Erythemdosis

1.) Kienböck, Robert; Radiotherapie; Heft 6 der Reihe „Physikalische Therapie in Einzeldarstellungen", herausgegeben von J. Marcuse und A. Strasser; Verlag von Ferdinand Enke, Stuttgart 1907, S. 93 – 2.) Kienböck, Robert; Über die Nomenklatur in der radiotherapeutischen Technik; Fortschritte auf dem Gebiete der Röntgenstrahlen, Bd. 19, 1912/1913, S. 294-296 – 3.) Gocht, Hermann; Handbuch der Röntgen-Lehre; Verlag von Ferdinand Enke, Stuttgart 1918, S. 523

Normalentwickler

Entwickler nach Robert Kienböck. Lösung A: Metol Hauff 15.0 / Natr. sulforus. 150,0 / Aqua dest. 1000,0; Lösung B: Kalium carbonic. 110,0 / Aqua dest. 1000,0. Der Normalentwickler wird zu gleichen Teilen von A und B gemischt für die Entwicklung der > Quantimeterstreifen bei 18 °C und 1 Minute Entwicklungszeit.

> photographische Entwickler

Normalexposition

Nach Robert Kienböck in der > Röntgentherapie die > Exposition, mit der die > Normaldose ND erreicht wird.

Kienböck, Robert; Über die Nomenklatur in der radiotherapeutischen Technik; Fortschritte auf dem Gebiete der

Röntgenstrahlen, Bd. 19, 1912/1913, S. 294-296

Normalpunkte
> Normalaufnahme

Normalreaktion
Erythem und Haarausfall, mittels therapeutischer Röntgenbestrahlung bewusst herbeigeführt.
Kienböck, Robert; Radiotherapie; Heft 6 der Reihe „Physikalische Therapie in Einzeldarstellungen", herausgegeben von J. Marcuse und A. Strasser; Verlag von Ferdinand Enke, Stuttgart 1907, S. 91

Normalskala
Vergleichsskala mit Stufen verschiedener optischer Dichte zur Bestimmung der Dichte des > Quantimeterstreifens des > Quantimeters nach Robert Kienböck. Die ermittelte Dichte des Quantimeterstreifens ist ein Maß für die applizierte Dosis.
Kienböck, R.; Das quantimetrische Verfahren; in: Kraft, H., Wiesner, B. (Herausg.); Archiv für physikalische Medizin und medizinische Technik; II. Bd., Otto Nemnich Verlag, Leipzig 1907, S. 75-80

Normalstrahl
Röntgenstrahl senkrecht zur Antikathodenfläche.
1.) Albers-Schönberg; Die Röntgentechnik; Lucas Gräfe & Sillem, Hamburg 1910, S. 24 – 2.) Großmann, Gustav; Einführung in die Röntgentechnik – Verfaßt für die Teilnehmer der Röntgenkurse der Siemens & Halske A.-G.; 1912, S. 20 (mit Abbildung)

Novojodin
Jodhaltiges > Kontrastmittel, beispielsweise zur röntgenologischen Darstellung von Fisteln.
Albers-Schönberg; Die Röntgentechnik; 5. Auflage, Bd. 2, Lucas Gräfe & Sillem, Hamburg 1919, S. 416

N.P.G.
Firma **N**eue **P**hotographische **G**esellschaft A.G., Steglitz-Berlin, Hersteller photographischer Papiere (auch photographischer Röntgen-Papiere) und Filme.
Dessauer, F.; B. Wiesner; Kompendium der Röntgenographie; Otto Nemnich Verlag, Leipzig 1905, Anzeige

N.P.G.-Papier
Röntgen-Negativ-Papier der Firma Neue Photographische Gesellschaft, Steglitz-Berlin.
> Negativ und > Positiv
Dessauer, F.; B. Wiesner; Kompendium der Röntgenographie; Otto Nemnich Verlag, Leipzig 1905, Anzeige

N-Strahlen
Eine von René Blondlot 1901 entdeckte neue Strahlenart (N abgeleitet von Nancy, dem Tätigkeitsort Blondlots), die von der Sonne und allen irdischen Lichtquellen ausgesandt werden sollte. Ihre Wellenlänge sollte ein Zehntel der Wellenlänge der Ultraviolett-Strahlung betragen. Metalle, Holz und andere undurchsichtige Körper sollten die N-Strahlen hindurch lassen, Wasser hingegen sollte diese Strahlen absorbieren. Die N-Strahlen stellten sich jedoch als wissenschaft-

licher Irrtum heraus.
1.) Heber, Georg; Elektro-Auskunftei – Erklärendes Wörterbuch; Paul Schulze Verlag, 2. Auflage, Leipzig 1922 – 2.) Internet-Enzyklopädie Wikipedia

Oberflächendose
An der Körperoberfläche wirkende Röntgenstrahlendosis.
Kienböck, Robert; Über die Nomenklatur in der radiotherapeutischen Technik; Fortschritte auf dem Gebiete der Röntgenstrahlen, Bd. 19, 1912/1913, S. 294 ff

Oberwärter/in
Oberkrankenpfleger/in
Dommann, Monika; Durchsicht, Einsicht, Vorsicht. Eine Geschichte der Röntgenstrahlen 1896-1963; Dissertation an der Universität Zürich, Zürich 2002

objektständig
Objektnah
Albers-Schönberg; Die Röntgentechnik. Lehrbuch für Ärzte und Studierende; 2. Auflage, Lucas Gräfe & Sillem, Hamburg 1906, S. 104

Oblate (lat. oblatum = Dargebrachtes)
In der Medizin: Stärkemehl-Hülle für schlecht schmeckende Arzneimittel.
> Limousin-Kapsel
1.) Dessauer, F.; B. Wiesner; Kompendium der Röntgenographie; Otto Nemnich Verlag, Leipzig 1905, S. 385 – 2.) Zetkin-Schaldach; Wörterbuch der Medizin; VEB Verlag Volk und Gesundheit, Berlin 1975

oblong (lat. oblongus = länglich)
Länglich-rechteckige Form, häufig mit gerundeten schmal- und/oder Längsseiten.
Kraft, H.; Wiesner, B.; Archiv für physikalische Medizin und medizinische Technik; Otto Nemnich Verlag, Leipzig 1907. S. 11

Ochsengallseife
Seife, mit Ochsengalle versetzt, mitunter benutzt zur Behandlung der > Röntgendermatitis.
Albers-Schönberg; Die Röntgentechnik. Lehrbuch für Ärzte und Studierende; 2. Auflage, Lucas Gräfe & Sillem, Hamburg 1906, S. 169

Od
Eine um 1841 von Karl von Reichenbach beschriebene „Lebenskraft" (nach dem germanischen Gott Odin benannt), eine dem Magnetismus ähnliche Kraft, mit deren Hilfe besonders begabte Menschen in dunklen Räumen an Magneten Lichterscheinungen wahrnehmen könnten.
1.) Freund, Leopold; Grundriss der gesammten Radiotherapie; Urban & Schwarzenberg, Berlin/Wien 1903, S. 24 – 2.) Internet-SuchmaschineGoogle

OD
Kurzform für > Oberflächendose.

Oehlecker-Roeper-Kassette
Spezialkassette nach Franz Oehlecker und der > Röntgenschwester Clara Roeper für > photographische Platten mit einem halbrunden, der Schulterform angepassten Ausschnitt, geeignet für seitliche Röntgenaufnahmen der Halswirbelsäule, des Kehlkopfes und der Luftröhre.
Albers-Schönberg; Die Röntgentechnik; 5. Auflage, Bd. 2, Lucas Gräfe & Sillem, Hamburg 1919, S. 59-66 (mit Abbildungen)

offene Hochspannung
Hochspannung, die vom > Induktor oder vom > Transformator kommend der > Ionen-Röntgenröhre frei Luft über nicht isolierte elektrische Leitungen zugeführt wurde.

offene Röntgenröhre
> Ionen-Röntgenröhre ohne Strahlenschutz-Gehäuse.
Heber, Georg; Zickel, Georg; Elektrotherapie; Verlag Dr. Walter Rothschild, Berlin und Leipzig 1906, S. 234

offenes Dosimeter
Dosimeter mit direkter Ablesung, z. B. nach Guido Holzknecht oder Raymond Sabouraud, im Gegensatz zum „geschlossenen" photographischen Dosimeter nach Robert Kienböck, dessen Detektoren (Photo-Indikatoren) lichtdicht verschlossen sein müssen.
> Dosiseinheit Holzknecht (H), > Dosiseinheit Sabouraud/Noiré (SN), > Dosiseinheit Kienböck (X) und > Quantimeter
1.) Kienböck, Robert; Radiotherapie; Verlag von Ferdinand Enke, Stuttgart 1907, S. 75 – 2.) Albers-Schönberg; Die Röntgentechnik; Lucas Gräfe & Sillem, Hamburg 1910, S. 109 – 3.) Kienböck, Robert; Über die Nomenklatur in der radiotherapeutischen Technik; Fortschritte auf dem Gebiete der Röntgenstrahlen, Bd. 19, 1912/1913, S. 294-296

offenes Radiometer
Gleichbedeutend mit > offenes Dosimeter.

Öffnungsfunke
Gleichbedeutend mit > primärer Öffnungsfunke.

Öffnungsinduktionsstoß
> Öffnungsstrom

Öffnungsspannung
Die bei einem > Funkeninduktor während der Unterbrechung (Öffnung) des primären Stromkreises in der > Sekundärspule entstehende Induktionsspannung.
Albers-Schönberg; Die Röntgentechnik; 5. Auflage, Bd. 1, Lucas Gräfe & Sillem, Hamburg 1919, S. 158

Öffnungsstrom
Der bei einem > Funkeninduktor während der Unterbrechung (Öffnung) des primären Stromkreises in der > Sekundärspule auftretende Stromimpuls.
1.) Dessauer, F.; B. Wiesner; Kompendium der Röntgenographie; Otto Nemnich Verlag, Leipzig 1905, S. 58 – 2.) Albers-Schönberg; Die Röntgentechnik; 3. Auflage, Lucas Gräfe & Sillem, Hamburg 1913, S. 22 – 3.) Heber, Georg; Elektro-Auskunftei – Erklärendes Wörterbuch; Paul Schulze Verlag, Leipzig 1922, 2. Auflage

okkludieren (lat. occludere = ver- oder einschließen)
Abschließen, versperren, hemmen
> Okklusion.

Okklusion (lat. occludere = Verschluss, Einschluss)
Hier: die Fähigkeit einiger Metalle (z. B. Platin oder Palladium), Wasserstoff in erheblichen Mengen zu absorbieren. Diese Absorption wird als Okklusion bezeichnet. Bei > Ionen-Röntgenröhren sind okkludierte Gase diejenigen Gas-

teilchen, welche von den Elektroden festgehalten werden. Durch Erwärmung können die okkludierten Gase freigesetzt und damit die Röntgenröhren wieder > weicher gemacht werden.

> Reguliervorrichtung, > härten und > weiche Röntgenröhre

Heber, Georg; Elektro-Auskunftei – Erklärendes Wörterbuch; Paul Schulze Verlag, Leipzig 1922, 2. Auflage

Ölpapier

Gleichbedeutend mit > Fettpapier.

Ölpendel

> Moritzsches Ölpendel

Operateur/Operator

(lat. operari = an etwas arbeiten)

In der Anfangszeit der Röntgentechnik mitunter Bezeichnung für den Röntgenologen.

1.) Levy-Dorn, Max; Zur Kritik und Ausgestaltung des Röntgenverfahrens; Deutsche medicinische Wochenschrift No. 50, 9. Dec. 1897, S. 800 – 2.) Port; Die Verwendbarkeit der Röntgenphotographie in der Zahnheilkunde; Besprechung in: Fortschritte auf dem Gebiete der Röntgenstrahlen, Bd. 4, 1900/1901, S. 240 – 3.) Isenthal, A. W.; Snowden Ward, H.; Practical Radiography; Third Edition, Dawborn and Ward Ltd., 1901, S. 183 – 4.) Dessauer, F.; B. Wiesner; Kompendium der Röntgenographie; Otto Nemnich Verlag, Leipzig 1905, S. 208 – 5.) Gocht, Hermann; Handbuch der Röntgen-Lehre zum Gebrauche für Mediciner; 5. Auflage, Verlag von Ferdinand Enke, Stuttgart 1918, S. 315

Operationstisch (lat. operari = an etwas arbeiten)

Der Patientenlagerungstisch eines Röntgengerätes diente gleichzeitig als Operationstisch. Dies kann ein Obertisch-Röntgengerät (z. B. nach Rudolph Grashey) oder auch ein Untertischgerät (z. B. nach Guido Holzknecht oder nach Georg Perthes) sein. Der Operateur ist entweder gleichzeitig Röntgenologe, oder aber der Operateur und der Röntgenologe ergänzen sich am Patienten.

> Trochoskop

1.) Albers-Schönberg; Die Röntgentechnik; 2. Auflage, Lucas Gräfe & Sillem, Hamburg 1906, S. 397-403 (mit Abbildungen) – 2.) Gocht, Hermann; Handbuch der Röntgen-Lehre zum Gebrauche für Mediciner; 5. Auflage, Verlag von Ferdinand Enke, Stuttgart 1918, S. 315

optischer Leuchtschirm

Gleichbedeutend mit > Durchleuchtungsschirm.

Orthodiagramm (griech. orthos = recht-)

Darstellung der wahren Größe und Form innerer Organe mittels eines speziellen Durchleuchtungsgerätes, dem > Orthodiaphragen.

> Orthodiagraphie und > Orthoröntgenographie

1.) Moritz; Eine einfache Methode, um beim Röntgenverfahren aus den Schattenprojektionen die wahre Grösse der Gegenstände zu ermitteln und die Bestimmung der Herzgröße nach diesem Verfahren; Fortschritte auf dem Gebiete der Röntgenstrahlen, Bd. 3, 1899/1900, S. 193 – 2.) Albers-Schönberg, H.; Die Röntgentechnik; Lucas Gräfe & Sillem, Hamburg 1903, S. 222 – 3.) Fürstenau, Robert; Die Technik der Röntgenapparate; Dr. Max Jänicke Verlagsbuchhandlung, Hannover, etwa 1908 – 4.) Groedel, Franz

M.; Die Orthoröntgenographie; J. F. Lehmann's Verlag, München 1908 (mit Abbildungen) – 5.) Heber, Georg; Elektro-Auskunftei – Erklärendes Wörterbuch; Paul Schulze Verlag, Leipzig 1922, 2. Auflage

Orthodiagraph (griech. orthos = recht-)

Röntgengerät zur Bestimmung der wahren Größe und Form innerer Organe mittels Durchleuchtung oder Aufnahme.

1.) Moritz; Eine einfache Methode, um beim Röntgenverfahren aus den Schattenprojektionen die wahre Grösse der Gegenstände zu ermitteln und die Bestimmung der Herzgröße nach diesem Verfahren; Fortschritte auf dem Gebiete der Röntgenstrahlen, Bd. 3, 1899/1900, S. 193 – 2.) Albers-Schönberg, H.; Die Röntgentechnik; Lucas Gräfe & Sillem, Hamburg 1903, S. 222 – 3.) Fürstenau, Robert; Die Technik der Röntgenapparate; Dr. Max Jänicke Verlagsbuchhandlung, Hannover, etwa 1908 – 4.) Groedel, Franz M.; Die Orthoröntgenographie; J. F. Lehmann's Verlag, München 1908 (mit Abbildungen) – 5.) Heber, Georg; Elektro-Auskunftei – Erklärendes Wörterbuch; Paul Schulze Verlag, Leipzig 1922, 2. Auflage

Orthodiagraphie (griech. orthos = recht-)

Röntgenologische Methode zur Bestimmung der wahren Größe und Form innerer Organe; gleichbedeutend mit > Orthoröntgenographie benutzt.

> Rohrer-Kahlstorf-Formel, > Orthodiagraph

Groedel, Franz M.; Die Orthoröntgenographie – Anleitung zum Arbeiten mit parallelen Röntgenstrahlen; J. F. Lehmann's Verlag, München 1908 (Mit Abbildungen)

Orthodontist (gr. orthos = recht-, lat. dens = Zahn)

Kieferorthopäde

1.) Albers-Schönberg; Die Röntgentechnik; 5. Auflage, Bd. 2, Lucas Gräfe & Sillem, Hamburg 1919, S. 15 – 2.) Pschyrembel; Klinisches Wörterbuch; 257. Auflage, Walter de Gruyter; Berlin/New York 1994

orthomorphes Bild

(griech. orthos = recht-, morphé = Gestalt, Form)

Ein dem Objekt kongruentes, raumrichtiges (auch tautomorph genanntes) stereoskopisches Bild.

1.) Albers-Schönberg; Die Röntgentechnik; 4. Auflage, Lucas Gräfe & Sillem, Hamburg 1913, S. 647-648 – 2.) Mütze, Karl; Foitzik, Leonhard; Krug, Wolfgang; Schreiber, Günter; ABC der Optik; VEB F. A. Brockhaus Verlag, Leipzig 1961, S. 849-853

Orthomorphie

(griech. orthos = recht-, morphé = Gestalt, Form)

> Homöomorphie und > orthomorphes Bild

Orthoperkussion

(griech. orthos = recht-, lat. percussio = schlagen)

Schwellenwertperkussion: ganz leise > Perkussion zur Bestimmung der absoluten Herzdämpfung und Untersuchung der Lungenspitzen.

1.) Rieder, H.; Die Orthographie des menschlichen Herzens; in: Kraft, H., Wiesner, B. (Herausg.); Archiv für physikalische Medizin und medizinische Technik; II. Bd., Otto Nemnich Verlag, Leipzig 1907, S. 3 – 2.) Dornblüth, Otto; Klinisches Wörterbuch; 13./14. Aufl., 1927 – 3.) Zetkin-Schaldach; Wörterbuch der Medizin; VEB Verlag Volk und Gesundheit, Berlin 1975

Orthophotogramm (griech. orthos = recht-)

> Orthoröntgenogramm

123

Orthophotographie (griech. orthos = recht-)
> Orthoröntgenographie

Orthoröntgenogramm (griech. orthos = recht-)
Photographische Bestimmung der wahren Größe und Form innerer Organe.
1.) 1. Röntgenkongress 1905; Einheitliche Nomenklatur für die Röntgenologie; Fortschritte auf dem Gebiete der Röntgenstrahlen, Bd. 8, 1904/1905. – 2.) Albers-Schönberg; Die Röntgentechnik; Lucas Gräfe & Sillem, Hamburg 1906, S. 353-392 (mit Abbildungen) – 3.) Groedel, Franz M.; Die Orthoröntgenographie; J. F. Lehmann's Verlag, München 1908, (mit Abbildungen) – 4.) Albers-Schönberg; Die Röntgentechnik; 3. Auflage, Lucas Gräfe & Sillem, Hamburg 1910, S. 555-600 (mit Abbildungen) – 5.) Heber, Georg; Elektro-Auskunftei – Erklärendes Wörterbuch; Paul Schulze Verlag, Leipzig 1922, 2. Auflage

Orthoröntgenographie (griech. orthos = recht-)
Methode zur Bestimmung der wahren Größe eines Objektes auf der > photographischen Platte oder dem photographischen Film mittels des > Orthodiagraphen. Später umfasst dieser Begriff auch das > Spaltblendenverfahren und die > Teleröntgenographie.
1.) 1. Röntgenkongress 1905; Einheitliche Nomenklatur für die Röntgenologie; Fortschritte auf dem Gebiete der Röntgenstrahlen, Bd. 8, 1904/1905. – 2.) Albers-Schönberg; Die Röntgentechnik; Lucas Gräfe & Sillem, Hamburg 1906, S. 353-392 (mit Abbildungen) – 3.) Groedel, Franz M.; Die Orthoröntgenographie; J. F. Lehmann's Verlag, München 1908, (mit Abbildungen) – 4.) Albers-Schönberg; Die Röntgentechnik; 3. Auflage, Lucas Gräfe & Sillem, Hamburg 1910, S. 555-600 (mit Abbildungen) – 5.) Heber, Georg; Elektro-Auskunftei – Erklärendes Wörterbuch; Paul Schulze Verlag, Leipzig 1922, 2. Auflage

Orthoröntgenoskopie (griech. orthos = recht-)
Methode zur Bestimmung der wahren Größe eines Objektes auf dem > Leuchtschirm mittels des > Orthodiagraphen.
1.) Groedel, Franz M.; Die Orthoröntgenographie; J. F. Lehmann's Verlag, München 1908 (mit Abbildungen) – 2.) Heber, Georg; Elektro-Auskunftei – Erklärendes Wörterbuch; Paul Schulze Verlag, Leipzig 1922, 2. Auflage

Orthoskop
(griech. orthos = recht-, skopein = betrachten)
Röntgengerät mit gleichzeitiger, gleichsinniger Bewegung von Röntgenröhre und > Leuchtschirm.
1.) Groedel, Franz M.; Die Orthoröntgenographie – Anleitung zum Arbeiten mit parallelen Röntgenstrahlen; J. F. Lehmann's Verlag, München 1908 (mit Abbildungen) – 2.) Heber, Georg; Elektro-Auskunftei – Erklärendes Wörterbuch; Paul Schulze Verlag, Leipzig 1922, 2. Auflage

orthoskopisches Bild
(griech. orthos = recht-, skopein = betrachten)
Das sogenannte einfache orthoskopische Bild entsteht, wenn das rechte Einzelbild einer stereoskopischen Aufnahme dem rechten Auge, das linke dem linken Auge dargeboten wird.
Albers-Schönberg; Die Röntgentechnik; 5. Auflage, Bd. 2, Lucas Gräfe & Sillem, Hamburg 1919, S. 341

orthoskopisches Spiegelbild
(griech. orthos = recht-, skopein = betrachten)
Ein orthoskopisches Spiegelbild entsteht, wenn das Stereobildpaar von rechts nach links umgedreht wird oder aber wenn die beiden Bilder ausgetauscht und umgedreht werden. Rechte und linke Bildseite erscheinen dann vertauscht.
Albers-Schönberg; Die Röntgentechnik; 5. Auflage, Bd. 2, Lucas Gräfe & Sillem, Hamburg 1919, S. 341-342

Orthospektral-Dosimeter
(griech. orthos = recht-)
Gerät nach Gustav Bucky zur Bestimmung der Helligkeitsunterschiede von durch Röntgenstrahlen verfärbten Bariumplatincyanür-Plättchen.
Heber, Georg; Elektro-Auskunftei – Erklärendes Wörterbuch; Paul Schulze Verlag, Leipzig 1922, 2. Auflage

Ortol-Entwickler
Typ eines photographischen Entwicklers der Fa. J. Hauff, Feuerbach/Württemberg: ein Gemenge von Hydrochinon und schwefelsaurem Methyl-o-Amidophenol.
> photographische Entwickler
1.) Eder, J. M.; Ausführliches Handbuch der Photographie; Verlag von Wilhelm Knapp, Halle a. S. 1902, S. 321-322 – 2.) Anzeige in: Kraft, H., Wiesner, B. (Herausg.); Archiv für physikalische Medizin und medizinische Technik; II. Bd., Otto Nemnich Verlag, Leipzig 1907, nach S. 90

Osmoregulierung
Gleichbedeutend mit > Osmose-Regulierung.

Osmose (griech. osmos = Stoß)
Stoffübergang durch eine poröse Scheidewand hindurch.
1.) Freund, Leopold; Grundriss der gesammten Radiotherapie; Urban & Schwarzenberg, Wien 1903, S. 171 – 2.) Albers-Schönberg; Die Röntgentechnik; Lucas Gräfe & Sillem, Hamburg 1910, S. 83 – 3.) dtv-Lexikon 1971

Osmose-Regenerierung
Gleichbedeutend mit > Osmose-Regulierung.

Osmose-Regulierung (griech. osmos = Stoß)
Herabsetzung des Vakuums von > Ionen-Röntgenröhren durch Erwärmen eines mit der Röhre verschmolzenen Platin- oder Palladiumröhrchens, durch das in glühendem Zustand Wasserstoff in die Röntgenröhre diffundiert.
> Okklusion
1.) Kienböck, Robert; Radiotherapie; Verlag von Ferdinand Enke, Stuttgart 1907, S. 41 – 2.) Alber-Schönberg; Die Röntgentechnik; 4. Auflage, Lucas Gräfe & Sillem, Hamburg 1913, S. 219 (mit Abbildungen) – 3.) Rosenthal, Josef; Röntgentechnik; Sonderabdruck aus dem „Lehrbuch der Röntgenkunde", herausgegeben von H. Rieder und J. Rosenthal, Band II, Verlag von Johann Ambrosius Barth, Leipzig 1918, S. 338-340 (mit Abbildung) – 4.) Heber, Georg; Elektro-Auskunftei – Erklärendes Wörterbuch; Paul Schulze Verlag, Leipzig 1922, 2. Auflage

osmotische Regulierung
> Osmose-Regulierung und > Regenerierautomat

124

Ossalschirm

Feinkörniger > Durchleuchtungsschirm aus
künstlichem > Willemit hoher Leuchtkraft der
Fa. Chemische Fabrik von Heyden, Radebeul-
Dresden. Leuchtstoff: künstlicher > Willemit;
nachleuchtend.

1.) Anzeige der Fa. Chemische Fabrik von Heyden; Fortschritte auf dem Gebiete der Röntgenstrahlen, Bd. 25,
1917/1918 – 2.) Gocht, Hermann; Handbuch der Röntgen-
Lehre zum Gebrauche für Mediciner; 5. Auflage, Verlag
von Ferdinand Enke, Stuttgart 1918, S. 221

Osteoscope

> Osteoskop

Osteoskop

Vorrichtung nach Carl Beck mit Skeletthand
und Vorderarm zur Härteprüfung von > Ionen-
Röntgenröhren (ähnlich dem > Chiroskop).

1.) Gocht, Hermann; Handbuch der Röntgen-Lehre; Verlag
von Ferdinand Enke, Stuttgart 1918, S. 177 – 2.) Heber,
Georg; Elektro-Auskunftei – Erklärendes Wörterbuch; Paul
Schulze Verlag, Leipzig 1922, 2. Auflage – 3.) Grigg,
Emanuel Radu Newman; The Trail of the Invisible Light –
From X-Strahlen to Radio(bio)logy; Charles C. Thomas
Publisher, Springfield/Illinois, USA; 1965, S. 171-172

Oszillographenrohr

Im beschriebenen Zeitraum: zylindrische Vakuumröhre (> Glimmlichtröhre) mit niedrigem
Vakuum, mit je 1 Elektrode an beiden Enden,
die in der Rohrmitte durch einen kleinen Abstand voneinander getrennt sind. Wird Spannung angelegt, treten an den beiden Elektroden
je nach Stromart (Gleichstrom, Wechselstrom)
charakteristische Lichtwirkungen auf. Der Verlauf des Stromes kann mit Hilfe eines Drehspie-
gels beobachtet werden. Mittels eines optischen
Systems können die charakteristischen Strom-
kurven auch auf lichtempfindlichen Schichten
dargestellt werden.

1.) Heber, Georg; Elektro-Auskunftei; Verlagsbuchhandlung Schulze & Co, Leipzig 1912 – 2.) Heber, Georg;
Elektro-Auskunftei – Erklärendes Wörterbuch; Paul Schulze Verlag, Leipzig 1922, 2. Auflage

Ovarialdosis

In der Strahlentherapie die Dosis, die bei ein-
maliger Applikation eben hinreicht, um beim
Ovarium das Ausfallen der Ovulation und der
Menstruation herbeizuführen.

Krönig, Bernhard; Friedrich, Walter; Physikalische und
biologische Grundlagen der Strahlentherapie; Urban &
Schwarzenberg, Berlin/Wien 1918, S. 262-268

ozzipitofrontal

(lat. occiput = Hinterkopf, lat. frons = Stirn)
Strahlenrichtung Hinterhaupt → Stirn; heutige
Schreibweise: okzipitofrontal.

1.) Alber-Schönberg; Die Röntgentechnik; 4. Auflage,
Lucas Gräfe & Sillem, Hamburg 1913, S. 362, 394 – 2.)
Zetkin-Schaldach; Wörterbuch der Medizin; VEB Verlag
Volk und Gesundheit, Berlin 1975

Pachytrop (griech. pachus = hart; trope = Wendung)
1. Stromwender (auch als > Kommutator bezeichnet);
2. Hilfsapparat zur schnellen Hintereinander-, Parallel- und gemischten Schaltung von > galvanischen Elementen und > Akkumulatoren.
1.) Donath, B.; Die Einrichtungen zur Erzeugung der Röntgenstrahlen und ihr Gebrauch; Verlag von Reuther & Reichard, Berlin 1899, S. 25 – 2.) Albers-Schönberg; Die Röntgentechnik; Lucas Gräfe & Sillem, Hamburg 1910, S. 161 – 3.) Heber, Georg; Elektro-Auskunftei – Erklärendes Wörterbuch; Paul Schulze Verlag, Leipzig 1922, 2. Auflage

Palpation (lat. palpare = betasten)
Ärztliche Untersuchung durch Abtasten, Abfühlen.
Zetkin-Schaldach; Wörterbuch der Medizin; VEB Verlag Volk und Gesundheit, Berlin 1975

Palpierlöffel (lat. palpare = betasten)
Gleichbedeutend mit > Distinkteur, Distinktor.

Panzeradern, Panzerkabel
Elektrische Leitungsdrähte, die außer der vorschriftsmäßigen elektrischen Isolation als zusätzlichen mechanischen Schutz eine Metallhülle (z. B. Geflecht, Umwicklung) besitzen.
> Bleikabel
Heber, Georg; Elektro-Auskunftei – Erklärendes Wörterbuch; Paul Schulze Verlag, Leipzig 1922, 2. Auflage

Papiermaché (franz. mâché = gekaut, zerfetzt)
In Formen gepresster Papierbrei mit Leimzusatz, ggf. mit weiteren Beimischungen (z. B. Kreide, Ton); teilweise auch als Material für Entwickler- und Fixierbadschalen benutzt.
1.) Albers-Schönberg; Die Röntgentechnik. Lehrbuch für Ärzte und Studierende; 2. Auflage, Lucas Gräfe & Sillem, Hamburg 1906, S. 157 – 2.) Kienle, Richard von; Fremdwörterlexikon; 1964 – 3.) Internet-Enzyklopädie Wikipedia (www.wikipedia.de)

Pappmaché (franz. mâché = gekaut, zerfetzt)
Gleichbedeutend mit > Papiermaché.

Paquelin(-brenner)
Durch Claude André Paquelin technisch vervollkommnete Form des Glüheisens: ein Metallstift wird nach Vorwärmung mittels Benzingebläse in Durchglühung gehalten zur Verkochung von Tumorgewebe. Später durch Diathermiebrenner ersetzt.
Zetkin-Schaldach; Wörterbuch der Medizin; VEB Verlag Volk und Gesundheit, Berlin 1975

Paraffin (lat. parum affinis = wenig reaktionsfähig)
Gemisch fester, blättrig-kristalliner Kohlenwasserstoffe, eine wachsähnliche Masse mit elektrisch isolierender Wirkung.
1.) Kienle, Richard von; Fremdwörterlexikon; 1964 – 2.) dtv-Lexikon 1971

Paraffinpapier
(lat. parum affinis = wenig reaktionsfähig)
Mit > Paraffin getränktes, Feuchtigkeit abweisendes Papier, genutzt als Umhüllung von Zahnfilmen zum Schutz gegen Feuchtigkeit (Speichel).
1.) Albers-Schönberg; Die Röntgentechnik; Lucas Gräfe & Sillem, Hamburg 1903, S. 129 – 2.) Albers-Schönberg; Die Röntgentechnik; Lucas Gräfe & Sillem, Hamburg 1906, S. 202 – 3.) Kienle, Richard von; Fremdwörterlexikon; 1964 – 4.) dtv-Lexikon 1971

Paragon
Handelsname der photographischen > Trockenplatten der Fa. G. W. Brady, Chicago.
Grigg, Emanuel Radu Newman; The Trail of the Invisible Light – From X-Strahlen to Radio(bio)logy; Charles C. Thomas Publisher, Springfield/Illinois, USA; 1965, S. 91-92

Parallaxenleiter
Graphisches Hilfsmittel zur Bestimmung der Tiefenlage von Fremdkörpern bei > Verschiebungsaufnahmen und > Verschiebungsdurchleuchtung.
Albers-Schönberg; Die Röntgentechnik; 5. Auflage, Bd. 2, Lucas Gräfe & Sillem, Hamburg 1919, S. 303-309 (mit Abbildungen)

Parallelfunkenstrecke
Gleichbedeutend mit > Funkenstrecke, > Nebenschlussfunkenstrecke und > Spinthermeter.

Paralleloskiagraph (griech. skia = Schatten)
Modifizierter > Orthodiagraph zur Übertragung markanter topographischer Orientierungspunkte (z. B. Incisura jugularis, Proc. xyphoideus, Mamillen) auf das Orthodiagramm.
Groedel, Franz M.; Die Orthoröntgenographie – Anleitung zum Arbeiten mit parallelen Röntgenstrahlen; J. F. Lehmann's Verlag, München 1908, S. 19, 39-40

Paralleloskiagraphie (griech. skia = Schatten)
Methode nach Franz Groedel zur Übertragung markanter topographischer Orientierungspunkte (z. B. Incisura jugularis, Proc. xyphoideus, Mamillen) auf das > Orthodiagramm.
> Skiagraphie
Groedel, Franz M.; Die Orthoröntgenographie – Anleitung zum Arbeiten mit parallelen Röntgenstrahlen; J. F. Lehmann's Verlag, München 1908, S. 19, 39-40

Parallelstrecke
Umgangssprachliche Bezeichnung für Parallelfunkenstrecke. Gleichbedeutend mit > Funkenstrecke.
> Nebenschlussfunkenstrecke und > Spinthermeter

Pasche-Blende
Schlitzblendensystem nach Otto Pasche zur Reduzierung des Sekundärstrahleneinflusses auf die Bildqualität: Eine schlitzförmige „Röhrenblende" zwischen > Ionen-Röntgenröhre und Patient und eine ebenfalls schlitzförmige „Plattenblende" zwischen Patient und > photographischer Platte werden während der Belichtung über einen Pendelmechanismus über das Objekt

bewegt.

Pasche; Über die Ausschaltung der Sekundärstrahlung durch bewegliche Blendensysteme; Verhandlungen der Deutschen Röntgengesellschaft, Lucas Gräfe & Sillem, Hamburg 1905, S. 146-148

Pastelle (ital. pastello = Farbstift)

Hier: Testfarbe der > Sabouraud- bzw. Sabouraud-Noiré-Pastille.

> Teinte

Lindemann, F. A. und C. L.; Über ein neues für Röntgenstrahlen durchlässiges Glas; Zeitschrift für Röntgenkunde, Bd. 13, 1911, Heft 4, S. 141-146

Patentröhre

> Ionen-Röntgenröhre der Fa. > Emil Gundelach, Gehlberg/Thüringen, in acht Kugeldurchmessern lieferbar:

a = 110 mm

b = 120 mm

c = 140 mm

d = 150 mm

e = 160 mm

f = 165 mm

g = 200 mm

h = 250 mm

a bis f für Therapie, Durchleuchtung und > Zeitaufnahmen bei starker Belastung,

g bis h für alle Röntgenzwecke bei Betrieb mit gewöhnlichem > Induktor.

1.) Reiniger, Gebbert & Schall; Katalog „Die Röntgen-Apparate nebst deren Zubehör"; Berlin/Erlangen 1911, Seite 44 – 2.) Albers-Schönberg; Die Röntgentechnik; 4. Auflage, Lucas Gräfe & Sillem, Hamburg 1913, S. 213-214

Patentröhre G

> Ionen-Röntgenröhre der Firma > Emil Gundelach, Gehlberg/Thür., > Trockenröhre für hohe Belastung, Kugeldurchmesser 110 mm bis 250 mm.

> Patentröhre

1.) Albers-Schönberg; Die Röntgentechnik; Lucas Gräfe & Sillem, Hamburg 1910, S. 222 – 2.) Anzeige der Firma Gundelach, Gehlberg/Thür.; Fortschritte auf dem Gebiete der Röntgenstrahlen, Bd. 15, 1910 (mit Abbildung)

Patentröhre GJ

> Ionen-Röntgenröhre der Firma > Emil Gundelach, Gehlberg/Thür., > Trockenröhre speziell für den Betrieb mit gleichgerichtetem Wechselstrom; entspricht Patentröhrentyp G.

> Patentröhre und > Patentröhre G

1.) Anzeige der Fa. Gundelach, Gehlberg/Thür.; Fortschritte auf dem Gebiete der Röntgenstrahlen, Bd. 15, 1910 (mit Abbildung) – 2.) Albers-Schönberg; Die Röntgentechnik; 4. Auflage, Lucas Gräfe & Sillem, Hamburg 1913, S. 214-216 (mit Abbildung)

Patentröhre GM

> Ionen-Röntgenröhre der Firma > Emil Gundelach, Gehlberg/Thüringen, > Trockenröhre für > Momentaufnahmen mit einem Kugeldurchmesser von 200 mm, besonders starker Platinbe-

lag der > Antikathode; entspricht Patentröhrentyp G.

> Patentröhre

1.) Anzeige der Fa. Gundelach, Gehlberg/Thür.; Fortschritte auf dem Gebiete der Röntgenstrahlen, Bd. 15, 1910 (mit Abbildung) – 2.) Albers-Schönberg; Die Röntgentechnik; 4. Auflage, Lucas Gräfe & Sillem, Hamburg 1913, S. 213-214 (mit Abbildungen)

Patentröhre J

> Ionen-Röntgenröhre der Firma > Emil Gundelach, Gehlberg/Thür., > Trockenröhre mit radiatorähnlichem Kühlkörper an der > Antikathode, geeignet für lang andauernde höchste Belastung in der Therapie.

> Patentröhre

1.) Anzeige der Fa. Gundelach, Gehlberg/Thür.; Fortschritte auf dem Gebiete der Röntgenstrahlen, Bd. 15, 1910 (mit Abbildung) – 2.) Albers-Schönberg; Die Röntgentechnik; 4. Auflage, Lucas Gräfe & Sillem, Hamburg 1913, S. 216

Pauspapier

Durchscheinendes (transparentes), pergamentartiges Papier zur Anfertigung von Kopien eines Originals mittels Durchzeichnen.

1.) Albers-Schönberg; Die Röntgentechnik; Lucas Gräfe & Sillem, Hamburg 1903, S. 222-241 – 2.) Meyers Großes Konversationslexikon von 1905 (Internet) – 3.) Internet-Suchmaschine Google

Pavillon

Bei Krankenhäusern: einzeln stehender kleinerer Bau.

Kienle, Richard von; Fremdwörterlexikon; 1964

pCt.

Prozent

Donath, B.; Die Einrichtungen zur Erzeugung der Roentgenstrahlen und ihr Gebrauch; Verlag von Reuther & Reichard, Berlin 1899, S. 37

Pelotte (franz. la pelote = das Knäuel)

Ballenförmiges Polster, im medizinischen Bereich zur Kompression, bei Verbänden oder auch zur Patientenfixierung eingesetzt.

1.) Groedel, Franz M.; Über gleichzeitige Aufnahme der beiden Lungenspitzen mit zwei Antikathoden, mittels der Stereoröhre; Fortschritte auf dem Gebiete der Röntgenstrahlen, Bd. 12, 1908, S. 183 ff – 2.) dtv-Lexikon 1971

Pendel-Unterbrecher

Gleichbedeutend mit > Kugel-Unterbrecher.

Penetransröhre (lat. penetrare = durchdringen)

Wassergekühlte > Ionen-Röntgenröhre der Fa. > C. H. F. Müller, Hamburg, für die Tiefentherapie. Durchmesser 120 mm zur Erzielung einer möglichst kleinen Fokus-Haut-Distanz. Eine größere > Hilfskugel sichert ein hinreichend großes Reservoir an Gasgehalt.

1.) Alber-Schönberg; Die Röntgentechnik; 4. Auflage, Lucas Gräfe & Sillem, Hamburg 1913, S. 201-202 (mit Abbildung) – 2.) Rosenthal, Josef; Röntgentechnik; Sonderabdruck aus dem „Lehrbuch der Röntgenkunde", herausgegeben von H. Rieder und J. Rosenthal, Band II, Verlag von Johann Ambrosius Barth, Leipzig 1918, S. 329-330 (mit Abbildung)

Penetrationskraft (lat. penetrare = durchdringen)
Durchdringungsfähigkeit der Röntgenstrahlen.
> Strahlenhärte
1.) Albers-Schönberg; Die Röntgentechnik; Lucas Gräfe & Sillem, Hamburg 1903, S. 24 – 2.) Heber, Georg; Elektro-Auskunftei – Erklärendes Wörterbuch; Paul Schulze Verlag, Leipzig 1922, 2. Auflage

Penetratometer (lat. penetrare = durchdringen)
Härtemesser; Prinzipien:
1a. Vergleich unterschiedlich dicker Plättchen des gleichen Metalls (z. B. > Stanniol oder Platin) unter Strahlung;
1b. Vergleich zweier unterschiedlicher Metalle (z. B. Silber und Aluminium) unter Strahlung;
> Skala, > Härtemesser, > Schwellenwertskala und > zweimetallige Härteskalen
2. auch allgemeine Bezeichnung für Instrumente zur Bestimmung des Durchdringungsvermögens von Röntgenstrahlung.
1.) Kienböck, Robert; Radiotherapie; Heft 6 der Reihe „Physikalische Therapie in Einzeldarstellungen", herausgegeben von J. Marcuse und A. Strasser; Verlag von Ferdinand Enke, Stuttgart 1907, S. 49 – 2.) Albers-Schönberg; Die Röntgentechnik; Lucas Gräfe & Sillem, Hamburg 1910, S. 94 ff – 3.) Christen, Th.; Messung und Dosierung der Röntgenstrahlen; Lucas Gräfe & Sillem, Hamburg 1913

Penetrator (lat. penetrare = durchdringen)
Röntgenröhre der Fa. Watson & Sons, England, mit hohlspiegelförmiger > Kathode und ringförmiger > Anode zwischen Kathode und Platin-Antikathode.
Freund, Leopold; Grundriss der gesammten Radiotherapie; Urban & Schwarzenberg, Berlin/Wien 1903, S. 165, 169 (mit Abbildungen)

Penetrometer (lat. penetrare = durchdringen)
Allgemeine Bezeichnung für Instrumente zur Bestimmung des Durchdringungsvermögens von Röntgenstrahlen.
> Penetratometer
1.) Albers-Schönberg; Die Röntgentechnik; 3. Auflage, Lucas Gräfe & Sillem, Hamburg 1910, S. 94 – 2.) Cole, Lewis Cregory; Vorläufige Mitteilung über die diagnostische und therapeutische Verwendung des Coolidge-Rohres; Fortschritte auf dem Gebiete der Röntgenstrahlen, Bd. 22, 1914/1915, S. 29-34

Peo-Röntgenapparat
Wechselstrom-Röntgenapparat der Fa. Reiniger, Gebbert & Schall (> RGS), Erlangen, ab 1925, für Diagnostik und Therapie unter Verwendung von > Hochvakuum-Glühkathoden-Röntgenröhren.
Siemens-Med-Archiv Erlangen: RGS-Katalog 1925, Prospekt 6

Percussion
> Perkussion

Peridiagraph (griech. peri- = rings-)
Kleines C-Bogengerät nach Rudolph Grashey, um 1906/1908, gefertigt von der Firma > Poly-phos Elektrizitäts-Gesellschaft, München, zur Durchleuchtung von Extremitäten.
> Periröntgenograph
Grigg, Emanuel Radu Newman; The Trail of the Invisible Light – From X-Strahlen to Radio(bio)logy; Charles C. Thomas Publisher, Springfield/Illinois, USA; 1965, S. 480-481

Peridiaskop
> Periröntgenograph

Periodeur (griech. peri- = rings-)
Handelsname für den > Rhythmeur der Firma > Electricitätsgesellschaft Sanitas, Berlin.
Schmidt, H. E.; Röntgen-Therapie; Verlag von August Hirschwald, Berlin 1915, S. 62

Periröntgenograph (griech. peri = rings-)
Wohl erstes C-Bogengerät nach Ideen von Rudolph Grashey 1905, gefertigt von der Firma > Polyphos Elektrizitätsgesellschaft, München. An Stelle des > Leuchtschirmes kann auch eine Filmkassette eingesetzt werden.
> Peridiagraph
1.) Rosenthal; Über einige Neuerungen am Röntgen-Instrumentarium; Verhandlungen der Deutschen Röntgengesellschaft, Lucas Gräfe & Sillem, Hamburg, 1905, S. 140 – 2.) Grashey; Der Periröntgenograph und seine Anwendung (bei Reposition von Frakturen, Bestimmung von Fremdkörpern); Verhandlungen der Deutschen Röntgengesellschaft, Lucas Gräfe & Sillem, Hamburg 1905, S. 160-161 (mit Abbildung) – 3.) Grigg, Emanuel Radu Newman; The Trail of the Invisible Light – From X-Strahlen to Radio(bio)logy; Charles C. Thomas Publisher, Springfield/Illinois, USA; 1965, S. 198

Perkussion (lat. percussio = schlagen)
Abklopfen der Körperoberfläche mit dem Finger oder mit dem Perkussionshammer, um aus den Schallqualitäten auf Grenzen und Veränderungen der Organe (Lunge, Rippenfell, Leber, Milz, Herz) zu schließen.
Zetkin-Schaldach; Wörterbuch der Medizin; VEB Verlag Volk und Gesundheit, Berlin 1975

Perkussionsfigur (lat. percussio = schlagen)
Die mittels > Perkussion ermittelte Form und Abmessung eines Organs.
Groedel, Franz M.; Die Orthoröntgenographie – Anleitung zum Arbeiten mit parallelen Röntgenstrahlen; J. F. Lehmann's Verlag, München 1908, S. 46

perspektivische Röntgenaufnahme
Mitunter Bezeichnung für > plastische Röntgenaufnahme.
Gocht, Hermann; Handbuch der Röntgen-Lehre zum Gebrauche für Mediciner; 5. Auflage, Verlag von Ferdinand Enke, Stuttgart 1918, S. 269

perspektivisches Bild
> perspektivische Röntgenaufnahme.

Pertinax (lat. pertinax = zäh)
Pressmasse aus Papier, Schellack (Harz ostindischer Feigenbäumen) und Kunstharzen, z. B. zu elektrischen Isolierzwecken.
1.) Albers-Schönberg; Die Röntgentechnik; 5. Auflage, Bd. 1, Lucas Gräfe & Sillem, Hamburg 1919, S. 303 – 2.)

Kienle, Richard von; Fremdwörterlexikon; 1964

Phantomhand

> Cheiroskioskop

Phasenaufnahmen

Röntgenaufnahmen von aufeinander folgenden Bewegungsphasen des menschlichen Körpers oder einzelner Organe. In der richtigen Reihenfolge auf einen kinematographischen Film kopiert, wird in der Projektion der Bewegungsablauf des Objektes sichtbar.

> synthetische Röntgenkinematographie

Dessauer, Friedrich; Die neuesten Fortschritte in der Röntgenphotographie (Phasenaufnahmen, Bewegungsaufnahmen Kinematographie mit Röntgenstrahlen); Otto Nemnich Verlag, Leipzig 1912, S. 5, 13-15

Philite

Von Fa. Philips entwickelter Kunststoff ähnlich dem > Bakelit.

Internet-Suchmaschine Google

Phonendoskop

(griech. phon = Laut, endo = innen befindlich)

Mit Membran versehenes Stethoskop (Hörrohr), dessen Resonanzhöhle eine verstellbare Öffnung hat.

1.) Holzknecht; Derzeitiger Stand der röntgenologischen Diagnostik der Magentumoren; Verhandlungen der Deutschen Röntgengesellschaft, Lucas Gräfe & Sillem, Hamburg 1907, S. 73-74 – 2.) Zetkin-Schaldach; Wörterbuch der Medizin; VEB Verlag Volk und Gesundheit, Berlin 1975

Phönix

Röntgenröhrenwerk in Rudolstadt/Thüringen, gegründet am 05.08.1920. In ihm ging die 1919 von Alfred Ungelenk und Otto Kiesewetter gegründete Fa. > „Ungelenk & Kiesewetter Glastechnische Werkstätten Rudolstadt" zur Erzeugung von medizinischen Röntgen- und Vakuumröhren auf. 1922 wurde die Firma Radiotechnische Industrie Erlangen (Hersteller von > Ionen-Röntgenröhren) integriert, 1924 die Fa. > Polyphos, München (Röntgenröhren und Röntgenapparate) und 1928 die Firmen Radion Wien-Mailand und die > Siemens & Halske Röhrenfabrik Berlin. 1932 wurde Phönix von den Siemens-Reiniger-Werken (> RGS) übernommen.

1.) Grigg, Emanuel Radu Newman; The Trail of the Invisible Light – From X-Strahlen to Radio(bio)logy; Charles C. Thomas Publisher, Springfield/Illinois, USA; 1965, S. 486-488 – 2.) Ohne Verfasserangabe; Erinnerungsschrift „75 Jahre Röntgenröhren in Rudolstadt" 1919-1994

Phonoskiaskop

(griech. phon = Laut, skia = Schatten)

Ein Gerät nach Schmincke, bestehend aus einer Kombination von > Leuchtschirm und > Phonendoskop zur gleichzeitigen röntgenoskopischen und stethoskopischen Untersuchung des Herzens. Hersteller: Fa. Max Kohl, Chemnitz.

1.) Fürstenau, Robert; Die Technik der Röntgenapparate;

Dr. Max Jänicke Verlagsbuchhandlung, Hannover, etwa 1908, S. 102-103 (mit Abbildung) – 2.) Heber, Georg; Elektro-Auskunftei – Erklärendes Wörterbuch; Paul Schulze Verlag, Leipzig 1922, 2. Auflage

Phosphoreszenz

Eine Erscheinungsform der > Lumineszenz, bei der die von einem Phosphor absorbierte Energie unmittelbar als sichtbare oder unsichtbare Strahlung wieder emittiert wird. Charakteristisch für die Phosphoreszenz ist das Nachleuchten nach dem Ende der Erregung.

1.) Albers-Schönberg; Die Röntgentechnik; 5. Auflage, Bd. 1, Lucas Gräfe & Sillem, Hamburg 1919, S. 18 – 2.) Mütze, Karl; Foitzik, Leonhard; Krug, Wolfgang; Schreiber, Günter; ABC der Optik; VEB F. A. Brockhaus, Leipzig 1961

Photogramm

Röntgenaufnahme

Schott, Th.; Experimente mit Röntgenstrahlen über acute Herzüberanstrengung; Deutsche Medicinische Wochenschrift No. 31, 29.07.1897, S. 495

photographische Emulsion

Dünne, lichtempfindliche Schicht, die auf verschiedene Trägermaterialien aufgebracht werden kann. Diese Schicht besteht üblicherweise aus Gelatine mit eingebetteten Halogeniden (Silberchlorid, Silberbromid oder Silberiodid).

Internet-Suchmaschine Google

photographische Entwickler

Informationen zu bestimmten photographischen Entwicklern sind unter folgenden Stichworten zu finden:

> Adurol-Entwickler

> Amidol-Entwickler

> Brenzkatechin-Entwickler

> Diphenal-Entwickler

> Edinol-Entwickler

> Eikonogen-Entwickler

> Eisenoxalat-Entwickler

> Eisensulfat-Entwickler

> Eisenvitriol-Entwickler

> Eurodin-Entwickler

> Glycin-Entwickler

> Hydrochinon-Entwickler

> Metol-Entwickler

> Normalentwickler

> Ortol-Entwickler

> Pyrogallussäure-Entwickler

> Rodinal-Entwickler

photographische Platte

Gleichbedeutend mit > Röntgenplatte.

photographischer Beschleuniger

> Beschleuniger, photographischer

photographischer Leuchtschirm

> Verstärkungsschirm

photographischer Verstärker

Chemisches Reagenz, durch dessen Einsatz im Anschluss an die Entwicklung einer photographischen Schicht Dichte und Kontrast des Bildes erhöht werden.

Rezeptbeispiel: Lösung I besteht aus 1600 cm³ Aqua dest. fervida und 100 g > Sublimat; Lösung II ist eine wässrige Ammoniaklösung 1:10. Nach der Verstärkung in Lösung I wird die > photographische Platte 15 Minuten gewässert und in Lösung II gelegt, anschließend 1 Stunde gewässert. An Stelle der Lösung II kann auch eine > Goldrhodanlösung verwendet werden.

> verstärken

1.) Albers-Schönberg, H.; Die Röntgentechnik; Lucas Gräfe & Sillem, Hamburg 1903, S. 101 – 2.) Dessauer, Friedrich; Wiesner, B.; Kompendium der Röntgenographie; Leipzig 1905, S. 288-291 – 3.) Albers-Schönberg; Die Röntgentechnik. Lehrbuch für Ärzte und Studierende; 2. Auflage, Lucas Gräfe & Sillem, Hamburg 1906, S. 160 – 4.) Parzer-Mühlbacher; Röntgenphotographie; Verlag von Gustav Schmidt, Berlin 1908, S. 57 – 5.) Gocht, Hermann; Handbuch der Röntgen-Lehre zum Gebrauche für Mediciner; 5. Auflage, Verlag von Ferdinand Enke, Stuttgart 1918, S. 257-258

photographische Schwester
Gleichbedeutend mit > Röntgenschwester.

photographisches Schattenbild
> Schattenbild

photosciograph
(griech. skia = Schatten)
Röntgenaufnahme
Grigg, Emanuel Radu Newman; The Trail of the Invisible Light – From X-Strahlen to Radio(bio)logy; Charles C. Thomas Publisher, Springfield/Illinois, USA; 1965, S. 267

physikalische Dosis
Gleichbedeutend mit > rohe Dosis.

Piffard-Röhre
"Sicherheits"- > Ionen-Röntgenröhre nach Henry Piffard, bestehend aus strahlensicherem Bleiglas mit einem strahlendurchlässigen Fenster.
Leavitt, Robert Keith; Machlett Cathode Press – Memorial Issue (Raymond R. Machlett 1900-1955); Firmenschrift der Machlett Laboratories Incorporated, USA 1970, S. 19 ff

Pigmentpapier
(lat. pigmentum = Färbemittel)
Papier mit einer Gelatineschicht, die mit einem Farbstoff (Pigment) versetzt und durch baden in einer Bichromatlösung lichtempfindlich gemacht wurde.
1.) Rosenfeld, Georg; Die Diagnostik innerer Krankheiten mittels Röntgenstrahlen; Verlag von J. F. Bergmann, Wiesbaden 1897, S. 93 – 2.) Mütze, Karl; Foitzik, Leonhard; Krug, Wolfgang; Schreiber, Günter; ABC der Optik; VEB F. A. Brockhaus, Leipzig 1961

Pilit
Elektrisches Isoliermaterial, hergestellt aus Faserstoffen, Ozokerit (Erdwachs, Verdunstungsrest von Erdöl), Kolophonium und Leinöl.
Die Durchschlagfestigkeit beträgt bei
0,6 mm Dicke   13 bis 18 kV.

1.) Heber, Georg; Elektro-Auskunftei – Erklärendes Wörterbuch; Paul Schulze Verlag, Leipzig 1922, 2. Auflage – 2.) dtv-Lexikon 1971

Planté-Akkumulator
> Akkumulator

Plastik (visuelle)
Tiefenunterscheidungsvermögen: „Plastik 1" wird erreicht bei einem mittleren Augenabstand von 65 mm bzw. bei Röntgenstereoaufnahmen mit einer Fokusverschiebung zwischen den beiden Aufnahmen um 65 mm. „Plastik größer 1", auch als spezifische Plastik bezeichnet, ergibt sich aus dem Quotienten tatsächliche Fokusverschiebung dividiert durch 65 mm.
Albers-Schönberg; Die Röntgentechnik; 4. Auflage, Lucas Gräfe & Sillem, Hamburg 1913, S. 649

plastische Pause
Dreidimensionale Nachformung eines Objektes nach dessen stereoskopischem Röntgenbild in Plastilin, Modellierwachs o. ä.
Grashey, Rudolf; Handbuch der ärztlichen Erfahrungen im Weltkriege 1914/1918, Bd. IX: Röntgenologie; Verlag von Johann Ambrosius Barth, Leipzig 1922, S. 60-61 (mit Abbildungen)

plastische Röntgenaufnahme
Verfahren nach Béla Alexander, bei dem ein > Negativ und ein > Positiv der gleichen Röntgenaufnahme leicht verschoben (ca. 0,2 mm bis 0,5 mm) übereinander gelegt und kopiert werden. Das entstehende Bild wirkt wie ein Flachrelief.
1.) Alexander, Béla; Über Röntgenogramme; Verhandlungen der Deutschen Röntgengesellschaft 1907, S. 70 – 2.) Parzer-Mühlbacher; Röntgenphotographie; Verlag von Gustav Schmidt, Berlin 1908, S. 62-65 (mit Abbildungen) – 3.) Parzer-Mühlbacher; Röntgenphotographie; Verlag von Gustav Schmidt, Berlin 1908, S. 62-65 (mit Abbildungen) – 4.) Gocht, Hermann; Handbuch der Röntgen-Lehre; Verlag von Ferdinand Enke, Stuttgart 1918, S. 267 – 5.) Fürstenau, Immelmann, Schütze; Leitfaden des Röntgenverfahrens für das röntgenologische Hilfspersonal; Verlag von Ferdinand Enke, Stuttgart 1919, S. 355-357

plastisches Bild
> plastische Röntgenaufnahme

Platadium-Röhre
> Ionen-Röntgenröhre der Firma The Vacuum Glass Co., Lynn/Massachusetts, um 1913, mit Wasserstoff anstelle der üblicherweise in Ionen-Röntgenröhren verwendeten Restgase.
1.) Grigg, Emanuel Radu Newman; The Trail of the Invisible Light – From X-Strahlen to Radio(bio)logy; Charles C. Thomas Publisher, Springfield/Illinois, USA; 1965, S. 84 – 2.) Internet-Suchmaschine Google (the "platadium" hydrogen tube)

Platinblech
Platin-Anode der > Ionen-Röntgenröhre.
1.) Rosenfeld, Georg; Die Diagnostik der inneren Krankheiten mittels Röntgenstrahlen; Verlag von J. F. Bergmann, Wiesbaden 1897, S. 81 – 2.) Gocht, Hermann; Lehrbuch der Röntgen-Untersuchung zum Gebrauche für Mediciner; Verlag von Ferdinand Enke, Stuttgart 1898, S. 31

Platin-Eisen-Röhre

> Ionen-Röntgenröhre nach Joseph Rosenthal mit > Antikathode aus massivem Eisenklotz an Stelle des sonst üblichen Kupfers. An der Auftreffstelle der > Kathodenstrahlen ist dieser Eisenklotz mit Platin überzogen.

1.) Albers-Schönberg; Die Röntgentechnik; Lucas Gräfe & Sillem, Hamburg 1906, S. 64-66 – 2.) Ohne Verfasserangabe; Ausgestellte Gegenstände; Verhandlungen der Deutschen Röntgengesellschaft, Bd. IV, 1908, S. 167 ff (Abbildung S. 173) – 3.) Anzeige der Fa. Polyphos; Fortschritte auf dem Gebiete der Röntgenstrahlen, Bd. 14, 1909/1910 (mit Abbildung)

Platinkontakt-Unterbrecher

> Platin-Unterbrecher und > Unterbrecher

Platinösen

Stromkontakt aus Platin, eingeschmolzen in den Glaskolben einer > Ionen-Röntgenröhre.

Eijkman, P. H.; Reparatur der Röntgenröhre; Fortschritte auf dem Gebiete der Röntgenstrahlen, Bd. 6, 1902/1903, S. 161-162

Platinpapier

Kopierpapier, vergleichbar dem > Eisenblaupapier.

> photographische Emulsion

Fürstenau, Immelmann, Schütze; Leitfaden des Röntgenverfahrens für das röntgenologische Hilfspersonal; Verlag von Ferdinand Enke, Stuttgart 1919, S. 353

Platinplättchen

Platin-Anode bzw. Platin-Antikathode der > Ionen-Röntgenröhre.

Platinspiegel

Das polierte > Platinplättchen der > Anode bzw. der > Antikathode der > Ionen-Röntgenröhre.

1.) Parzer-Mühlbacher, A.; Photographische Aufnahme und Projektion mit Röntgenstrahlen; Verlag von Gustav Schmidt, Berlin 1897, S. 14 – 2.) Appunn, F.; Über die Methodik der Photographie mit X-Strahlen zu medizinisch-diagnostischen Zwecken; Fortschritte auf dem Gebiete der Röntgenstrahlen, Bd. 1, 1897/1898, S. 41/43

Platinstift

> elektromechanischer Unterbrecher, > Elektrolyt-Unterbrecher, Platin-Unterbrecher und > Unterbrecher

Platin-Unterbrecher

> Elektromechanischer Unterbrecher (> Neeffscher Hammer, > Wagnerscher Hammer), dessen Kontaktstift aus Platin besteht.

> Selbstunterbrecher

1.) Büttner, O.; K. Müller; Encyclopädie der Photographie, Heft 28: Technik und Verwertung der Röntgen'schen Strahlen im Dienste der ärztlichen Praxis und Wissenschaft; Druck und Verlag von Wilhelm Knapp, Halle a. S. 1897, S. 40-41 (mit Abbildung) – 2.) Heber, Georg; Elektro-Auskunftei – Erklärendes Wörterbuch; Paul Schulze Verlag, Leipzig 1922, 2. Auflage

Platinzerstäubung

Ein in > Ionen-Röntgenröhren auftretender Vorgang, bei dem sehr feine Teilchen aus der Platin-Antikathode losgelöst und zerstäubt werden.

Sie werden an der Innenwandung der Röntgenröhre als grauer Metallspiegel sichtbar. Mit der Platinzerstäubung verbunden ist eine Absorption von Gasteilchen, die eine > Selbstevakuierung (Selbsthärtung) der Ionen-Röntgenröhre bewirkt.

Heber, Georg; Elektro-Auskunftei – Erklärendes Wörterbuch; Paul Schulze Verlag, Leipzig 1922, 2. Auflage

Plättchen-Unterbrecher

Modifizierter Simon-Unterbrecher bzw. > Caldwell-Simon-Unterbrecher.

> Unterbrecher

Zacher, F.; Zur Entwicklung der Vorrichtungen zur Unterbrechung elektrischer Ströme; Fortschritte auf dem Gebiete der Röntgenstrahlen, Bd. 29, 1922

Platte

Gleichbedeutend mit > photographische Platte.

Plattenblende

> Pasche-Blende

Plattenkassette

Lichtdichte Kassette als Schutzbehälter für eine > photographische Platte.

Plattenkritik

Analyse der technischen und aufnahmetechnischen Aussagekraft von Röntgenplattenaufnahmen und Röntgenfilmaufnahmen: Befundung der Röntgenaufnahmen.

1.) Dessauer, Friedrich; Wiesner, B.; Kompendium der Röntgenographie; Leipzig 1905, S. 274-287 – 2.) Albers-Schönberg; Die Röntgentechnik; 3. Auflage, Lucas Gräfe & Sillem, Hamburg 1910, S. 322, 547

Plattenschaukasten

Schaukasten zur Röntgenplatten- und Röntgenfilmbetrachtung.

Wohlauer, Franz; Plattenschaukasten zur Demonstration einer größeren Anzahl von Röntgenbildern; Fortschritte auf dem Gebiete der Röntgenstrahlen, Bd. 22, 1914/1915, S. 316

Plattenstudienapparat

Schaukasten zur Röntgenplatten- und Röntgenfilmbetrachtung, das heißt zur Befundung.

Dessauer, F.; B. Wiesner; Kompendium der Röntgenographie; Otto Nemnich Verlag, Leipzig 1905, S. 276

Plattenstudium

Befundung von Röntgenaufnahmen.

Dessauer, F.; B. Wiesner; Kompendium der Röntgenographie; Otto Nemnich Verlag, Leipzig 1905, S. 315

Plattenwechselapparat

> Plattenwechselmaschine

Plattenwechselmaschine

Vorrichtung zum schnellen Wechsel großformatiger > photographischer Platten (meist 24 cm x 30 cm, bis zu 30 cm x 40 cm) bei einer Bildfrequenz von bis zu 8 pro Sekunde, für röntgenologische Bewegungsstudien. Frühes Verfahren der Röntgenkinematographie.

1.) Groedel, Franz M.; Die weitere Ausgestaltung des Röntgenkinematographen und die mit demselben erzielten Resultate; Verhandlungen der Deutschen Röntgengesellschaft, Bd. VII, 1911, S. 59-62 – 2.) Dessauer, Friedrich; Die neuesten Fortschritte in der Röntgenphotographie (Phasenaufnahmen, Bewegungsaufnahmen Kinematographie mit Röntgenstrahlen); Otto Nemnich Verlag, Leipzig 1912, S. 17-20 (mit Abbildungen) – 3.) Schwenter, J.; Leitfaden der Momentaufnahme im Röntgenverfahren; Otto Nemnich Verlag, Leipzig 1913, S. 91-97

Poggendorff-Element

> Galvanisches Element nach Johann Poggendorff. Elektroden und Elektrolyte: amalgamierter Zinkzylinder in verdünnter Schwefelsäure und Kohleprisma in Kaliumbichromatlösung. > Elektromotorische Kraft: 2 Volt bis 2,2 Volt; innerer Widerstand: 3 bis 3,5 Ohm.

Heber, Georg; Elektro-Auskunftei – Erklärendes Wörterbuch; Paul Schulze Verlag, Leipzig 1922, 2. Auflage

Polarisationsstrom

Die in elektrolytischen Stromkreisen auftretende elektromotorische Gegenkraft veranlasst die Entstehung des Polarisationsstromes, der der Richtung des Primärstromes entgegengesetzt ist. Der Entladestrom von > Akkumulatoren ist ein Polarisationsstrom.

1.) Donath, B.; Die Einrichtungen zur Erzeugung der Roentgenstrahlen und ihr Gebrauch; Verlag von Reuther & Reichard, Berlin 1899, S. 25 – 2.) Heber, Georg; Elektro-Auskunftei – Erklärendes Wörterbuch; Paul Schulze Verlag, Leipzig 1922, 2. Auflage

Polfinder

> Polsucher

Polreagenzpapier

Hilfsmittel zur Bestimmung des elektrisch positiven und negativen Poles: poröses Papier wird mit 10 bis 20 %iger Natriumchlorid- oder Natriumsulfatlösung getränkt, getrocknet und mit alkoholischer Phenolphtaleinlösung benetzt. Mit Wasser befeuchtet entsteht bei Berührung mit dem negativen Pol eine Rotfärbung.
> Polsucher

1.) Fricks, J.; Physikalische Technik, 1. Bd., Verlag F. Vieweg, Braunschweig 1904, S. 41 ff – 2.) Ruhmer, Ernst; Konstruktion, Bau und Betrieb von Funkeninduktoren und deren Anwendung mit besonderer Berücksichtigung der Röntgenstrahlen-Technik; Verlag Hachmeister & Thal, Leipzig 1904/Siemens-Med-Archiv Erlangen, Rö-34 – 3.) Guttmann, Walter; Elektrizitätslehre für Mediziner; Verlag von Georg Thieme, Leipzig 1904, S. 73 – 4.) Heber, Georg; Elektro-Auskunftei – Erklärendes Wörterbuch; Paul Schulze Verlag, Leipzig 1922, 2. Auflage

Polsucher

Hilfsmittel zur Bestimmung des positiven und negativen Pols. Prinzipien:
1. chemische Lösung aus Salpeter, Wasser und Glycerin (5/20/50 Gewichtsteile) verfärbt sich am Minuspol rot
2. > Polreagenzpapier
3. > Glimmlichtröhre
4. Polbestimmung bei der > Influenzmaschine: die Spitze einer Kerzenflamme zwischen den Elektroden der > Funkenstrecke zeigt

zum negativen Pol; > Elektrischer Wind

1.) Donath, B.; Die Einrichtungen zur Erzeugung der Röntgenstrahlen und ihr Gebrauch; Verlag von Reuther & Reichard, Berlin 1899, S. 86 – 2.) Fricks, J.; Physikalische Technik, 1. Bd, Verlag F. Vieweg, Braunschweig 1904, S. 41 ff – 3.) Ruhmer, Ernst; Konstruktion, Bau und Betrieb von Funkeninduktoren und deren Anwendung mit besonderer Berücksichtigung der Röntgenstrahlen-Technik; Verlag Hachmeister & Thal, Leipzig 1904/Siemens-Med-Archiv Erlangen, Rö-34 – 4.) Heber, Georg; Elektro-Auskunftei – Erklärendes Wörterbuch; Paul Schulze Verlag, Leipzig 1922, 2. Auflage

Polwender

> Kommutator und > Pachytrop

Polydor-Röntgenapparat

Gleich- und Wechselstrom-Röntgenapparat der Firma > Siemens & Halske (S&H), Berlin, ab 1925, für Diagnostik und Oberflächentherapie.

Siemens-Med-Archiv Erlangen: S&H-Katalog 1925, Prospekt 21

Polygramm

Mehrere auf einen > Röntgenfilm übereinander belichtete Röntgenaufnahmen zur Darstellung von Bewegungsunterschieden bzw. Bewegungsanomalien z. B. des Magens oder des Zwerchfells.
> Polygraphie, > Diplogramm und > Triplogramm.

1.) Albers-Schönberg; Die Röntgentechnik; 4. Auflage, Lucas Gräfe & Sillem, Hamburg 1913, S. 612-613 – 2.) Opitz, Armin; Beiträge von Ärzten zur technischen Entwicklung diagnostischer Röntgenapparaturen vor 1935; Medizinische Dissertation an der Freien Universität Berlin, 1966 – 3.) Gremmel, H.; Darstellung von Bewegungsvorgängen; in: Handbuch der medizinischen Radiologie, Bd. III, Springer-Verlag, 1967, S. 363 ff – 4.) Bienek, Karl H. P.; Medizinische Röntgentechnik in Deutschland; Wissenschaftliche Verlagsgesellschaft mbH Stuttgart, 1994

Polygraphie/polygraphy

Verfahren nach Carl Bachem und Hans Günther, 1910: Durch Übereinanderbelichtung werden verschiedene Bewegungsphasen eines Organs auf einem einzigen > Röntgenfilm dargestellt.
> Polygramm, > Diplogramm und > Triplogramm.

1.) Opitz, Armin; Beiträge von Ärzten zur technischen Entwicklung diagnostischer Röntgenapparaturen vor 1935; Medizinische Dissertation an der Freien Universität Berlin, 1966 – 2.) Gremmel, H.; Darstellung von Bewegungsvorgängen; in: Handbuch der medizinischen Radiologie, Bd. III, Springer-Verlag, 1967, S. 363 ff – 3.) Bienek, Karl H. P.; Medizinische Röntgentechnik in Deutschland; Wissenschaftliche Verlagsgesellschaft mbH Stuttgart, 1994

Polyphanie

Stereoaufnahmetechnik nach Pieter Eijkman mit mehr als zwei Projektionszentren.

1.) Eijkman, P. H.; Neue Anwendungen der Stereoskopie; Fortschritte auf dem Gebiete der Röntgenstrahlen, Bd. 13, 1908/1909, S. 382-391 – 2.) Albers-Schönberg; Die Röntgentechnik; 4. Auflage, Lucas Gräfe & Sillem, Hamburg 1913, S. 660

Polyphos Elektrizitäts-Gesellschaft

Hersteller von Röntgengeräten und > Ionen-Röntgenröhren, gegründet 1903, Sitz der Gesellschaft war München. Technischer Leiter war Josef Rosenthal, Gesellschafter seine Brüder Eugen und Louis Rosenthal.

> Phönix und > Voltohm

1.) Siemens-Med-Archiv Erlangen – 2.) Internet-Suchmaschine Google

Polyphos-Röntgenapparat

Hersteller: Fa. > Voltohm, ab ca. 1904.

Dessauer, F.; B. Wiesner; Kompendium der Röntgenographie; Otto Nemnich Verlag, Leipzig 1905, S. 166-170

Positiv

Das auf der entwickelten photographischen Schicht entstandene Bild, bei dem Licht und Schatten denen des Objektes entsprechen: strahlendurchlässige Objektpartien werden im Bild hell dargestellt, strahlenabsorbierende Objektpartien dunkel.

> Negativ

Dessauer, F.; B. Wiesner; Kompendium der Röntgenographie; Otto Nemnich Verlag, Leipzig 1905, S. 269

positives Kontrastmittel

In Hohlräume des Körpers eingebrachtes Medium, dessen Durchlässigkeit für Röntgenstrahlen geringer ist als das des Körpers und daher im Röntgenbild hell erscheint.

> negatives Kontrastmittel und > Positiv

1.) Feuilleton/Wiener Bericht; Deutsche Medicinische Wochenschrift, 12.03.1896, S. 172 – 2.) Rosenfeld, Georg; Die Diagnostik innerer Krankheiten mittels Röntgenstrahlen; Verlag von J. F. Bergmann, Wiesbaden 1897, S. 43-45 – 3.) Opitz; Drei Aktinogramme von einem Arteriosklerotiker und einem mit grauer Salbe injizierten Präparate; Fortschritte auf dem Gebiete der Röntgenstrahlen, Bd. 1, 1897/1898, S. 70

Positivverfahren

Erstellung eines photographischen Positivbildes: Die (Negativ-) Röntgenaufnahme wird Schicht auf Schicht mit einem lichtempfindlichen Material – meist Vergrößerungspapier – in Kontakt gebracht und dieses durch das > Negativ hindurch belichtet (Kontaktkopie). Die Dichtewerte des Positivbildes entsprechen denen des Objektes.

> Positiv

1.) Albers-Schönberg; Die Röntgentechnik; Lucas Gräfe & Sillem, Hamburg 1903, S. 104 – 2.) Mütze, Karl; Foitzik, Leonhard; Krug, Wolfgang; Schreiber, Günter; ABC der Optik; VEB F. A. Brockhaus Verlag, Leipzig 1961

Pottasche

Kaliumkarbonat K_2CO_3 (Pottasche) wird verwendet zur Herstellung von Glas, Seife, > Ätzkali, Wasserglas und manchen > photographischen Entwicklern. Der Name Pottasche stammt von der früheren Gewinnung von Kaliumkarbonat aus Planzenasche (Holz, Seetang), die mit Wasser ausgewaschen und anschließend in Pötten (Töpfen) eingedampft wurde.

1.) Gillet, J.; Die ambulatorische Röntgentechnik in Krieg und Frieden; Verlag von Ferdinand Enke, Stuttgart 1909, S. 125-126 – 2.) Internet-Enzyklopädie Wikipedia

Potter-Bucky-Blende

> Bucky-Potter-Blende

Präzisionsdurchleuchtungsröhre

> Ionen-Röntgenröhre nach Josef Rosenthal (Fa. > Polyphos Elekrizitäts-Gesellschaft): wassergekühlte Iridium-Antikathode mit besonders kleinem > Brennfleck für Durchleuchtung und Aufnahme.

Albers-Schönberg; Die Röntgentechnik; 5. Auflage, Bd. 1, Lucas Gräfe & Sillem, Hamburg 1919, S. 207-208 (mit Abbildungen)

Präzisionsröhre

> Ionen-Röntgenröhre nach Josef Rosenthal (Fa. > Polyphos Elektrizitäts-Gesellschaft, München): > Trockenröhre mit besonders kleinem > Brennfleck für hohe Belastung. Die > Antikathode besteht aus einem massiven Eisenklotz mit einer dicken Platte aus reinem Iridium.

1.) Anzeige der Fa. Polyphos; Fortschritte auf dem Gebiete der Röntgenstrahlen, Bd. 14, 1909/1910 (mit Abbildung) – 2.) Albers-Schönberg; Die Röntgentechnik; Lucas Gräfe & Sillem, Hamburg 1910, S. 221 – 3.) Schwenter, J.; Leitfaden der Momentaufnahme im Röntgenverfahren; Otto Nemnich Verlag, Leipzig 1913, S. 63 (mit Abbildung) – 4.) Rosenthal, Josef; Röntgentechnik; Sonderabdruck aus dem „Lehrbuch der Röntgenkunde", herausgegeben von H. Rieder und J. Rosenthal, Band II, Verlag von Johann Ambrosius Barth, Leipzig 1918, S. 330-331 (mit Abbildung) – 5.) Albers-Schönberg; Die Röntgentechnik; 5. Auflage, Bd. 1, Lucas Gräfe & Sillem, Hamburg 1919, S. 205

Pressluftröhre

> Ionen-Röntgenröhre der Firmen Reiniger, Gebbert & Schall (> RGS), Erlangen, und > Emil Gundelach, Gehlberg/Thür., für Durchleuchtung und Tiefentherapie. Durch das hohle Antikathodenrohr wird zur Kühlung Luft auf die Antikathodenplatte geblasen.

1.) Alber-Schönberg; Die Röntgentechnik; 4. Auflage, Lucas Gräfe & Sillem, Hamburg 1913, S. 210 – 2.) Göcke, C.; Erfahrungen mit einer neuen Röntgentherapieröhre mit Kompressionsluftkühlung; Fortschritte auf dem Gebiete der Röntgenstrahlen, Bd. 21, 1914, S. 440

Pressspan

Elektrisches Isoliermaterial, hergestellt aus Faserstoffen und Bindemitteln.

Die Durchschlagfestigkeit beträgt etwa bei

0,5 mm Dicke	2,5 kV
1,0 mm Dicke	3,8 kV
2,0 mm Dicke	5,4 kV
4,0 mm Dicke	7,2 kV

Heber, Georg; Elektro-Auskunftei – Erklärendes Wörterbuch; Paul Schulze Verlag, Leipzig 1922, 2. Auflage

Prießnitz-Umschlag

Feuchter, kalter Leibumschlag nach Vinzenz Prießnitz, der sich unter trockener Wollumhüllung erwärmt. Wurde teils auch zur Behandlung der > Röntgendermatitis empfohlen.

1.) Albers-Schönberg; Die Röntgentechnik; 3. Auflage, Lucas Gräfe & Sillem, Hamburg 1910, S. 345 – 2.) Pschyrembel; Klinisches Wörterbuch; 257. Auflage, Walter de Gruyter; Berlin/New York 1994

Primararzt

Chefarzt

1.) Verhandlungen der Deutschen Röntgengesellschaft, Lucas Gräfe & Sillem, Hamburg Bd. I/1905, Bd. III/1907 und Bd. VII/1911 – 2.) Internet-Enzyklopädie Wikipedia

Primärbatterie

Eine aus mehreren > galvanischen Elementen bestehende, nicht wieder aufladbare > Batterie. > Primärelemente und > Sekundärbatterie.

1.) Borden, W. C.; The Use of the Röntgen Ray by the Medical Department of the United States Army in the War with Spain; Government Printing Office, Washington 1900 – 2.) Heber, Georg; Elektro-Auskunftei – Erklärendes Wörterbuch; Paul Schulze Verlag, 2. Auflage, Leipzig 1922 – 3.) Internet-Suchmaschine Google

Primärelemente

Bezeichnung für > galvanische Elemente, die durch eigene chemische Tätigkeit elektrischen Strom hervorbringen, im Gegensatz zu den Sekundärelementen (> Akkumulatoren), die erst durch elektrische Stromzufuhr zur chemischen Tätigkeit angeregt werden und dann durch diese wieder elektrischen Strom liefern.

1.) Gocht, Hermann; Handbuch der Röntgen-Lehre zum Gebrauche für Mediciner; 5. Auflage, Verlag von Ferdinand Enke, Stuttgart 1918, S. 13 – 2.) Heber, Georg; Elektro-Auskunftei – Erklärendes Wörterbuch; Paul Schulze Verlag, 2. Auflage, Leipzig 1922

primärer Öffnungsfunke

Der an der Unterbrechungsstelle (d. h. am > Unterbrecher) des Stromes im Primärkreis der Spannungsversorgung einer > Ionen-Röntgenröhre auftretende Funke.

1.) Albers-Schönberg; Die Röntgentechnik; 4. Auflage, Lucas Gräfe & Sillem, Hamburg 1913, S. 138 – 2.) Heber, Georg; Elektro-Auskunftei – Erklärendes Wörterbuch; Paul Schulze Verlag, Leipzig 1922, 2. Auflage

primäre Röntgenstrahlen

Die von der > Antikathode der > Ionen-Röntgenröhre ausgehenden Röntgenstrahlen.

Albers-Schönberg; Die Röntgentechnik; 3. Auflage, Lucas Gräfe & Sillem, Hamburg 1910, S. 30

Primärerythem

Gleichbedeutend mit > Früherythem.

Albers-Schönberg; Die Röntgentechnik; 4. Auflage, Lucas Gräfe & Sillem, Hamburg 1913, S. 189

Primärrolle

Gleichbedeutend mit > Primärspule (z. B. eines > Induktors).

1.) Büttner, O.; K. Müller; Encyclopädie der Photographie, Heft 28: Technik und Verwerthung der Röntgen'schen Strahlen im Dienste der ärztlichen Praxis und Wissenschaft; Druck und Verlag von Wilhelm Knapp, Halle a. S. 1897, S. 40 – 2) Albers-Schönberg; Die Röntgentechnik; Lucas Gräfe & Sillem, Hamburg 1903, S. 6 ff

Primärspirale

Gleichbedeutend mit > Primärspule (z. B. eines > Induktors).

Büttner, O.; K. Müller; Encyclopädie der Photographie, Heft 28: Technik und Verwerthung der Röntgen'schen Strahlen im Dienste der ärztlichen Praxis und Wissenschaft; Druck und Verlag von Wilhelm Knapp, Halle a. S. 1897, S. 40

Primärspule

Bei > Induktoren und > Transformatoren diejenige Drahtspule, durch die der von der Stromquelle gelieferte > Primärstrom hindurchgeschickt wird, und die in Verbindung mit dem Eisenkern das zur > Induktion erforderliche Magnetfeld hervorbringt.

Heber, Georg; Elektro-Auskunftei – Erklärendes Wörterbuch; Paul Schulze Verlag, 2. Auflage, Leipzig 1922

Primärstrom

Strom im primären Stromkreis (= Stromquelle → > Unterbrecher → > Primärspule des > Induktors) der Spannungsversorgung einer > Ionen-Röntgenröhre.

Albers-Schönberg; Die Röntgentechnik; 4. Auflage, Lucas Gräfe & Sillem, Hamburg 1913, S. 134

primary battery

> Primärbatterie

primitive Dosierungsmethode

> Primitivmethode

Primitivmethode

Nach Robert Kienböck: fraktionierte therapeutische Bestrahlung mit kleinen Dosen bis hin zur Erzeugung der > Normalreaktion.

1.) Dessauer, F.; B. Wiesner; Kompendium der Röntgenographie; Otto Nemnich Verlag, Leipzig 1905 – 2.) Kienböck; Die Technik bei Röntgenverbrennungen und ein Maß für die Stärke des Röntgenlichtes; Verhandlungen der Deutschen Röntgengesellschaft, Bd. III, 1907, S. 96-106 – 3.) Kienböck, Robert; Radiotherapie; Heft 6 der Reihe „Physikalische Therapie in Einzeldarstellungen", herausgegeben von J. Marcuse und A. Strasser; Verlag von Ferdinand Enke, Stuttgart 1907, S. 91-93, 95-97 – 4.) Schmidt, H. E.; Röntgen-Therapie; Verlag von August Hirschwald, Berlin 1909, S. 85

Projektionslaterne

Diaprojektor

Dessauer, F.; B. Wiesner; Kompendium der Röntgenographie; Otto Nemnich Verlag, Leipzig 1905

Protargol

Eine Silber-Eiweiß-Verbindung, Antiseptikum gegen Gonorrhoe, Tripper und zur Wundbehandlung. In der Röntgendiagnostik auch als Kontrastmittel z. B. bei der Darstellung des Nierenbeckens verwendet.

1.) Albers-Schönberg; Die Röntgentechnik; 5. Auflage, Bd. 2, Lucas Gräfe & Sillem, Hamburg 1919, S. 413 – 2.) Merck's Warenlexikon – Klassische Warenkunde von 1920 (Internet)

Protuberanzenschwärzung

(lat. protuberare = hervorschwellen)

Bei Lochkameraaufnahmen des > Brennfleckes

einer > Ionen-Röntgenröhre neben dem tief geschwärzten Zentrum der Brennfleckaufnahme einseitig auftretende geringere Schwärzung.

Gocht, Hermann; Handbuch der Röntgen-Lehre zum Gebrauche für Mediciner; 5. Auflage, Verlag von Ferdinand Enke, Stuttgart 1918, S. 121-122 (mit Abbildungen)

Protze (lat. birotium, birotus = zweirädrig)

Einachsiger Karren, der zum Transport eines Geschützes mit der (meist ebenfalls einachsigen) > Lafette verbunden wird. Auf der Protze konnte ein begrenzter Munitionsvorrat mitgeführt werden, aber auch z. B. eine Feld-Röntgeneinrichtung.

1.) Albers-Schönberg; Die Röntgentechnik; 2. Auflage, Lucas Gräfe & Sillem, Hamburg 1906, S. 122 – 2.) Gillet, J.; Die ambulatorische Röntgentechnik in Krieg und Frieden; Verlag von Ferdinand Enke, Stuttgart 1909, S. 258 (mit Abbildung)

prozentuale Tiefendosis

Verhältnis der Tiefendosis in einer bestimmten Tiefe zur Oberflächendosis (= Kehrwert des > Dosenquotienten).

Th. Christen; Antrag an die Deutsche Röntgengesellschaft betreffend Einführung eines praktischen Maßes für die Durchdringungsfähigkeit von Strahlen hohen Härtegrades; Fortschritte auf dem Gebiete der Röntgenstrahlen, Bd. 26, 1918/1919, S. 38-40

pseudomorphes Bild

Pseudomorph werden solche Raumbilder genannt, welche dem Betrachter die bei der Aufnahme von der Röntgenröhre abgewendete Seite zukehren.

> pseudoskopisches Spiegelbild.

Grashey, Rudolf; Handbuch der ärztlichen Erfahrungen im Weltkriege 1914/1918, Bd. IX: Röntgenologie; Verlag von Johann Ambrosius Barth, Leipzig 1922, S. 54

pseudoskopisches Bild

Ein pseudoskopisches oder pseudostereoskopisches Bild entsteht durch Rechts-Links-Tausch der Stereobilder. Damit einher geht eine Verminderung des räumlichen Eindrucks bis zur Umkehrung der Tiefenstaffelung des Bildes.

1.) Albers-Schönberg; Die Röntgentechnik; 4. Auflage, Lucas Gräfe & Sillem, Hamburg 1913; S. 658-659 – 2.) Albers-Schönberg; Die Röntgentechnik; 5. Auflage, Bd. 2, Lucas Gräfe & Sillem, Hamburg 1919, S. 342

pseudoskopisches Spiegelbild

Ein pseudoskopisches Spiegelbild entsteht, wenn das pseudoskopische Stereogramm als ganzes von rechts nach links umgedreht wird oder aber wenn bei einfacher orthographischer Lage einzelne Platten umgedreht werden. Rechte und linke Bildseite erscheinen dann spiegelbildlich vertauscht.

Albers-Schönberg; Die Röntgentechnik; 5. Auflage, Bd. 2, Lucas Gräfe & Sillem, Hamburg 1919, S. 342

Psychorohr (griech. psychos = Kühle, Kälte)

> Ionen-Röntgenröhre nach Robert Grisson, um 1914, mit zweifacher direkter Luftkühlung:

hohle > Antikathode mit großer Oberfläche zur Wärmeabgabe, speziell so ausgebildet, dass kalte Luft in den Hohlraum der Antikathode tritt und als erwärmte Luft aus der Rohröffnung entweicht.

Publikum

Hier: die Öffentlichkeit, mitunter auch speziell für die Gesamtheit der Patienten verwendeter Begriff.

Schürmayer, B.; Die Röntgenstrahlen in der Therapie; Verlagsbuchhandlung Seitz & Schauer, München 1902, S. 8

pulsierender Gleichstrom

Gleichstrom, dessen Stärke ohne Unterbrechungen gleichmäßig zu- und abnimmt.

> intermittierender Gleichstrom

Heber, Georg; Elektro-Auskunftei – Erklärendes Wörterbuch; Paul Schulze Verlag, Leipzig 1922, 2. Auflage

Pulvolit

Elektrisches Isoliermaterial, hergestellt aus gepulverten Mineralien und Bindemittel unter hohem Druck.

Die Durchschlagfestigkeit beträgt bei

8 mm Dicke	20 kV
12 mm Dicke	35 kV
19 mm Dicke	40 kV

Heber, Georg; Elektro-Auskunftei – Erklärendes Wörterbuch; Paul Schulze Verlag, Leipzig 1922, 2. Auflage

Punktograph

Hilfsmittel nach Josef Rosenthal zur Fremdkörperlokalisation: Auf beiden Seiten des fraglichen Körperteils wird ein Metallring so aufgelegt, dass sich die > Schatten decken und der Fremdkörper innerhalb der Ringbilder erscheint. Die Lage der Metallringe wird auf der Haut markiert, die Röntgenröhre verschoben und die Prozedur wiederholt. Der Fremdkörper liegt im Schnittpunkt der Verbindungslinien der zusammengehörenden Markierungspunkte.

> Dermograph und > Stigmatograph

Donath, B.; Die Einrichtungen zur Erzeugung der Röntgenstrahlen und ihr Gebrauch; Verlag von Reuther & Reichard, Berlin 1899, S. 114-116

Punktwärmehypothese nach Dessauer

Diese Hypothese geht davon aus, dass die bei der Absorption von Wellenstrahlung frei werdende Energie sich an den Absorptionsstellen über Elektronenbewegung in Wärmebewegung umsetzt. Die Energiemengen, die bei jedem Absorptionsereignis frei werden, sind der Wellenlänge der einfallenden Strahlen umgekehrt proportional, der Schwingungszahl direkt proportional. Energetisch betrachtet reicht die Energie der absorbierten Strahlungsquanten im Gebiet der Röntgenstrahlen dazu aus, um in der unmittelbaren Umgebung der Absorptionstellen Temperaturerhöhungen um mehrere hundert Grad herbeizuführen. An den Absorptionsstellen wird durch die Punktwärme die chemische Reaktionsfähigkeit ganz bedeutend erhöht. Man kann daher die Wirkung der Strahlen im Gewebe als Wärmewirkung auffassen.

Holthusen, H.; Über die Dessauersche Punktwärmehypothese; Strahlentherapie, Band XIX, 1925, S. 285-306

purgieren (lat. purgare = reinigen)

Dem > Gasunterbrecher durch Öffnen seines Ausströmungshahnes und seines Einströmungshahnes frisches Gas zuführen.

1.) Reiniger, Gebbert & Schall; Katalog „Apex"-Röntgenapparat; 1913 – 2.) Kienle, Richard von; Fremdwörterlexikon; 1964

Purkinje-Phänomen

Von Jan Purkinje 1825 beschriebenes Erscheinung, dass verschieden gefärbte Flächen, die im Tagessehen („Zäpfchensehen") gleich hell erscheinen, dies in der Dämmerung („Stäbchensehen") nicht mehr tun. Dieser Effekt kann bei der visuellen Bestimmung der > Strahlenhärte und der Strahlenintensität durch Helligkeitsvergleich zweier fluoreszierender Flächen zu Fehlern führen.

1.) Wertheim-Salomonson; Kommission zur Festsetzung fester Normen für die Messung der Intensität der Röntgenstrahlen; Verhandlungen der Deutschen Röntgengesellschaft, Lucas Gräfe & Sillem, Hamburg 1907, S. 15-26 – 2.) Mütze, Karl; Foitzik, Leonhard; Krug, Wolfgang; Schreiber, Günter; ABC der Optik; VEB F. A. Brockhaus, Leipzig 1961

Pyknogramm (griech. pykno = Dichte)

Röntgenaufnahme

1.) Büttner, O.; K. Müller; Encyclopädie der Photographie, Heft 28: Technik und Verwerthung der Röntgen'schen Strahlen im Dienste der ärztlichen Praxis und Wissenschaft; Druck und Verlag von Wilhelm Knapp, Halle a. S. 1897, S. 5, 79 – 2.) Gocht, Hermann; Röntgographie oder Diagraphie?!; Fortschritte auf dem Gebiete der Röntgenstrahlen, Bd. 2, 1898/1899, S. 138-139

Pyknographie/pyknography

(griech. pykno = Dichte)

Röntgenaufnahme, Röntgenaufnahmetechnik

1.) Büttner, O.; K. Müller; Encyclopädie der Photographie, Heft 28: Technik und Verwerthung der Röntgen'schen Strahlen im Dienste der ärztlichen Praxis und Wissenschaft; Druck und Verlag von Wilhelm Knapp, Halle a. S. 1897, S. 5, 80-85 – 2.) Volkmer, O.; Die Röntgenstrahlen in Verwendung bei der Arbeiter-Unfall-Versicherung; Jahrbuch der Photographie, 12, 1898, Seite 172-179 – 3.) Gocht, Hermann; Röntgographie oder Diagraphie?!; Fortschritte auf dem Gebiete der Röntgenstrahlen, Bd. 2, 1898/1899, S. 138-139

Pyknometer (griech. pykno = Dichte)

Prüfgerät für die > Durchdringungsfähigkeit der Röntgenstrahlen, ähnlich dem > Skiameter.

Dessauer, F.; B. Wiesner; Kompendium der Röntgenographie; Otto Nemnich Verlag, Leipzig 1905, S. 205

Pyknoskopie/pyknoscopy

(griechisch pykno = Dichte)

Röntgendurchleuchtung

1.) Büttner, O.; K. Müller; Encyclopädie der Photographie, Heft 28: Technik und Verwerthung der Röntgen'schen Strahlen im Dienste der ärztlichen Praxis und Wissenschaft; Druck und Verlag von Wilhelm Knapp, Halle a. S. 1897, S. III-IV, 62, 114-129 – 2.) Volkmer, O.; Die Röntgenstrahlen in Verwendung bei der Arbeiter-Unfall-Versicherung; Jahrbuch der Photographie, 12, 1898, Seite 172-179 – 3.) Isenthal, A. W.; Snowden Ward, H.; Practical Radiography; Third Edition, Dawborn and Ward Ltd., 1901, S. 13

pyknoskopieren (griechisch pykno = Dichte)

Durchleuchten mit Röntgenstrahlen.

Büttner, O.; K. Müller; Encyclopädie der Photographie, Heft 28: Technik und Verwerthung der Röntgen'schen Strahlen im Dienste der ärztlichen Praxis und Wissenschaft; Druck und Verlag von Wilhelm Knapp, Halle a. S. 1897, S. III

Pyoktanien

> Pyoktanin

Pyoktanin

Ein Triphenylmethan-Farbstoff (Methylviolett), entzündungs- und juckreizhemmend, bakterien- und pilztötend, färbt die Haut blau.

1.) Albers-Schönberg; Die Röntgentechnik; 5. Auflage, Bd. 2, Lucas Gräfe & Sillem, Hamburg 1919, S. 414 – 2.) Internet (www.derma.de) – 3.) Internet-Suchmaschine Google

Pyramidenblende

Konischer (pyramidenförmiger) Schacht aus Eisenblech zwischen Röntgenröhre (> Bleikistenblende) und dem Patienten-Untersuchungsstuhl eines > Teleröntgenographen.

1.) Fürstenau, Robert; Die Technik der Röntgenapparate; Dr. Max Jänicke Verlagsbuchhandlung, Hannover, etwa 1908, S. 118 – 2.) Albers-Schönberg; Die Röntgentechnik; Lucas Gräfe & Sillem, Hamburg 1910, S. 612-615 (mit Abbildung)

Pyrex

Hitzebeständiges Glas der Fa. Corning Glass Works, Corning/New York, das auch bei der Herstellung von Röntgenröhren Verwendung fand. Im Patent werden 6 verschiedene Schmelzen angegeben (A, B_1, B_2, C, D, E), die sich zum Beispiel wie folgt zusammensetzen:

Schmelze A: 70 % SiO_2, 20 % B_2O_3, 4 % Na_2O, 6 % Al_2O_3 bis hin zu Schmelze E: 90 % SiO_2, 5 % B_2O_3, 2 % Al_2O_3, 3 % Li_2O.

1.) United States Patent 1,304,623, patented May 27, 1919 – 2.) Taylor, Lauriston S.; Stoneburner, C. F.; Operation of thick-walled X-ray tubes on rectified potentials; United States Department of Commerce, Bureau of Standards, Research Paper RP 527,1932, S. 233-247

Pyrogallol

Chemisch $C_6H_3(OH)_3$ 1,2,3-Trihydrobenzol, durch Erhitzen aus der > Gallussäure hergestellt; u. a. Bestandteil von Salben (> Pyrogallussalbe), früher auch Bestandteil von Entwicklern (> Pyrogallussäure-Entwickler). In Form alkoholischer Pyrogallollösung auch als Grundierung für Hautmarkierungen mittels 20%iger Höllensteinlösung geeignet.

> Höllenstein

1.) Fürstenau, Immelmann, Schütze; Leitfaden des Röntgenverfahrens für das röntgenologische Hilfspersonal; Verlag von Ferdinand Enke, Stuttgart 1919, S. 427 – 2.) Internet-Suchmaschine Google – 3.) Internet-Enzyklopädie Wikipedia (www.wikipedia.de)

Pyrogallussalbe

Pyrogallolhaltige Salbe, die mitunter zur – eher zusätzlich schädigenden – Behandlung von röntgenstrahlengeschädigten Hautstellen verwendet wurde.

Freund, Leopold; Grundriss der gesammten Radiotherapie; Urban & Schwarzenberg, Berlin/Wien 1903, S. 276

Pyrogallussäure-Entwickler

Typ eines photographischen Entwicklers, ab 1850. Vorteile: rasche Entwicklung, hohe Dichte, brillante Bilder; Nachteile: giftig, neigt zu > Gelbschleier, geringe Haltbarkeit.

> Gallussäure und > Pyrogallol

1.) Eder, J. M.; Ausführliches Handbuch der Photographie; Verlag von Wilhelm Knapp, Halle a. S. 1902, S. 324-325 – 2.) Stechow; Das Röntgen-Verfahren mit besonderer Berücksichtigung der militärischen Verhältnisse; Verlag von August Hirschwald, Berlin 1903, S. 109 – 3.) Dessauer, F.; B. Wiesner; Kompendium der Röntgenographie; Otto Nemnich Verlag, Leipzig 1905, S. 266

Pyroröhre

> Ionen-Röntgenröhre nach Gottwald Schwarz mit besonders großem Wassergefäß für Langzeitbetrieb und Betrieb als > Siederöhre.

1.) Rosenthal, Josef; Röntgentechnik; Sonderabdruck aus dem „Lehrbuch der Röntgenkunde", herausgegeben von H. Rieder und J. Rosenthal, Band II, Verlag von Johann Ambrosius Barth, Leipzig 1918, S. 325 (mit Abbildung) – 2.) Albers-Schönberg; Die Röntgentechnik; 5. Auflage, Bd. 1, Lucas Gräfe & Sillem, Hamburg 1919, S. 209-210 (mit Abbildung)

Pyrostat

Elektrisches Isoliermaterial, hergestellt aus Kautschuk und Asbestfasern durch einen Vulkanisierprozess.

Die Durchschlagfestigkeit beträgt bei

12,5 mm Dicke   etwa 3 kV.

Heber, Georg; Elektro-Auskunftei – Erklärendes Wörterbuch; Paul Schulze Verlag, Leipzig 1922, 2. Auflage

quälen

Im Photographenjargon Bezeichnung für ein überlanges Verbleiben einer unterbelichteten photographischen Schicht im Entwickler zur bestmöglichen Empfindlichkeitsausnutzung.

Rosenfeld, Georg; Die Diagnostik innerer Krankheiten mittels Röntgenstrahlen; Verlag von J. F. Bergmann, Wiesbaden 1897, S. 92

Qualimeter

Instrument nach Heinz Bauer um 1911 zur Kontrolle des Härtegrades von > Ionen-Röntgenröhren. Es besteht aus einem Luftkondensator und nach Art der > Elektrometer aus einem feststehenden und einem beweglichen Metallflügel. Das Instrument wird mit der Kathodenleitung der Röntgenröhre verbunden und zeigt bei konstantem Ausschlag die Konstanz der Röntgenröhrenhärte an.

1.) Walter, B.; Über das Bauersche Qualimeter"; Fortschritte auf dem Gebiete der Röntgenstrahlen, Bd. 17, 1911, S. 212-225 (mit Abbildungen) – 2.) Reiniger, Gebbert & Schall; Katalog „Die Röntgenapparate nebst deren Zubehör"; Berlin/ Erlangen 1912, S. 96 (mit Abbildung) – 3.) Großmann, Gustav; Einführung in die Röntgentechnik – Verfaßt für die Teilnehmer der Röntgenkurse der Siemens & Halske A.-G.; 1912 – 4.) Christen, Th.; Messung und Dosierung der Röntgenstrahlen; Lucas Gräfe & Sillem, Hamburg 1913, S. 22-23 – 5.) Heber, Georg; Elektro-Auskunftei – Erklärendes Wörterbuch; Paul Schulze Verlag, Leipzig 1922, 2. Auflage – 6.) Gleßmer-Junike, Simone; X-Strahlen, Radiometer und Hauteinheitsdosis; Dissertation Hamburg 2015, S. 57-60 (mit Abbildung)

Quantimeter

Dosimeter nach Robert Kienböck 1907. Prinzip: radiochemische Wirkung der Röntgenstrahlen auf eine photographische Chlorbromsilber-Schicht, deren Dichte mit der Dichte eines zehn- oder zwanzigstufigen Vergleichskeiles – je nach Ausführungsform des Gerätes – verglichen wird. Einheit: X, auf einer Skala von 1 X bis 10 X. 2 X entsprechen 1 H der > Holzknecht-Skala.

Das Quantimeter konnte auch als > Härtemesser verwendet werden. Prinzip: Die erwähnte photographische Schicht wurde halbseitig mit einem 1 mm dicken Aluminiumplättchen abgedeckt. Die Härte der Strahlung ergab sich aus dem Verhältnis der Schwärzungen ohne und mit Aluminiumplättchen, das heißt aus dem Verhältnis der beiden gewonnenen X-Werte.

> Dosiseinheiten alt, > Dosiseinheit Holzknecht (H), > Dosiseinheit Kienböck (X), > photographische Emulsion und > Quantimeterstreifen

1.) Kienböck, Robert; Radiotherapie; Verlag von Ferdinand Enke, Stuttgart 1907, S. 70-75 – 2.) Albers-Schönberg; Die Röntgentechnik; Lucas Gräfe & Sillem, Hamburg 1910, S. 108 ff – 3.) Reiniger, Gebbert & Schall; Katalog „Die Röntgenapparate nebst deren Zubehör"; Berlin/Erlangen 1912, S. 99 (mit Abbildung) – 4.) Christen, Th.; Messung und Dosierung der Röntgenstrahlen; Lucas Gräfe & Sillem, Hamburg 1913, S. 63, 82 – 5.) Gleßmer-Junike, Simone; X-Strahlen, Radiometer und Hauteinheitsdosis; Dissertation Hamburg 2015, S. 92-99

Quantimeterpapier

Gleichbedeutend mit > Quantimeterstreifen.

Quantimeterstreifen

Photographischer Filmstreifen mit einer Chlorbromsilber-Schicht für das von Kienböck entwickelte Dosimeter mit der Bezeichnung > „Quantimeter". Nach genau definierter Verarbeitung mit dem > Normalentwickler wird anhand einer Vergleichsskala der Dichtewert festgestellt, der ein Maß für die applizierte Röntgendosis ist.

> photographische Emulsion

1.) Kienböck, Robert; Radiotherapie; Verlag von Ferdinand Enke, Stuttgart 1907, S. 70-75 (mit Abbildungen) – 2.) Krönig, Bernhard; Friedrich, Walter; Physikalische und biologische Grundlagen der Strahlentherapie; Urban & Schwarzenberg, Berlin/Wien 1918, S.95-97

quantimetrisches Verfahren

> Quantimeter und > Quantimeterstreifen

Quantitätsschaltung

Gleichbedeutend mit Parallelschaltung > galvanischer Elemente. Die > Batterie liefert bei dieser Schaltung bei geringer Spannung größere Ströme.

1.) Freund, Leopold; Grundriss der gesammten Radiotherapie; Urban & Schwarzenberg, Berlin/Wien 1903, S. 32 – 2.) Heber, Georg; Elektro-Auskunftei – Erklärendes Wörterbuch; Paul Schulze Verlag, Leipzig 1922, 2. Auflage

Quantitometer

1. Gleichbedeutend mit > Quantimeter,
2. Dosismessgerät nach Paul Villard auf der Basis einer Ionisationsmessung, um 1908, mit der Einheit > e,
3. > Dosiseinheit Krönig/Friedrich (e).

Quarantänezeit

Während des Herstellungsprozesses einer > Ionen-Röntgenröhre die Zeit zwischen Fertigung und Auslieferung, in der die Röhre wiederholt auf gleich bleibende Qualität hin kontrolliert wird.

Fürstenau, Robert; Die Technik der Röntgenapparate; Dr. Max Jänicke Verlagsbuchhandlung, Hannover, etwa 1908, S. 86

Quecksilberdampf-Gleichrichter

> Umformer, der ein- oder dreiphasigen Wechselstrom in pulsierenden Gleichstrom umwandelt. Hauptbestandteile: ein stark luftentleertes Glasgefäß mit Ansätzen zur Aufnahme der Elektroden. Die bei der Gleichrichtung als > Anoden wirkenden Elektroden bestehen aus Graphit oder Eisen, die > Kathode wird durch Quecksilber gebildet. Wirkungsweise: Während des Betriebes kann die erhitzte Kathode genügend viele Ionen aussenden, während die Ano-

den gekühlt bleiben und nicht als Kathoden wirken können. Durch den Ionisierungsvorgang an der Kathode wirkt der Gleichrichter wie ein Ventil, welches nur Stromimpulse von den gekühlten Elektroden zur erhitzten Quecksilberkathode gelangen lässt. Quecksilberdampf-Gleichrichter wurden hauptsächlich zur Ladung von Akkumulatoren verwendet.

1.) Gocht, Hermann; Handbuch der Röntgen-Lehre zum Gebrauche für Mediciner; 5. Auflage, Verlag von Ferdinand Enke, Stuttgart 1918, S. 27, 37-38 – 2.) Heber, Georg; Elektro-Auskunftei – Erklärendes Wörterbuch; Paul Schulze Verlag, Leipzig 1922, 2. Auflage

Quecksilberdoppelwippe

Spezielle konstruktive Ausführung des > Quecksilber-Unterbrechers, bei der zum Zweck der Erhöhung der Unterbrechungszahl über einen zweiarmigen Hebelarm Kontaktstifte wechselweise in ein mit Quecksilber gefülltes Gefäß eintauchen.

> Unterbrecher

Donath, B.; Die Einrichtungen zur Erzeugung der Roentgenstrahlen und ihr Gebrauch; Verlag von Reuther & Reichard, Berlin 1899, S. 46-48 (mit Abbildungen)

Quecksilbergleitkontakt-Unterbrecher

Modifikation des > Quecksilberstrahl-Unterbrechers: Statt des Quecksilberstrahls schleift eine mit einer dünnen Quecksilberschicht überzogene Metallfläche an einer federnd anliegenden Metallfläche vorbei. Konstruktion: Firma > Hirschmann, Berlin.

Dessauer, F.; B. Wiesner; Kompendium der Röntgenographie; Otto Nemnich Verlag, Leipzig 1905, S. 81 (mit Abbildung)

Quecksilberluftpumpe

Eine auf dem Barometer nach Evangelista Torricelli basierende Luftpumpe, mit der Vakua erzeugt werden können, die für > Ionen-Röntgenröhren ausreichend sind. Es gibt unzählige Varianten dieser Pumpen, die bekanntesten sind die nach Geißler-Toepler, nach Sprengel und nach Raps.

1.) Meinel, Christoph; Rühmkorff, Röntgen, Regensburg – Historische Instrumente zur Gasentladung; Regensburg 1997 – 2.) Internet-Suchmaschine Google

Quecksilbersonde

Ein in den Magen eingeführter, mit Quecksilber gefüllter Schlauch, der sich der Magenwand anschmiegt und mit dem somit die Magenkonturen im Röntgenbild sichtbar gemacht werden können. Auf die gleiche Weise kann auch der Verlauf der Speiseröhre röntgenologisch dargestellt werden

> Magenschlauch

1.) Rieder, H.; Die Untersuchung der Brustorgane mit Röntgenstrahlen in verschiedenen Durchleuchtungsrichtungen; Fortschritte auf dem Gebiete der Röntgenstrahlen; Band 6, 1902/1903, S. 115-125 und Tafel XIII-XIV (mit Abbildungen) – 2.) Brauner, L.; Röntgenologische Diagnostik der Magenerkrankungen an einigen Fällen erläutert; Verhandlungen der Deutschen Röntgengesellschaft, Lucas Gräfe & Sillem, Hamburg 1905, S. 66-68

Quecksilberstift-Unterbrecher

> Quecksilber-Unterbrecher

Quecksilberstrahl-Unterbrecher

Mittels einer Turbine wird Quecksilber zu einem feinen Strahl geformt und bei der Rotation auf feststehende Kontaktsegmente geschleudert (Hans Boas, 1898). Dadurch wird eine regelmäßige, intermittierende Stromunterbrechung bewirkt. Bis zu 1500 Unterbrechungen pro Sekunde sind möglich.

> Unterbrecher und > Quecksilber-Unterbrecher

1.) Stechow; Das Röntgen-Verfahren mit besonderer Berücksichtigung der militärischen Verhältnisse; Verlag von August Hirschwald, Berlin 1903, S. 55-62 – 2.) Dessauer, F.; B. Wiesner; Kompendium der Röntgenographie; Otto Nemnich Verlag, Leipzig 1905, S. 5 – 3.) Fürstenau, Robert; Die Technik der Röntgenapparate; Dr. Max Jänicke Verlagsbuchhandlung, Hannover, etwa 1908 – 4.) Zacher, F.; Zur Entwicklung der Vorrichtungen zur Unterbrechung elektrischer Ströme; Fortschritte auf dem Gebiete der Röntgenstrahlen, Bd. 29, 1922, S. 411-441

Quecksilbersublimat

> Sublimat

Quecksilbersublimat-Verstärker

> photographischer Verstärker, > Sublimat und > verstärken

Quecksilbertauch-Unterbrecher

> Quecksilber-Unterbrecher

Quecksilberturbinen-Unterbrecher

> Quecksilberstrahl-Unterbrecher

Quecksilber-Unterbrecher

Kontaktherstellung bzw. Kontaktunterbrechung, indem ein Kupferstift elektromagnetisch oder elektromotorisch abwechselnd in Quecksilber eintaucht bzw. herausgezogen wird. Bis ca. 700 Unterbrechungen pro Minute möglich.

> Unterbrecher, > Quecksilberstrahl-Unterbrecher und > Selbst-Unterbrecher

1.) Fürstenau, Robert; Die Technik der Röntgenapparate; Dr. Max Jänicke Verlagsbuchhandlung, Hannover, etwa 1908 – 2.) Heber, Georg; Elektro-Auskunftei – Erklärendes Wörterbuch; Paul Schulze Verlag, Leipzig 1922, 2. Auflage – 3.) Zacher, F.; Zur Entwicklung der Vorrichtungen zur Unterbrechung elektrischer Ströme; Fortschritte auf dem Gebiete der Röntgenstrahlen, Bd. 29, 1922, S. 411-441

Quecksilber-Verstärker

Röntgenaufnahmen mussten vielfach noch verstärkt werden, um Bilder ausreichender Dichte mit genügendem Kontrast zu erhalten.
Rezeptbeispiel für einen Quecksilberverstärker: 200 g destilliertes Wasser, 4 g Quecksilberchlorid. Nach vollendeter Verstärkung ist die Platte mit einem grauen > Schleier bedeckt. Sie kommt nun in ein weiteres Bad, bestehend aus 200 g Wasser und 20 g Ammoniak, bis die Kontraste sichtbar werden. Anschließend Spülung.

> photographischer Verstärker und > verstärken

1.) Donath, B.; Die Einrichtungen zur Erzeugung der Roentgenstrahlen und ihr Gebrauch; Verlag von Reuther & Reichard, Berlin 1899, S. 146-147 – 2.) Albers-Schönberg; Die Röntgentechnik; 2. Auflage, Lucas Gräfe & Sillem, Hamburg 1906, S. 142, 149

Quecksilberwippe

> Quecksilberdoppelwippe

Queensche Röhren

> Ionen-Röntgenröhren der Fa. Queen & Co., Philadelphia, mit > Ätzkali-Regulierung des Gasgehaltes. Die Erwärmung des mit der Röntgenröhre verbundenen Ätzkali-Röhrchens wird automatisch in einer eigens um dieses Röhrchen herum gebauten Kathodenstrahlröhre erzeugt.

1.) Albers-Schönberg; Die Röntgentechnik; 3. Auflage, Lucas Gräfe & Sillem, Hamburg 1913, S. 71 – 2.) Grigg, Emanuel Radu Newman; The Trail of the Invisible Light – From X-Strahlen to Radio(bio)logy; Charles C. Thomas Publisher, Springfield/Illinois, USA; 1965, S. 53-55 (mit Abbildungen) – 3.) RadioGraphics, Monograph Issue: The technical history of radiology; Volume 9, Number 6, November 1989, S. 1116 (mit Abbildung)

quick photographic plate

Umgangssprachliches Englisch für eine hochempfindliche > photographische Platte bzw. für eine hochempfindliche Emulsion.

> slow photographic plate

Morton, William J.; Edwin W. Hammer; The X Ray or Photography of the Invisible and its Value in Surgery; American Technical Book Co., New York 1896. S. 77

R, r

Dosiseinheit Röntgen (R ist die ursprüngliche deutsche Einheit Röntgen, r die aus R entstandene internationale Einheit Röntgen).

> Dosiseinheit Röntgen (R, r)

Rachen-Kehlkopf-Röhre

> Ionen-Röntgenröhre nach Mader zur Einführung in Körperhöhlen, insbesondere zur Bestrahlung von Rachen- und Kehlkopfkarzinomen.

Anzeige der Fa. Polyphos; Fortschritte auf dem Gebiete der Röntgenstrahlen, Bd. 14, 1909/1910 (Abbildung)

radiäre Mehrfachbestrahlung

Therapeutische Röntgenbestrahlung mit dem > Bestrahlungskonzentrator.

Werner, R.; Ein Bestrahlungskonzentrator für Röntgentherapie; Verhandlungen der Deutschen Röntgengesellschaft, Lucas Gräfe & Sillem, Hamburg, Bd. III/1907, S. 114-118

Radiations hyperdiabatiques

(griech. für stark durchdringende Strahlen)

Vorschlag von Francois Pierre le Roux um 1896 als Bezeichnung für > X-Strahlen.

Grigg, Emanuel Radu Newman; The Trail of the Invisible Light – From X-Strahlen to Radio(bio)logy; Charles C. Thomas Publisher, Springfield/Illinois, USA; 1965, S. 170

radioaktive Zahnpasta

> Doramad und > Radiogen-Zahnpasta

Radiochromometer

(lat. radius = Strahl, griech. chroma = Farbe)

Strahlungshärte-Messer nach Louis Benoist 1902. Mit diesem konnten 12 Härtegrade der Strahlung differenziert werden, von weich über mittelweich bis hart. Prinzip: Vergleich der Strahlenabsorption von Aluminiumblechen mit der eines Silberbleches.

> Benoist-Skala und > Härtemesser

1.) Walter; Über die Messung der Intensität der Röntgenstrahlen; Verhandlungen der Deutschen Röntgengesellschaft 1905, S. 126 – 2.) Christen, Th.; Messung und Dosierung der Röntgenstrahlen; Lucas Gräfe & Sillem, Hamburg 1913 – 3.) Frobenius, Wolfgang; Röntgenstrahlen statt Skalpell – Die Frauenklinik Erlangen und die Geschichte der gynäkologischen Radiologie 1914-1945; Erlanger Forschungen, Reihe B, Naturwissenschaften und Medizin, Band 26, Erlangen 2003, Seite 50-51

Radiochromoskop

(lat. radius = Strahl, griech. chroma =Farbe)

Ablesevorrichtung nach Thomas Nogier zur Bestimmung der Helligkeitsunterschiede der durch Röntgenstrahlen verfärbten Reagenskörper aus Bariumplatincyanür.

Heber, Georg; Elektro-Auskunftei – Erklärendes Wörterbuch; Paul Schulze Verlag, Leipzig 1922, 2. Auflage

Radiodermatitis (lat. radius = Strahl)

> Röntgendermatitis

Radiodontia

(lat. radius = Strahl, griech. dónti = Zahn)

Von Howard Raper 1915 geprägter Begriff für zahnärztliches röntgen bzw. für eine zahn-

ärztliche Röntgenabteilung.

Grigg, Emanuel Radu Newman; The Trail of the Invisible Light – From X-Strahlen to Radio(bio)logy; Charles C. Thomas Publisher, Springfield/Illinois, USA; 1965, S. 87, 375-376

Radiogen-Zahnpasta

Radiumhaltige Zahnpasta der Firma Allgemeine Radiogen-A.G., Berlin, um 1920, zur Prävention gegen Zahnstein. In den USA ab 1938 verboten.

> Doramad

1.) Grigg, Emanuel Radu Newman; The Trail of the Invisible Light – From X-Strahlen to Radio(bio)logy; Charles C. Thomas Publisher, Springfield/Illinois, USA; 1965, S. 225 – 2.) Biddle, Wayne; A Field Guide to the Invisible; Henry Holt and Company, New York 1998, S. 133

Radiogramm (lat. radius = Strahl)

Röntgenaufnahme

Holzknecht, G.; Die forensische Beurteilung der sogenannten Röntgenverbrennungen; Fortschritte auf dem Gebiete der Röntgenstrahlen, Bd. 6, 1902/1903, S. 145-152

Radiogramm-Gummistempel

(lat. radius = Strahl)

Stempel mit der graphischen Darstellung verschiedener Körperbereiche (Kopf, Wirbelsäule, ..., Sprunggelenk, Fuß) nach Paul Krause zum Abdruck in der Krankenakte und zur Markierung des Röntgenbefundes.

1.) Reiniger, Gebbert & Schall; Katalog „Die Röntgenapparate nebst deren Zubehör"; Berlin/Erlangen 1912, S. 109 (mit Abbildungen) – 2.) Grigg, Emanuel Radu Newman; The Trail of the Invisible Light – From X-Strahlen to Radio(bio)logy; Charles C. Thomas Publisher, Springfield/Illinois, USA; 1965, S. 269

Radiogramm-Schema (lat. radius = Strahl)

Vordrucke mit der graphischen Darstellung verschiedener Körperbereiche (Kopf, Wirbelsäule, Thorax, ..., Unterschenkel, Sprunggelenk, Fuß) nach Robert Kienböck zur Einzeichnung des Röntgenbefundes, „besonders wertvoll zum Einkleben in Gutachten".

> Gummistempel

Reiniger, Gebbert & Schall; Katalog „Die Röntgenapparate nebst deren Zubehör"; Berlin/Erlangen, 1907, S.67 und 1912, S. 108 (mit Abbildung)

Radiograph/radiograph (lat. radius = Strahl)

1. Röntgenologe bzw. röntgenologisch Tätiger,
2. (engl.) Röntgenaufnahme.

1.) Schürmayer, B.; Die Röntgenstrahlen in der Therapie; Verlagsbuchhandlung Seitz & Schauer, München 1902, S. 52 – 2.) Grigg, Emanuel Radu Newman; The Trail of the Invisible Light – From X-Strahlen to Radio(bio)logy; Charles C. Thomas Publisher, Springfield/Illinois, USA; 1965, S. 267, 788 – 3.) Burrows, E. H.; Pioneers and early Years – A History of British Radiology; Colophon Limited, St. Anna 1986, S. 92

radiographer (lat. radius = Strahl)

Röntgenologe (England)

1.) Isenthal, A. W.; Snowden Ward, H.; Practical Radiography; Third Edition, Dawborn and Ward Ltd., 1901, Introduction, S. 109 – 2.) Grigg, Emanuel Radu Newman; The Trail of the Invisible Light – From X-Strahlen to

Radio(bio)logy; Charles C. Thomas Publisher, Springfield/ Illinois, USA; 1965, S. 621

Radiographie/radiography
(lat. radius = Strahl)

Röntgenaufnahme, Röntgenaufnahmetechnik

1.) Morton, William J.; Edwin W. Hammer; The X Ray or Photography of the Invisible and its Value in Surgery; American Technical Book Co., New York 1896, S. 164 – 2.) Gocht, Hermann; Röntgographie oder Diagraphie?!; Fortschritte auf dem Gebiete der Röntgenstrahlen, Bd. 2, 1898/1899, S. 138-139 – 3.) Donath, B.; Die Einrichtungen zur Erzeugung der Roentgenstrahlen und ihr Gebrauch; Verlag von Reuther & Reichard, Berlin 1899, S. 105, 117

Radiologie (Hersteller-Firma)

Hersteller von Röntgenröhren und Röntgenzubehör, gegründet um 1911 in Berlin, ab 1920 "Fa. Radiologie – Fürstenau, Eppens & Co", ab 1925 "Radiologie AG" mit Robert Fürstenau als Vorstand.

1.) Grigg, Emanuel Radu Newman; The Trail of the Invisible Light – From X-Strahlen to Radio(bio)logy; Charles C. Thomas Publisher, Springfield/Illinois, USA; 1965 – 2.) Puppe, Dietlof; Zur Geschichte der medizinischen Strahlenphysik in Deutschland bis zur Mitte des 20. Jahrhunderts; Dissertation an der medizinischen Fakultät Charité – Universitätsmedizin Berlin, 2010

Radiologie-Blitzröhre

> Ionen-Röntgenröhre der Firma > Radiologie, Berlin, > Trockenröhre für > Einzelschlagaufnahmen.

Schwenter, J.; Leitfaden der Momentaufnahme im Röntgenverfahren:; Otto Nemnich Verlag, Leipzig 1913, S. 62-63 (mit Abbildung)

Radiologie-Folie

Verstärkungsfolie (> Verstärkungsschirm) nach Eppens, hergestellt von der Fa. > Radiologie, Berlin, um 1912: hohe Empfindlichkeit, geringe Körnigkeit, unempfindlich gegen mechanische Beanspruchung.

Schwenter, J.; Leitfaden der Momentaufnahme im Röntgenverfahren:; Otto Nemnich Verlag, Leipzig 1913, S. 41

Radiologie-II-Röhre

> Ionen-Röntgenröhre der Firma Röntgenröhrenfabrik > Radiologie, Berlin, > Trockenröhre.

Schwenter, J.; Leitfaden der Momentaufnahme im Röntgenverfahren:; Otto Nemnich Verlag, Leipzig 1913, S. 62-63 (mit Abbildung)

Radiologie-Röhren

> Ionen-Röntgenröhren der Fa. Röntgenröhrenfabrik > Radiologie, Berlin.

1.) Fürstenau, Robert; Über eine neue Röntgenröhre; Fortschritte auf dem Gebiete der Röntgenstrahlen, Bd. 15, 1910, S. 218-221 – 2.) Albers-Schönberg; Die Röntgentechnik; 4. Auflage, Lucas Gräfe & Sillem, Hamburg 1913, S. 228-229

Radiometer (lat. radius = Strahl)

1. Bezeichnung für Dosimeter, z. B. für therapeutische Zwecke (> Chromoradiometer),
2. Bezeichnung für Geräte zur Bestimmung der Durchdringungsfähigkeit der Röntgenstrahlen (> Kryptoradiometer)

3. Bezeichnung für ein Vakuumgefäß, welches eine Achse mit 4 Flügeln aus > Glimmer enthält, deren eine Seite mit Aluminium, die andere mit Ruß beschichtet ist. Lichtstrahlen und elektrische Entladungen versetzen die Flügel in Rotation (deshalb auch als > „Lichtmühle" bezeichnet).

1.) Morwitz, Joachim; Die Photographie mit Röntgen'schen Strahlen – Mit Anleitung zum Experimentieren auch für Laien; A. Dressel's Verlag, Berlin 1896, S. 15 – 2.) Reiniger, Gebbert & Schall; Katalog „Die Röntgenapparate nebst deren Zubehör"; Berlin/Erlangen 1912, S. 98 (mit Abbildung) – 3.) Kienböck, Robert; Über die Nomenklatur in der radiotherapeutischen Technik; Fortschritte auf dem Gebiete der Röntgenstrahlen, Bd. 19, 1912/1913, S. 294 ff – 4.) Christen, Th.; Messung und Dosierung der Röntgenstrahlen; Lucas Gräfe & Sillem, Hamburg 1913 – 5.) Heber, Georg; Elektro-Auskunftei – Erklärendes Wörterbuch; Paul Schulze Verlag, Leipzig 1922, 2. Auflage – 6.) Meinel, Christoph; Rühmkorff, Röntgen, Regensburg – Historische Instrumente zur Gasentladung; Regensburg 1997, S. 50-51

Radiosensibilität (lat. radius = Strahl)

Empfindlichkeit gegen Röntgenstrahlen.

> Desensibilisierung für Röntgenstrahlen und > Sensibilisierung für Röntgenstrahlen

1.) Holzknecht, G.; Bemerkungen zu dem Artikel „Zur Frage der Homogenbestrahlung", zugleich ein Beitrag zur Homogenbestrahlung; Fortschritte auf dem Gebiete der Röntgenstrahlen, Bd. 13, 1908/1909, S. 252 – 2.) Dessauer, Friedrich; Zur Frage der Homogenbestrahlung. Eine Replik; Fortschritte auf dem Gebiete der Röntgenstrahlen, Bd. 13, 1908/1909, S. 255-257 – 3.) Schmidt, H. E.; Röntgen-Therapie; Verlag von August Hirschwald, Berlin 1909, S. 76, 84

Radiosklerometer
(lat. radius = Strahl, griech. sklera = hart)

Messgerät nach Paul Villard 1908 zur Bestimmung der Durchdringungsfähigkeit der Röntgenstrahlen. Prinzip: Elektrometer in Verbindung mit einem Luftkondensator, durch den die zu messende Röntgenstrahlung hindurchgeht. Die Ionisierung im Instrument erzeugt einen der Durchdringungsfähigkeit der Strahlung entsprechenden Ausschlag.

1.) Christen, Th.; Messung und Dosierung der Röntgenstrahlen; Lucas Gräfe & Sillem, Hamburg 1913, S. 24-26 (mit Abbildung) – 2.) Heber, Georg; Elektro-Auskunftei – Erklärendes Wörterbuch; Paul Schulze Verlag, Leipzig 1922, 2. Auflage

Radioskop (lat. radius = Strahl)

> Kryptoskop mit integriertem Umlenkspiegel nach Henri Chaoul, gefertigt von Fa. Reiniger, Gebbert & Schall (> RGS), Erlangen; meist in das Untersuchungsgerät integriert.

Joss, A.; Die Verwendung des Radioskops zur Thoraxdurchleuchtung; Fortschritte auf dem Gebiete der Röntgenstrahlen, Bd. 28, 1921/1922, S. 58-64 (mit Abbildungen)

Radioskopie/radioscopy (lat. radius = Strahl)

Röntgendurchleuchtung

1.) Donath, B.; Die Einrichtungen zur Erzeugung der Roentgenstrahlen und ihr Gebrauch; Verlag von Reuther &

Reichard, Berlin 1899, S. 105 – 2.) Heber, Georg; Elektro-Auskunftei – Erklärendes Wörterbuch; Paul Schulze Verlag, Leipzig 1922, 2. Auflage

Radiotherapie
> Röntgentherapie

Radiox (lat. radius = Strahl)
Handelsname eines Röntgenfilmes der Firma Grieshaber, Paris.
Grigg, Emanuel Radu Newman; The Trail of the Invisible Light – From X-Strahlen to Radio(bio)logy; Charles C. Thomas Publisher, Springfield/Illinois, USA; 1965, S. 523

Radium-Aphrodisiakum
In den USA wurde in den 1920er Jahren eine 15-Tag-Kur mit „Vita Radium Suppositories" beworben.
Internet-Suchmaschine Google

Radiumbier
Radiumhaltiges Bier aus St. Joachimsthal, beworben etwa 1924.
Internet-Suchmaschine Google

Radium-Bombe
Dieser Begriff wurde ursprünglich nicht für die Teletherapie benutzt, sondern für die intrakavitäre Brachytherapie ab ca. 1917. Der Begriff „Bombe" leitete sich aus der Behälterform für das Radium ab, die an eine kleine Handgranate erinnerte. Die Radioaktivität betrug etwa 1.000 Curie.
Mould, Richard F.; A Century of X-rays and Radioactivity in Medicine; Institute of Physics Publishing, Bristol and Philadelphia 1993, S. 120

Radiumbrot
Radiumhaltiges Brot, beworben in St. Joachimsthaler Lokalzeitungen Mitte der 1920er Jahre.
Internet-Suchmaschine Google

Radium-Kondom
Dem Radium-Nutex-Kondom wurde desinfizierende, möglichrweise auch stimulierende Wirkung beigemessen.
Internet-Suchmaschine Google

Radium-Schokolade
Radiumhaltige Schokolade der Firma Burk & Braun Kakao- und Schokoladenfabrik, Cottbus, hergestellt bis ca. 1936. Werbespruch: „Das ganze Jahr im Radiumbade durch Burkbraun Radium-Schokolade".
Internet-Suchmaschine Google

Radium-Wasserzwieback
Zwieback, hergestellt unter Zusatz von St. Joachimsthaler Radiumwasser.
Internet-Suchmaschine Google

Rapidaufnahme
> Momentaufnahme mit > Expositionszeiten von etwa 0,0125 bis 0,5 Sekunden.
Schwenter, J.; Leitfaden der Momentaufnahme im Röntgenverfahren; Otto Nemnich Verlag, Leipzig 1913, S. 2

Rapidentwicklung
Photographische Entwicklung mit schnell arbeitendem Entwickler. Nur empfohlen, wenn die Schnelligkeit der Entwicklung wichtiger war als die Bildgüte.
Rezepturbeispiel: Lösung A besteht aus 250 cm^3 dest. Wasser, 25 g Natriumsulfit (Na$_2$SO$_3$ + 7 H$_3$O), 5 g Benzkatechin; Lösung B besteht aus 50 cm^3 Wasser, 47 g gewöhnliches krist. Natriumphosphat, 5 g Ätznatron. Je 1 Teil Lösung A, Lösung B und Wasser ergeben den Entwickler; Entwicklungsdauer ca. 1 bis 2 Minuten.
1.) Albers-Schönberg; Die Röntgentechnik; 4. Auflage, Lucas Gräfe & Sillem, Hamburg 1913, S. 316 (mit Rezeptangabe) – 2.) Albers-Schönberg; Die Röntgentechnik; 5. Auflage, Bd. 1, Lucas Gräfe & Sillem, Hamburg 1919, S. 390

Rapidfolie
Typ einer Verstärkungsfolie.
> Verstärkungsschirm.
Schwenter, J.; Leitfaden der Momentaufnahme im Röntgenverfahren:; Otto Nemnich Verlag, Leipzig 1913, S. 41

Rapid-L-Röhre
> Rapidröhre, das Wassergefäß jedoch ausgebildet für horizontalen (liegenden) Einbau in das Gerät, z. B. in das Untertischgerät > Trochoskop.
1.) Reiniger, Gebbert & Schall; Katalog „Die Röntgen-Apparate nebst deren Zubehör"; Berlin/Erlangen 1912, S. 48 (mit Abbildung) – 2.) Albers-Schönberg; Die Röntgentechnik; 4. Auflage, Lucas Gräfe & Sillem, Hamburg 1913, S. 183

Rapid-Motorunterbrecher
> Quecksilber-Unterbrecher der Fa. Ferdinand Ernecke, Berlin.
Donath, B.; Die Einrichtungen zur Erzeugung der Roentgenstrahlen und ihr Gebrauch; Verlag von Reuther & Reichard, Berlin 1899, S. 53-56 (mit Abbildungen)

Rapid-Röhre
Leistungsstarke > Ionen-Röntgenröhre der Fa. > C. H. F. Müller, Hamburg, für Durchleuchtung, Aufnahme und Therapie, mit wassergekühlter > Antikathode.
1.) Reiniger, Gebbert & Schall; Katalog „Die Röntgenapparate nebst deren Zubehör"; Berlin/Erlangen 1912, S. 48 (mit Abbildung) – 2.) Schwenter, J.; Leitfaden der Momentaufnahme im Röntgenverfahren; Otto Nemnich Verlag, Leipzig 1913, S. 60-61 (mit Abbildung) – 3.) Rosenthal, Josef; Röntgentechnik; Sonderabdruck aus dem „Lehrbuch der Röntgenkunde", herausgegeben von H. Rieder und J. Rosenthal, Band II, Verlag von Johann Ambrosius Barth, Leipzig 1918, S. 319-320 (mit Abbildung) – 4.) Hofman, Jan A. M.; The art of medical imaging – How Philips contributed to the evolution of medical X-ray technology over more than one hundred years; Koninklijke Philips Electronics N.V., 2010

Rapssche Quecksilberluftpumpe
Automatisch arbeitende > Quecksilberluftpumpe nach August Raps, wie sie von W. C. Röntgen bei der Entdeckung der Röntgenstrahlen verwendet wurde.

Rasterbestrahlung
Gleichbedeutend mit > Siebbestrahlung.

Rasterblende
Streustrahlenraster
> Streustrahlenblende

Rasterstereoskopie
Erzeugung plastischer Röntgenbilder unter Zuhilfenahme röntgenstrahlenabsorbierender Raster bei der Aufnahme und lichtstrahlenabsorbierender Raster bei der Betrachtung der Bilder.
Hasselwander, A.; Beiträge zur Methodik der Röntgenoskopische Anwendung der Rasterstereoskopie; Fortschritte auf dem Gebiete der Röntgenstrahlen, Bd. 24, 1916/1917, S. 580-591

raygraphy
Röntgenphotographie
Grigg, Emanuel Radu Newman; The Trail of the Invisible Light – From X-Strahlen to Radio(bio)logy; Charles C. Thomas Publisher, Springfield/Illinois, USA; 1965, S. 180

Rayons obscurs
Vorschlag von Pierre Picard um 1896 als Bezeichnung für > X-Strahlen.
Grigg, Emanuel Radu Newman; The Trail of the Invisible Light – From X-Strahlen to Radio(bio)logy; Charles C. Thomas Publisher, Springfield/Illinois, USA; 1965, S. 170

Reagenskörper (lat regere = entgegenwirken)
Stoff, der unter der Einwirkung von Röntgenstrahlung eine bestimmbare Veränderung erleidet, die als Maß für die applizierte Dosis betrachtet werden kann (direktes Messverfahren).
Alber-Schönberg; Die Röntgentechnik; 4. Auflage, Lucas Gräfe & Sillem, Hamburg 1913, S. 98-103

Reagenspapierstreifen
> Quantimeterstreifen

Rectipuls-Generator
Röntgengenerator der Firma Watson & Sons, Großbritannien, vom Typ des > Snook-Apparates.
Burrows, E. H.; Pioneers and early Years – A History of British Radiology; Colophon Limited, St. Anna 1986, S. 74

Reform-Röntgenapparat
Wechselstrom-Röntgenapparat der Fa. > Veifa, Frankfurt/Aschaffenburg, vorzugsweise für die Therapie, aber auch für die Diagnostik. Sein > Transformator hatte einen offenen, gestreckten Eisenkern. Gleichzeitiger Betrieb von bis zu vier > Ionen-Röntgenröhren möglich.
1.) Siemens-Med-Archiv Erlangen: Veifa-Katalog 15.08. 1912, S. 28 ff - 2.) Wendt, Herm.; Transformatoren für Röntgenbetrieb mit besonderer Berücksichtigung der Tiefenbestrahlung; Fortschritte auf dem Gebiete der Röntgenstrahlen, Bd. 21, 1914, S. 687-692 - 3.) Fürstenau, Immelmann, Schütze; Leitfaden des Röntgenverfahrens für das röntgenologische Hilfspersonal; Dritte, vermehrte und verbesserte Auflage, Verlag von Ferdinand Enke, Stuttgart 1919, S. 87, 289

refraktär (lat. refractarius = halsstarrig)
Widerspenstig, unempfänglich
1.) Kienle, Richard von; Fremdwörterlexikon; 1964. - 2.) Zetkin-Schaldach; Wörterbuch der Medizin; VEB Verlag Volk und Gesundheit, Berlin 1975

Regenerierautomat
Eine auf dem Prinzip der > Osmose-Regulierung beruhende automatische Vakuumregulierung für > Ionen-Röntgenröhren nach Hermann Wintz: Das Härterwerden der Röntgenröhre ist mit der Abnahme des Röhrenstromes verbunden. Das Milliamperemeter zur Messung des Röhrenstromes ist an der Stelle des „Sollstromes" mit einem Kontakt versehen, mit dem ein elektrischer Stromkreis geschlossen wird, der den Gashahn für die Osmose-Regulierung betätigt, bis durch die Gaszufuhr in die Röntgenröhre der Röhrenstrom wieder ansteigt und damit der Kontakt am Milliamperemeter unterbrochen wird.
Albers-Schönberg; Die Röntgentechnik; 5. Auflage, Bd. 1, Lucas Gräfe & Sillem, Hamburg 1919, S. 97, 197-198 (mit Abbildung)

Regeneriervorrichtung
Gleichbedeutend mit > Reguliervorrichtung.

regionäre Disposition
Unterschiedliche Reaktion der Haut verschiedener Körperbereiche auf therapeutische Röntgenbestrahlung.
Schmidt, H. E.; Röntgen-Therapie; Verlag von August Hirschwald, Berlin 1915, S. 99

Registrierradiometer
> geschlossene Radiometer

Reguliertisch
Schalttisch zur Regulierung von Strom und Spannung der > Ionen-Röntgenröhre.
1.) Fürstenau, Robert; Die Technik der Röntgenapparate; Dr. Max Jänicke Verlagsbuchhandlung, Hannover, etwa 1908, S. 40 – 2.) Albers-Schönberg; Die Röntgentechnik; 3. Auflage, Lucas Gräfe & Sillem, Hamburg 1910, S. 161

Reguliervorrichtung
Bei > Ionen-Röntgenröhren Vorrichtung zur Regulierung bzw. Regenerierung des Vakuums, mit der „harte" Röhren durch Erzeugung oder Zufuhr von Gas oder Luft wieder „weicher" gemacht werden können. Meist sind in einem an der Röntgenröhre angeschmolzenen Ansatz Gasreservoirs enthalten wie zum Beispiel Kohle, Glimmer oder Ätzkali, aus denen bei Bedarf durch Erwärmung Gas ausgetrieben wird. Die Erwärmung kann im einfachsten Fall mit einem Bunsenbrenner erfolgen. Auch die Zuführung winzigster Mengen von Außenluft ist eine Möglichkeit der Regenerierung. Bei selbstregulierenden Röntgenröhren ist die gasabgebende Substanz in einer mit der Röntgenröhre verbundenen Nebenröhre enthalten. An dieser Nebenröhre ist ein „Selbstregulierungsdraht" angebracht, der zu einem Pol oder zu beiden Polen der Röntgenröhre hin gebogen werden kann. Wird die Röntgenröhre während des Betriebes härter, dann springen auf der Luftstrecke zwi-

schen dem Selbstregulierungsdraht und dem Röntgenröhrenpol so lange Funken über, bis die gasabgebende Substanz erhitzt ist und Wasserdampf abgibt. Hat das Vakuum der Röntgenröhre den gewünschten niedrigeren Wert wieder erreicht, unterbleiben weitere Überschläge. Durch die Wahl des Abstandes zwischen Selbstregulierungsdraht und Röhrenpol hat der Arzt die Möglichkeit, die Härte der Strahlung den jeweiligen medizinischen Erfordernissen anzupassen.

1.) Levy, Max; Neues aus der Röntgentechnik; Fortschritte auf dem Gebiete der Röntgenstrahlen, Bd. 2, 1898/1899, S. 106-109 (mit Abbildung) – 2.) Freund, Leopold; Grundriss der gesammten Radiotherapie; Urban & Schwarzenberg, Wien 1903, S. 169-170 – 3.) Kienböck, Robert; Radiotherapie; Heft 6 der Reihe „Physikalische Therapie in Einzeldarstellungen", herausgegeben von J. Marcuse und A. Strasser; Verlag von Ferdinand Enke, Stuttgart 1907, S. 41-42 – 4.) Bauer, Heinz, Über das Regenerieren von Röntgenröhren; Fortschritte auf dem Gebiete der Röntgenstrahlen; Bd. 13, 1908/1909, S. 96 ff – 5.) Großmann, Gustav; Einführung in die Röntgentechnik – Verfaßt für die Teilnehmer der Röntgenkurse der Siemens & Halske A.-G.; 1912, S. 14 ff – 6.) Schlenk, Friedrich; Ein Beitrag zur Röhren-„Regulierung"; Fortschritte auf dem Gebiete der Röntgenstrahlen, Bd. 22, 1914/1915, S. 384-385 – 7.) Gocht, Hermann; Handbuch der Röntgen-Lehre; Verlag von Ferdinand Enke, Stuttgart 1918, S. 126-149 (mit Abbildungen) – 8.) Rosenthal, Josef; Röntgentechnik; Sonderabdruck aus dem „Lehrbuch der Röntgenkunde", herausgegeben von H. Rieder und J. Rosenthal, Band II, Verlag von Johann Ambrosius Barth, Leipzig 1918, S. 337-343 (mit Abbildungen)

Reifung einer Röntgenröhre
Als Reifung wird das Härterwerden einer neuen > Ionen-Röntgenröhre während des anfänglichen Betriebes bezeichnet.

Kienböck, Robert; Radiotherapie; Heft 6 der Reihe „Physikalische Therapie in Einzeldarstellungen", herausgegeben von J. Marcuse und A. Strasser; Verlag von Ferdinand Enke, Stuttgart 1907, S. 43

Reiniger, Gebbert & Schall
> RGS

Reizdosis
In den ersten beiden Jahrzehnten der Röntgentherapie wurde darunter eine Strahlendosis verstanden, mit der noch keine therapeutische Wirkung erzielt werden konnte und die sogar ein stärkeres Tumorwachstum zur Folge haben sollte.
> Einzeitbestrahlung und > Verzettelungsmethode

Frobenius, Wolfgang; Röntgenstrahlen statt Skalpell – Die Frauenklinik Erlangen und die Geschichte der gynäkologischen Radiologie 1914-1945; Erlanger Forschungen, Reihe B, Naturwissenschaften und Medizin, Band 26, Erlangen 2003, S. 202-205

Rekord
Ein Produktname der Fa. Reiniger, Gebbert & Schall (> RGS), Erlangen.

Reiniger, Gebbert & Schall; Katalog „Die Röntgenapparate nebst deren Zubehör"; Berlin/Erlangen 1912, S. 5/6

Rekord-Induktor
> Induktor der Fa. Reiniger, Gebbert & Schall (> RGS), Erlangen

Reiniger, Gebbert & Schall; Katalog „Die Röntgenapparate nebst deren Zubehör"; Berlin/Erlangen 1912, S. 5/6

Rekord-Röhre
> Ionen-Röntgenröhre der Fa. Reiniger, Gebbert & Schall (> RGS), Erlangen; > Trockenröhre für leichte und mittlere Belastungen.

Alber-Schönberg; Die Röntgentechnik; 4. Auflage, Lucas Gräfe & Sillem, Hamburg 1913, S. 208

Rekord-Röntgenapparat
Röntgenapparat der Firma Reiniger, Gebbert & Schall (> RGS), Erlangen, für Aufnahme, Durchleuchtung und Therapie, bestehend aus > Rekord-Induktor, > Rekord-Unterbrecher und fahrbarem > Reguliertisch einschließlich einer Schutzwand mit Bleiglasfenster.
> Induktor und > Unterbrecher

Reiniger, Gebbert & Schall; Katalog „Die Röntgenapparate nebst deren Zubehör"; Berlin/Erlangen 1912, S. 5/6

Rekord-Unterbrecher
> Quecksilberstrahl-Unterbrecher der Fa. Reiniger, Gebbert & Schall (> RGS), Erlangen, um 1907, mit rotierendem Quecksilbergefäß.

1.) Fürstenau, Robert; Die Technik der Röntgenapparate; Dr. Max Jänicke Verlagsbuchhandlung, Hannover, etwa 1908 – 2.) Albers-Schönberg; Die Röntgentechnik; Lucas Gräfe & Sillem, Hamburg 1910, S. 168 – 3.) Fürstenau, Robert; Leitfaden der Röntgenphysik; Verlag von Ferdinand Enke, Stuttgart 1910, S. 71 – 4.) Zacher, F.; Zur Entwicklungsgeschichte der Vorrichtungen zur Unterbrechung elektrischer Ströme; Fortschritte auf dem Gebiete der Röntgenstrahlen, Bd. 29, 1922, S. 411-441 – 5.) Heber, Georg; Elektro-Auskunftei – Erklärendes Wörterbuch; Paul Schulze Verlag, Leipzig 1922, 2. Auflage

Rektovaginaldiaphanoskop
(griech. diaphan = durchscheinend)
Starres endoskopisches Instrument zur Durchleuchtung („Durchscheinung") des Rektums, der hinteren Scheidenwand und der Bauchhöhle mit sichtbarem Licht bei Abdominaloperationen.
> Diaphanoskop und > Diaphanoskopie

Reiniger, Gebbert & Schall; Katalog über Elektro-Medizinische Apparate; 6. Auflage, Erlangen 1897, S. 95

Reliefbild
> plastische Röntgenaufnahme

Rembrand-Papier
Phantasie-Name für den Typ eines (Kopier-) Vergrößerungspapiers, mit dem von kontrastarmen > Negativen kontrastreiche Positivbilder erhalten werden. Hersteller: Fabrik photographischer Papiere und > Trockenplatten Ferdinand Hrdliczka, Wien.
> Positiv

1.) Dessauer, Friedrich; Wiesner, B.; Kompendium der Röntgenographie; Leipzig 1905, S. 307-309 und Anzeige – 2.) Fürstenau, Immelmann, Schütze; Leitfaden des Röntgenverfahrens für das röntgenologische Hilfspersonal;

Dritte, vermehrte und verbesserte Auflage, Verlag von Ferdinand Enke, Stuttgart 1919, S. 368

Renner

Der Begriff stammt wohl aus dem Buchhaltungswesen und bedeutet ein zusätzliches alphabetisches Namensregister zu einem Verzeichnis mit anderen Ordnungskriterien (z. B. Datum, fortlaufende Nummer usw.). In der Röntgenologie empfohlen zu einem Aufnahmebuch, in dem die Patientendaten mit fortlaufenden Nummern, Datum, Name und Alter, Befund und Diagnose, Größe der > Röntgenplatten usw. festgehalten sind.
> Röntgenjournal

1.) Die Grazien; Blätter aus Baiern zum Nutzen und Vergnügen – Literatur und Kunst; Nro. 25 vom 14.2.1825, S. 101-102 – 2.) Gillet, J.; Die ambulatorische Röntgentechnik in Krieg und Frieden; Verlag von Ferdinand Enke, Stuttgart 1909, S. 143

Residualfarbe (engl. residual = restlich)

Restfarbe, die z. B. bei der Regenerierung von > Sabouraud-Pastillen zurückbleibt, so dass diese ihre ursprüngliche > Teinte A nicht mehr erreichen.

Christen, Th.; Messung und Dosierung der Röntgenstrahlen; Lucas Gräfe & Sillem, Hamburg 1913, S. 86

Revers (der) (mittellat. reversum = Antwort)

1. In der Medizin: eine zur Behandlung geforderte Einverständnis-Erklärung des Patienten,
2. im Rechtswesen: Verpflichtungserklärung.

1.) Blum, Viktor; Ein Röntgen-Schadenersatzprozess; Fortschritte auf dem Gebiete der Röntgenstrahlen, Bd. 12, 1908, S.186-202 – 2.) Schmidt, H. E.; Röntgen-Therapie; Verlag von August Hirschwald, Berlin 1909, S. 97 – 3.) Herff, Otto von; Zur Reversfrage; Fortschritte auf dem Gebiete der Röntgenstrahlen, Bd. 23, 1915/1916, S. 382 (Formular) – 4.) Kienle, Richard von; Fremdwörterlexikon; 1964 – 5.) Internet-Suchmaschine Google

Revolverblende (engl. to revolve = sich umdrehen)

Drehbare Einrichtung mit unterschiedlich großen Blendendurchmessern, mit denen das Primärstrahlenbündel eingegrenzt werden kann.

Albers-Schönberg; Die Röntgentechnik. Lehrbuch für Ärzte und Studierende; 2. Auflage, Lucas Gräfe & Sillem, Hamburg 1906, S. 401

reziproke Aufnahme

Aufnahme in dorsoventraler Strahlenrichtung (Strahlenrichtung von der Rückseite zur Vorderseite des Patienten), z. B. Aufnahme des Thorax in Rückenlage des Patienten auf einem Untertischgerät.

Albers-Schönberg; Die Röntgentechnik; 3. Auflage, Lucas Gräfe & Sillem, Hamburg 1910, S. 527

R/F table

Radiographic-Fluoroscopic table, ein universelles Röntgengerät für Aufnahme und Durchleuchtung.

RadioGraphics, Monograph Issue: The technical history of radiology; Volume 9, Number 6, November 1989, S. 1229 (mit Abbildung)

RGS

Fa. **R**einiger, **G**ebbert & **S**chall (> RGS), Erlangen: Zusammenschluss der Firma Reiniger, gegründet 1877 in Erlangen, mit der Fa. Gebbert & Schall, gegründet 1884 in Stuttgart, im Jahre 1886 mit Firmensitz in Erlangen als „Vereinigte physikalisch-mechanische Werkstätten von Reiniger, Gebbert & Schall in Erlangen (R.G.S.)".
1925 Fusion mit > Veifa und Siemens & Halske unter der Firmenbezeichnung Siemens-Reiniger-Veifa (> SRV) mit Sitz in Erlangen, später Siemens Unternehmensbereich Medical Solutions, Erlangen.

1.) Dünisch, Oscar; Von Reiniger bis heute – 100 Jahre Medizinische Technik in Erlangen; das neue Erlangen, Heft 42, Mai 1977, S. 3067-3099 – 2.) Siemens-Med-Archiv Erlangen

Rhadonit

Elektrisches Isoliermaterial, hergestellt aus gepulverten Mineralien und Bindemitteln unter hohem Druck und Wärme. Ersatz für Marmor und Schiefer bei Schalttafeln, mechanisch gut bearbeitbar.
Die Durchschlagfestigkeit beträgt bei
   23 mm Dicke   36 kV.

Heber, Georg; Elektro-Auskunftei – Erklärendes Wörterbuch; Paul Schulze Verlag, Leipzig 1922, 2. Auflage

Rheostat (griech. reos = Strom, statos = stehend)

Regulierwiderstand: Bauelement zur Änderung des elektrischen Widerstandes. Nach der konstruktiven Ausführung unterscheidet man Stöpsel-, Kurbel-, Schiebe- und Flüssigkeits-Rheostate.

1.) Guttmann, Walter; Elektrizitätslehre für Mediziner; Verlag von Georg Thieme, Leipzig 1904, S. 38 ff, 52, 182 (mit Abbildungen) – 2.) Heber, Georg; Elektro-Auskunftei – Erklärendes Wörterbuch; Paul Schulze Verlag, Leipzig 1922, 2. Auflage

Rheotan (griech. reos = Gewässer, Strom)

Widerstandsdraht aus einer Legierung von 53 % Kupfer, 17 % Zink, 25 % Nickel, 4,5 % Eisen und 0,5 % Mangan.

Heber, Georg; Elektro-Auskunftei – Erklärendes Wörterbuch; Paul Schulze Verlag, Leipzig 1922, 2. Auflage

Rheotom

(griech. reos = Gewässer, Strom, lat. tom = Abschnitt)

1. Doppelarmiger Hebel nach Walter Cowl zur Übertragung der Atembewegungen auf einen elektrischen Kontakt zur atemphasengesteuerten Auslösung der Röntgenaufnahme;
2. selten angewandte Bezeichnung für einen Stromunterbrecher (> Unterbrecher).

1.) Cowl, W.; Eine Methode zur Gewinnung scharfer Bilder des Thorax-Inhalts während der Atmung; Fortschritte auf dem Gebiete der Röntgenstrahlen, Bd. 2, 1898/1899, S. 169-174 (mit Abbildung) – 2.) Freund, Leopold; Grundriss der gesammten Radiotherapie; Urban & Schwarzenberg, Wien 1903, S. 49 – 3.) Heber, Georg; Elektro-

Auskunftei – Erklärendes Wörterbuch; Paul Schulze Verlag, Leipzig 1922, 2. Auflage

Rhythmeur

Ein > Zusatz-Unterbrecher, der den vom Hauptunterbrecher in schneller Folge unterbrochenen > Primärstrom in langsamer Folge öffnet und schließt. Durch die eintretenden Betriebspausen (ca. 100 pro Minute) wird eine bessere Wärmeabfuhr, eine bessere Konstanz und höhere Belastbarkeit der > Ionen-Röntgenröhre erreicht.

> Periodeur und > Unterbrecher

1.) Reiniger, Gebbert & Schall; Katalog „Die Röntgenapparate nebst deren Zubehör"; Berlin/Erlangen 1912, S. 16, 25 – 2.) Schmidt, H. E.; Röntgen-Therapie; Verlag von August Hirschwald, Berlin 1915, S. 62 – 3.) Heber, Georg; Elektro-Auskunftei – Erklärendes Wörterbuch; Paul Schulze Verlag, Leipzig 1922, 2. Auflage

Richardson-Effekt

Gleichbedeutend mit > Edison-Effekt.

Richtstrom

Gleichbedeutend mit > Zündstrom.

Rieder-Mahlzeit

Röntgenkontrastmittel nach Hermann Rieder, das dem Patienten per os oder per rectum verabreicht wird.

Hildebrand; Über die Methode, durch Einbringen von schattengebenden Flüssigkeiten Hohlorgane des Körpers im Röntgenogramm sichtbar zu machen; Fortschritte auf dem Gebiete der Röntgenstrahlen, Bd. 11, 1907

Riesenröhre

Ideal- > Ionen-Röntgenröhre (> Idealröhre) der Firma > Veifa, Frankfurt/Aschaffenburg, mit besonders großem Durchmesser.

Dessauer, Friedrich; Wiesner, B.; Kompendium der Röntgenographie; Leipzig 1905, S. 108-110

Ringkompressorium

Kompressionsring, meist verbunden mit einer Blende zur Begrenzung des primären Röntgenstrahlenbündels. Der Vorteil gegenüber der > Rohrblende sollte darin bestehen, dass keine Streustrahlung an einer Rohrwand entstehen kann.

Dessauer, F.; B. Wiesner; Kompendium der Röntgenographie; Otto Nemnich Verlag, Leipzig 1905, S. 210-211 (mit Abbildung)

Rippenkühlröhren

> Ionen-Röntgenröhren verschiedener Hersteller, bei der die Wärmeabfuhr der > Antikathode über einen Rippenkühlkörper erfolgt.

Albers-Schönberg; Die Röntgentechnik; 5. Auflage, Bd. 1, Lucas Gräfe & Sillem, Hamburg 1919, S. 200

Rippenkühlung

> Rippenkühlröhren

R.M.S., RMS, rms

Root Mean Square steht für Effektivwert, das ist in der Elektrotechnik der quadratische Mittelwert einer zeitlich veränderlichen physikalischen Größe.

Internet-Enzyklopädie Wikipedia

Robinsohnsche Schlitzbinde

Schlinge nach Isaak Robinsohn zur Patientenfixierung während der Röntgenaufnahme, hergestellt aus einer Binde, in deren einem Ende mittig ein Schlitz geschnitten und deren anderes Ende durch diesen Schlitz hindurchgezogen wird. Anschließend werden beide Enden der Schlinge mit Gewichten belastet.

1.) Albers-Schönberg; Die Röntgentechnik; Lucas Gräfe & Sillem, Hamburg 1910, S. 256 – 2.) Fürstenau, R.; Immelmann, M.; Schütze, J; Leitfaden des Röntgenverfahrens für das röntgenologische Hilfspersonal; Verlag von Ferdinand Enke, Stuttgart 1919, S. 266 – 3.) Grashey, Rudolf; Handbuch der ärztlichen Erfahrungen im Weltkriege 1914/1918, Bd. IX: Röntgenologie; Verlag von Johann Ambrosius Barth, Leipzig 1922, S. 31 ff (mit Abbildung)

Rodinal-Entwickler

Typ eines photographischen Entwicklers mit Rodinal (Alkalisalz des Paramidophenols), Natriumsulfit und Ätznatron als Hauptbestandteile. Vorteil: das fertig käufliche Konzentrat muss nur noch mit Wasser verdünnt werden, wobei die Verdünnung bei über- und unterexponierten Platten unterschiedlich gewählt werden kann.

> photographische Entwickler

1.) Stechow; Das Röntgen-Verfahren mit besonderer Berücksichtigung der militärischen Verhältnisse; Verlag von August Hirschwald, Berlin 1903, S. 116, 125 – 2.) Dessauer, F.; B. Wiesner; Kompendium der Röntgenographie; Otto Nemnich Verlag, Leipzig 1905, S. 264

roentography

Röntgenaufnahme, Röntgenaufnahmetechnik

Morton, William J.; Edwin W. Hammer; The X Ray or Photography of the Invisible and its Value in Surgery; American Technical Book Co., New York 1896, S. 164

RöFo

Kurzform des Titels der Zeitschrift „Fortschritte auf dem Gebiete der Röntgenstrahlen", gegründet 1897; heute: „Fortschritte auf dem Gebiet der Röntgenstrahlen und der bildgebenden Verfahren".

In der Fachliteratur wird bei Zitaten häufig nur die Band-Nummer angegeben, nicht das Erscheinungsjahr des betreffenden Bandes. Deshalb hier die Zusammenhänge:

Band	Erscheinungsjahr
1	1897/1898
2	1898/1899
3	1899/1900
4	1900/1901
5	1901/1902
6	1902/1903
7	1903/1904
8	1904/1905
9	1905/1906
10	1906/1907
11	1907
12	1908
13	1908/1909

14	1909/1910
15	1910
16	1910/1911
17	1911
18	1911/1912
19	1912/1913
20	1913
21	1914
22	1914/1915
23	1915/1916
24	1916/1917
25	1917/1918
26	1918/1919
27	1919/1921
28	1921/1922
29	1922
30	1922/1923
31	1923/1924
32	1924
33	1925
34	1926
35	1927
36	1927
37	1928
38	1928
39	1929
40	1929
41	1930
42	1930
43	1931
44	1931
45	1932
46	1932
47	1933
48	1933
49	1934
50	1934
51	1935
52	1935
53	1936
54	1936
55	1937
56	1937
57	1938
58	1938
59	1939
60	1939
61	1940
62	1940
63	1941
64	1941
65	1942
66	1942
67	1943
68	1943
69	1944
70	1944
71	1949
72	1949/1950
73	1950
74	1951
75	1951
76	1952
77	1952
78	1953
79	1953
80	1954
81	1954
82	1955
83	1955
84	1956
85	1956
86	1957
87	1957
88	1958
89	1958
90	1959
91	1959
92	1960
93	1960

usw.

rohe Dosis

Auch physikalische Dosis genannt: Nach Theophil Christen ist dies die Röntgenenergiemenge, welche in einem Körperelement absorbiert wird, dividiert durch das Volumen dieses Elements.

Christen, Th.; Messung und Dosierung der Röntgenstrahlen; Lucas Gräfe & Sillem, Hamburg 1913, S. 70

Rohrblende

Rohrförmige Blende, meist als Kompressionsblende ausgebildet, zur Begrenzung des primären Röntgenstrahlenbündels. Typische Abmessungen: Länge ca. 22 cm, Durchmesser 10 bis 20 cm.

> Ringkompressorium

1.) Albers-Schönberg; Die Röntgentechnik; 3. Auflage, Lucas Gräfe & Sillem, Hamburg 1910, S. 235 – 2.) Großmann, Gustav; Einführung in die Röntgentechnik – Verfaßt für die Teilnehmer der Röntgenkurse der Siemens & Halske A.-G.; 1912, S. 116

Rohrdraht

> Rohrleitung

Röhrenaufnahmekasten

Gleichbedeutend mit > Röhrenkasten.

Großmann, Gustav; Einführung in die Röntgentechnik – Verfaßt für die Teilnehmer der Röntgenkurse der Siemens & Halske A.-G.; 1912, S. 109

Röhrenblende

> Pasche-Blende

Röhrenbrett

Hölzerne Halterung für > Ionen-Röntgenröhren, auf der die Röhren justiert montiert waren, womit ein schneller Röhrenwechsel am Gerät sichergestellt war. Dies war wichtig, da die Röntgenröhre je nach erforderlicher Strahlenqualität am Untersuchungsgerät gewechselt werden musste. Häufig waren auch die Strahlenblenden integriert.

1.) Albers-Schönberg; Die Röntgentechnik; 2. Auflage, Lucas Gräfe & Sillem, Hamburg 1906, S. 93-100 (mit Abbildungen) – 2.) Albers-Schönberg; Die Röntgentechnik; 5. Auflage, Bd. 1, Lucas Gräfe & Sillem, Hamburg 1919, S. 278-287 (mit Abbildungen)

Röhrenbock
Gleichbedeutend mit > Röhrenbrett.

Röhrenkasten
Ionen-Röntgenröhren-Schutzgehäuse

Großmann, Gustav; Einführung in die Röntgentechnik – Verfaßt für die Teilnehmer der Röntgenkurse der Siemens & Halske A.-G.; 1912, S. 110

Röhrenkiste
Gleichbedeutend mit > Röhrenkasten.

Alber-Schönberg; Die Röntgentechnik; 4. Auflage, Lucas Gräfe & Sillem, Hamburg 1913, S. 510

Röhrenkritik
Beobachtung und Beurteilung der > Ionen-Röntgenröhre.

Albers-Schönberg; Die Röntgentechnik; 4. Auflage, Lucas Gräfe & Sillem, Hamburg 1913, S. 508

Röhrenmantel
Strahlenschutzhülle für > Ionen-Röntgenröhren aus elastischem Blei- oder Barytgummi oder aus > Bleiglas. Letzteres hat den Vorteil, die Röhre während des Betriebes beobachten zu können.

Kienböck, Robert; Radiotherapie; Heft 6 der Reihe „Physikalische Therapie in Einzeldarstellungen", herausgegeben von J. Marcuse und A. Strasser; Verlag von Ferdinand Enke, Stuttgart 1907, S. 98-99

Röhrenprotokoll
Zur kritischen Beurteilung von > Ionen-Röntgenröhren wurde die Zahl und die Länge der Durchleuchtungen, der Einzelexpositionen und die therapeutischen Bestrahlungen über die Lebenszeit der Röhre protokolliert.

Albers-Schönberg; Die Röntgentechnik; 4. Auflage, Lucas Gräfe & Sillem, Hamburg 1913, S. 204

Röhrenqualität
> Härtegrad der > Ionen-Röntgenröhre, entsprechend der mit ihr erzeugbaren Strahlenqualität. Gemeint ist hier allgemein die Durchdringungsfähigkeit der Röntgenstrahlung, die mit der Röntgenröhre erzeugt werden kann.

1.) Albers-Schönberg; Die Röntgentechnik; Lucas Gräfe & Sillem, Hamburg 1903, S. 31 – 2.) Kienböck, Robert; Radiotherapie; Heft 6 der Reihe „Physikalische Therapie in Einzeldarstellungen", herausgegeben von J. Marcuse und A. Strasser; Verlag von Ferdinand Enke, Stuttgart 1907, S. 43-53 (mit Abbildungen)

Röhrenschlitten
Mit der > Ionen-Röntgenröhre fest verbundene justierbare Halterung, die gewährleistet, dass eine einmal erfolgte Justage auch bei Röhrenwechsel am Gerät erhalten bleibt. Dies war

wichtig, da die Röntgenröhre je nach erforderlicher Strahlenqualität am Untersuchungsgerät gewechselt werden musste.
> Röhrenbrett

Albers-Schönberg; Die Röntgentechnik; 5. Auflage, Bd. 1, Lucas Gräfe & Sillem, Hamburg 1919, S. 278-287 (mit Abbildungen)

Röhren-Serie Nr. 12
> Ionen-Röntgenröhre der Fa. > C. H. F. Müller, Hamburg, um 1905, mit Vakuumregulierung, für schwächere Beanspruchung.

Fehr, Werner; C. H. F. Müller ….mit Röntgen in die Zukunft; C. H. F. Müller, Unternehmensbereich der Philips GmbH, Hamburg 1981, S. 20-21

Röhren-Serie Nr. 13
> Ionen-Röntgenröhre der Fa. > C. H. F. Müller, Hamburg, um 1905, mit Vakuumregulierung und verstärkter > Antikathode.

Fehr, Werner; C. H. F. Müller ….mit Röntgen in die Zukunft; C. H. F. Müller, Unternehmensbereich der Philips GmbH, Hamburg 1981, S. 20-21

Röhren-Serie Nr. 14
> Ionen-Röntgenröhre der Fa. > C. H. F. Müller, Hamburg, um 1905, mit Vakuumregulierung und Wasserkühlung, für stärkste und dauernde Beanspruchung mit jedem > Unterbrecher.
> Müller-Röntgenröhre 14, 14a, 14 b

Fehr, Werner; C. H. F. Müller ….mit Röntgen in die Zukunft; C. H. F. Müller, Unternehmensbereich der Philips GmbH, Hamburg 1981, S. 20-21

röhrenständig
Röhrennah

Albers-Schönberg; Die Röntgentechnik. Lehrbuch für Ärzte und Studierende; 2. Auflage, Lucas Gräfe & Sillem, Hamburg 1906, S. 104

Röhrenteilung
Bei > Ionen-Röntgenröhren: > Halbteilung.

Gocht, Hermann; Handbuch der Röntgen-Lehre zum Gebrauche für Mediciner; 5. Auflage, Verlag von Ferdinand Enke, Stuttgart 1918, S. 116-118 (mit Abbildungen)

Rohrer-Kahlstorf-Formel
Formel nach Fritz Rohrer und Adolf Kahlstorf zur rechnerischen Ermittlung des Herzvolumens HV aus den orthodiagraphisch ermittelten Herzmaßen:

$$HV = 0,63 \cdot F_H \cdot t_{max},$$

wobei F_H die Fläche des Sagittal-Orthodiagrammes ist und t_{max} die größte Tiefe des Transversalorthodiagramms.
> Orthodiagraph und > Orthodiagramm

Rohrer, F.; Volumenbestimmung von Körperhöhlen und Organen auf orthodiagraphischem Wege; Fortschritte auf dem Gebiete der Röntgenstrahlen, Bd. 24, 285-294, 1916/1917

Rollaufnahme
Orthodiagraphische Röntgenaufnahme, während der der Patient und die Kassette gleichmäßig über den feststehenden Blendenschlitz der > Ionen-Röntgenröhre bewegt („gerollt") wird.

> Orthodiagraphie

Haenisch; Orthophotographie; Verhandlungen der Deutschen Röntgengesellschaft, Lucas Gräfe & Sillem, Hamburg 1907, S. 146

Rollblende

> Bucky-Potter-Blende

Rollen

Primäre und sekundäre Wicklungen (Spulen) eines Induktionsapparates.

> Induktor

Walter, B.; Physikalisch-technische Mitteilungen; Fortschritte auf dem Gebiete der Röntgenstrahlen, Bd. 1, 1897/1898, S. 29

Röntgenatelier

Röntgenuntersuchungsraum

Eulenburg, A.; Kugeln im Gehirn, ihre Auffindung und Ortsbestimmung mittels Röntgenstrahlen-Aufnahmen; Deutsche Medicinische Wochenschrift, No. 33, 13. August 1896, S. 523

Röntgenatrophie

Eine alopezische, teleangiektatische Atrophie, d. h. ein durch Röntgenbestrahlung bedingter Haarausfall und sichtbare Erweiterung der Hautkapillaren.

1.) Kienböck, Robert; Radiotherapie; Heft 6 der Reihe „Physikalische Therapie in Einzeldarstellungen", herausgegeben von J. Marcuse und A. Strasser; Verlag von Ferdinand Enke, Stuttgart 1907, S. 20, 28, 111 – 2.) Zetkin-Schaldach; Wörterbuch der Medizin; VEB Verlag Volk und Gesundheit, Berlin 1975

Röntgenbad

> Röntgenlichtbad und > Röntgenlichtvollbad

Röntgenbeleuchtung

Röntgenbestrahlung (diagnostische und therapeutische).

Blum, Viktor; Ein Röntgen-Schadenersatzprozess; Fortschritte auf dem Gebiete der Röntgenstrahlen, Bd. 12, 1908, S. 186-202

Röntgenbelichtung

Gleichbedeutend mit > Röntgenbeleuchtung.

Röntgenbrand

Gleichbedeutend mit > Röntgenverbrennung.

Lindell, Bo; Geschichte der Strahlenforschung – Teil 1: Pandoras Büchse; Aschenbeck & Isensee Universitätsverlag, Bremen 2004, S. 148

Röntgenbrille

1. > Kryptoskop,
2. mitunter aber auch Bezeichnung für die > Adaptationsbrille.

Grigg, Emanuel Radu Newman; The Trail of the Invisible Light – From X-Strahlen to Radio(bio)logy; Charles C. Thomas Publisher, Springfield/Illinois, USA; 1965, S. 172

Röntgencabinet

Gleichbedeutend mit > Röntgenkabinett.

Röntgen-Chloasma

Braune Hautflecken (Hyperpigmentierung) als Folge einer Schädigung durch Röntgenstrahlen.

Gocht, H.; Lehrbuch der Röntgen-Untersuchung zum Gebrauche für Mediciner; Verlag von Ferdinand Enke, Stuttgart 1898

Röntgendermatitis

Nach Einwirkung ionisierender Strahlung auf die Haut auftretende Strahlenreaktion, deren Symptome sich dosisabhängig nach unterschiedlichen Latenzzeiten entwickeln:

1. Grad: reversibles > Frühererythem mit zeitweisem Haarausfall und lang dauernder Hyperpigmentierung der Haut,

2. Grad: schwere Hautreaktion mit entzündlicher Rötung, Ödembildung und Bläschenbildung, Hautatrophie mit bleibendem Verlust der Haare, Talgdrüsen und Nägel,

3. Grad: nach wenigen Stunden toxische Strahlenschädigung der Haut mit Flüssigkeitsabsonderung, tiefe primäre Gewebe-Nekrotisierung (Strahlenulkus), irreparable Schäden der Haarbälge und Schweißdrüsen, mitunter nach Jahren Bildung von Hauttumoren.

1.) Unna, P. G.; Die chronische Röntgendermatitis der Radiologen; Fortschritte auf dem Gebiet der Röntgenstrahlen, Band 9, 1905/1906, S. 67-91 – 2.) Heber, Georg; Zickel, Georg; Elektrotherapie; Verlag Dr. Walter Rothschild, Berlin und Leipzig 1906 – 3.) Kienböck, Robert; Radiotherapie; Heft 6 der Reihe „Physikalische Therapie in Einzeldarstellungen", herausgegeben von J. Marcuse und A. Strasser; Verlag von Ferdinand Enke, Stuttgart 1907, S. 21-23 – 4.) Pschyrembel; Klinisches Wörterbuch; 257. Auflage, Walter de Gruyter; Berlin/New York 1994

Röntgendesensibilisierung

> Desensibilisierung für Röntgenstrahlen.

röntgenen

Röntgenstrahlen applizieren (in Diagnostik und Therapie).

Büttner, O.; K. Müller; Encyclopädie der Photographie, Heft 28: Technik und Verwerthung der Röntgen'schen Strahlen im Dienste der ärztlichen Praxis und Wissenschaft; Druck und Verlag von Wilhelm Knapp, Halle a. S. 1897, S. 5

Röntgenentzündung

> Röntgendermatitis

Röntgen-Fachzeitschriften

> Zeitschriften (Röntgen-Fach-)

Röntgenfieber

Radiochemische Toxämie (toxisch bedingte Blutbildveränderung), bemerkbar durch Fieber, Mattigkeit, Leukozytose nach therapeutischer Anwendung von Röntgenstrahlen.

Kienböck, Robert; Radiotherapie; Heft 6 der Reihe „Physikalische Therapie in Einzeldarstellungen", herausgegeben von J. Marcuse und A. Strasser; Verlag von Ferdinand Enke, Stuttgart 1907, S. 155

Röntgenfilm

1. Mit > photographischer Emulsion beschichteter Kunststofffolie. Zur Erzielung möglichst kurzer Belichtungszeiten ursprünglich meist mit einer einseitigen, dickeren Emulsionsschicht versehen als in der allgemeinen Photographie üblich, später doppelseitig beschichtet,

2. der Begriff wurde aber auch als Synonym

für Röntgenaufnahme benutzt.

Albers-Schönberg; Die Röntgentechnik. Lehrbuch für Ärzte und Studierende; 2. Auflage, Lucas Gräfe & Sillem, Hamburg 1906, S.

Röntgengesellschaften, wissenschaftliche

Gründungsdaten:

18.03.1897 > The Röntgen Society (Großbritannien)

04.03.1898 Röntgen-Vereinigung zu Berlin

26.03.1900 American Roentgen Society, kurz danach (13./14.12.1900) umbenannt in American Roentgen Ray Society (ARRS)

01.04.1901 Nederlandse Vereniging voor Electrologie en Röntgenologie, 1906 geändert in Nederlandse Vereniging voor Radiologie (NVvR)

02.05.1905 Deutsche Röntgengesellschaft

08.1906 Société Belge de Radiologie

1907 Svenska Radiologisk Föreningen, ab 17.05.1919 Svensk Förening för Medicinsk Radiologi

11.1908 Société Francaise d'Électrothérapie et de Radiologie Médicale (SERM), hervorgegangen aus der vor Röntgens Entdeckung bereits bestehenden Société Francaise d'Électrothérapie, 1912 geändert in Société de Radiologie Médicale de France

05.01.1913 Societa Italiana di Radiologia Medica (SIRM)

09.03.1913 Schweizerische Röntgengesellschaft / Société Suisse de Radiologie / Società Suisse di Radiologia

1913 Hungarian Roentgen Society

12.1915 Western Roentgen Society (WRS), USA, 1918 umbenannt in Radiological Society of North America (RSNA)

1917 Sociedad Argentina de Radiologia

02.07.1919 Nordisk Förening for Medicinsk Radiologi (Nordische Vereinigung für Medizinische Radiologie)

1920 Norwegische Vereinigung für Medizinische Radiologie

1920 Finnische Vereinigung für Medizinische Radiologie

1920 Dansk Róntgenologisk Förening

1920 (All-) Canadian Radiological Society

1921 Dansk Radiologisk Selskab (Danish Society of Radiology)

04.1923 Nippon Rentogen Gakkai (Japanese Roentgen Association)

1923 Wiener Gesellschaft für Röntgenkunde (WGR)

1924 Türk Radyoloji Cemiyeti

28.06.1924 Czechoslovakian Society for Roentgenology and Radiology

1925 Polish National Radiological Society

1926 Israel Radiological Society

1926 Sociedad Cubana de Radiologia y Fisio therapia

12.12.1929 Sociedade Brasileira de Radiologia

21.04.1931 Indian Radiological Association

06.1931 Sociedade Portuguesa de Radiologia

31.10.1933 Greek Radiologic Society

08.12.1934 Österreichische Gesellschaft für Röntgenkunde bis 1938, Wiedergründung 1946 als Österreichische Gesellschaft für Röntgenkunde und Strahlenforschung, 1948 geändert in Österreichische Röntgengesellschaft, Gesellschaft für Röntgenkunde und Strahlenforschung

1935 Australien and New Zealand Association of Radiologists (ANZAR)

1938 Sociedad Peruana de Radiologia

1943 Spanish Radiological Society

07.1945 Sociedad Colombiana de Radiologia

1949 Egyptian Radiological Society

1949 Radiologic Section of the National Medical Assosiation NMA (USA) ("exclusive Negro membership, so NMA can also be read Negro Medical Association")

1949 Sociedad Radiológica Panamena

29.12.1950 Sociedad Ecuadoriana de Radiologia y Fisiotherapia

05.1952 Indonesian Radiological Society

1953 International Club of Radiotherapists

1959 College of Radiologists of Australasia (CRA)

1961 World Association of Academic Professors of Medical Radiology

15.12.1962 European Association of Radiology (Association Européenne de Radiologie)

10.09.1968 Société Luxembourgeoise de Radiologie

1.) Grigg, Emanuel Radu Newman; The Trail of the Invisible Light – From X-Strahlen to Radio(bio)logy; Charles C. Thomas Publisher, Springfield/Illinois, USA; 1965, S. 183-261, 586-590, 606-607, 628, 648, 650-651, 842 – 2.) Burrows, E. H.; Pioneers and early Years – A History of British Radiology; Colophon Limited, St. Anna 1986, S. 165-193 – 3.) Internet-Suchmaschine Google

Röntgenhand

Schrundige, rissige Haut der Hand mit verdickter Hornschicht, bedingt durch längere > Exposition der Hand mit Röntgenstrahlen, früher häufig bei röntgenologisch tätigen Ärzten vorkommend.

1.) Kienböck, Robert; Radiotherapie; Heft 6 der Reihe „Physikalische Therapie in Einzeldarstellungen", herausgegeben von J. Marcuse und A. Strasser; Verlag von Ferdinand Enke, Stuttgart 1907, S. 24 ff – 2.) Kienböck; Die Technik bei Röntgenverbrennungen und ein Maß für die Stärke des Röntgenlichtes; Verhandlungen der Deutschen Röntgengesellschaft, Lucas Gräfe & Sillem, Hamburg 1907, S. 96, 102

Röntgenin

Röntgen- bzw. Radiumtoxin nach F. Winkler, um 1913, gewonnen nach längerer Einwirkung von Röntgenstrahlen aus Blutserum, der Milz, den Nebennieren und dem Knochenmark von Tieren. Es wurde zur Behandlung von Hautkrankheiten verwendet.

1.) Heber, Georg; Elektro-Auskunftei – Erklärendes Wörterbuch; Paul Schulze Verlag, Leipzig 1922, 2. Auflage – 2.) Beck, S. C.; Freudenthal, W.; Kren, O.; Geschwülste der Haut II, Springer 1933, S. 300 (Google)

Röntgeninstrumentarium

Gesamtheit der zum Betrieb einer > Ionen-Röntgenröhre erforderlichen Komponenten (> Induktor, > Unterbrecher, > Kondensator, Widerstände, Anzeigeinstrumente und Schaltelemente etc.). Mitunter werden auch die Röntgenröhre und ihre Halterung dazugezählt.

1.) Reiniger, Gebbert & Schall; Katalog über Elektromedizinische Apparate; 6. Auflage, Erlangen 1897, S. 153-154 – 2.) Gocht, H.; Lehrbuch der Röntgen-Untersuchung zum Gebrauche für Mediciner; Verlag von Ferdinand Enke, Stuttgart 1898, S. 69, 74 – 3.) Dessauer, Friedrich; Konstruktion eines neuen einfachen Röntgeninstrumentariums; Fortschritte auf dem Gebiete der Röntgenstrahlen, Bd. 2, 1898/1899, S. 150-156 – 4.) Albers-Schönberg; Die Röntgentechnik. Lehrbuch für Ärzte und Studierende; 2. Auflage, Lucas Gräfe & Sillem, Hamburg 1906, S. XII, 120, 329 – 5.) Fürstenau, Robert; Die Technik der Röntgenapparate; Dr. Max Jänicke Verlagsbuchhandlung, Hannover, etwa 1908, S. 10 ff – 6.) Gocht, Hermann; Handbuch der Röntgen-Lehre zum Gebrauche für Mediciner; 5. Auflage, Verlag von Ferdinand Enke, Stuttgart 1918, S. 12

Röntgeninventarium

Gleichbedeutend mit > Röntgeninstrumentarium.

Dessauer, Friedrich; Konstruktion eines neuen einfachen Röntgeninstrumentariums; Fortschritte auf dem Gebiete der Röntgenstrahlen, Bd. 2, 1898/1899, S. 150-156

Röntgenisation

Röntgenbestrahlung (in Diagnostik und Therapie).

Röntgeniseur

1. Bei Operationen der gleichzeitig mit dem Chirurgen am Patienten arbeitende Röntgenologe,
2. aber auch allgemein für Röntgenologe.

1.) Gocht, Hermann; Handbuch der Röntgen-Lehre zum Gebrauche für Mediciner; 5. Auflage, Verlag von Ferdinand Enke, Stuttgart 1918, S. 139, 315 – 2.) Albers-Schönberg; Die Röntgentechnik; 5. Auflage, Bd. 2, Lucas Gräfe & Sillem, Hamburg 1919, S. 427

röntgenisieren

Röntgenstrahlen applizieren (in Diagnostik und Therapie), mit Röntgenstrahlen behandeln.

1.) Levy, Max; Über Abkürzung der Expositionszeit bei Aufnahmen mit Röntgenstrahlen; Fortschritte auf dem Gebiete der Röntgenstrahlen, 1. Bd., 1897/1898, S. 75-82 – 2.) 1. Röntgenkongress 1905; Einheitliche Nomenklatur für die Röntgenologie; Fortschritte auf dem Gebiete der Röntgenstrahlen, Bd. 8, 1904/1905

Röntgenist

Gleichbedeutend mit > Röntgeniseur.

Röntgenjournal

Niederschrift der Patientendaten und der technischen Daten bei diagnostischen und therapeutischen Röntgenstrahlen-Anwendungen sowie der Ergebnisse. Erfasst werden z. B. Name, Alter, Größe und Gewicht des Patienten, klinische Diagnose, Tag der Aufnahme, Aufnahmerichtung, Röhre und Röhrenabstand, > Härtegrad der > Ionen-Röntgenröhre, Filter, > Expositionszeit, Dosis, Röntgendiagnose.
> Renner

1.) Dessauer, F.; B. Wiesner; Kompendium der Röntgenographie; Otto Nemnich Verlag, Leipzig 1905, S. 323 – 2.) Fürstenau, Immelmann, Schütze; Leitfaden des Röntgenverfahrens für das röntgenologische Hilfspersonal; Verlag von Ferdinand Enke, Stuttgart 1919, S. 405

Röntgenkabinett

Röntgenuntersuchungsraum

1.) Gocht, H.; Lehrbuch der Röntgen-Untersuchung zum Gebrauche für Mediciner; Verlag von Ferdinand Enke, Stuttgart 1898, S. 4 – 2.) Dessauer, F.; B. Wiesner; Kompendium der Röntgenographie; Otto Nemnich Verlag, Leipzig 1905, S. 212-219

Röntgenkarzinom

Karzinom, das sich nach starker Röntgenbestrahlung auf der Basis einer > Röntgenatrophie oder eines > Röntgenulkus entwickeln kann.

1.) Hesse, Otto; Das Röntgenkarzinom; Fortschritte auf dem Gebiete der Röntgenstrahlen, Bd. 17, 1911, S. 82-92 – 2.) Schmidt, H. E.; Röntgen-Therapie; Verlag von August Hirschwald, Berlin 1915, S. 101-102

Röntgenkater

Frühreaktion wie Kopfschmerz, Übelkeit, Erbrechen, Fieber nach Applikation hoher Röntgenstrahlendosen, insbesondere im Bereich des Magen-Darm-Traktes.
> Röntgenrausch

1.) Schmidt, H. E.; Röntgen-Therapie; Verlag von August Hirschwald, Berlin 1915, S. 85, 239 – 2.) Pschyrembel; Klinisches Wörterbuch; Walter de Gruyter, Berlin New York 1994

Röntgenkathode

Gleichbedeutend mit > Arbeitskathode.

Röntgenkinematographie

> direkte Röntgenkinematographie, > indirekte Röntgenkinematographie und > synthetische Röntgenkinematographie.

Röntgenkongresse

> Erste internationale Röntgenkongresse

Röntgenkontrastmittel

> Kontrastmittel

Röntgenkrankheit

> Strahlenkrankheit

Röntgenkymographie (griech. kyma = Welle)

Verfahren zur Darstellung von Bewegungen vor allem jener Organe, deren Funktion in einer gleichmäßig wiederkehrenden Bewegung besteht. Dazu gehört vor allem das Herz, aber auch der Magen, der Darm, die Niere, Ureter, Blase, die Atmungsorgane usw. Die Untersuchungen erfolgen am stehenden Patienten.

Bei der Einschlitzkymographie nach Bronislaw Sabat 1911 ist zwischen dem Organ und der Filmkassette eine horizontale schlitzförmige Bleiblende angeordnet (Schlitzhöhe 3,5 mm), durch die die Röntgenstrahlen auf die Filmkassette auftreffen. Die Filmkassette wird während der Belichtung relativ zum Schlitz und zum Patienten bewegt. Die bewegten Organränder verursachen auf der Röntgenaufnahme in Schlitzrichtung eine wellenförmige Dichteänderung.

Bei der Mehrschlitzkymographie wird das strahlenabsorbierende Schlitzraster während der Belichtung um den Betrag eines Schlitzabstandes relativ zum Film und zum Patienten bewegt. Durch die Vielzahl der Schlitze können die bewegten Ränder eines ganzen Organs (z. B. Herz) gleichzeitig dargestellt werden: Bewegungen während der Aufnahme, die in Längsrichtung des Schlitzes verlaufen, stellen sich auf dem Film als wellenförmiges > Schattenbild der Objektkontur dar. Legt man auf diese Röntgenaufnahme ein optisches Schlitzraster, das den Abmessungen des strahlenabsorbierenden Schlitzrasters in der Filmebene entspricht und bewegt dieses optische Schlitzraster über die Röntgenaufnahme, kann die Bewegung des Organs sichtbar gemacht werden.

Die Röntgenkymographie wurde in den folgenden Jahrzehnten in verschiedenen Varianten weiterentwickelt. Als deren wichtigste Vertreter seien hier die Flächenkymographie (Vielschlitz-Kymographie, Stufenkymographie) und die Distanzkymographie (Schlitzraster zwischen Röntgenröhre und Patient, patientennahe Anordnung) genannt.

Erst in den 1960er Jahren wurden röntgenkymographische Untersuchungen durch die Röntgenbildverstärker-Kinematographie abgelöst.

1.) Hildebrand; Über die Methode, durch Einbringen von schattengebenden Flüssigkeiten Hohlorgane des Körpers im Röntgenogramm sichtbar zu machen; Fortschritte auf dem Gebiete der Röntgenstrahlen, Bd. 11, 1907 – 2.) Sabat, Bronislaw; Metoda roentgenograficznego registrowania ruchow przepony, serca, tetnicyglownej it.d. (Eine Methode der röntgenographischen Aufzeichnung der Bewegungen des Herzens, der großen Gefäße osw.); Lwowski tygodniklekarski 6, 1911, Heft 28 – 3.) Gött, Th.; Rosenthal, J.; Über Röntgenkymographie; Röntgentaschenbuch 1913, S. 51-60 (mit Abbildungen) – 4.) Stumpf, Pleikart; Kymographische Röntgendiagnostik zur Beurteilung des Herzens in Beispielen; Georg Thieme Verlag, Stuttgart 1951 – 5.) Stumpf, Pleikart; Technische Hinweise zur Röntgenkymographie; Röntgen- und Laboratoriumspraxis, 1952, Heft 10, S. 243-251 – 6.) Frik, W.; Goering, U.; Röntgenanatomie für ärztliches Hilfspersonal und Röntgentechniker; Georg Thieme Verlag, Stuttgart 1959 (mit stilisiertem Röntgenkymogramm und beiliegendem optischem Raster)

Röntgenlaboratorium (lat. laborare = arbeiten)
Röntgenabteilung, Röntgenpraxis
1.) Gocht, H.; Lehrbuch der Röntgen-Untersuchung zum Gebrauche für Mediciner; Verlag von Ferdinand Enke, Stuttgart 1898, S. 4 – 2.) Albers-Schönberg; Die Röntgentechnik. Lehrbuch für Ärzte und Studierende; 2. Auflage, Lucas Gräfe & Sillem, Hamburg 1906, S. 110 ff – 3.) Albers-Schönberg; Die Röntgentechnik; Lucas Gräfe & Sillem, Hamburg 1910, S. 279

Röntgenlampe
Gleichbedeutend mit > Ionen-Röntgenröhre.
1.) Ohne Verfasserangabe; Elektrotechnische Zeitschrift Heft 20, 14. Mai 1896, S. 303 – 2.) Parzer-Mühlbacher, A.; Photographische Aufnahme und Projektion mit Röntgenstrahlen; Verlag von Gustav Schmidt, Berlin 1897, S. 13-25 (mit Abbildungen)

Röntgenlaterne
Vorrichtung nach Max Levy 1898, bestehend aus einer > Ionen-Röntgenröhre in laternenähnlichem Kasten mit Handgriff, patientenseitig Lederabdeckung, rückseitig Fenster zur Beobachtung der Röntgenröhre während des Betriebes. Damit konnte ein Körper „auf einfache Weise freihändig abgeleuchtet" werden.
Levy, Max; Neues aus der Röntgentechnik; Fortschritte auf dem Gebiete der Röntgenstrahlen, Bd. 2, 1898/1899, S. 106-109 (mit Abbildung)

Röntgenleuchter
Vorrichtung nach Max Levy 1898, bestehend aus einer > Ionen-Röntgenröhre mit Hartgummigriff, „um einen Körper auf einfache Weise freihändig ableuchten" zu können.
Levy, Max; Neues aus der Röntgentechnik; Fortschritte auf dem Gebiete der Röntgenstrahlen, Bd. 2, 1898/1899, S. 106-109 (mit Abbildung)

Röntgenlicht
Röntgenstrahlung
1.) Gocht, Hermann; Lehrbuch der Röntgen-Untersuchung zum Gebrauche für Mediciner; Verlag von Ferdinand Enke, Stuttgart 1898, S. 22 – 2.) Kienböck; Die Technik bei Röntgenverbrennungen und ein Maß für die Stärke des Röntgenlichtes; Verhandlungen der Deutschen Röntgengesellschaft 1907, S. 96 ff – 3.) Blum, Victor; Ein Röntgenschadenersatzprozess; Fortschritte auf dem Gebiete der Röntgenstrahlen, Bd. 12, 1908, S. 186-202 – 4.) Grigg, Emanuel Radu Newman; The Trail of the Invisible Light – From X-Strahlen to Radio(bio)logy; Charles C. Thomas Publisher, Springfield/Illinois, USA; 1965, S. 171

Röntgenlichtachse
Verbindungslinie > Fokus → Mittelpunkt des Blendendiaphragmas → Mittelpunkt der auf der > photographischen Platte oder dem > Leuchtschirm ausgeleuchteten Fläche.
Albers-Schönberg; Die Röntgentechnik. Lehrbuch für Ärzte und Studierende; 2. Auflage, Lucas Gräfe & Sillem, Hamburg 1906, S. 77 (mit Abbildung)

Röntgenlichtbad
Großflächige Röntgenbestrahlung aus therapeutischen Gründen.
> Röntgenlichtvollbad
Schmidt, H. E.; Erwiderung auf die Bemerkungen von Holzknecht, Walter, Gottschalk und Dessauer zu meinen Abhandlungen „Zur Frage der Homogenbestrahlung" und „Die Wahl der Strahlenqualität und Röhrentypen in der Röntgentherapie nach neueren Gesichtspunkten"; Fortschritte auf dem Gebiete der Röntgenstrahlen, Bd. 13, 1908/1909, S. 335-339

Röntgenlichtdose
Röntgenstrahlendosis
1.) Kienböck, Robert; Radiotherapie; Verlag von Ferdinand Enke, Stuttgart 1907, S. 71 – 2.) Kienböck, Robert; Über die Nomenklatur in der radiotherapeutischen Technik; Fortschritte auf dem Gebiete der Röntgenstrahlen, Bd. 19, 1912/1913, S. 294 ff

Röntgenlichtmesser
1. Visuelles Photometer nach Antonio Róiti 1896, mit dem die > Intensität der von Röntgenstrahlen erzeugten > Fluoreszenz mit der Intensität einer konstanten Lichtquelle verglichen wird.
2. Allgemein auch für Röntgenstrahlen-Intensitätsmesser.
1.) Gocht, H.; Lehrbuch der Röntgen-Untersuchung zum Gebrauche für Mediciner; Verlag von Ferdinand Enke, Stuttgart 1898, S. 47 – 2.) Dessauer, F.; B. Wiesner; Kompendium der Röntgenographie; Otto Nemnich Verlag, Leipzig 1905, S. 47

Röntgenlichtvollbad
Ganzkörper-Röntgenbestrahlung zu therapeutischen Zwecken mit bis zu sechs Röntgenröhren gleichzeitig.
> Röntgenlichtbad
1.) Kienböck, Robert; Radiotherapie; Heft 6 der Reihe „Physikalische Therapie in Einzeldarstellungen", herausgegeben von J. Marcuse und A. Strasser; Verlag von Ferdinand Enke, Stuttgart 1907, S. 33-35 – 2.) Davidsohn, F.; Die Röntgentechnik – Ein Hilfsbuch für Ärzte; Verlag von S. Karger, Berlin 1908, S. 76 – 3.) Schmidt, H. E.; Röntgen-Therapie; Verlag von August Hirschwald, Berlin 1909, S. 84

Röntgen-Müller
Gleichbedeutend mit > C. H. F. Müller.

Röntgenobild
Röntgenaufnahme (Röntgennegativ, Röntgenpositiv, Röntgendiapositiv).
> Positiv und > Negativ
Riedinger, J.; Über Masernosteomyelitis im Röntgenbild; Verhandlungen der Deutschen Röntgengesellschaft, Lucas Gräfe & Sillem, Hamburg 1905, S. 93-95

Röntgenogramm
Röntgenaufnahme (Röntgennegativ, Röntgenpositiv, Röntgendiapositiv).
> Positiv und > Negativ
Ohne Verfasserangabe; 1. ((deutscher)) Röntgenkongress 1905; Einheitliche Nomenklatur für die Röntgenologie; Fortschritte auf dem Gebiete der Röntgenstrahlen, Bd. 8, 1904/1905

Röntgenograph
Röntgenaufnahme
Grigg, Emanuel Radu Newman; The Trail of the Invisible Light – From X-Strahlen to Radio(bio)logy; Charles C. Thomas Publisher, Springfield/Illinois, USA; 1965, S. 269

Röntgenographie
Zusammenziehung der Worte Röntgen und Photographie in der Bedeutung von Röntgenaufnahme, Röntgenaufnahmetechnik
1.) Ohne Verfasserangabe; 1. ((deutscher)) Röntgenkongress 1905; Einheitliche Nomenklatur für die Röntgenologie; Fortschritte auf dem Gebiete der Röntgenstrahlen, Bd. 8, 1904/1905 – 2.) Grigg, Emanuel Radu Newman; The Trail of the Invisible Light – From X-Strahlen to Radio(bio)logy; Charles C. Thomas Publisher, Springfield/Illinois, USA; 1965, S. 269

röntgenographieren
Röntgenaufnahme erstellen.
1.) Albers-Schönberg; Die Röntgentechnik; Lucas Gräfe & Sillem, Hamburg 1903, S. 142 – 2.) Köhler; Kinematographische Röntgenvorführungen normaler und pathologischer Atmung; Verhandlungen der Deutschen Röntgengesellschaft, Bd. III, 1907, S. 164

Röntgenologie
Röntgenlehre, Röntgenwissenschaft
1.) Ohne Verfasserangabe; 1. ((deutscher)) Röntgenkongress 1905; Einheitliche Nomenklatur für die Röntgenologie; Fortschritte auf dem Gebiete der Röntgenstrahlen, Bd. 8, 1904/1905 – 2.) Heber, Georg; Elektro-Auskunftei – Erklärendes Wörterbuch; Paul Schulze Verlag, Leipzig 1922, 2. Auflage

Röntgenolyse
Verfahren nach Friedrich Klingelfuß zur Messung und Dosierung von Röntgenstrahlen. Prinzip: als Strahlenwirkung auf die photographische Schicht wurde das Produkt aus Sekundärspannung, Sekundärstromstärke und Zeit angenommen.
Heber, Georg; Elektro-Auskunftei – Erklärendes Wörterbuch; Paul Schulze Verlag, Leipzig 1922, 2. Auflage

Röntgenometrie
Röntgenstrahlenmessung bezüglich Durchdringungsfähigkeit und > Intensität.
1.) Bauer, Heinz; Beiträge zur Röntgenometrie; Fortschritte auf dem Gebiete der Röntgenstrahlen, Bd. 20, 1913, S. 195 ff – 2.) Heber, Georg; Elektro-Auskunftei – Erklärendes Wörterbuch; Paul Schulze Verlag, Leipzig 1922, 2. Auflage

Röntgenoskopie (griech. skopein = betrachten)
Röntgendurchleuchtung
Ohne Verfasserangabe; 1. ((deutscher)) Röntgenkongress 1905; Einheitliche Nomenklatur für die Röntgenologie; Fortschritte auf dem Gebiete der Röntgenstrahlen, Bd. 8, 1904/1905

röntgenoskopieren (griech. skopein = betrachten)
Durchleuchten mit Röntgenstrahlen.

röntgenoskopische Hautfigur
(griech. skopein = betrachten)
Zeichnung des Umrisses oder von Teilen eines Organs unter Durchleuchtung, mit einer Markiervorrichtung (z. B. > Dermograph) direkt auf

die Haut des Patienten aufgebracht.

Gocht, Hermann; Handbuch der Röntgen-Lehre zum Gebrauche für Mediciner; 5. Auflage, Verlag von Ferdinand Enke, Stuttgart 1918, S. 224, 231-232

röntgenoskopische Zeichenfigur

(griech. skopein = betrachten)

Zeichnung des Umrisses oder von Teilen eines Organs unter Durchleuchtung, mit einer Markiervorrichtung auf Papier aufgebracht.

Gocht, Hermann; Handbuch der Röntgen-Lehre zum Gebrauche für Mediciner; 5. Auflage, Verlag von Ferdinand Enke, Stuttgart 1918, S. 231-232

Röntgenphotogramm

Röntgenaufnahme

Groedel, Franz M.; Die Orthoröntgenographie – Anleitung zum Arbeiten mit parallelen Röntgenstrahlen; J. F. Lehmann's Verlag, München 1908, S. 68

Röntgen-Photograph

Röntgenologe oder eine andere, die Röntgenaufnahme erstellende Person.

Röntgenphotographin, erste

Paula Chelius erhält 1897 als erste am > Lette-Verein in Berlin ausgebildete Röntgenphotographin eine feste Anstellung im Krankenhaus Hamburg-Eppendorf.

Deutsches Röntgenmuseum Remscheid-Lennep; Begleitschrift zur Ausstellung „Frauen in der Radiologie"; 1997

Röntgenplatte

1. Mit > photographischer Emulsion beschichtete Glasplatte von 1,1 mm bis 1,8 mm Dicke zur Erzeugung von Röntgenaufnahmen. Zur Erzielung möglichst kurzer Belichtungszeiten meist mit einer dickeren Emulsionsschicht versehen als in der allgemeinen Photographie üblich. In der Regel einseitig, zu damaliger Zeit seltener auch beidseitig beschichtet,
2. auch als Synonym für Röntgenaufnahme benutzt.

1.) Albers-Schönberg; Die Röntgentechnik. Lehrbuch für Ärzte und Studierende; 2. Auflage, Lucas Gräfe & Sillem, Hamburg 1906, S. 14 – 2.) Loose, Gustav; Ein halbes Jahr Bauersche Luft-Fernregulierung; Fortschritte auf dem Gebiete der Röntgenstrahlen, Bd. 18, 1911/1912, S. 156-165

Röntgen-Radiator

Kompakter Röntgen-Schaltschrank der Fa. Carl Beez, Berlin, um 1908.

Beez, Carl; Röntgen-Instrumentarium in neuer, praktischer und eleganter Anordnung besonders geeignet zur Aufstellung im Sprechzimmer; Zeitschrift für Elektrologie und Röntgenkunde, Verlag Johann Ambrosius Barth, Leipzig 1908 Bd. 11, Heft 1, S. 35-36

Röntgenrausch

Nach therapeutischer Röntgenbestrahlung vor allem des Magen-Darm-Traktes auftretende Benommenheit und Müdigkeit, die in förmliche Schlafsucht ausarten kann. Bei weiterer Bestrahlung kann es zum > Röntgenkater kommen.

Schmidt, H. E.; Röntgen-Therapie; Verlag von August Hirschwald, Berlin 1915, S. 85, 239

Röntgenröhren-Hersteller

Die bedeutendsten deutschen Hersteller von > Ionen-Röntgenröhren waren (in alphabetischer Reihenfolge):

- > Allgemeine Elektricitätsges. AEG, Berlin
- Heinz Bauer & Co., Berlin
- R(einhard) Burger & Co., Berlin
- Myl(ius) Ehrhardt, Berlin
- Greiner & Friedrichs, Stützerbach/Thür.
- > Emil Gundelach, Gehlberg/Thüringen
- > W. A. Hirschmann, Berlin-Pankow
- > Koch & Sterzel, Dresden
- Dr. Langer, Ohrdruf/Thüringen
- > C. H. F. Müller, Hamburg
- > Phönix, Rudolstadt
- > Polyphos Elektrizitäts-Ges., München
- > Radiologie, Berlin
- > RGS Reiniger, Gebbert & Schall, Erlangen
- Schilling, Gehlberg/Thüringen
- > Siemens& Halske, Berlin
- > Ungelenk & Kiesewetter, Rudolstadt
- > Veifa, Frankfurt/Aschaffenburg
- > Voltohm Elektricitäts-Ges. München
- Watt, Berlin

Die größten Stückzahlen entfielen auf die Firmen C. H. F. Müller:

bis Mai 1905	50.000 Stück,
bis Mai 1909	75.000 Stück insgesamt,
bis November 1911	100.000 Stück insgesamt,

und Emil Gundelach:

bis 1905	45.000 Stück.

Die hohen Stückzahlen lassen kaum Rückschlüsse auf die Verbreitung der Röntgentechnik zu, vielmehr sind sie bedingt durch die Notwendigkeit, für verschiedene Körperregionen (Hand, Becken, …) und oft auch für Durchleuchtung und Aufnahme jeweils eine spezielle Röntgenröhre vorrätig zu haben und weiter bedingt durch die relativ geringe Lebensdauer der Röntgenröhren zu dieser Zeit.

1.) Dessauer, F.; B. Wiesner; Kompendium der Röntgenographie; Otto Nemnich Verlag, Leipzig 1905 (Anzeige) – 2.) Ohne Verfasserangabe; Ausgestellte Gegenstände; Verhandlungen der Deutschen Röntgengesellschaft, Band IV, 1908, S. 167-177 (mit Abbildungen) – 3.) Kirpal, Alfred; 100 Jahre Röntgenstrahlen – wissenschafts-, technik- und regionalgeschichtliche Aspekte; in: 100 Jahre Röntgenstrahlen – Thüringer Beiträge; Herausgeber Technische Universität Ilmenau et al., 1995 – 4.) Stamer, Willi; 100 Jahre Röntgenröhren – Vom einfachen Röntgenrohr zur Hochleistungs-Röntgenröhre; Philips Medizin Systeme, 1998 – 5.) Siemens-Med-Archiv Erlangen

Röntgenschatten

Mit Röntgenstrahlen auf einem > Leuchtschirm, einer > photographischen Platte oder einem photographischen Film erzeugtes (Schatten-) Bild. Auf der Röntgenaufnahme (Negativbild)

erscheint ein Schatten hell, auf dem > Durchleuchtungsschirm und der Positivkopie dunkel (> Schattenbild).
> Positiv und > Negativ

1.) Donath, B.; Die Einrichtungen zur Erzeugung der Roentgenstrahlen und ihr Gebrauch; Verlag von Reuther & Reichard, Berlin 1899, S. 104 – 2.) Albers-Schönberg; Die Röntgentechnik; Lucas Gräfe & Sillem, Hamburg 1903, S. 229 – 3.) Groedel, Franz M.; Die Orthoröntgenographie – Anleitung zum Arbeiten mit parallelen Röntgenstrahlen; J. F. Lehmann's Verlag, München 1908, S. 72 – 4.) Gergö, Emerich; Sind Röntgenbilder einfache Schattenbilder?; Fortschritte auf dem Gebiete der Röntgenstrahlen, Bd. 11, 1911, S. 271

Röntgensches Absorptionsgesetz
Röntgenstrahlen nehmen beim Durchgang durch einen Stoff ein immer größeres Durchdringungsvermögen an: Die von der Röntgenröhre ausgehende Strahlung besteht aus einem Gemisch von Strahlen unterschiedlichen Durchdringungsvermögens, wobei beim Durchgang durch einen Stoff der weniger durchdringungsfähige Teil der Strahlung relativ stärker geschwächt wird als der Teil der Strahlung mit dem größeren Durchdringungsvermögen.

1.) Röntgen, W. C.; Weitere Beobachtungen über die Eigenschaften der X-Strahlen (Dritte Mittheilung); Sitzungsbericht der königlich preussischen Akademie der Wissenschaften zu Berlin, 1897 – 2.) Albers-Schönberg; Die Röntgentechnik; 3. Auflage, Lucas Gräfe & Sillem, Hamburg 1910, S. 44

Röntgenschorf
Nach starker Röntgenbestrahlung auf einer geschädigten Hautstelle auftretende weißliche Schicht nekrotischen Gewebes.
Freund, Leopold; Grundriss der gesammten Radiotherapie; Urban & Schwarzenberg, Berlin/Wien 1903, S. 270, 274

Röntgenschutzstoff
> Antix-Strahlenschutzstoff,   > Müller-Schutzstoff

Röntgenschwester
Vom röntgenologisch tätigen Arzt speziell für den Einsatz in der > Röntgenologie weitergebildete Krankenschwester. Heute: Medizinisch-Technische Radiologieassistentin / Medizinisch Technischer Radiologieassistent (MTRA)
1.) Schmidt, H. E.; Röntgen-Therapie; Verlag von August Hirschwald, Berlin 1909, S. 96 – 2.) Walther, Kurt M. (Herausgeber); Ein Leben mit Röntgenstrahlen – Röntgenschwester Leonie Moser und ihre Lebenserinnerungen; Selbstverlag, 1967

Röntgen-Sekundenmeterkerze
> R.S.M.K.

Röntgensensibilisierung
> Sensibilisierung für Röntgenstrahlen.

Röntgensiederöhre
Mit siedendem Wasser gekühlte > Ionen-Röntgenröhre.
> Siederöhre
Heber, Georg; Elektro-Auskunftei – Erklärendes Wörterbuch; Paul Schulze Verlag, Leipzig 1922, 2. Auflage

Röntgen-Skala
> Zweimetallige Härteskala nach W. C. Röntgen 1897, bei der Platin und Aluminium zum Vergleich zusammen mit einem Fluoreszenzschirm in den Strahlengang gebracht werden, (ähnlich wie bei der späteren > Benoist-Skala): 15 Öffnungen der Prüfscheibe werden mit Aluminiumplättchen der Dicke 1 x 0,0299 mm, 2 x 0,0299 mm bis hin zu 15 x 0,0299 mm abgedeckt und mit der Helligkeit hinter einer Platinfolie der Dicke 0,0026 mm verglichen. Die Anzahl der Aluminiumplättchen mit der gleichen Durchlässigkeit wie das Platinblättchen ist das Maß für die Strahlenhärte, die „Härtezahl".
> Skala
1.) Röntgen, W. C.; Weitere Beobachtungen über die Eigenschaften der X-Strahlen (Dritte Mittheilung); Sitzungsbericht der königlich preussischen Akademie der Wissenschaften zu Berlin, Jahrgang 1897, § 5 und § 6 – 2.) Christen, Th.; Messung und Dosierung der Röntgenstrahlen; Lucas Gräfe & Sillem, Hamburg 1913, S. 14

Röntgen's spectacles
Gleichbedeutend mit > Kryptoskop.
Grigg, Emanuel Radu Newman; The Trail of the Invisible Light – From X-Strahlen to Radio(bio)logy; Charles C. Thomas Publisher, Springfield/Illinois, USA; 1965, S. 172

Röntgenstereometrie
> Röntgentiefenmesser und > Tiefenmesser

Röntgenstrahlen
Die Umbenennung der von Wilhelm Conrad Röntgen am 8. November 1895 von ihm als „X-Strahlen" bezeichnetetn Strahlen in „Röntgenstrahlen" erfolgte am 23. Januar 1896 auf Vorschlag des Anatomen Geheimrat Albert von Kölliker im Rahmen eines Vortrages von W. C. Röntgen in Würzburg.
Immelmann (Referent); Vortrag Eberlein: Röntgen-Vereinigung zu Berlin – Sitzung 17. XII. 1915 anläßlich der 20jährigen Wiederkehr des Tages der Entdeckung der Röntgenstrahlen; Fortschritte auf dem Gebiete der Röntgenstrahlen, Band 24, 1916/1917, S. 77-81

Röntgenstrahlenbad
Gleichbedeutend mit > Röntgenlichtbad.

Röntgenstrahlenmesser
Dosismessgerät nach Max Immelmann: > Immelmannscher Röntgenstrahlenmesser.

Röntgenstrahlen, Theorie ihrer Wirkung
Gleichbedeutend mit > X-Strahlen, Theorie ihrer Wirkung.

Röntgenstrahlen-Vollbad
Gleichbedeutend mit > Röntgenlichtvollbad.

Röntgentherapie
Robert Kienböck gibt 1907 den erstmaligen Einsatz der Röntgentherapie bei den nachfolgend genannten Krankheitsbildern an (ärztliche Erstanwender und das Jahr der Erstanwendung in Klammern):

- Karzinom (Despeignes 1896)
- Lupus (Kümmel und Schiff 1897)
- Hypertrichosis (Freund 1897)
- Lupus erythematosus (Schiff 1898)
- Psoriasis (Ziemssen 1898)
- Sykosis und Favus (Freund 1898)
- Naevus vasculosus (Jutassy 1898)
- Chronisches Ekzem (Hahn 1898)
- Epitheliom (Sjögren und Steenbeck 1899)
- Alopecia areata (Kienböck 1900)
- Sarkom (Ricketts 1900)
- Mycosis fungoides (Scholtz 1902)
- Leukämie und Lymphomatosen (Pusey und Senn 1902-1903)

Kienböck, Robert; Radiotherapie; Heft 6 der Reihe „Physikalische Therapie in Einzeldarstellungen", herausgegeben von J. Marcuse und A. Strasser; Verlag von Ferdinand Enke, Stuttgart 1907, S. 7-8

Röntgentiefenmesser

Vorrichtung nach Robert Fürstenau zur Bestimmung der Tiefenlage von Fremdkörpern auf Röntgenstereoaufnahmen.
> Tiefenmesser

1.) Fürstenau, Robert; Über Röntgenstereometrie; Verhandlungen der Deutschen Röntgengesellschaft, Bd. III, 1907, S. 172 – 2.) Fürstenau, Robert; Die Technik der Röntgenapparate; Dr. Max Jänicke Verlagsbuchhandlung, Hannover, etwa 1908, S. 156-164 – 3.) Albers-Schönberg; Die Röntgentechnik; Lucas Gräfe & Sillem, Hamburg 1910, S. 661

Röntgentod

Durch eine > Strahlenkrankheit, d. h. durch zu lange oder zu intensive Röntgenbestrahlung, bedingter Tod.

Krönig, Bernhard; Friedrich, Walter; Physikalische und biologische Grundlagen der Strahlentherapie; Urban & Schwarzenberg, Berlin/Wien 1918, S. 269

Röntgentoxin

Durch Einwirkung von Röntgenstrahlen auf organische Körper entstehender Giftstoff, der spezifische Wirkungen im Organismus hervorruft.
> Röntgenin

1.) Christen, Th.; Messung und Dosierung der Röntgenstrahlen; Lucas Gräfe & Sillem, Hamburg 1913, S. 67 – 2.) Schmidt, H. E.; Röntgen-Therapie; Verlag von August Hirschwald, Berlin 1915, S. 85, 144 – 3.) Heber, Georg; Elektro-Auskunftei – Erklärendes Wörterbuch; Paul Schulze Verlag, Leipzig 1922, 2. Auflage

Röntgentransverter

Mechanischer Gleichrichter der Fa. > Koch & Sterzel, Dresden, ähnlich dem des > Snook-Apparates.

Albers-Schönberg; Die Röntgentechnik; 5. Auflage, Bd. 1, Lucas Gräfe & Sillem, Hamburg 1919, S. 180

Röntgentypie

Manuelle Übertragung des Röntgenbildes auf ein dem > Durchleuchtungsschirm aufliegendes > Pauspapier.

Röntgenulcera

> Röntgenverbrennung und > Ulzerationsdose

Röntgenulkus

> Röntgenverbrennung und > Ulzerationsdose

Röntgenverbrennung

Schwerwiegende und lang anhaltende bis dauerhafte sonnenbrandähnliche Schädigung der Haut durch Röntgenstrahlen (> Röntgendermatitis). Die Haut ist faltig, dünn, rissig und zeigt erweiterte Kapillaren, häufig verbunden mit Haarausfall und Schädigung der Nägel bis hin zum > Röntgentod.

1.) Leppin, O.; Kleine Mittheilungen; Deutsche Medicinische Wochenschrift No. 28, 09.07.1896, S. 454 – 2.) Schürmayer, B.; Die Röntgenstrahlen in der Therapie; Verlagsbuchhandlung Seitz & Schauer, München 1902, S. 15-42, 63-86 – 3.) Albers-Schönberg; Die Röntgentechnik; Lucas Gräfe & Sillem, Hamburg 1903, S. 112 ff – 4.) Köhler, Alban; Theorie einer Methode, bisher unmöglich anwendbar hohe Dosen Röntgenstrahlen in der Tiefe des Gewebes zur therapeutischen Wirksamkeit zu bringen ohne schwere Schädigung des Patienten, zugleich eine Methode des Schutzes gegen Röntgenverbrennungen überhaupt; Fortschritte auf dem Gebiete der Röntgenstrahlen, Bd, 14, 1909/1910 – 5.) RadioGraphics, Monograph Issue: The technical history of radiology; Volume 9, Number 6, November 1989, S. 1126 (mit Abbildung) – 6.) Zetkin-Schaldach; Wörterbuch der Medizin; VEB Verlag Volk und Gesundheit, Berlin 1975 – 7.) Pschyrembel; Klinisches Wörterbuch; 257. Auflage, Walter de Gruyter; Berlin/New York 1994

Röntgen-Watt-Sekunde

> Vlast

Röntgenzimmer

Röntgenuntersuchungsraum

1.) Gocht, Hermann; Lehrbuch der Röntgen-Untersuchung zum Gebrauche für Mediciner; Verlag von Ferdinand Enke, Stuttgart 1898, S. 79 – 2.) Dessauer, F.; B. Wiesner; Kompendium der Röntgenographie; Otto Nemnich Verlag, Leipzig 1905, S. 313 – 3.) Gocht, Hermann; Handbuch der Röntgen-Lehre zum Gebrauche für Mediciner; 5. Auflage, Verlag von Ferdinand Enke, Stuttgart 1918, S. 208-220 (mit Abbildungen)

Röntgogramm

Röntgenaufnahme

1.) Gocht, H.; Lehrbuch der Röntgen-Untersuchung zum Gebrauche für Mediciner; Verlag von Ferdinand Enke, Stuttgart 1898, S. 69 – 2.) Gocht, Hermann; Röntgographie oder Diagraphie?!; Fortschritte auf dem Gebiete der Röntgenstrahlen, Bd. 2, 1898/1899, S. 138-139

Röntgograph

Röntgenologe

1.) Gocht, H.; Lehrbuch der Röntgen-Untersuchung zum Gebrauche für Mediciner; Verlag von Ferdinand Enke, Stuttgart 1898, S. 69 – 2.) Gocht, Hermann; Röntgographie oder Diagraphie?!; Fortschritte auf dem Gebiete der Röntgenstrahlen, Bd. 2, 1898/1899, S. 138-139

Röntgographie

Röntgenaufnahme, Röntgenaufnahmetechnik

1.) Levy-Dorn, Max; Zur Kritik und Ausgestaltung des Röntgenverfahrens; Deutsche medicinische Wochenschrift No. 50, 9. Dec. 1897 – 2.) Levy, Max; Über Abkürzung der Expositionszeit bei Aufnahmen mit Röntgenstrahlen;

Fortschritte auf dem Gebiete der Röntgenstrahlen, 1. Bd., 1897/1898, S. 800 – 3.) Gocht, H.; Lehrbuch der Röntgen-Untersuchung zum Gebrauche für Mediciner; Verlag von Ferdinand Enke, Stuttgart 1898, S. 52, 64 – 4.) Gocht, Hermann; Röntgographie oder Diagraphie?!; Fortschritte auf dem Gebiete der Röntgenstrahlen, Bd. 2, 1898/1899 – 5.) Dessauer, F.; B. Wiesner; Kompendium der Röntgeno-graphie; Otto Nemnich Verlag, Leipzig 1905 – 6.) Grigg, Emanuel Radu Newman; The Trail of the Invisible Light – From X-Strahlen to Radio(bio)logy; Charles C. Thomas Publisher, Springfield/Illinois, USA; 1965, S. 181

röntgographieren
Röntgenaufnahme erstellen
Gocht, H.; Lehrbuch der Röntgen-Untersuchung zum Gebrauche für Mediciner; Verlag von Ferdinand Enke, Stuttgart 1898, S. 61, 69-70

Röntgoskopie (griech. skopein = betrachten)
Röntgendurchleuchtung
1.) Levy, Max; Über Abkürzung der Expositionszeit bei Aufnahmen mit Röntgenstrahlen; Fortschritte auf dem Gebiete der Röntgenstrahlen, 1. Bd., 1897/1898 – 2.) Gocht, Hermann; Röntgographie oder Diagraphie?!; Fortschritte auf dem Gebiete der Röntgenstrahlen, Bd. 2, 1898/1899, S. 138-139 – 3.) Parzer-Mühlbacher; Röntgen-photographie; Verlag von Gustav Schmidt, Berlin 1908, Seite 4

röntgraph
Röntgenaufnahme
Grigg, Emanuel Radu Newman; The Trail of the Invisible Light – From X-Strahlen to Radio(bio)logy; Charles C. Thomas Publisher, Springfield/Illinois, USA; 1965, S. 269

Rontographie
Röntgenaufnahme, Röntgenaufnahmetechnik
Levy-Dorn, Max; Zur Kritik und Ausgestaltung des Röntgenverfahrens; Deutsche medicinische Wochenschrift No. 50, 9. Dec. 1897, S. 800

röntography
Röntgenaufnahme, Röntgenaufnahmetechnik
1.) Isenthal, A. W.; Snowden Ward, H.; Practical Radiography; Third Edition, Dawborn and Ward Ltd., 1901, S. 13 – 2.) Grigg, Emanuel Radu Newman; The Trail of the Invisible Light – From X-Strahlen to Radio(bio)logy; Charles C. Thomas Publisher, Springfield/Illinois, USA; 1965, S. 181

Ropiquet-Induktor
Senkrecht stehender > Induktor des französischen Herstellers Ropiquet.
Grashey, Rudolf; Handbuch der ärztlichen Erfahrungen im Weltkriege 1914/1918, Bd. IX: Röntgenologie; Verlag von Johann Ambrosius Barth, Leipzig 1922, S. 44

Rotationskreuzmethode
Methode nach Leopold Freund und Arthur Praetorius zur Bestimmung des > Hautnahepunktes.
Albers-Schönberg; Die Röntgentechnik; 5. Auflage, Bd. 2, Lucas Gräfe & Sillem, Hamburg 1919, S. 314

Rotax
Handelsname für Produkte der Fa. > Electricitäts-Gesellschaft Sanitas, Berlin.

Rotax-Folie
Verstärkungsfolie (> Verstärkungsschirm) der Fa. > Electricitäts-Gesellschaft Sanitas, Berlin.
1.) Schwenter, J.; Leitfaden der Momentaufnahme im Röntgenverfahren:; Otto Nemnich Verlag, Leipzig 1913, S.

41 – 2.) Haeger, E.; Die Verstärkungsschirme; Fortschritte auf dem Gebiete der Röntgenstrahlen, Band 29, 1922, S. 609-624

Rotax-Kompressionsblende
Stativsäule der Firma > Electricitäts-Gesellschaft Sanitas, Berlin, mit Querarm, an dem Kompressionsblenden unterschiedlicher Form und unterschiedlicher Öffnung angesetzt werden können.
> Stativ
Otto, Werner; Die Rotax-Kompressionsblende; Fortschritte auf dem Gebiete der Röntgenstrahlen, Bd. 13, 1908/1909, S. 43-44 (mit Abbildung)

Rotax-Unterbrecher
> Quecksilberstrahl-Unterbrecher der Firma > Electricitäts-Gesellschaft Sanitas, Berlin, mit rotierendem Quecksilbergefäß (bis ca. 230 Unterbrechungen pro Sekunde erreichbar).
1.) Fürstenau, Robert; Die Technik der Röntgenapparate; Dr. Max Jänicke Verlagsbuchhandlung, Hannover, etwa 1908, S. 32 – 2.) Gillet, J.; Die ambulatorische Röntgentechnik in Krieg und Frieden; Verlag von Ferdinand Enke, Stuttgart 1909, S. 27 – 3.) Albers-Schönberg; Die Röntgentechnik; Lucas Gräfe & Sillem, Hamburg 1910, S. 167 – 4.) Fürstenau, Robert; Leitfaden der Röntgenphysik; Verlag von Ferdinand Enke, Stuttgart 1910, S. 71 – 5.) Zacher, F.; Zur Entwicklungsgeschichte der Vorrichtungen zur Unterbrechung elektrischer Ströme; Fortschritte auf dem Gebiete der Röntgenstrahlen, Bd. 29, 1922, S. 411-441 – 6.) Heber, Georg; Elektro-Auskunftei – Erklärendes Wörterbuch; Paul Schulze Verlag, Leipzig 1922, 2. Auflage

Rotbrille
> Adaptationsbrille

Rotes Blutlaugensalz
Entsteht durch Einwirkung von Chlor auf eine Lösung von Ferrozyankalium. Es diente u. a. in einer Lösung mit unterschwefligsaurem Natron zur Abschwächung zu stark geschwärzter photographischer Aufnahmen.
> abschwächen und > Farmerscher Abschwächer
1.) Albers-Schönberg; Die Röntgentechnik. Lehrbuch für Ärzte und Studierende; 2. Auflage, Lucas Gräfe & Sillem, Hamburg 1906, S. 152 – 2.) Internet-Enzyklopädie Wikipedia

Rotglasbrille
> Adaptationsbrille

rotierender Hochspannungsgleichrichter
> Hochspannungsgleichrichter

RPM, rpm
Revolutions per minute (Umdrehungen/Minute).
Grigg, Emanuel Radu Newman; The Trail of the Invisible Light – From X-Strahlen to Radio(bio)logy; Charles C. Thomas Publisher, Springfield/Illinois, USA; 1965, S. 67

RS
> Radiosensibilität

RSMK, R.S.M.K.
„Röntgen-Sekundenmeterkerze": nach einem Vorschlag von Johannes Wertheim-Salomonson ist das die Größe für die photographische Wir-

kung von Röntgenstrahlen analog der > Sekundenmeterkerze für die photographische Wirkung von Lichtstrahlen.

1.) Wertheim-Salomonson; Kommission zur Festsetzung fester Normen für die Messung der Intensität der Röntgenstrahlen; Verhandlungen der Deutschen Röntgengesellschaft, Lucas Gräfe & Sillem, Hamburg 1907, S. 15 ff – 2.) Christen, Th.; Messung und Dosierung der Röntgenstrahlen; Lucas Gräfe & Sillem, Hamburg 1913, S. 63

Rubinglas

Glas von tiefroter Farbe z. B. für Filter von Dunkelraumleuchten zur Erzeugung photographisch > inaktinischen Lichtes. Färbende Stoffe bei der Glasherstellung können Gold, Kupfer oder Cadmiumsulfid und Cadmiumselenid sein.

1.) Büttner, O.; K. Müller; Encyclopädie der Photographie, Heft 28: Technik und Verwerthung der Röntgen'schen Strahlen im Dienste der ärztlichen Praxis und Wissenschaft; Druck und Verlag von Wilhelm Knapp, Halle a. S. 1897, S. 84 – 2.) Fürstenau, R.; Immelmann, M.; Schütze, J; Leitfaden des Röntgenverfahrens für das röntgenologische Hilfspersonal; Verlag von Ferdinand Enke, Stuttgart 1919, S. 257 – 3.) Mütze, Karl; Foitzik, Leonhard; Krug, Wolfgang; Schreiber, Günter; ABC der Optik; VEB F. A. Brockhaus Verlag, Leipzig 1961

Rubinglasglühlampe

Elektrische Glühlampe, deren Kolben aus > Rubinglas besteht.

Büttner, O.; K. Müller; Encyclopädie der Photographie, Heft 28: Technik und Verwerthung der Röntgen'schen Strahlen im Dienste der ärztlichen Praxis und Wissenschaft; Druck und Verlag von Wilhelm Knapp, Halle a. S. 1897, S. 84

Rubinstoff

Rubinrot gefärbter textiler Stoff z. B. für Filter von Dunkelraumleuchten zur Erzeugung photographisch > inaktinischen Lichtes.

1.) Gillet, J.; Die ambulatorische Röntgentechnik in Krieg und Frieden; Verlag von Ferdinand Enke, Stuttgart 1909, S. 118 – 2.) Internet-Suchmaschine Google

Rubinzylinder

Rubinrot eingefärbtes Material (Glas u. a.), benutzt als Filter für Dunkelraumleuchten zur Erzeugung von photographisch > inaktinischem Licht.

> Rubinglas

Groedel, Franz M.; Die Orthoröntgenographie – Anleitung zum Arbeiten mit parallelen Röntgenstrahlen; J. F. Lehmann's Verlag, München 1908, S. 117

ruhender Transformator

Ein > Transformator bekannter Bauart, der zur Änderung der Stromstärke- und Spannungsverhältnisse dient, wurde in der Anfangszeit der Elektrotechnik auch „ruhender Transformator" genannt. Dies im Unterschied zum (rotierenden) > Umformer, der vorzugsweise zur Umwandlung einer gegebenen Stromart in eine andere dient, z. B. von Gleichstrom in Wechselstrom oder umgekehrt, mit dem jedoch auch eine Änderung der Stromstärke- und Spannungsverhält-

nisse vorgenommen werden kann.

1.) Zacher, F.; Zur Entwicklungsgeschichte der Vorrichtungen zur Erzeugung hochgespannter elektrischer Ströme für den Betrieb von Röntgenröhren; Fortschritte auf dem Gebiete der Röntgenstrahlen, Bd. 29, 1922, S. 179-193 – 2.) Heber, Georg; Elektro-Auskunftei – Erklärendes Wörterbuch; Paul Schulze Verlag, Leipzig 1922, 2. Auflage

Rühmkorff

In der Umgangssprache Kurzbezeichnung für einen > Funkeninduktor nach Heinrich Rühmkorff.

Heber, Georg; Elektro-Auskunftei – Erklärendes Wörterbuch; Paul Schulze Verlag, Leipzig 1922, 2. Auflage

Rühmkorff-Rolle

> Induktor

Rühmkorff-Spule

> Induktor

runtography

Röntgenaufnahme, Röntgenaufnahmetechnik

Grigg, Emanuel Radu Newman; The Trail of the Invisible Light – From X-Strahlen to Radio(bio)logy; Charles C. Thomas Publisher, Springfield/Illinois, USA; 1965, S. 181

Sabouraud-Dosen

Dosiswerte, die mit Hilfe der > Sabouraud-Pastille gemessen werden. Das Verfahren wurde von Raymond Sabouraud entwickelt.

> Dosiseinheit Sabouraud/Noiré (SN)

Christen, Th.; Messung und Dosierung der Röntgenstrahlen; Lucas Gräfe & Sillem, Hamburg 1913, S. 72 ff

Sabouraud/Noiré-Radiometer

> Dosiseinheit Sabouraud/Noiré (SN) und > Sabouraud-Pastille

Sabouraud-Noirésche Tablette

> Sabouraud-Pastille

Sabouraud-Pastille

Bariumplatincyanür-Pastille (Reagenspastille) nach Raymond Sabouraud (und Henri Noiré), die die Höhe der verabreichten Strahlendosis durch Farbveränderung anzeigt. Die Pastillen werden zur Erhöhung der Messgenauigkeit im halben Fokus-Haut-Abstand angeordnet. Die Farben (> „Teinte") wurden mit Großbuchstaben bezeichnet: Die Vergleichsfarbe A entspricht der „Normalfarbe" (Hellgrün) einer nicht bestrahlten Pastille, die gelbbraune Vergleichsfarbe B entspricht der > Erythemdosis.

1.) Albers-Schönberg; Die Röntgentechnik; Lucas Gräfe & Sillem, Hamburg 1910, S. 106 – 2.) Großmann, Gustav; Einführung in die Röntgentechnik – Verfaßt für die Teilnehmer der Röntgenkurse der Siemens & Halske A.-G.; 1912, S. 32-37 – 3.) Christen, Th.; Messung und Dosierung der Röntgenstrahlen; Lucas Gräfe & Sillem, Hamburg 1913, S. 72 ff – 4.) Schmidt, H. E.; Röntgen-Therapie; Verlag von August Hirschwald, Berlin 1915, S. 46-49 (mit Abbildung)

Sagnac-Strahlen

Sekundäre Strahlen, Streustrahlen, benannt nach Georges Sagnac.

Dessauer, Friedrich; Wiesner, B.; Kompendium der Röntgenographie; Leipzig 1905, S. 17, 208

Sammler

> Akkumulator

Dessauer, F.; B. Wiesner; Kompendium der Röntgenographie; Otto Nemnich Verlag, Leipzig 1905, S. 44

Sanitas

> Electricitäts-Gesellschaft Sanitas

Sanitas-Folie

Verstärkungsfolie (> Verstärkungsschirm) der Fa. Electricitäts-Gesellschaft Sanitas, Berlin.

Sarkomdosis

Dosis, die man zur Sarkomzerstörung benötigt, nach Ludwig Seitz und Hermann Wintz 60 % bis 70 % der Hauteinheitsdosis; > Dosiseinheit HED (Hauteinheitsdosis)

1.) Willers, H.; Heilmann, H.-P.; Beck-Bornholdt, H.-P.; Ein Jahrhundert Strahlentherapie – Geschichtliche Ursprünge und Entwicklung der fraktionierten Bestrahlung im deutschsprachigen Raum; Strahlentherapie und Onkologie 174; 1998, S. 53-63 (Nr. 2) – 2.) Frobenius, Wolfgang; Röntgenstrahlen statt Skalpell – Die Frauenklinik Erlangen und die Geschichte der gynäkologischen Radiologie 1914-1945; Erlanger Forschungen, Reihe B, Naturwissenschaften und Medizin, Band 26, Erlangen 2003, Seite 191-192

Satinage (lat. seta = Seide)

Glätten von Papier, indem es durch unter hohem Druck stehende Walzen (Kalander) läuft, wodurch eine seidig glänzende Oberfläche entsteht. Derart geglättetes Papier wurde – versehen mit einer > photographischen Emulsion – oft auch für Papierkopien von Röntgenaufnahmen verwendet.

Stechow; Das Röntgen-Verfahren mit besonderer Berücksichtigung der militärischen Verhältnisse; Verlag von August Hirschwald, Berlin 1903, S. 138-140

Satrap

Produktbezeichnung von Erzeugnissen für die Photographie wie Photopapiere, Entwickler und Fixierbäder der Fa. Chemische Fabrik Schering, Berlin.

Internet-Suchmaschine Google

Satrap-Papier

1. Photographisch empfindliches Papier, das im leicht verdunkelten Raum bei künstlichem Licht entwickelt werden kann. Hersteller: Chemische Fabrik auf Actien (vorm. E. Schering), Charlottenburg.

2. Mitunter wurde auch Stanniol-Verpackungsmaterial als Satrap-Papier bezeichnet.

> Stanniol und > Stanniolpapier

1.) Dessauer, F.; B. Wiesner; Kompendium der Röntgenographie; Otto Nemnich Verlag, Leipzig 1905 (Anzeige) – 2.) Christen, Th.; Messung und Dosierung der Röntgenstrahlen; Lucas Gräfe & Sillem, Hamburg 1913, S. 85 und Anzeige – 3.) Frobenius, Wolfgang; Röntgenstrahlen statt Skalpell – Die Frauenklinik Erlangen und die Geschichte der gynäkologischen Radiologie 1914-1945; Erlanger Forschungen, Reihe B, Naturwissenschaften und Medizin, Band 26, Erlangen 2003, S. 47

Satrap-Schnellfixage

Photographisches Ammoniumthiosulfit-Fixierbad der Fa. Schering, Berlin, mit dem die Fixierzeit im Vergleich zu einem Natriumthiosulfit-Fixierbad halbiert werden konnte.

Gillet, J.; Die ambulatorische Röntgentechnik in Krieg und Frieden; Verlag von Ferdinand Enke, Stuttgart 1909, S. 128

Sauerstoff-Einblasung

> Insufflation

Schädelröhre

> Ionen-Röntgenröhre mit einer für Schädelaufnahmen geeigneten Strahlenqualität.

Albers-Schönberg; Die Röntgentechnik; 5. Auflage, Bd. 1, Lucas Gräfe & Sillem, Hamburg 1919, S. 244

Schalenteiler

Hilfsmittel zur Unterteilung großer Schalen mit > photographischen Entwicklern, um zwei oder vier > Röntgen-Platten gleichzeitig entwickeln zu können, ohne die Gefahr gegenseitiger Beschädigungen.

Dessauer, F.; B. Wiesner; Kompendium der Röntgenographie; Otto Nemnich Verlag, Leipzig 1905, S. 248-249

Schaltbrett

Fläche, auf deren Oberseite die Messinstrumente und Bedienelemente für die Röntgenstrahlenerzeugung und auf deren Unterseite die erforderlichen elektrischen Bauelemente wie Widerstände etc. angeordnet waren.

> Marmor

1.) Albers-Schönberg; Die Röntgentechnik. Lehrbuch für Ärzte und Studierende; 2. Auflage, Lucas Gräfe & Sillem, Hamburg 1906, S. 13 – 2.) Heber, Georg; Elektro-Auskunftei – Erklärendes Wörterbuch; Paul Schulze Verlag, Leipzig 1922, 2. Auflage

Schalttafel

Gleichbedeutend mit > Schaltbrett.

Schatten

> Röntgenschatten

Schattenbild

Röntgenbild (Aufnahme und Durchleuchtung); > Röntgenschatten

1.) Huber; Zur Verwerthung der Röntgen-Strahlen im Gebiete der inneren Medicin; Deutsche Medicinische Wochenschrift, 19. März 1896, S. 182-184 – 2.) Rosenfeld, Georg; Die Diagnostik der inneren Krankheiten mittels Röntgenstrahlen; Verlag von J. F. Bergmann, Wiesbaden 1897, S. 87 – 3.) Donath, B.; Die Einrichtungen zur Erzeugung der Roentgenstrahlen und ihr Gebrauch; Verlag von Reuther & Reichard, Berlin 1899, S. 104

Schattenmesskunde

Zahlenmäßige Auswertung eines Röntgenbildes (beispielsweise die Abmessungen des dargestellten Objektes) auf dem > Leuchtschirm oder auf einem Film.

Donath, B.; Die Einrichtungen zur Erzeugung der Roentgenstrahlen und ihr Gebrauch; Verlag von Reuther & Reichard, Berlin 1899, S. 114

Schattentiefe

Große Schattentiefe = große Optische Dichte (= starke Schwärzung) der Aufnahme, geringe Schattentiefe = geringe Optische Dichte (= geringe Schwärzung) der Aufnahme.

Albers-Schönberg; Die Röntgentechnik; 3. Auflage, Lucas Gräfe & Sillem, Hamburg 1910, S. 534

Schattenwurf

Röntgenbild auf dem > Leuchtschirm.
> Röntgenschatten

Donath, B.; Die Einrichtungen zur Erzeugung der Roentgenstrahlen und ihr Gebrauch; Verlag von Reuther & Reichard, Berlin 1899, S. 109

Schaufenster

> Transparenzfenster

Schaukelvorrichtung

Vorrichtung mit Pendelantrieb oder motorischem Antrieb zur schaukelnden Bewegung photographischer Entwicklerschalen bei der > Zeitentwicklung von > photographischen Platten und Filmen.

1.) Donath, B.; Die Einrichtungen zur Erzeugung der Roentgenstrahlen und ihr Gebrauch; Verlag von Reuther &

Reichard, Berlin 1899, S. 121 – 2.) Reiniger, Gebbert & Schall; Katalog „Die Röntgenapparate nebst deren Zubehör"; Berlin/Erlangen 1912, S. 120 (mit Abbildung) – 3.) Fürstenau, R.; Immelmann, I.; Schütze, J; Leitfaden des Röntgenverfahrens für das röntgenologische Hilfspersonal; Verlag von Ferdinand Enke, Stuttgart 1919, S. 261-262 (mit Abbildung)

Scheelit

Ein Mineral, benannt nach dem Chemiker Carl Wilhelm Scheele, auch Schwerstein oder Tungstein (schwedisch = schwerer Stein) genannt. Chemisch: Kalziumwolframat, unter Röntgenstrahlung blau fluoreszierend.

1.) Walter, B.; Physikalisch-Technische Mitteilungen; Fortschritte auf dem Gebiete der Röntgenstrahlen, Bd. 1, 1897/1898, S. 32 – 2.) dtv-Lexikon 1971

Scheiner-Grade

Eine von Julius Scheiner um 1894 entwickelte Empfindlichkeitsangabe für photographische Schichten, ermittelt mit dem > Scheiner-Sensitometer.

1.) Hackenbruch; Berger; Vademekum für die Verwendung der Röntgenstrahlen und des Distraktionsklammer-Verfahrens im Kriege; Otto Nemnich Verlag, Leipzig 1915, S. VI (Anzeige) – 2.) Mütze, Karl; Foitzik, Leonhard; Krug, Wolfgang; Schreiber, Günter; ABC der Optik; VEB F. A. Brockhaus, Leipzig 1961 – 3.) Vieth, Gerhard; Messverfahren der Photographie; R. Oldenbourg Verlag, München Wien 1974, S. 287-289, 309

Scheiner-Lampe

> Benzinkerze

Scheiner-Sensitometer

Sensitometer (Gerät zur Bestimmung der Lichtempfindlichkeit photographischer Schichten) nach Julius Scheiner, um 1894: Eine photographische Schicht wird hinter einer rotierenden Scheibe mit kurvenförmigem Ausschnitt belichtet, so dass ein stufenloser Schwärzungskeil entsteht. Als Lichtquelle wurde von Scheiner eine > Benzinkerze („Scheiner-Lampe") benutzt. Joseph Maria Eder ersetzte später den kurvenförmigen Ausschnitt der rotierenden Scheibe durch einen stufenförmigen Ausschnitt, durch den sich die Belichtungszeiten von Stufe zu Stufe um jeweils den Faktor 1,27 unterscheiden.

1.) Eder, J. M.; Ausführliches Handbuch der Photographie; Verlag von Wilhelm Knapp, Halle a. S. 1902, S. 201-216, 230-231 (mit Abbildungen) – 2.) Mütze, Karl; Foitzik, Leonhard; Krug, Wolfgang; Schreiber, Günter; ABC der Optik; VEB F. A. Brockhaus, Leipzig 1961 – 3.) Vieth, Gerhard; Messverfahren der Photographie; R. Oldenbourg Verlag, München Wien 1974, S. 287-289, 309

Schellack (niederl. Schel = Schuppe)

Elektrisch isolierende, harzige Substanz, gewonnen aus den Ausscheidungen der in Süd- und Südostasien beheimateten Lackschildlaus Kerria lacca.

1.) Morwitz, Joachim; Die Photographie mit Röntgen'schen Strahlen – Mit Anleitung zum Experimentieren auch für Laien; A. Dressel's Verlag, Berlin 1896, S. 9 – 2.)

Internet-Suchmaschine Google

Schema nach Brunzlow

Schemazeichnung der sich überkreuzenden Linien und > Schatten bei Schädelaufnahmen bei Röntgenstrahl-Richtung vom Hinterhaupt zur Stirn, insbesondere zum Nachweis der Darstellbarkeit der Keilbeinhöhle.

Albers-Schönberg; Die Röntgentechnik; 4. Auflage, Lucas Gräfe & Sillem, Hamburg 1913, S. 362 (mit Abbildung)

schichtweise Photographie

Methode nach Georg Rosenfeld um 1897 zur richtigen Belichtung von Knochen und Weichteilen: Hinter dem Patienten werden mehrere Filme angeordnet, die nach unterschiedlichen Belichtungszeiten entnommen und entwickelt werden. Das Bild mit der kürzesten Belichtung zeigt die Weichteile, das Bild mit der längsten Belichtung die Knochenstrukturen.

1.) Rosenfeld, Georg; Die Diagnostik der inneren Krankheiten mittels Röntgenstrahlen; Verlag von J. F. Bergmann, Wiesbaden 1897, S. 60-61 – 2.) Gocht, Hermann; Lehrbuch der Röntgen-Untersuchung zum Gebrauche für Mediciner; Verlag von Ferdinand Enke, Stuttgart 1898, S. 58

Schiebeblende

Primärblende mit variabler rechteckförmiger Öffnung. Die beiden Lamellenpaare (Schieber) sind jeweils gleichzeitig gegenläufig verstellbar.

Albers-Schönberg; Die Röntgentechnik. Lehrbuch für Ärzte und Studierende; 2. Auflage, Lucas Gräfe & Sillem, Hamburg 1906, S. 78-81 (mit Abbildungen)

Schirm

> Fluoreszenzschirm: je nach Anwendung ein > Durchleuchtungsschirm oder eine Verstärkungsfolie (> Verstärkungsschirm).

1.) Schäfer, B.; Zur direkten Betrachtung innerer Körpertheile mittels Röntgen'scher Strahlen; Deutsche Medicinische Wochenschrift, No. 15, 9. April 1896, S. 240 – 2.) Walter, B.; Physikalisch-Technische Mitteilungen; Fortschritte auf dem Gebiete der Röntgenstrahlen, Bd. 1, 1897/ 1898, S. 33

Schirmbild

> Durchleuchtungsbild: auf dem > Durchleuchtungsschirm sichtbares Röntgenbild.

1.) Scheier, Max; Die Anwendung der Röntgenstrahlen für die Physiologie der Stimme und Sprache; Deutsche medicinische Wochenschrift, No. 25, 17. Juni 1897, S. 403 – 2.) Albers-Schönberg; Die Röntgentechnik. Lehrbuch für Ärzte und Studierende; 2. Auflage, Lucas Graefe & Sillem, Hamburg 1906, S. 120

Schirmblende

Vertikal stehende Bleiblende zur Einblendung des Röntgenstrahlenbündels zwischen der > Ionen-Röntgenröhre und dem stehenden oder sitzenden Patienten; typischer Durchmesser 4 cm. Die Blendenhalterung dient gleichzeitig dem Schutz von Patient und Arzt vor nicht zur Bildgebung genutzten Strahlen.

Albers-Schönberg; Die Röntgentechnik; Lucas Gräfe & Sillem, Hamburg 1906, S. 85-87 (mit Abbildung)

Schirmuntersuchung

Durchleuchtungsuntersuchung unter Zuhilfenahme eines > Leuchtschirmes.

1.) Gocht, H.; Lehrbuch der Röntgen-Untersuchung zum Gebrauche für Mediciner; Verlag von Ferdinand Enke, Stuttgart 1898, S. 66 – 2.) Albers-Schönberg; Die Röntgentechnik; 1. Auflage, Lucas Gräfe & Sillem, Hamburg 1903, S. 116

Schlagweite

Elektrodenabstand einer > Funkenstrecke, bei dem es zu einem elektrischen Überschlag kommt. Dieser Abstand ist ein ungefähres Maß für die anliegende Spannung.

> Funkenlänge und Hochspannung

1.) Dessauer, Friedrich; Zur Theorie des Röntgenapparates; Fortschritte auf dem Gebiete der Röntgenstrahlen; Bd. 4, 1900/1901, S. 221-231 – 2.) Heber, Georg; Elektro-Auskunftei – Erklärendes Wörterbuch; Paul Schulze Verlag, Leipzig 1922, 2. Auflage

Schlagzahl

Frequenz des > Unterbrechers, der sich im Primärkreis des > Induktors befindet, angegeben in Unterbrechungen pro Sekunde.

Heber, Georg; Elektro-Auskunftei – Erklärendes Wörterbuch; Paul Schulze Verlag, 2. Auflage, Leipzig 1922 (Stichwort „Unterbrechungszahl")

Schleier

Optische Dichte einer > photographischen Platte oder eines photographischen Filmes, bedingt durch

1. die Optische Dichte des Trägers der photographischen Schicht,
2. die Optische Dichte der photographischen Schicht an unbelichteten Stellen,
3. Streustrahlung, die das Bild überlagert,
4. Falschlicht oder
5. zu lange Entwicklung.

1.) Holzknecht, Guido; Die photochemischen Grundlagen der Röntgographie; Fortschritte auf dem Gebiete der Röntgenstrahlen, Bd. 5, 1901/1902, S. 235 ff – 2.) Fürstenau, Immelmann, Schütze; Leitfaden des Röntgenverfahrens für das röntgenologische Hilfspersonal; Dritte, vermehrte und verbesserte Auflage, Verlag von Ferdinand Enke, Stuttgart 1919, S. 363-364

Schleiermarke

Zusammen mit einer Röntgenaufnahme aufbelichtete strahlenundurchlässige Marke zur Bestimmung der Ursache eines Filmschleiers (Filmtyp, überlagerter Film, Entwicklung, harte Strahlung, Streustrahlung).

> Schleier

Dessauer, F.; B. Wiesner; Kompendium der Röntgenographie; Otto Nemnich Verlag, Leipzig 1905, S. 287

Schließungsfunken

> Schließungslicht, Punkt 2

Schließungsinduktionsstoß

> Schließungsstrom

Schließungslicht

1. Extrafokale Strahlung, die bei > Ionen-

Röntgenröhren hervorgerufen werden kann, wenn bei der Schließung des > Primärstromes im > Induktor der Strom in der Röntgenröhre kurzzeitig in verkehrter Richtung fließt. Dann übernimmt die > Anode und/oder die > Antikathode die Rolle der > Kathode, und im Bereich der Kathode und am Glaskolben entsteht während dieser Zeit nicht fokussierte Strahlung, die die Bildqualität beeinträchtigt.

2. Lichterscheinung bei > Ionen-Röntgenröhren, verursacht durch den bei der primären Stromschließung entstehenden sekundären > Schließungsstrom.

1.) Koch, F. J.; Sterzel, K. A.; Über „schließungslichtfreie" Röntgenröhren; Fortschritte auf dem Gebiete der Röntgenstrahlen, Bd. 8, 1904/1905, S. 271-275 – 2.) Fürstenau, Robert; Die Technik der Röntgenapparate; Dr. Max Jänicke Verlagsbuchhandlung, Hannover, etwa 1908, S. 86-93 – 3.) Heber, Georg; Elektro-Auskunftei – Erklärendes Wörterbuch; 2. Auflage, Paul Schulze Verlag, Leipzig 1922

Schließungsspannung
Die bei Schließung des > Primärstromes in > Funkeninduktoren entstehende sekundäre Spannung.

Albers-Schönberg; Die Röntgentechnik; 5. Auflage, Bd. 1, Lucas Gräfe & Sillem, Hamburg 1919, S. 158

Schließungsstrom
Der bei Schließung des > Primärstromes in > Funkeninduktoren auftretende sekundäre Stromimpuls, dessen Spannung und Stärke geringer ist als der bei der Stromunterbrechung auftretende > Öffnungsstrom.

1.) Dessauer, F.; B. Wiesner; Kompendium der Röntgenographie; Otto Nemnich Verlag, Leipzig 1905, S. 58 – 2.) Albers-Schönberg; Die Röntgentechnik; Lucas Gräfe & Sillem, Hamburg 1910, S. 148 – 3.) Heber, Georg; Elektro-Auskunftei – Erklärendes Wörterbuch; Paul Schulze Verlag, Leipzig 1922, 2. Auflage

Schlitteninduktor
> Induktor nach Emil Dubois-Reymond, bei dem die > Sekundärspule durch eine Schlittenführung über die > Primärspule verschoben werden kann. In der Röntgentechnik selten verwendet.

1.) Schmidt, H. E.; Röntgen-Therapie; Verlag von August Hirschwald, Berlin 1915, S. 3 – 2.) Heber, Georg; Elektro-Auskunftei – Erklärendes Wörterbuch; Paul Schulze Verlag, 2. Auflage, Leipzig 1922

Schlitzbinde
> Robinsohnsche Schlitzbinde

Schmelzdrahtunterbrechung
> Blitzpatrone

Schmelzpatrone
Gleichbedeutend mit > Blitzpatrone.

Schmidtsche Regel
Zur Kontrolle des > Fixierbades: Bräunt sich die auf Filterpapier aufgebrachte Fixierbadlösung im Licht, dann ist das Fixierbad erschöpft.

Schnellaufnahme
Röntgenaufnahme mit verkürzter > Expositionszeit von ca. ½ bis 2 Sekunden durch Anwendung von Verstärkungsfolien (> Verstärkungsschirm) und/oder höherer Röhrenbelastung.

1.) Großmann, Gustav; Einführung in die Röntgentechnik – Verfaßt für die Teilnehmer der Röntgenkurse der Siemens & Halske A.-G.; 1912, S. 53 – 2.) Schwenter, J.; Leitfaden der Momentaufnahme im Röntgenverfahren; Otto Nemnich Verlag, Leipzig 1913, S. 2

Schornsteinblende
Bei Untertischgeräten die patientennahe Blende zwischen > Ionen-Röntgenröhre und Tischplatte.

1.) Albers-Schönberg; Die Röntgentechnik; 5. Auflage, Bd. 2, Lucas Gräfe & Sillem, Hamburg 1919, S. 420-421

Schrapnell
Dünnwandiges, mit Sprengladung und Kugeln gefülltes Artilleriegeschoss, entwickelt um 1800 von Henry Shrapnel.

1.) Gocht, Hermann; Handbuch der Röntgen-Lehre zum Gebrauche für Mediciner; 5. Auflage, Verlag von Ferdinand Enke, Stuttgart 1918, S. 320 – 2.) Grashey, Rudolf; Handbuch der ärztlichen Erfahrungen im Weltkriege 1914/1918, Bd. IX: Röntgenologie; Verlag von Johann Ambrosius Barth, Leipzig 1922, S. 62-70, 168 (mit Abbildungen) – 3.) dtv-Lexikon 1971

Schutzfunkenstrecke
> Vorschaltfunkenstrecke und > Messfunkenstrecke

Schutzhaus
Strahlenschutzkabine für den untersuchenden Arzt.

1.) Albers-Schönberg; Die Röntgentechnik; Lucas Gräfe & Sillem, Hamburg 1910, S. 301 – 2.) Reiniger, Gebbert & Schall; Katalog „Die Röntgen-Apparate nebst deren Zubehör"; Berlin/Erlangen 1912, S. 90 – 3.) Großmann, Gustav; Einführung in die Röntgentechnik – Verfaßt für die Teilnehmer der Röntgenkurse der Siemens & Halske A.-G.; 1912, S. 66 – 4.) Albers-Schönberg; Seeger; Lasser; Das Röntgenhaus des Allgemeinen Krankenhauses St. Georg in Hamburg; Verlag von F. Leineweber, Leipzig 1915, S. 15, 50-55 (mit Abbildungen)

Schutzhütte
Gleichbedeutend mit > Schutzhaus.

Schutzmaske
Abdeckung des Patienten mit strahlenabsorbierendem Material (z. B. > Stanniol, Blei o. ä.) zur Vermeidung von Schädigungen der nicht zu bestrahlenden Körperpartien bei der therapeutischen Anwendung von Röntgenstrahlen.

Albers-Schönberg; Die Röntgentechnik. Lehrbuch für Ärzte und Studierende; 2. Auflage, Lucas Gräfe & Sillem, Hamburg 1906, S. 108

Schutzmaßregeln gegen Röntgenstrahlen
Von der Deutschen Röntgengesellschaft wurde 1913 ein „Merkblatt über den Gebrauch von Schutzmaßregeln gegen Röntgenstrahlen" herausgegeben, dessen wesentliche Punkte hier gekürzt wiedergegeben seien:

1. Die wiederholte Bestrahlung eines Teiles des menschlichen Körpers ist gefährlich und hat sogar schon zum Tode von Röntgenärzten und anderen mit Röntgenstrahlen arbeitenden Personen geführt. Daher ist es unbedingt nötig, daß derartige Personen selbst wie auch deren Vorgesetzte oder Arbeitgeber darauf sehen, daß genügende Schutzvorrichtungen vorhanden sind und daß diese Personen auch von der Notwendigkeit und dem Gebrauche dieser Vorrichtungen genügend unterrichtet sind.

2. Als mindest erforderlicher Schutz gegen länger dauernde Bestrahlung gilt eine Bleischicht von 2 mm Dicke. Das Blei ist seiner Giftigkeit wegen beiderseits mit Deckmaterial zu bekleiden.

3. Die Blei-Schutzschicht kann ganz oder teilweise durch > Bleigummi oder > Bleiglas ersetzt werden, deren Dicke jedoch entsprechend der geringeren Schutzwirkung erheblich größer sein muß: bei Bleigummi etwa vier Mal so groß (8 mm) und bei Bleiglas etwa fünf bis zehn Mal so groß (10 mm bis 20 mm).

4. Auch bei Anwendung solcher Schutzschichten ist es empfehlenswert, sich so weit als möglich von der im Betriebe befindlichen Röntgenröhre zu entfernen.

5. Der beste Schutz wäre ein solcher, bei dem eine der genannten Schutzschichten entweder die ganze Röhre als Schutzkasten oder den ganzen Untersucher als > Schutzhütte umgibt. Im Interesse der Beweglichkeit der Röntgenröhre erscheint es jedoch zweckmäßig, die Röhre mit einem Vierel der oben angegebenen Schutzwirkung zu umgeben und außerdem eine Schutzwand vorzusehen, hinter der sich der Untersucher während der Arbeitszeit der Röhre aufzuhalten hat.

6. Auch der Durchleuchtungsschirm und andere im direkten Strahlenkegel zu benutzende Apparate (> Härteskalen, > Fokometer usw.) müssen in ihren durchlässigen Teilen mit einer Bleiglasschicht hinterlegt sein. Wegen der meist nur vorübergehenden Benutzung und im Interesse der Handlichkeit genügt in diesen Fällen die Hälfte der oben gennnten Dicken, bei Bleiglas also etwa 5 mm bis 10 mm.

7. Jede der unter 1 genannten Personen soll ihre Schutzvorrichtungen möglichst selbst prüfen, vermittelst einer Durchleuchtung oder röntgenographischen Aufnahme unter Verwendung einer > harten Röntgenröhre.

8. Von den unter 1 genannten Personen darf niemand wiederholt als Versuchsobjekt zur Beurteilung der Güte eines Röntgenapparates oder einer Röntgenröhre verwandt werden

9. Jeder Assistent, Praktikant, Volontär, jede Krankenschwester und jeder vom übrigen Hilfspersonal hat das Recht, die Weisung, Röntgenarbeiten ohne genügende Schutzvorrichtungen auszuführen, abzulehnen. Eine solche Weigerung darf niemals den Grund zur Entlassung bilden. Dasselbe gilt für das Personal von Fabriken und Magazinen, die Röntenapparate, -hilfsapparate und -röhren anfertigen oder verkaufen.
Albers-Schönberg; Die Röntgentechnik; 5. Auflage, Bd. 1, Lucas Gräfe & Sillem, Hamburg 1919, S. 48-49

Schwarzbrille

> Adaptationsbrille mit rauchgrauen Gläsern, Vorgänger der Adaptationsbrille mit roten Gläsern nach Trendelenburg.
Trendelenburg, W.; Die Adaptationsbrille, ein Hilfsmittel für Röntgendurchleuchtungen; Fortschritte auf dem Gebiete der Röntgenstrahlen, Bd. 25, 1917/1918, S. 30-32

schwarzes Licht

Andere Bezeichnung für > unsichtbares Licht, womit sowohl die Röntgenstrahlung als auch infrarote Strahlung gemeint sein kann.
> black light und > lumière noire
Donath, B.; Die Einrichtungen zur Erzeugung der Roentgenstrahlen und ihr Gebrauch; Verlag von Reuther & Reichard, Berlin 1899, S. 154

Schwebeblendenkästchen

Nach Guido Holzknecht die Einheit „> Ionen-Röntgenröhre, Blendenvorrichtung und Schutzgehäuse" für die Therapie, aufgehängt an einem Boden- und einem Deckenstativ mit Gewichtsausgleich; gestattet große Beweglichkeit und Fixierung in jeder gewünschten Stellung.
> Stativ
1.) Rosenthal, Josef; Röntgentechnik; Sonderabdruck aus dem „Lehrbuch der Röntgenkunde", herausgegeben von H. Rieder und J. Rosenthal, Band II, Verlag von Johann Ambrosius Barth, Leipzig 1918, S. 355-356 (mit Abbildung) – 2.) Albers-Schönberg; Die Röntgentechnik; 5. Auflage, Bd. 1, Lucas Gräfe & Sillem, Hamburg 1919, S. 297-300 (mit Abbildungen)

Schwellenwertskala

Beispielsweise > Walter-Skala und > Beez-Skala: Öffnungen in einem Bleiblech werden mit Materialien von unterschiedlichem Strahlenabsorptionsvermögen bedeckt (verschiedene Materialdicken oder verschiedene Materialien). Die Erkennbarkeit einer der abgedeckten Öffnungen auf einem > Leuchtschirm soll ein Maß für die > Strahlenhärte sein. Problem: Diese Erkennbarkeit ist nicht nur von der Strahlenhärte, sondern auch von der Strahlenintensität abhängig!
> Skala
Christen, Th.; Messung und Dosierung der Röntgenstrahlen; Lucas Gräfe & Sillem, Hamburg 1913, 12-14

Schwerfilter

> Strahlenfilter für die Strahlentherapie aus Materialien mit hoher Atommasse A (z. B.

Kupfer mit A = 63,55, Zink mit A = 65,39 oder Blei mit A = 207,2).
> Leichtfilter
1.) Schmidt, H. E.; Röntgen-Therapie; Verlag von August Hirschwald, Berlin 1915, S. 96, 112, 141 – 2.) Internet-Suchmaschine Google

Schwerfiltertherapie
Therapeutische Röntgenbestrahlungen unter Verwendung von > Schwerfiltern.
> Leichtfilter
Schmidt, H. E.; Röntgen-Therapie; Verlag von August Hirschwald, Berlin 1915, S. 112

Schwerter Negativpapier
Photographisches Chlorobrom-Papier der Firma Vereinigte Fabriken photographischer Papiere, Dresden, benannt nach dem dieser Firme gehörenden Markenzeichen „gekreuzte Schwerter".
1.) Gocht, Hermann; Handbuch der Röntgen-Lehre zum Gebrauche für Mediciner; 5. Auflage, Verlag von Ferdinand Enke, Stuttgart 1918, S. 262 – 2.) Internet-Suchmaschine Google

schwingende Röhre
Therapeutische Bestrahlungsmethode nach Hans Meyer, bei der die > Ionen-Röntgenröhre auf einer teilelliptischen Bahn motorisch über dem Patienten hin- und her bewegt wird. Das in der Tiefe des Körpers liegende zu bestrahlende Objekt befindet sich im Mittelpunkt der Ellipse (frühe Form der Pendelbestrahlung).
Schmidt, H. E.; Röntgen-Therapie; Verlag von August Hirschwald, Berlin 1915, S. 142-144

Scia-
> Skia-

sciograph
Röntgenaufnahme
Grigg, Emanuel Radu Newman; The Trail of the Invisible Light – From X-Strahlen to Radio(bio)logy; Charles C. Thomas Publisher, Springfield/Illinois, USA; 1965, S. 267

sciography
> skiography

scotography
> Skotographie/skotography

Secohm
> Sekohm

Secohmmeter
> Sekohmmeter

Securo
Sicherheitsvorrichtung der Firma > Electricitäts-Gesellschaft Sanitas, Berlin.
1.) Herrmann, Heinrich; Sicherungsverfahren gegen Hochspannungsschäden bei Röntgenapparaten; Fortschritte auf dem Gebiete der Röntgenstrahlen, Band 33, 1925, Seite 423-424 und Anzeige – 2.) Fritsch, E.; Die Beseitigung der Hochspannungsgefahr im Röntgenbetriebe durch den „Securo"; Strahlentherapie, 1928, S. 810-813

Seed Dry Plate Co.
Hersteller von photographischen > Trockenplatten, gegründet 1879 von Miles Seed, St. Louis/ Missouri, übernommen 1902 von Eastman Ko-dak, Rochester/New York.
Internet-Suchmaschine Google

See-Hear, seehear
> Kryptoskop mit integriertem Stethoskop nach William Rollins, 1898, geeignet auch für die Selbstdiagnose.
Grigg, Emanuel Radu Newman; The Trail of the Invisible Light – From X-Strahlen to Radio(bio)logy; Charles C. Thomas Publisher, Springfield/Illinois, USA; 1965, S. 56-57 (mit Abbildung)

Seidenserge
Als Serge bezeichnet man ein robustes Gewebe, das in der sogenannten Köperbindung gewebt wird, Grundmaterial ist Seide. Seidenserge wurde zur Abdeckung der > Ionen-Röntgenröhre empfohlen, damit der Bildkontrast auf dem Durchleuchtungsschirm durch das Fluoreszenzlicht der Röntgenröhre nicht vermindert wird.
1.) Hackenbruch; Berger, W.; Vademekum für die Verwendung der Röntgenstrahlen und des Distraktionsklammer-Verfahrens in und nach dem Kriege; Otto Nemnich Verlag, Leipzig 1915, S. 82 – 2.) Internet-Suchmaschine Google

Seifert & Co
Rich(ard) Seifert & Co, Hamburg, gegründet 1892, Hersteller von Röntgengeräten.
> Eresco

seitliche Konstante
Die Bestimmung der Lage eines Fremdkörpers kann durch > Verschiebungsaufnahmen oder durch > Verschiebungsdurchleuchtung erfolgen. Nach Robert Fürstenau ist die
„seitliche Konstante" $C_0 = m : M$,
wobei m die Verschiebung des > Fokus und M die Strecke „Verschiebung des Fokus plus Verschiebung des Objektes in der Bildebene" ist.
Albers-Schönberg; Die Röntgentechnik; 5. Auflage, Bd. 2, Lucas Gräfe & Sillem, Hamburg 1919, S. 303-309 (mit Abbildungen)

Sekohm
In England früher gebräuchliche Einheit für die in einem Leiter auftretende > Selbstinduktion; 1 Sekohm = 1 Henry.
Heber, Georg; Elektro-Auskunftei – Erklärendes Wörterbuch; Paul Schulze Verlag, Leipzig 1922, 2. Auflage

Sekohmmeter
1. Vorrichtung zur Messung des > Selbstinduktionskoeffizienten,
2. mechanischer Gleichrichter.
1.) Gocht, Hermann; Handbuch der Röntgen-Lehre zum Gebrauche für Mediciner; 5. Auflage, Verlag von Ferdinand Enke, Stuttgart 1918, S. 87-88 – 2.) Heber, Georg; Elektro-Auskunftei – Erklärendes Wörterbuch; Paul Schulze Verlag, Leipzig 1922, 2. Auflage

Sekundararzt, Sekundärarzt
Assistenzarzt
1.) Fortschritte auf dem Gebiete der Röntgenstrahlen, Bd. 2, 1898/1899, S. 138 — 2.) Burggraf, Hans; Die Anfänge der Entwicklung der medizinischen Radiologie in Frankfurt am Main 1896 – 1914 (Inauguraldissertation 1969);

Haag + Herchen Verlag, Frankfurt am Main 2006, S. 274 –
3) Duden, 20. Auflage 1991 – 4) Internet-Suchmaschine
Google – 5.) Internet-Enzyklopädie Wikipedia

Sekundärbatterie

Wieder aufladbare Batterie, wieder aufladbarer
Akkumulator.

1.) Borden, W. C.; The Use of the Röntgen Ray by the
Medical Department of the United States Army in the War
with Spain; Government Printing Office, Washington 1900
– 2.) Internet-Suchmaschine Google

sekundäre Kathodenstrahlen

Ein an der > Antikathode diffus reflektierter
Teil des Kathodenstrahlenbündels.

Albers-Schönberg; Die Röntgentechnik; 5. Auflage, Bd. 1,
Lucas Gräfe & Sillem, Hamburg 1919, S. 13

Sekundärelemente

> Primärelemente

Sekundärrolle

Gleichbedeutend mit > Sekundärspule (z. B.
eines > Induktors).

Sekundärspirale

Gleichbedeutend mit > Sekundärspule (z. B.
eines > Induktors).

Sekundärspule

Bei > Induktoren und > Transformatoren die
Drahtspule, in der durch den Strom der
> Primärspule die Sekundärströme induziert
werden.

1.) Büttner, O.; K. Müller; Encyclopädie der Photographie,
Heft 28: Technik und Verwerthung der Röntgen'schen
Strahlen im Dienste der ärztlichen Praxis und Wissen-
schaft; Druck und Verlag von Wilhelm Knapp, Halle a. S.
1897, S. 40, 43, 50 – 2.) Gocht, Hermann; Lehrbuch der
Röntgen-Untersuchung zum Gebrauche für Mediciner;
Verlag von Ferdinand Enke, Stuttgart 1898, S. 28 – 3.)
Albers-Schönberg; Die Röntgentechnik; Lucas Gräfe &
Sillem, Hamburg 1903, S. 7 – 4.) Freund, Leopold; Grund-
riss der gesammten Radiotherapie; Urban & Schwarzen-
berg, Berlin/Wien 1903, S. 45, 51 – 5.) Heber, Georg;
Elektro-Auskunftei – Erklärendes Wörterbuch; Paul Schulze Verlag, Leipzig 1922, 2. Auflage

Sekundärstrahlen

Wird Röntgenstrahlung in einem Medium absorbiert, so wird ein Teil der absorbierten Strahlung in Strahlung von anderem Durchdringungsvermögen transformiert. Die Menge wie
auch der > Härtegrad dieser Sekundärstrahlen
hängt von dem Härtegrad der Primärstrahlung
und vom Atomgewicht des absorbierenden
Materials ab.

1.) Christen, Th.; Messung und Dosierung der Röntgen-
strahlen; Lucas Gräfe & Sillem, Hamburg 1913, S. 9 – 2.)
Grossmann, G.; Über Sekundärstrahlen und Sekundärstrah-
lentherapie; Fortschritte auf dem Gebiete der Röntgen-
strahlen, Bd. 22, 1914/1915, S. 427-464 – 3.) Christen,
Th.; Sekundärstrahlen und Härtegrad; Fortschritte auf dem
Gebiete der Röntgenstrahlen, Bd. 25, 1917/1918, S. 55-71
– 4.) Seitz, Ludwig; Wintz, Hermann; Unsere Methode der
Röntgen-Tiefentherapie und ihre Erfolge; Urban &
Schwarzenberg, Berlin und Wien 1920, S. 49

Sekundärstrahlentherapie

Zur Erhöhung der Strahlenintensität in tieflie-
genden Organen unter möglichster Schonung
der Körperoberflache wurde in den zu bestrahlenden Körperteil oder in dessen Nähe ein
Fremdkörper (z. B. Silber, Kupfer, Eisen,
> Wismut) in fester, pulverisierter oder kolloi-
daler Form eingeführt. Beim Auftreffen von
Röntgenstrahlung werden in diesem Körper
> Sekundärstrahlen erzeugt, die zusätzlich zur
primären Röntgenstrahlung auf das zu bestrahlende Organ einwirken.

1.) Grossmann, G.; Über Sekundärstrahlen und Sekundär-
strahlentherapie; Fortschritte auf dem Gebiete der Rönt-
genstrahlen, Bd. 22, 1914/1915, S. 427-464 – 2.) Krönig,
Bernhard; Friedrich, Walter; Physikalische und biologische
Grundlagen der Strahlentherapie; Urban & Schwarzenberg,
Berlin/Wien 1918, S. 257-261 – 3.) Gudzent, F.; Holt-
husen, H.; Die Strahlentherapie in der inneren Medizin; in:
Lehrbuch der Strahlentherapie, Urban & Schwarzenberg,
Berlin und Wien 1926, S. 255

Sekundärstrahlung

> Sekundärstrahlen

Sekundenbestrahlung

> Momenttherapie

Sekundenchronometer

Stoppuhr zur Bestimmung der Bestrahlungszei-
ten (Diagnostik und Therapie).

Donath, B.; Die Einrichtungen zur Erzeugung der Roentgenstrahlen und ihr Gebrauch; Verlag von Reuther &
Reichard, Berlin 1899, S. 128-129

Sekundenmeterkerze S.M.K.

Photographische Wirkung einer > Hefnerkerze
in 1 m Abstand zur photographischen Schicht.

Christen, Th.; Messung und Dosierung der Röntgenstrahlen; Lucas Gräfe & Sillem, Hamburg 1913, S. 63

Sekundentherapie

> Momenttherapie

Albers-Schönberg; Die Röntgentechnik; 4. Auflage, Lucas
Gräfe & Sillem, Hamburg 1913, S. 192

selbständige Röhren

> Ionen-Röntgenröhren;
> unselbständige Röhren

Janus; Neuere Typen von Röntgenröhren; Fortschritte auf
dem Gebiete der Röntgenstrahlen, Bd. 23, 1915/1916, S.
208-209

Selbstevakuierung

Automatische Erhöhung des Vakuums von
> Ionen-Röntgenröhren im Laufe der Nutzungs-
zeit der Röntgenröhre durch Verbrauch der
Gasreste infolge der Entladungsvorgänge und
der Metallzerstäubung an den Elektroden.

> selbsthärtende Sieberöhre

1.) Kienböck, Robert; Radiotherapie; Heft 6 der Reihe
„Physikalische Therapie in Einzeldarstellungen", herausgegeben von J. Marcuse und A. Strasser; Verlag von Ferdinand Enke, Stuttgart 1907, S. 42 – 2.) Heber, Georg;
Elektro-Auskunftei – Erklärendes Wörterbuch; Paul Schulze Verlag, Leipzig 1922, 2. Auflage

selbsthärtende Siederöhre

Durch eine automatische > Reguliervorrichtung wird der > Ionen-Röntgenröhre bei jedem Stromstoß eine bestimmte Menge Gas zugeführt, um Konstanz des Vakuums zu erreichen.
> Siederöhre und > Selbstevakuierung
Voltz, F.; F. Zacher; Die Entwicklungsgeschichte der modernen Röntgenröhren; Fortschritte auf dem Gebiete der Röntgenstrahlen, Bd. XXVII, 1919/1921, S. 83-98

Selbstinduktion

Induktionswirkung, die in einem stromdurchflossenen Leiter durch sein eigenes Magnetfeld hervorgebracht wird. Die Richtung des Selbstinduktionsstromes ist stets der Richtung des Stromes entgegengesetzt, der das Magnetfeld erzeugt (daher auch die Bezeichnung > Gegenstrom oder > Extrastrom).
Bei einem von Gleichstrom durchflossenen Leiter tritt die Selbstinduktion nur bei Stromschließungen und Stromöffnungen auf, oder wenn während des Stromverlaufs Änderungen der Stromstärke stattfinden.
Bei einem von Wechselstrom durchflossenen Leiter werden die Selbstinduktionsströme durch das in seiner Richtung wechselnde Magnetfeld hervorgebracht. Hier tritt die Selbstinduktion in erheblichem Maße auf, besonders in Spulenanordnungen, die Eisen enthalten.
1.) Ruhmer, Ernst; Konstruktion, Bau und Betrieb von Funkeninduktoren und deren Anwendung mit besonderer Berücksichtigung der Röntgenstrahlen-Technik; Verlag Hachmeister & Thal, Leipzig 1904, S. 3-4/Siemens-Med-Archiv Erlangen, Rö-34 – 2.) Heber, Georg; Elektro-Auskunftei – Erklärendes Wörterbuch; Paul Schulze Verlag, Leipzig 1922, 2. Auflage

Selbstregulierung
> Selbstevakuierung

Selbstschutzröhre

Diagnostik-Röntgenröhre der Firma > C. H. F. Müller, Hamburg, mit > Strichfokus und einem mit Bleigummi ausgeschlagenen Schutzmantel aus > Pertinax.
Ohne Verfasserangabe; 65 Jahre Müller 1865-1930 – Vom Werden der Röntgenröhren; Sonderheft der „Technischen Mitteilungen für Röntgenbetriebe" der C.H.F. Müller A.-G., Hamburg 1930, S. 24

selbsttätiger Unterbrecher
> Selbstunterbrecher und > Unterbrecher

Selbstunterbrecher

> Unterbrecher, bei dem das Magnetfeld eines Elektromagneten über einen federnden Anker (Hammer) selbsttätig erregt und stromlos wird und damit Stromschließungen und Stromöffnungen bewirkt: z. B. > Hammer-Unterbrecher (> Wagnerscher Hammer, > Neeffscher Hammer, > Deprez-Unterbrecher), > Platin-Unterbrecher, > Quecksilber-Unterbrecher. Auch der > Wehnelt-Unterbrecher kann als Selbstunterbrecher bezeichnet werden.
1.) Zacher, F.; Zur Entwicklungsgeschichte der Vorrichtungen zur Unterbrechung elektrischer Ströme; Fortschritte auf dem Gebiete der Röntgenstrahlen, Bd. 29, 1922, S. 411-441 – 2.) Heber, Georg; Elektro-Auskunftei – Erklärendes Wörterbuch; Paul Schulze Verlag, Leipzig 1922, 2. Auflage

Selenzellendetektor

Nach Aimé Forster ändert Selen seinen Widerstand unter der Einwirkung von Licht- oder Röntgenstrahlung. Der Widerstand ist im unbelichteten Zustand größer als im belichteten Zustand. Die Größe des Widerstandes ist ein Maß für die auf den Detektor in der Zeiteinheit auftreffende Strahlenmenge.
> Intensimeter
1.) Fürstenau, Immelmann, Schütze; Leitfaden des Röntgenverfahrens für das röntgenologische Hilfspersonal; Verlag von Ferdinand Enke, Stuttgart 1919, S. 133-135 (mit Abbildungen) – 2.) Heber, Georg; Elektro-Auskunftei – Erklärendes Wörterbuch; Paul Schulze Verlag, 2. Auflage, Leipzig 1922

Sensibilisierung für Röntgenstrahlen

(lat. sensibilis = empfindlich)
Eine erhöhte Strahlensensibilität des Gewebes kann erreicht werden durch
1. Erhöhung des oberflächlichen Gewebe-Stoffwechsels bei dermatologischer therapeutischer Bestrahlung, z. B. durch künstlich herbeigeführte Hyperämie (Blutreichtum).
2. Sensibilisierung des Gewebes in der Tiefe durch chemische Substanzen (Fluoreszin, Eosin-Selen, Cholin u. a.) oder durch Hyperämie mittels > Diathermie.
> Esmarchsche Binde und > Desensibilisierung für Röntgenstrahlen
1.) Schmidt, H. E.; Röntgen-Therapie; Verlag von August Hirschwald, Berlin 1915, S. 119-122 – 2.) Fürstenau, Immelmann, Schütze; Leitfaden des Röntgenverfahrens für das röntgenologische Hilfspersonal; Dritte, vermehrte und verbesserte Auflage, Verlag von Ferdinand Enke, Stuttgart 1919, S. 382-383 – 3.) Jüngling, Ott; Röntgenbehandlung chirurgischer Krankheiten; Verlag von S. Hirzel, Leipzig 1924, S. 73

Sensibilitätskoeffizient

(lat. sensibilis = empfindlich)
Biologisch wirksame Energie dividiert durch die gesamte absorbierte Energie.
1.) Christen, Th.; Messung und Dosierung der Röntgenstrahlen; Lucas Gräfe & Sillem, Hamburg 1913, S. 69-70 – 2.) Krönig, Bernhard; Friedrich, Walter; Physikalische und biologische Grundlagen der Strahlentherapie; Urban & Schwarzenberg, Berlin/Wien 1918, S. 262 ff

Sensibilitätsquotient (lat. sensibilis = empfindlich)

In der Strahlentherapie das Verhältnis der > Erythemdosis zu der Dosis, die in einem tiefer liegenden Gewebe (z. B. Karzinom, Ovarien) eine gewollte biologische Reaktion (z. B. > Karzinomdosis, > Ovarialdosis) hervorruft.
Krönig, Bernhard; Friedrich, Walter; Physikalische und biologische Grundlagen der Strahlentherapie; Urban &

Schwarzenberg, Berlin/Wien 1918, 262-268

S.G.K.-Röhre

> Siemens-Glühkathoden-Röntgenröhre

shadowgram

Röntgenaufnahme

Feldman, Arnold; A Sketch of the Technical History of Radiology from 1896 to 1920; RadioGraphics, A pictorial publication of the Radiological Society of North America; Vol. 9, No. 6, November 1989, S. 1113-1128 (mit Abbildungen)

shadowgraph/shadowgraphy

Röntgenaufnahme, Röntgenaufnahmetechnik

Morton, William J.; Edwin W. Hammer; The X Ray or Photography of the Invisible and its Value in Surgery; American Technical Book Co., New York 1896, S. 164

shadow photography

Röntgenaufnahme, Röntgenaufnahmetechnik

1.) Grigg, Emanuel Radu Newman; The Trail of the Invisible Light – From X-Strahlen to Radio(bio)logy; Charles C. Thomas Publisher, Springfield/Illinois, USA; 1965, S. 180 – 2.) Burrows, E. H.; Pioneers and early Years – A History of British Radiology; Colophon Limited, St. Anna 1986, S. 21

SHS-Röhre

> Selbsthärtende Siederöhre (> Ionen-Röntgenröhre) der Fa. > C. H. F. Müller, Hamburg.

Stamer, Willi; 100 Jahre Röntgenröhren. Vom einfachen Röntgenrohr zur Hochleistungs-Drehanodenröhre; Philips, 1998, S. 70

Sideroskop

(lat. sideris = Gestirn, griech. skopein = beschauen)

Magnetisches Instrument großer Empfindlichkeit mit Spiegelablesung (Magnetometer) zum Nachweis von Eisenteilchen im Auge.

1.) Albers-Schönberg; Die Röntgentechnik; 5. Auflage, Bd. 2, Lucas Gräfe & Sillem, Hamburg 1919, S. 417 – 2.) Heber, Georg; Elektro-Auskunftei – Erklärendes Wörterbuch; Paul Schulze Verlag, Leipzig 1922, 2. Auflage

Sidotblende

> Zinkblende ZnS (kristallines Zinksulfid mit Kupfer oder Silber dotiert) als phosphoreszierender Leuchtstoff für Röntgenleuchtschirme verwendet, benannt nach Théodore Sidot.

1.) Albers-Schönberg; Die Röntgentechnik; 5. Auflage, Bd. 1, Lucas Gräfe & Sillem, Hamburg 1919, S. 19 – 2.) dtv-Lexikon 1971, S. 267 – 3.) gsf Forschungszentrum für Umwelt und Gesundheit in der Helmholtzgesellschaft (Herausg.); mensch+umwelt spezial, 18. Ausgabe; Strahlung – Von Röntgen bis Tschernobyl; 2006, S. 10

Siebbestrahlung

Eine Technik der Röntgen-Tiefentherapie nach Alban Köhler, bei der das Einfallsfeld der Strahlung an der Oberfläche des Patienten mit einem siebartigen Netz aus strahlenabsorbierendem Material bedeckt wird. Durch die Schonung des Hautgewebes hinter dem strahlenabsorbierenden Material der Abdeckung wird die Regeneration des benachbarten, im Lochbereich hoch belasteten Gewebes begünstigt. Im Zielgebiet wird die Homogenität der Intensitätsverteilung der Strahlung infolge relativ großer > Brennflecke und

kurzer Fokus-Haut-Abstände durch die Siebstruktur nicht gestört.

Köhler, Alban; Theorie einer Methode, bisher unmöglich anwendbar hohe Dosen Röntgenstrahlen in der Tiefe des Gewebes zur therapeutischen Wirksamkeit zu bringen ohne schwere Schädigung des Patienten, zugleich eine Methode des Schutzes gegen Röntgenverbrennungen überhaupt; Fortschritte auf dem Gebiete der Röntgenstrahlen, Bd, 14, 1909/1910, S. 27-29

Siedekühlröhre

> Siederöhre, Punkt 2

Siedepyroröhre

> Ionen-Röntgenröhre nach Rosenthal mit Kondensationskühlkörper im Dampfraum des Wassergefäßes.

> Siederöhre, Punkt 2 und > Pyroröhre

Siederöhre

1. Wassergekühlte > Ionen-Röntgenröhre.

2. Ionen-Röntgenröhre, bei der das Kühlwasser nicht nur durch den Röhrenbetrieb, sondern auch durch externe Heizkörper erhitzt wird. Damit wird in kürzerer Zeit eine bessere Betriebskonstanz erzielt.

1.) Bucky; Rationeller Röntgentherapie-Betrieb durch Kühlung der Röhre mit siedendem Wasser; Fortschritte auf dem Gebiete der Röntgenstrahlen, Bd. 23, 1915/1916, S. 201 ff – 2.) Meyer, Fritz M.; Die Fürstenausche Siedekühlröhre und ihre Anwendung im praktischen Betriebe; Fortschritte auf dem Gebiete der Röntgenstrahlen, Bd. 24, 1916/1917, S. 16-17 – 3.) Loose, Gustav; Die Müllersche Heizkörper-Siederöhre (zugleich ein Beitrag zur Physiologie der Röntgenröhre); Fortschritte auf dem Gebiete der Röntgenstrahlen, Bd. 24, 1916/1917, S. 314-318 (mit Abbildung) – 4.) Walter, B.; Über die Loosesche Wasserkühlröhre; Fortschritte auf dem Gebiete der Röntgenstrahlen, Bd. 25, 1917/1918, S. 37-40 – 5.) C. H. F. Müller; Zur Diskussion über die Loosesche Wasserkühlröhre; Fortschritte auf dem Gebiete der Röntgenstrahlen, Bd. 25, 1917/1918, S.255-257 – 6.) Fürstenau, Immelmann, Schütze; Leitfaden des Röntgenverfahrens für das röntgenologische Hilfspersonal; Dritte, vermehrte und verbesserte Auflage, Verlag von Ferdinand Enke, Stuttgart 1919

Siemens & Halske (S&H)

Siemens & Halske, Berlin, elektrotechnischer Konzern, der sich bereits seit 1844 auch mit der Entwicklung und dem Vertrieb elektromedizinischer Geräte befasste.

Siemens-Med-Archiv Erlangen

Siemens-Glühkathoden-Röntgenröhre

Eine > Hochvakuum-Glühkathoden-Röntgenröhre des Typs Coolidge, weiterentwickelt und gebaut von > Siemens & Halske, Berlin. Geeignet für Diagnostik und Therapie, ab 1916 auch mit Wasserkühlung.

Type I: > Trockenröhre mit kleinem > Brennfleck, Anwendung in der Diagnostik.

Type II: Röhre mit kleinem Brennfleck und wassergekühlter Antikathode, Anwendung in der Diagnostik.

Type III: Röhre mit großem Brennfleck für An-

wendung in der Therapie.
> Antikathode: Wolfram und > Kathode: Wolframdrahtspirale.

1.) Albers-Schönberg; Die gasfreien Röhren in der röntgenologischen Praxis; Fortschritte auf dem Gebiete der Röntgenstrahlen, Bd. 24, 1916/1917, S. 423-446 – 2.) Gocht, Hermann; Handbuch der Röntgen-Lehre zum Gebrauche für Mediciner; 5. Auflage, Verlag von Ferdinand Enke, Stuttgart 1918, S. 168-171 (mit Abbildungen) – 3.) Albers-Schönberg; Die Röntgentechnik; 5. Auflage, Bd. 1, Lucas Gräfe & Sillem, Hamburg 1919, S. 230, 238-257

Sigma
Markenname für > photographische Platten und Filme der Fa. Gebrüder Lumière, Lyon.

Albers-Schönberg; Die Röntgentechnik. Lehrbuch für Ärzte und Studierende; 2. Auflage, Lucas Gräfe & Sillem, Hamburg 1906, S. 310

Signatur der Röntgenplatten
Kennzeichnung der Röntgenaufnahmen, die eine eindeutige Zuordnung der Aufnahme zum Patienten sicherstellt.

Gillet, J.; Die ambulatorische Röntgentechnik in Krieg und Frieden; Verlag von Ferdinand Enke, Stuttgart 1909, S. 142-143

Silepan-Röntgenapparat
Gleich- und Wechselstrom-Röntgenapparat der Fa. Reiniger, Gebbert & Schall (> RGS), Erlangen, ab 1925, für die Diagnostik unter Verwendung einer > Hochvakuum-Glühkathoden-Röntgenröhre.

Siemens-Med-Archiv Erlangen: RGS-Katalog 1925, Prospekt 9

Silex-Röntgenapparat
Generator der Firma > Koch & Sterzel, Dresden, zum Betrieb der > Hochvakuum-Glühkathoden-Röntgenröhre nach Lilienfeld.

Albers-Schönberg; Die Röntgentechnik; 5. Auflage, Bd. 1, Lucas Gräfe & Sillem, Hamburg 1919, S. 235-238 (mit Schaltbild)

Simon-Unterbrecher
> Elektrolyt-Unterbrecher nach Hermann Simon. Prinzip: Die Bahn des elektrischen Stromes durch eine Flüssigkeit wird an einer Stelle verengt, z. B. durch ein Porzellan-Diaphragma mit einer oder mehreren kleinen Öffnungen. Auf Grund der an dieser Stelle gesteigerten Stromdichte und Temperaturerhöhung treten Gasblasen auf, die eine Unterbrechung des Stromkreises bewirken. Die beiden Elektroden bestehen aus Bleiblechen.

1.) Stechow; Das Röntgen-Verfahren mit besonderer Berücksichtigung der militärischen Verhältnisse; Verlag von August Hirschwald, Berlin 1903, S. 69 – 2.) Reiniger, Gebbert & Schall; Katalog „Die Röntgen-Apparate nebst deren Zubehör"; Berlin/Erlangen, 1905, S. 281 – 3.) Großmann, Gustav; Einführung in die Röntgentechnik – Verfaßt für die Teilnehmer der Röntgenkurse der Siemens & Halske A.-G.; 1912, S. 79 – 4.) Heber, Georg; Elektro-Auskunftei – Erklärendes Wörterbuch; Paul Schulze Verlag, Leipzig 1922, 2. Auflage – 5.) Zacher, F.; Zur Entwicklung der Vorrichtungen zur Unterbrechung elektrischer Ströme; Fortschritte auf dem Gebiete der Röntgenstrahlen, Bd. 29, 1922, S. 430 ff

Sinegran-Folie (lat. sine = ohne, granum = Korn)
Verstärkungsfolie (> Verstärkungsschirm) der Fa. Reiniger, Gebbert & Schall (> RGS), Erlangen, „praktisch völlig kornlos", kaum nachleuchtend.

Reiniger, Gebbert & Schall; Katalog „Die Röntgenapparate nebst deren Zubehör"; Berlin/Erlangen 1912, S. 116

Sinegran-Kassette
Kassette der Firma Reiniger, Gebbert & Schall, (> RGS), Erlangen, mit einem eingebauten > Verstärkungsschirm (> Sinegran-Folie), der mit der lichtempfindlichen Schicht der > Röntgen-Platte in Kontakt gebracht wird.

Schwenter, J.; Leitfaden der Momentaufnahme im Röntgenverfahren:; Otto Nemnich Verlag, Leipzig 1913, S. 42-43 (mit Abbildung)

sinusoidal
sinusförmig

Sjögrensche Methode
Aufnahme der Zähne und des Kiefers von der Mundhöhle aus, nach Tage Sjögren.

Albers-Schönberg; Die Röntgentechnik; Lucas Gräfe & Sillem, Hamburg 1903, S. 128

Sjögren-Stuhl
Patientenstuhl nach Tage Sjögren 1902 für Kopfaufnahmen, insbesondere zur Fremdkörperlokalisation, z. B. im Auge. An der Rückenlehne befindet sich in Kopfhöhe eine höhenverstellbare Führung mit integrierter Kassettenhalterung für seitliche Röntgenaufnahmen, Kinnstütze und Seitenstützen für den Kopf. Der Kassettenhalterung gegenüber befindet sich die Halterung für die > Ionen-Röntgenröhre. Kassettenhalterung und Röhrenhalterung können gegenseitig vertauscht werden.

Sjögren, T.; Ein Aufnahmestuhl für Kopfröntgogramme; Fortschritte auf dem Gebiete der Röntgenstrahlen, Band 6, 1902/1903, S. 86-89 (mit Abbildung)

Skala/Skalen (lat. scalae = Treppe)
Allgemein: „Zuordnungsvorschrift(en) bei der Objektivierung einer abgestuften Bewertung".

Internet-Suchmaschine Google

Skalarwellen
> Teslawellen

Skeletthand
> Testhand nach Schilling

S.-K. f. D.-V.
„Sonderkommission für Dosimetervergleich", eingesetzt von der Deutschen Röntgengesellschaft am 18. April 1914.

Holzknecht; Arbeiten und Verhandlungen der Sonderkommission für Dosimetervergleich der Deutschen Röntgengesellschaft; Fortschritte auf dem Gebiete der Röntgenstrahlen, Bd. 23, 1915/1916, S. 69-90

Skia- (griech. skia = Schatten)
Auch Erinnerung an Apollodorus Skiagraphos,

einen Athener Schattenmaler aus dem 5. Jahrhundert v. Chr.

Grigg, Emanuel Radu Newman; The Trail of the Invisible Light – From X-Strahlen to Radio(bio)logy; Charles C. Thomas Publisher, Springfield/Illinois, USA; 1965, S. 179

Skiabaryt (griech. skia = Schatten)
Röntgenkontrastmittel Barium sulfuricum.

Skiagramm (griech. skia = Schatten)
Röntgenaufnahme

Gocht, Hermann; Röntgographie oder Diagraphie?!; Fortschritte auf dem Gebiete der Röntgenstrahlen, Bd. 2, 1898/1899, S. 138-139

skiagraph (griech. skia = Schatten)
Röntgenaufnahme

Grigg, Emanuel Radu Newman; The Trail of the Invisible Light – From X-Strahlen to Radio(bio)logy; Charles C. Thomas Publisher, Springfield/Illinois, USA; 1965, S. 267

skiagrapher (griech. skia = Schatten)
Röntgenologe (USA)

Grigg, Emanuel Radu Newman; The Trail of the Invisible Light – From X-Strahlen to Radio(bio)logy; Charles C. Thomas Publisher, Springfield/Illinois, USA; 1965, S. 621

Skiagraphie/skiagraphy
(griech. skia = Schatten, graphein = schreiben)
Röntgenaufnahme, Röntgenaufnahmetechnik

1.) Morton, William J.; Edwin W. Hammer; The X Ray or Photography of the Invisible and its Value in Surgery; American Technical Book Co., New York 1896, S. 164 – 2.) Gocht, Hermann; Röntgographie oder Diagraphie?!; Fortschritte auf dem Gebiete der Röntgenstrahlen, Bd. 2, 1898/1899, S. 138-139 – 3.) Grigg, Emanuel Radu Newman; The Trail of the Invisible Light – From X-Strahlen to Radio(bio)logy; Charles C. Thomas Publisher, Springfield/Illinois, USA; 1965, S. 174, 179

Skiameter (griech. skia = Schatten)
Prüfgerät für die Durchdringungsfähigkeit der Röntgenstrahlung, um 1897. Prinzip: Ein Rahmen mit einem Leuchtschirm wird mit z. B. 36 schachbrettartig angeordneten Feldern kombiniert, die so mit Stanniolblättchen belegt sind, dass deren Dicke von Feld zu Feld um jeweils denselben Betrag zunimmt. Jedes Quadrat wird zusätzlich mit einer Zahl aus strahlenabsorbierendem Material versehen, entsprechend der Anzahl der Stanniolblättchen dieses Feldes. Die Nummer des Feldes, in dem eine Zahl eben noch erkennbar ist, ist ein Maß für die Durchdringungsfähigkeit der Röntgenstrahlung.
> Stanniol

1.) Parzer-Mühlbacher, Alfred; Photographische Aufnahmen und Projektion mit Röntgenstrahlen mittelst der Influenz-Elektrisiermaschine; Photographische Bibliothek No. 6, Verlag von Gustav Schmidt, Berlin 1897, S. 32-33 – 2.) Gocht, Hermann; Lehrbuch der Röntgen-Untersuchung zum Gebrauche für Mediciner; Verlag von Ferdinand Enke, Stuttgart 1898, S. 47 – 3.) Freund, Leopold; Grundriss der gesammten Radiotherapie; Urban & Schwarzenberg, Wien 1903, S. 167 – 4.) Dessauer, F.; B. Wiesner; Kompendium der Röntgenographie; Otto Nemnich Verlag, Leipzig 1905, S. 205 – 5.) Beez, Carl; Ein neuer Härtemesser für Röntgenröhren; Fortschritte auf dem Gebiete der Röntgenstrahlen, Bd. 11, 1907, S. 285-287 – 6.)

Christen, Th.; Messung und Dosierung der Röntgenstrahlen; Lucas Gräfe & Sillem, Hamburg 1913

Skiametrie (griech. skia = Schatten)
Bestimmung von Organgrößen und Lage von Fremdkörpern mit einer Vorrichtung nach August Hoffmann 1897, bei der zwischen Patient und > Leuchtschirm ein Rahmen mit Mess-Skalen und beweglichen Drähten angeordneten ist.

Hoffmann, Aug.; Beitrag zur Verwendung der Röntgenstrahlen in der innern Medicin; Deutsche Medicinische Wochenschrift, No. 50, 9. Dec. 1897, S. 804

Skiargan (griech. skia =Schatten)
Gebrauchsfertiges Kontrastmittel (> Kollargollösung) der Firma Chem. Fabrik von Heyden, Dresden-Radebeul.

Gocht, Hermann; Handbuch der Röntgen-Lehre zum Gebrauche für Mediciner; 5. Auflage, Verlag von Ferdinand Enke, Stuttgart 1918, S. 451

Skiascope
Gleichbedeutend mit > Kryptoskop.

skiography (griech. skia = Schatten)
Röntgenaufnahme, Röntgenaufnahmetechnik

1.) Grigg, Emanuel Radu Newman; The Trail of the Invisible Light – From X-Strahlen to Radio(bio)logy; Charles C. Thomas Publisher, Springfield/Illinois, USA; 1965, S. 179 – 2.) Burrows, E. H.; Pioneers and early Years – A History of British Radiology; Colophon Limited, St. Anna 1986, S. 23

Skioptikon
(griech. skia = Schatten, optikos = das Sehen betreffend)
Bildwerfer, Projektionsapparat

1.) Parzer-Mühlbacher; Röntgenphotographie; Verlag von Gustav Schmidt, Berlin 1908, S. 5 – 2.) Kienle, Richard von; Fremdwörterlexikon; 1964

Skleramarke (griech. skleros = hart)
Markierung der Augapfelbindehaut (= Sklera, Lederhaut) mit einem Röntgenkontrast gebenden Kügelchen aus Wismutharzmasse als Fixpunkt zur Feststellung der Lage von Fremdkörpern im Auge.

Grashey, Rudolf; Handbuch der ärztlichen Erfahrungen im Weltkriege 1914/1918, Bd. IX: Röntgenologie; Verlag von Johann Ambrosius Barth, Leipzig 1922, S. 338, 347

Sklerometer (griech. skleros = hart)
Messgerät mit dem Skalenwert > H nach Friedrich Klingelfuß, um 1908, zur indirekten Bestimmung des > Härtegrades der Röntgenstrahlung. Prinzip: Spannungsmessung an einer Messspule auf der Sekundärseite des > Induktors.

1.) Christen, Th.; Messung und Dosierung der Röntgenstrahlen; Lucas Gräfe & Sillem, Hamburg 1913, S. 20-21, 29-30 – 2.) Heber, Georg; Elektro-Auskunftei – Erklärendes Wörterbuch; Paul Schulze Verlag, Leipzig 1922, 2. Auflage – 3.) Gleßmer-Junike, Simone; X-Strahlen, Radiometer und Hauteinheitsdosis; Dissertation Hamburg 2015, S. 55-57 (mit Abbildung)

skodograph
Röntgenaufnahme

Grigg, Emanuel Radu Newman; The Trail of the Invisible

Light – From X-Strahlen to Radio(bio)logy; Charles C. Thomas Publisher, Springfield/Illinois, USA; 1965, S. 267

Skotographie/skotography
(griech. skotos = Finsternis)

Röntgenaufnahme, Röntgenaufnahmetechnik

1.) Morton, William J.; Edwin W. Hammer; The X Ray or Photography of the Invisible and its Value in Surgery; American Technical Book Co., New York 1896164 – 2.) Gocht, Hermann; Röntgographie oder Diagraphie?!; Fortschritte auf dem Gebiete der Röntgenstrahlen, Bd. 2, 1898/1899, S. 138-139

slow photographic plate
Umgangssprachliches Englisch für eine > photographische Platte mit einer Emulsion geringer Empfindlichkeit.

> quick photographic plate

Morton, William J.; Edwin W. Hammer; The X Ray or Photography of the Invisible and its Value in Surgery; American Technical Book Co., New York 1896. S. 77

S.M.K.
> Sekundenmeterkerze

S.-N., SN
> Dosiseinheit Sabouraud/Noiré (SN)

Snook-Apparat
Röntgenapparat nach Clyde Snook, um 1907, mit einem > Transformator mit geschlossenem Eisenkern und mechanischem > Hochspannungsgleichrichter. Letzterer machte einen > Unterbrecher überflüssig.

1.) Albers-Schönberg; Die Röntgentechnik; Lucas Gräfe & Sillem, Hamburg 1910, S. 174 – 2.) Heber, Georg; Elektro-Auskunftei – Erklärendes Wörterbuch; Paul Schulze Verlag, Leipzig 1922, 2. Auflage – 3.) Grigg, Emanuel Radu Newman; The Trail of the Invisible Light – From X-Strahlen to Radio(bio)logy; Charles C. Thomas Publisher, Springfield/Illinois, USA; 1965, S. 97-100 (mit Abbildungen) – 4.) RadioGraphics, Monograph Issue: The technical history of radiology; Volume 9, Number 6, November 1989, S. 1118, 1129 (mit Abbildungen)

Solenoid (griech. solen = Röhre, eides = ähnlich)
Röhrenähnliche zylindrische Drahtspule (Magnetspule) mit weiten Windungen und ohne Eisenkern, die sich stromdurchflossen wie ein Stabmagnet verhält.

1.) Guttmann, Walter; Elektrizitätslehre für Mediziner; Verlag von Georg Thieme, Leipzig 1904, S. 94-95 (mit Abbildungen) – 2.) Ruhmer, Ernst; Konstruktion, Bau und Betrieb von Funkeninduktoren und deren Anwendung mit besonderer Berücksichtigung der Röntgenstrahlen-Technik; Verlag Hachmeister & Thal, Leipzig 1904, S. 230-232/Siemens-Med-Archiv Erlangen, Rö-34 – 3.) Heber, Georg; Elektro-Auskunftei – Erklärendes Wörterbuch; Paul Schulze Verlag, Leipzig 1922, 2. Auflage

Solio(-papier)
Photographisches Papier (Chlorsilberpapier) der Fa. Kodak, Typ eines > Auskopierpapiers.

Internet-Suchmaschine Google

Sonde
> Wundsonde

Sonnenlichtphotographie
Photographie mit Tageslicht.

Rosenfeld, Georg; Die Diagnostik innerer Krankheiten mittels Röntgenstrahlen; Verlag von J. F. Bergmann, Wiesbaden 1897, S. 93

Spaltblendenverfahren
Orthophotographische Aufnahmetechnik nach Heinrich Albers-Schönberg:

1. Zur Bestimmung des Querdurchmessers eines Objektes (z. B. Herz) wird der Patient mit Kassette während der Aufnahme an einer spaltförmigen, senkrecht angeordneten Blende von etwa 5 mm Breite in horizontaler Richtung vorbeibewegt.

2. Zur Bestimmung der Höhe eines Objektes wird die spaltförmige Blende waagerecht angeordnet und wird zusammen mit der Röntgenröhre während der Aufnahme von oben nach unten am Patienten und der Filmkassette vorbeibewegt.

Albers-Schönberg; Die Röntgentechnik; 3. Auflage, Lucas Gräfe & Sillem, Hamburg 1910, S. 600-607

Spannung der gedämpften Welle
Bezeichnung von Friedrich Klingelfuß für die > wirksame Spannung.

Christen, Th.; Messung und Dosierung der Röntgenstrahlen; Lucas Gräfe & Sillem, Hamburg 1913, S. 20, 76-78

Spannung der ungedämpften Welle
Bezeichnung von Friedrich Klingelfuß für das > Funkenpotential.

Christen, Th.; Messung und Dosierung der Röntgenstrahlen; Lucas Gräfe & Sillem, Hamburg 1913, S. 20

spark
Englisch für > Schlagweite.

Grigg, Emanuel Radu Newman; The Trail of the Invisible Light – From X-Strahlen to Radio(bio)logy; Charles C. Thomas Publisher, Springfield/Illinois, USA; 1965

spark gap
Englisch für > Funkenstrecke.

Spektralröhren
> Geißlersche Röhren

Spekulum (lat. speculum = Spiegel)
Trichter- oder röhrenförmiges Instrument, das in die natürlichen Öffnungen des Körpers zur Untersuchung oder Behandlung eingeführt wird.

1.) Schmidt, H. E.; Kompendium der Röntgen-Therapie; Verlag von August Hirschwald, Berlin 1909, S. 93 – 2.) Albers-Schönberg; Die gasfreien Röhren in der röntgenologischen Praxis; Fortschritte auf dem Gebiete der Röntgenstrahlen, Bd. 24, 1916/1917, S. 423-446 – 3.) Kienle, Richard von; Fremdwörterlexikon; 1964

Spezialarzt
Entspricht dem heutigen Begriff Facharzt.

Albers-Schönberg; Die Röntgentechnik; 4. Auflage, Lucas Gräfe & Sillem, Hamburg 1913, S. 307

spezifische Plastik
> Plastik (visuelle)

Sphäroskop
(lat. articulatio sphaeroidea = Kugelgelenk, skopein = schauen, visieren)

Zentrier- und Einstellvorrichtung nach Isaak

Robinsohn zur Markierung des > Hauptstrahls bei > Ionen-Röntgenröhren. Das Gerät diente auch zur Erzeugung eingeengter Belichtungsfelder (Zahnaufnahmen).

Robinsohn, I.; Über eine kugelgelenkige Zentrier- und Einstellvorrichtung: "(Röntgen-)Sphäroskop"; Fortschritte auf dem Gebiete der Röntgenstrahlen, Bd. 21, 1914, S. 625-632 (mit Abbildungen)

sphere gap

Englisch für Kugel-Funkenstrecke.
> Funkenlänge und Strahlenhärte und > Funkenstrecke

Sphygmograph (griech. sphygmos = Puls)

Gerät zur Registrierung der Pulskurve, besonders an oberflächlich gelegenen Arterien.

1.) Schott, Th.; Experimente mit Röntgenstrahlen über acute Herzüberanstrengung; Deutsche Medicinische Wochenschrift No. 31, 29. Juli 1897, S. 495 – 2.) Zetkin-Schaldach; Wörterbuch der Medizin; VEB Verlag Volk und Gesundheit, Berlin 1975

Spinogramm

Röntgenaufnahme der Wirbelsäule

Grigg, Emanuel Radu Newman; The Trail of the Invisible Light – From X-Strahlen to Radio(bio)logy; Charles C. Thomas Publisher, Springfield/Illinois, USA; 1965, S. 271

Spinograph

> Spinogramm

Spintemeter (griech. spinthar = Funken)

> Spinther-Meter

Spintermeter (griech. spinthar = Funken)

> Spinthermeter

Spinthariskop (griech. spinthar = Funken)

Gerät nach William Crookes 1903 zur Sichtbarmachung ionisierender Strahlung (Vorgänger des Szintillationszählers): Lichtdichtes Rohr, an einem Ende mit einer > Sidotblende (= Leuchtschirm) versehen, am anderen Ende mit einer Vergrößerungslinse zur Betrachtung dieses Leuchtschirmes bzw. der durch ionisierende Strahlung hervorgerufenen Lichtblitze.

1.) Meinel, Christoph; Rühmkorff, Röntgen, Regensburg – Historische Instrumente zur Gasentladung; Regensburg 1997, S. 52 – 2.) gsf Forschungszentrum für Umwelt und Gesundheit in der Helmholtzgesellschaft (Herausg.); mensch+umwelt spezial, 18. Ausgabe; Strahlung – Von Röntgen bis Tschernobyl; 2006, S. 10 – 3.) Internet-Enzyklopädie Wikipedia (www.wikipedia.de) – 4.) Internet-Suchmaschine Google

Spintherimeter (griech. spinthar = Funken)

Gleichbedeutend mit > Spinthermeter.

Spinthermeter (griech. spinthar = Funken)

Eine der > Ionen-Röntgenröhre parallel geschaltete > Messfunkenstrecke, ab 1900.
> Funkenstrecke

1.) Freund, Leopold; Grundriss der gesammten Radiotherapie; Urban & Schwarzenberg, Wien 1903, S. 199 – 2.) Gillet, J.; Die ambulatorische Röntgentechnik in Krieg und Frieden; Verlag von Ferdinand Enke, Stuttgart 1909, S. 32-33 (mit Abbildung) – 3.) Christen, Th.; Messung und Dosierung der Röntgenstrahlen; Lucas Gräfe & Sillem, Hamburg 1913, S. 19 – 4.) Heber, Georg; Elektro-Auskunftei – Erklärendes Wörterbuch; Paul Schulze Verlag, Leipzig 1922, 2. Auflage

Spitze-Platte-Funkenstrecke

> Funkenlänge und Hochspannung.

Spitze-Spitze-Funkenstrecke

> Funkenlänge und Hochspannung.

Sprengelsche Pumpe

> Quecksilberluftpumpe (Vakuumpumpe) nach Hermann Sprengel, 1865.

spring-hammer interruptor

> Hammer-Unterbrecher

Burrows, E. H.; Pioneers and early Years – A History of British Radiology; Colophon Limited, St. Anna 1986, S. 211

spröde Röntgenröhre

Gleichbedeutend mit harte > Ionen-Röntgenröhre

SRV

Firma Siemens-Reiniger-Veifa, Erlangen.
> RGS und > Veifa

1.) Dünisch, Oscar; Von Reiniger bis heute – 100 Jahre Medizinische Technik in Erlangen; das neue Erlangen, Heft 42, Mai 1977, S. 3067-3099 – 2.) Siemens-Med-Archiv Erlangen

SS-Strahlen

Sekundäre Strahlen, Streustrahlen

S-Strahlen

Sekundäre Strahlen, Streustrahlen

Dessauer, Friedrich; Wiesner, B.; Kompendium der Röntgenographie; Leipzig 1905, S. 208-209, 312

Stabilit

Elektrisches Isoliermaterial, hergestellt von der Firma > AEG Allgemeinen Elektrizitäts-Gesellschaft, Berlin.
Die Durchschlagfestigkeit beträgt bei
1 mm Dicke   10 bis 15 kV.

Heber, Georg; Elektro-Auskunftei – Erklärendes Wörterbuch; Paul Schulze Verlag, Leipzig 1922, 2. Auflage

Stabilivolt-Röntgenapparat

Gleich- und Wechselstrom-Röntgenapparat der Fa. > Siemens & Halske (S&H), Berlin, für die Tiefentherapie unter Verwendung von > Hochvakuum-Glühkathoden-Röntgenröhren.

Siemens-Med-Archiv Erlangen: S&H-Katalog 1925, Prospekt 27

Stabilröhre

> Ionen-Röntgenröhre der Firma > Radiologie, Berlin, teils mit Luftkühlung, teils mit Wasserkühlung.

1.) Rosenthal, Josef; Röntgentechnik; Sonderabdruck aus dem „Lehrbuch der Röntgenkunde", herausgegeben von H. Rieder und J. Rosenthal, Band II, Verlag von Johann Ambrosius Barth, Leipzig 1918, S. 321-322 (mit Abbildung) – 2.) Fürstenau, Immelmann, Schütze; Leitfaden des Röntgenverfahrens für das röntgenologische Hilfspersonal; Dritte, vermehrte und verbesserte Auflage, Verlag von Ferdinand Enke, Stuttgart 1919

Stabilwasserkühlröhre

> Ionen-Röntgenröhre der Firma > Radiologie, Berlin, ähnlich der Stabilröhre, jedoch nur mit Wasserkühlung.

Albers-Schönberg; Die Röntgentechnik; 5. Auflage, Bd. 1, Lucas Gräfe & Sillem, Hamburg 1919, S. 225 (mit Abbildung)

Standentwicklung

Entwicklungsverfahren nach Albrecht Meydenbauer, bei dem die > photographische Platte ohne Bewegung bis zur Ausentwicklung, u. U. mehrere Stunden lang, senkrecht hängend („stehend") im Entwickler verbleibt.

> Zeitentwicklung und > Horizontalentwicklung

1.) Cowl, W.; Eine Verbesserung im Röntgenverfahren; Deutsche Medicinische Wochenschrift No. 17, 22.04.1897, S. 265-266 – 2.) Albers-Schönberg, H.; Die Röntgentechnik; Lucas Gräfe & Sillem, Hamburg 1903, S. 108 – 3.) Dessauer, Friedrich; Wiesner, B.; Kompendium der Röntgenographie; Leipzig 1905, S. 247, 256, 269 – 4.) Fürstenau, R.; Immelmann, M.; Schütze, J; Leitfaden des Röntgenverfahrens für das röntgenologische Hilfspersonal; Verlag von Ferdinand Enke, Stuttgart 1919, S. 262

Stanniol (lat. stannum = Zinn)

Dünn ausgewalzte Folie aus Zinn, teils auch aus einer Zinnlegierung.

1.) Kienle, Richard von; Fremdwörterlexikon; 1964 – 2.) dtv-Lexikon 1971 – 3.) Internet-Suchmaschine Google

Stanniolpapier (lat. stannum = Zinn)

Papierdünne Folie aus Zinn oder aus einer Blei-Silber-Legierung.

Internet-Suchmaschine Google

statische Elektrizität

Elektrizität, die mit einer > Influenzmaschine erzeugt wird.

> galvanische Elektrizität

Parzer-Mühlbacher, Alfred; Photographische Aufnahmen und Projektion mit Röntgenstrahlen mittelst der Influenz-Elektrisiermaschine; Photographische Bibliothek No. 6, Verlag von Gustav Schmidt, Berlin 1897, S. 9

statischer Generator

Gleichbedeutend mit > Influenzmaschine.

Stativ

(lat. stativus, stativum = stehend, feststehend, stillstehend)

Vorrichtung zum Befestigen von physikalischen Geräten (hier: Befetigung von Röntgenröhren und anderen Teilen des Röntgen-Untersuchungsgerätes), häufig dreibeinig auf dem Boden stehend, auch „einbeinig" bzw. säulenartig, an der Wand, der Decke, dem Boden oder an der Decke und dem Boden befestigt und/oder auf Schienen beweglich.

Ruhmer, Ernst; Konstruktion, Bau und Betrieb von Funkeninduktoren und deren Anwendung mit besonderer Berücksichtigung der Röntgenstrahlen-Technik; Verlag Hachmeister & Thal, Leipzig 1904, S. 177-178, 185-196/Siemens-Med-Archiv Erlangen, Rö-34

Stehfeldtherapie

Strahlentherapie, bei der die Lage von Patient und Strahlenquelle während der Bestrahlung nicht verändert wird.

Angerstein, Wilfried; Lexikon der radiologischen Technik; VEB Georg Thieme, Leipzig 1989

Stehvermögen von Röntgenröhren

Bei > Ionen-Röntgenröhren: über längere Zeit hinweg stabiles Vakuum und damit konstante Hochspannung.

1.) Albers-Schönberg; Die Röntgentechnik; 2. Auflage, Lucas Gräfe & Sillem, Hamburg 1906, S. 57-59 – 2.) Albers-Schönberg; Die Röntgentechnik; 3. Auflage, Lucas Gräfe & Sillem, Hamburg 1913, S. 57, 204

Stereodurchleuchtung

> Stereoröntgenoskopie

Stereogrammetrie

Messtechnische Datenermittlung aus Stereobildpaaren.

Albers-Schönberg; Die Röntgentechnik; 5. Auflage, Bd. 2, Lucas Gräfe & Sillem, Hamburg 1919, S. 383-409

Stereokassette

Bei Röntgen-Stereoaufnahmen müssen zwischen den beiden Aufnahmen sowohl der > Fokus der Röntgenröhre als auch die > photographischen Platten in ihrer Lage gegenüber dem zu untersuchenden Objekt verändert werden. Hierzu dienten spezielle Stereokassetten, bei denen über einen Schieber die Platten in jeweils unterschiedliche Stellungen gebracht werden konnten. Geeignet für Plattengrößen von 13 cm x 18 cm bis 40 cm x 50 cm.

1.) Dessauer, F.; B. Wiesner; Kompendium der Röntgenographie; Otto Nemnich Verlag, Leipzig 1905, S. 414 ff – 2.) Parzer-Mühlbacher; Röntgenphotographie; Verlag von Gustav Schmidt, Berlin 1908, S. 66-69 (mit Abbildungen) – 3.) Reiniger, Gebbert & Schall; Katalog „Die Röntgenapparate nebst deren Zubehör"; Berlin/Erlangen 1912, S. 113

Stereometer

Apparat zur Auswertung von Stereoaufnahmen.

1.) Großmann, Gustav; Einführung in die Röntgentechnik – Verfaßt für die Teilnehmer der Röntgenkurse der Siemens & Halske A.-G.; 1912, S. 126 – 2.) Albers-Schönberg; Die Röntgentechnik; 4. Auflage, Lucas Gräfe & Sillem, Hamburg 1913, S. 682-684

Stereoplanigraph

Gerät für die Betrachtung stereoskopischer (Röntgen-) Aufnahmen zur Gewinnung eines räumlichen Eindruckes des Bildinhaltes und dessen visueller und/oder messtechnischer Erfassung. Bringt man stereoskopische Oberflächenbilder des Körpers in die imaginäre Bildebene der Röntgenstereoaufnahmen, können die plastischen Röntgen- und Oberflächenbilder gleichzeitig überlagert und betrachtet werden.

1.) Albers-Schönberg; Die Röntgentechnik; 4. Auflage, Lucas Gräfe & Sillem, Hamburg 1913, S. 635-637 (mit Abbildungen) – 2.) Fürstenau, Immelmann, Schütze; Leitfaden des Röntgenverfahrens für das röntgenologische Hilfspersonal; Dritte, vermehrte und verbesserte Auflage, Verlag von Ferdinand Enke, Stuttgart 1919, S. 357 (mit Bildbeispiel) – 3.) Mütze, Karl; Foitzik, Leonhard; Krug, Wolfgang; Schreiber, Günter; ABC der Optik; VEB F. A.

Brockhaus, Leipzig 1961

Stereoröhre

> Ionen-Röntgenröhre mit zwei > Kathoden und zwei > Antikathoden, angeordnet im Augenabstand (ca. 65 mm) zur Erstellung von Stereoaufnahmen. Dadurch wird die bei Röntgenröhren mit nur einer Antikathode erforderliche Verschiebung der Röntgenröhre zwischen den beiden Einzelaufnahmen vermieden.

1.) Hackenbruch; Berger; Vademekum für die Verwendung der Röntgenstrahlen und des Distraktionsklammer-Verfahrens in und nach dem Kriege; Otto Nemnich Verlag, Leipzig 1915, S. 139 – 2.) Heber, Georg; Elektro-Auskunftei – Erklärendes Wörterbuch; Paul Schulze Verlag, Leipzig 1922, 2. Auflage

Stereoröntgenogrammetrie

Bestimmung von Form, Lage und Größe von Körpern mittels Röntgenstrahlen und stereophotogrammetrischer Technik.

1.) Albers-Schönberg; Die Röntgentechnik; 4. Auflage, Lucas Gräfe & Sillem, Hamburg 1913, S. 665—681 (mit Abbildungen) – 2.) Hasselwander, A.; Beiträge zur Methodik der Röntgenographie – Die Stereoröntgenogrammetrie; Fortschritte auf dem Gebiete der Röntgenstrahlen, Bd. 24, 1916/1917, S. 345-368

Stereoröntgenoskopie

Röntgenoskopische > Stereodurchleuchtung, erstmals beschrieben von Hans Boas, 1900. Zwei (üblicherweise) im Augenabstand von ca. 65 mm befindliche Röntgenröhrenfoki erzeugen auf einem > Leuchtschirm wechselweise Bilder aus unterschiedlicher Richtung, die über eine mechanische Vorrichtung (Stroboskop, rotierende Blende) jeweils dem richtigen Auge zugeordnet werden. Die Bilder verschmelzen dabei zu einem plastischen Eindruck.

1.) Stechow; Das Röntgen-Verfahren mit besonderer Berücksichtigung der militärischen Verhältnisse; Verlag von August Hirschwald, Berlin 1903, S. 224-226 (mit Abbildungen) – 2.) Albers-Schönberg; Die Röntgentechnik; 4. Auflage, Lucas Gräfe & Sillem, Hamburg 1913, S. 681

Stereoskiagraph (griech. skia =Schatten)

Gerät nach Hasselwander für die > Stereoröntgenogrammetrie.

Hasselwander, A.; Beiträge zur Methodik der Röntgenographie – Die Stereoröntgenogrammetrie; Fortschritte auf dem Gebiete der Röntgenstrahlen, Bd. 24, 1916/1917, S. 345-368

Stereoskiagraphie (griech. skia =Schatten)

Ältere Bezeichnung für > Stereoröntgenogrammetrie.
> Skiagraphie

1.) Hasselwander, A.; Beiträge zur Methodik der Röntgenographie – Die Stereoröntgenogrammetrie; Fortschritte auf dem Gebiete der Röntgenstrahlen, Bd. 24, 1916/1917, S. 345-368 – 2.) Grashey, Rudolf; Handbuch der ärztlichen Erfahrungen im Weltkriege 1914/1918, Bd. IX: Röntgenologie; Verlag von Johann Ambrosius Barth, Leipzig 1922, S. 339, 344, 348, 352

Stereoskiaplastik (griech. skia =Schatten)

Gleichbedeutend mit > Stereoröntgenogrammetrie.

Stereoskop

Gerät zur Betrachtung stereoskopischer (Röntgen-) Aufnahmen zur Gewinnung eines räumlichen Eindrucks des Bildinhaltes. Es gibt unterschiedlichste Konstruktionen z. B. von Carl Pulfrich, Charles Wheatstone, Fedor Haenisch, Leo Drüner, Pieter Eijkman u. a.

1.) Albers-Schönberg; Die Röntgentechnik; 4. Auflage, Lucas Gräfe & Sillem, Hamburg 1913, S. 613-696 (mit Abbildungen und Stereoaufnahmen) – 2.) Mütze, Karl; Foitzik, Leonhard; Krug, Wolfgang; Schreiber, Günter; ABC der Optik; VEB F. A. Brockhaus Verlag, Leipzig 1961, S. 849-853

Stift-Unterbrecher

Typ eines > Quecksilber-Unterbrechers, bei dem ein vertikal stehender, amalgamierter Kupferdraht mittels Elektromotor auf- und ab bewegt wird und dabei jeweils in Kontakt mit dem Quecksilber in einem darunter stehenden Gefäß kommt.

Albers-Schönberg; Die Röntgentechnik; 4. Auflage, Lucas Gräfe & Sillem, Hamburg 1913, S. 147

Stigmatograph (griech. stigma = Stich)

Von Max Levy-Dorn angegebene spezielle Ausführung eines > Dermographen (eines „Pünktchenschreibers") mit Farbstift und > Röntgenschatten gebendem Stifthalter und Hand-Strahlenschutz.

Levy-Dorn, Max; Ein Dermatograph für Röntgenzwecke mit Schutzvorrichtung für den Untersucher (Stigmatograph); Fortschritte auf dem Gebiete der Röntgenstrahlen, Bd. 24, 1916/1917, S. 568-570

Stockwerksystem

Anordnung aller zu einer Röntgenabteilung gehörigen Einrichtungen auf einem Gebäudestockwerk, etwa ab 1903 (Röntgendiagnostik mit Dunkelraum, > Verstärkungsraum, Befundung, > Röntgentherapie etc.).
> Eigenbau-Haussystem

Albers-Schönberg; Die Röntgentechnik; 5. Auflage, Bd. 1, Lucas Gräfe & Sillem, Hamburg 1919, S. 336

storage battery

> Sekundärbatterie

Stoßionisation

Ionisation (Abtrennung von Elektronen von Atomen oder Molekülen) durch Elektronen- oder Ionen-Stoß. Kommt in starken elektrischen Feldern zustande, in denen die Elektronen oder Ionen die zur Ionisation nötige Energie erhalten.

Heber, Georg; Elektro-Auskunftei – Erklärendes Wörterbuch; Paul Schulze Verlag, Leipzig 1922, 2. Auflage

Strahlenanalysator

Gerät nach Richard Glocker zur Intensitäts- und Härtebestimmung von Röntgenstrahlen, besonders geeignet für die Tiefentherapie. Die Methode beruht auf dem Sekundärstrahlungsprinzip: Die zu untersuchende Röntgenstrahlung trifft auf verschiedene Metallplatten (z. B. Aluminium, Zink). Die an diesen Platten entstehenden charakteristischen Sekundärstrahlungen werden getrennt voneinander auf einer > photographischen Platte registriert.

1.) Glocker, R.; Eine neue Methode zur Intensitäts- und Härtebestimmung von Röntgenstrahlen (besonders für die Zwecke der Tiefentherapie); Fortschritte auf dem Gebiete der Röntgenstrahlen, Band 24, 1916/17, S. 91-101 – 2.) Glocker, R.; Eine neue Meßmethode zur Untersuchung der Zusammensetzung von Röntgenstrahlen; Fortschritte auf dem Gebiete der Röntgenstrahlen, Band 26, 1918/19, S. 363-390

Strahlende Materie
> Vierter Aggregatzustand

Strahlendermatitis
> Röntgendermatitis

Strahlenfilter
Materialien im Strahlengang zwischen Röntgenröhre und Patient, röhrennah angeordnet, durch die die weichen Anteile der Röntgenstrahlung absorbiert werden. In der Anfangszeit der > Röntgenologie waren dies bei diagnostischer Anwendung z. B. Leder, Stoff, Papier, später Aluminium. Bei therapeutischer Anwendung kam anfangs meist Aluminium zum Einsatz, später meist Zink oder Kupfer.
> Leichtfilter und > Schwerfilter

Christen, Th.; Messung und Dosierung der Röntgenstrahlen; Lucas Gräfe & Sillem, Hamburg 1913, S. 10-11

Strahlenhärte
Auch als Härte, Härtegrad, Strahlenqualität oder als Penetrationskraft bezeichnet. Ursprüngliche Bedeutung: Durchdringungsfähigkeit der Röntgenstrahlung. Später wurde erkannt, dass beide Begriffe (Strahlenhärte, Durchdringungsfähigkeit) nicht gleichbedeutend sind: Eine Strahlung mit einem bestimmten Härtegrad hat für verschiedene Substanzen verschiedenes Durchdringungsvermögen.

Christen, Th.; Messung und Dosierung der Röntgenstrahlen; Lucas Gräfe & Sillem, Hamburg 1913, S. 1-7, 23

Strahlenhärtung
Erhöhung der Durchdringungsfähigkeit der Röntgenstrahlung durch Filter im Strahlengang, die die weicheren Anteile der Strahlung absorbieren.
> Strahlenfilter

Christen, Th.; Messung und Dosierung der Röntgenstrahlen; Lucas Gräfe & Sillem, Hamburg 1913, S. 10-11

Strahlenkater
> Röntgenkater

Strahlenkrankheit
Werden Organismen großflächig ionisierender Strahlung ausgesetzt, können abhängig von der Stärke der Strahlung spezifische Krankheitssymptome auftreten: kurzfristig Übelkeit, Mattigkeit, Haarausfall, Durchfall, als Spätfolge Krebs und Erbgutveränderungen, Blutbildveränderungen, innere Blutungen bis hin zum Tod.
> Röntgenkater, > Röntgenrausch und > Röntgentod

1.) Krönig, Bernhard; Friedrich, Walter; Physikalische und biologische Grundlagen der Strahlentherapie; Urban & Schwarzenberg, Berlin/Wien 1918, S. 150-171, 229-236, 269 – 2.) Internet (Wikipedia, Umweltlexikon)

Strahlenqualität
> Strahlenhärte

Strahlenschutz-Entwicklung
Nach der Entdeckung der X-Strahlen durch Wilhelm Conrad Röntgen am 8. November 1895 und der Entdeckung der „Uranstrahlen" (Radioaktivität) durch Antoine Henri Becquerel am 1. März 1896 wurde bereits 1896 über erste Strahlenschäden sowie über deren mögliche Ursachen und Behandlung berichtet. Der „Erlass der k. k. niederösterreichischen Statthalterei vom 21. October 1899, Z. 88311, betreffend die Bedingungen für die Errichtung und den Betrieb von Instituten für Radiographie und Radiotherapie" ist die erste bekannte staatliche Regulierung über den Umgang mit ionisierenden Strahlen. 1908 findet sich erstmalig die Formulierung des > ALARA-Prinzips durch Victor Blum. 1913 stellt die Deutsche Röntgengesellschaft Leitsätze über den Gebrauch von > Schutzmaßregeln gegen Röntgenstrahlen auf. Die britische Röntgengesellschaft warnt 1915 vor den Gefahren der Röntgenstrahlen. 1921 veröffentlicht der britische Röntgenstrahlen- und Radiumstrahlenschutzausschuss Strahlenschutzempfehlungen. Erste Überlegungen zur Festlegung von Dosisgrenzwerten („tolerance dose") stellt 1925 Arthur Mutscheller in den USA an. 1925 veröffentlicht die Deutsche Röntgengesellschaft „Unfall- und Schadensverhütungsvorschriften" für die medizinische Anwendung von Röntgenstrahlen. In Deutschland tritt am 1. Juli 1925 die „Verordnung zur Anerkennung der durch Röntgenstrahlen und bestimmte radioaktive Stoffe bei der Berufsausübung verursachten Krankheiten als Berufskrankheiten" in Kraft. Auf dem ersten „International Congress of Radiology" in London im Juli 1925 wird die „International Commission on Radiation Units and Measurements" (ICRU) gegründet. Auf diesem Kongress wurden die deutschen Vorstellungen zur Festlegung des Begriffes Dosis mit der Einheit Röntgen (R) eingebracht. Die ersten deutschen Strahlenschutz-Normen sind:
- DIN Rönt 2 vom Januar 1930 „Vorschriften für den Strahlenschutz in medizinischen Röntgenanlagen" und
- DIN Rönt 4 vom April 1933 „Vorschriften für den Strahlenschutz in medizinischen Radium-

betrieben".

1.) Röntgen, W. C.; Ueber eine neue Art von Strahlen. Vorläufige Mittheilung; Verlag und Druck der Stahel'schen k. Hof- und Universitätsbuch- und Kunsthandlung, Würzburg Ende 1895. – 2.) Leppin, O.; Kleine Mittheilung; Deutsche Medicinische Wochenschrift, No. 28, 29. Juli 1896 – 3.) Schürmayer, B.; Die Röntgenstrahlen in der Therapie; Verlagsbuchhandlung Seitz & Schauer, München 1902, S. 66-86 – 4.) Blum, Victor; Ein Röntgenschadenersatzprozess; Fortschritte auf dem Gebiete der Röntgenstrahlen, Bd. 12, 1908, S. 186-202 – 5.) Albers-Schönberg; Die Röntgentechnik; 4. Auflage, Lucas Gräfe & Sillem, Hamburg 1913, S. 350-351 – 6.) Behnken, H.; Jaeger, R.; Die deutsche Einheit der Röntgenstrahlendosis; Z. techn. Physik 7 (1926), S. 562-570 – 7.) Normenausschuss Radiologie (NAR) – 8.) Clarke, Roger and Valentin, Jack; A History of the International Commission on Radiological Protection; Health Physics 88 (5): 407-422, 2005 – 9.) Kütterer, Gerhard; Ach, wenn es doch ein Mittel gäbe, den Menschen durchsichtig zu machen wie eine Qualle!; Books on Demand, Norderstedt 2005 – 10.) Internet-Suchmaschine Google

Strahlenschutz-Maske nach Unna

Vorschlag von Paul Unna, nach dem in der Umgebung der zu bestrahlenden Stellen ein Teig aus Zinkleim mit 10 % Zinnober und Wismutoxychlorid aufgestrichen wird.

Schürmayer, B.; Die Röntgenstrahlen in der Therapie; Verlagsbuchhandlung Seitz & Schauer, München 1902, S. 65

Strahlenschutzstoff

> Antix-Strahlenschutzstoff, > Müller-Schutzstoff

Strahlfläche

> Brennfleck einer > Ionen-Röntgenröhre.

Walter, B.; Physikalisch-Technische Mitteilungen; Fortschritte auf dem Gebiete der Röntgenstrahlen, Bd. 1, 1897/1898, S. 83/85

Strahlkörper-Regeneriervorrichtung

Reguliervorrichtung der Fa. Reiniger, Gebbert & Schall (> RGS), Erlangen, für > Ionen-Röntgenröhren: Um einen den elektrischen Strom zuführenden Aluminiumstab ist innerhalb der Röhre eine Masse befestigt, die bei Stromfluss Gas abgibt.

Gocht, Hermann; Handbuch der Röntgen-Lehre zum Gebrauche für Mediciner; 5. Auflage, Verlag von Ferdinand Enke, Stuttgart 1918, S. 138 (mit Abbildung)

Strahl-Unterbrecher

> Quecksilberstrahl-Unterbrecher

Stramei

> Stramin

Stramin (lat. stamineus = faserig)

Gitterartiges Baumwoll-, Leinen- oder Halbleinengewebe in Leinwandbindung (einer speziellen Art der Fadenvereinigung bei Geweben). Bei Handarbeiten als Stickgrund, in der Medizin als Verbandmaterial verwendet.

1.) Albers-Schönberg; Die Röntgentechnik; 3. Auflage, Lucas Gräfe & Sillem, Hamburg 1910, S. 343 – 2.) Persönliche Information aus dem Textilmuseum Krefeld

Streustrahlenblende

Ursprüngliche Bezeichnung für Streustrahlenraster.

> Bucky-Blende und > Bucky-Potter-Blende

Strichfokus („Goetze-Fokus")

Eine von Otto Goetze 1918 vorgeschlagene, bereits 1898 von Wilhelm Conrad Röntgen erwähnte Möglichkeit zur Verkleinerung des optisch wirksamen > Brennfleckes einer Röntgenröhre: Der optisch wirksame Brennfleck wird umso kleiner, je kleiner der Winkel zwischen Anodenfläche und austretendem Röntgenstrahl ist.

1.) Angerstein, Wilfried; Lexikon der radiologischen Technik; VEB Georg Thieme, Leipzig 1989 – 2.) Busch, Uwe; Radiologische Technik in Erlangen; Inaugural-Dissertation 2003, S. 19 (mit Abbildung)

Stromregenerierung

Forcierte Regenerierung einer > Ionen-Röntgenröhre mittels Erwärmung des Regeneriermaterials durch elektrischen Strom.

> Strahlkörper-Regeneriervorrichtung

Fürstenau, Immelmann, Schütze; Leitfaden des Röntgenverfahrens für das röntgenologische Hilfspersonal; Verlag von Ferdinand Enke, Stuttgart 1919, S. 373-374

Stromwender

> Kommutator und > Pachytrop

Studienapparat

Schaukasten zur Röntgenfilmbetrachtung.

Dessauer, F.; B. Wiesner; Kompendium der Röntgenographie; Otto Nemnich Verlag, Leipzig 1905, S. 276, 278

stumpfer Brennfleck

Bei > Ionen-Röntgenröhren im Gegensatz zu einem diagnostisch-medizinisch wünschenswerten punktförmigen > Brennfleck ein durch gewollt ungenügende Fokussierung absichtlich vergrößerter Brennfleck. Grund: Erhöhung der Lebensdauer der > Antikathode, insbesondere beim Einsatz der Röntgenröhre in der Therapie. Typische Maße des abgestumpften Brennflecks auf dem Antikathodenblech: 3 mm bis 4 mm lang, 2 mm bis 3 mm breit.

1.) Albers-Schönberg; Die Röntgentechnik; Lucas Gräfe & Sillem, Hamburg 1910, S. 198, 201 – 2.) Albers-Schönberg; Die Lindemannröhre; Fortschritte auf dem Gebiete der Röntgenstrahlen, Bd. 17, 1911, S. 225-229 – 3.) Albers-Schönberg; Die Röntgentechnik; 5. Auflage, Bd. 1, Lucas Gräfe & Sillem, Hamburg 1919, S. 194

stumpfer Brennpunkt

Umgangssprachliche Bezeichnung für > stumpfer Brennfleck.

Subhaloid-Theorie

Erklärungsversuch für die Wirkung von sichtbarem Licht oder Röntgenstrahlung auf photographische Schichten.

Dessauer, F.; B. Wiesner; Kompendium der Röntgenographie; Otto Nemnich Verlag, Leipzig 1905, S. 225-226

Sublimat

Hier: gleichbedeutend mit Quecksilber-(II)-chlorid ($HgCl_2$), einer sehr giftigen molekularen Verbindung. Früher in der Medizin als Desinfektionsmittel bei Wunden verwendet, in der Röntgentechnik auch als Bestandteil > photographischer Verstärker.

> verstärken und > Quecksilber-Verstärker

1.) Albers-Schönberg; Die Röntgentechnik. Lehrbuch für Ärzte und Studierende; 2. Auflage, Lucas Gräfe & Sillem, Hamburg 1906, S: 142, 149 – 2.) Internet-Suchmaschine Google

Sucher

Um 1896 ein schwarzer Pappzylinder, dessen eine geschlossene Seite mit Leuchtkristallen beklebt war, das andere, offene Ende wurde ans Auge angelegt; damit konnte der Ort des Strahlenaustrittes an der Röntgenröhre festgestellt („gesucht") werden.

1.) Gocht, Hermann; Lehrbuch der Röntgen-Untersuchung zum Gebrauche für Mediciner; Verlag von Ferdinand Enke, Stuttgart 1898, S. 3 – 2.) Gocht, H.; Die Gründung des chirurgischen Röntgeninstitutes am Allgemeinen Krankenhaus Hamburg-Eppendorf; Separat-Abdruck aus Beiträge zur klinischen Chirurgie, Verlag der Laupp'schen Buchhandlung, Tübingen 1914

S&H

> Siemens & Halske (S&H)

Sweetscher Apparat

Hilfsgerät nach William Sweet für die röntgenologische Fremdkörperlokalisation im Auge. Hersteller: Fa. > Koch & Sterzel, Dresden.

Gocht, Hermann; Handbuch der Röntgen-Lehre zum Gebrauche für Mediciner; 5. Auflage, Verlag von Ferdinand Enke, Stuttgart 1918, S. 342

Symmetrieapparat

Röntgenapparate-Typ zur Erzeugung sehr harter Röntgenstrahlen im Dauerbetrieb. Prinzip: zwei > Induktoren mit hintereinander geschalteten > Primärspulen.

Heber, Georg; Elektro-Auskunftei – Erklärendes Wörterbuch; Paul Schulze Verlag, Leipzig 1922, 2. Auflage

Symphanator

Gerät nach Pieter Eijkman zur Aufnahme/Erstellung eines stereoskopischen Röntgenbildes sowie eines stereophotographischen Oberflächenbildes bei gleicher Position des Objektes und unter gleichen geometrischen Verhältnissen.

> Stereoplanigraph und > Symphanor

1.) Eijkman, P. H.; Neue Anwendungen der Stereoskopie; Fortschritte auf dem Gebiete der Röntgenstrahlen, Bd. 13, 1908/1909, S. 382-391 – 2.) Albers-Schönberg; Die Röntgentechnik; 4. Auflage, Lucas Gräfe & Sillem, Hamburg 1913, S. 635-637, 642, 661

Symphanie

Gleichbedeutend mit > Symphanor.

Symphanimetrie

> Symphanometrie

Symphanometrie

Ermittlung von Abmessungen mittels eines in der imaginären röntgenstereoskopischen Bildebene befindlichen Maßstabes.

1.) Eijkman, P. H.; Neue Anwendungen der Stereoskopie; Fortschritte auf dem Gebiete der Röntgenstrahlen, Bd. 13, 1908/1909, S. 382-391 – 2.) Albers-Schönberg; Die Röntgentechnik; 4. Auflage, Lucas Gräfe & Sillem, Hamburg 1913, S. 679

Symphanoplastik

Erstellung eines dreidimensionalen Modells aus Wachs oder Lehm in der virtuellen Bildebene des > Symphanors.

Eijkman, P. H.; Neue Anwendungen der Stereoskopie; Fortschritte auf dem Gebiete der Röntgenstrahlen, Bd. 13, 1908/1909, S. 382-391

Symphanor

Gerät nach Pieter Eijkman zur gleichzeitigen Betrachtung des stereoskopischen photographischen Oberflächenbildes und des stereoskopischen Röntgenbildes eines Objektes.

> Symphanator

1.) Eijkman, P. H.; Neue Anwendungen der Stereoskopie; Fortschritte auf dem Gebiete der Röntgenstrahlen, Bd. 13, 1908/1909, S. 382-391 – 2.) Albers-Schönberg; Die Röntgentechnik; 4. Auflage, Lucas Gräfe & Sillem, Hamburg 1913, S. 661 – 3.) Fürstenau, R.; Immelmann, M.; Schütze, J.; Leitfaden des Röntgenverfahrens für das röntgenologische Hilfspersonal; Verlag von Ferdinand Enke, Stuttgart 1919, S. 356-357 (mit Beispielen überlagerter Bilder)

synthetische Röntgenkinematographie

Einzelne Röntgenaufnahmen aus verschiedenen Bewegungsphasen eines Objektes, in unterschiedlichen Zeitabständen und unterschiedlichen Bewegungszyklen belichtet, wurden so auf einen kinematographischen Film kopiert, dass in der Projektion der Bewegungsablauf dieses Objektes sichtbar wird. Geeignet zur Synthese von Bewegungsvorgängen, nicht zur Analyse.

Albers-Schönberg; Die Röntgentechnik; 4. Auflage, Lucas Gräfe & Sillem, Hamburg 1913, S. 699

System Dessauer

Preisgünstiges > Röntgeninstrumentarium nach Friedrich Dessauer mit > Induktoren geringer Funkenlänge.

> „Aschaffenburger Richtung" und > „Hamburger Richtung"

1.) Gosen, v.; Das „System Dessauer" mit kritischen Bemerkungen; Fortschritte auf dem Gebiete der Röntgenstrahlen; Band 6, 1902/1903, S. 157-161, 196-201 – 2.) Dessauer, F.; B. Wiesner; Kompendium der Röntgenographie; Otto Nemnich Verlag, Leipzig 1905, S. 12

Tableau-Apparat (franz. tableau = Bild, Tafel)
Röntgenapparat, bestehend aus > Funkeninduktor, Widerständen, Schaltelementen, ggf. Volt- und Amperemeter, montiert auf einer Tafel zur Montage an der Wand.
Dessauer, F.; B. Wiesner; Kompendium der Röntgenographie; Otto Nemnich Verlag, Leipzig 1905, S. 164 ff

Taffet (ital. Taffettà = Taft)
> Leinwandbindiges Baumwollgewebe, hochglanzappretiert (Taft).
1.) Sjögren, T.; Zur Technik der Zahnröntgographie; Fortschritte auf dem Gebiete der Röntgenstrahlen, Bd. 3, 1899/1900, S. 15-16 – 2.) Kienle, Richard von; Fremdwörterlexikon; 1964 – 3.) dtv-Lexikon 1971

Tageslichtpapiere
> Auskopierpapiere

Tantalröhre
> Ionen-Röntgenröhre mit > Antikathodenspiegel aus Tantal. Dieses hat einen höheren Schmelzpunkt als Platin und zerstäubt nicht so leicht. Nachteilig sind die geringere Wärmeleitfähigkeit und das daraus resultierende, bei der Beobachtung des > Durchleuchtungsschirmes störende Glühen.
> Antikathode
1.) Fürstenau, Robert; Die Technik der Röntgenapparate; Dr. Max Jänicke Verlagsbuchhandlung, Hannover, etwa 1908, S. 74 – 2.) Großmann, Gustav; Einführung in die Röntgentechnik – Verfaßt für die Teilnehmer der Röntgenkurse der Siemens & Halske A.-G.; 1912, S. 18 (mit Abbildung)

tanzender Brennfleck
Ein bei > Ionen-Röntgenröhren auftretender zitternder > Brennfleck auf Grund mechanischer Instabilität der > Kathode oder der > Anode.
1.) Gocht, H.; Lehrbuch der Röntgen-Untersuchung zum Gebrauche für Mediciner; Verlag von Ferdinand Enke, Stuttgart 1898, Seite 43 – 2.) Parzer-Mühlbacher; Röntgenphotographie; Verlag von Gustav Schmidt, Berlin 1908, Seite 28 – 3.) Gocht, Hermann; Handbuch der Röntgen-Lehre zum Gebrauche für Mediciner; 5. Auflage, Verlag von Ferdinand Enke, Stuttgart 1918, S. 106

Tauchbatterie
Aus > Chromsäure-Elementen bestehende galvanische Batterie, bei der die Zinkelektroden nur während des Gebrauches in den Elektrolyten eingetaucht werden.
1.) Donath, B.; Die Einrichtungen zur Erzeugung der Roentgenstrahlen und ihr Gebrauch; Verlag von Reuther & Reichard, Berlin 1899, S. 12 – 2.) Heber, Georg; Elektro-Auskunftei – Erklärendes Wörterbuch; Paul Schulze Verlag, Leipzig 1922, 2. Auflage

Tauchelement
> Chromsäure-Element

Tautomorphie
(griech. tayta = dasselbe und morphe = Gestalt)
Bei der stereoskopischen Technik: die bezüglich Winkeln und Maßen Gleichartigkeit von Raumbild und Objekt, d. h. vollkommene Kongruenz von Bild und Objekt.

> orthomorphes Bild
1.) Hasselwander, A.; Beiträge zur Methodik der Röntgenographie – Die röntgenographische und röntgenoskopische Anwendung der Rasterstereoskopie; Fortschritte auf dem Gebiete der Röntgenstrahlen, Bd. 24, 1916/1917, S. 580-591 – 2.) Mütze, Karl; Foitzik, Leonhard; Krug, Wolfgang; Schreiber, Günter; ABC der Optik; VEB F. A. Brockhaus Verlag, Leipzig 1961, S. 849-853

TD
> Tiefendose

T-E
Firma Threlkeld-Edwards, Bethlehem/Pennsylvania, Hersteller von > Verstärkungsschirmen, 1912 gegründet, 1925 mit der Patterson Screen Company, Towanda/ Pennsylvania, vereint.
Grigg, Emanuel Radu Newman; The Trail of the Invisible Light – From X-Strahlen to Radio(bio)logy; Charles C. Thomas Publisher, Springfield/Illinois, USA; 1965, S. 89-91

Teichmannsche Masse
Röntgenkontrastgebende Mischung aus Kreide, Zinnober (Quecksilbersulfid HgS) und Petroleum. Nach einer anderen Rezeptur ist die Teichmannsche Masse eine Suspension von Schlämmkreide ($CaCO_3$) in Leinöl, der als Farbstoff entweder Zinnober (Quecksilbersulfid HgS), Chromgelb (K_2CrO_4), Ultramarin (NaAl-Si_3O_4) oder Zinkoxid (ZnO) zugesetzt wird.
1.) Feuilleton/Wiener Bericht; Deutsche Medicinische Wochenschrift, 12.03.1896, S. 172 – 2.) Glasser, Otto; Wilhelm Conrad Röntgen und die Geschichte der Röntgenstrahlen; Springer Verlag Berlin Heidelberg New York, 3. Auflage 1995, S. 211 – 3.) Pirker, Erich; Gustav Kaiser (1871-1954) und Eduard Haschek (1875-1947) – Zwei Pioniere der medizinischen Röntgenologie; in: Würzburger medizinhistorische Mitteilungen 13, 1995, S. 104

Teilung einer Ionen-Röntgenröhre
> Halbteilung

Teinte (franz. teinte = Farbe)
In der Röntgentechnik ein Färbungsgrad als Maß für die Röntgenstrahlendosis: Bei der > Sabouraud-Pastille entspricht Teinte A der Normalfärbung der Reagenstablette, Teinte B der Färbung einer Dosis, mit der ein Erythem erzeugt wird. Die > Bordiersche Skala hat vier Färbungsgrade (Teinte I bis IV).
> Chromoradiometer
1.) Schmidt, H. E.; Zur Dosierung der Röntgenstrahlen; Fortschritte auf dem Gebiete der Röntgenstrahlen, Bd. 10, 1906/1907, S. 41 ff – 2.) Fürstenau, Robert; Die Technik der Röntgenapparate; Dr. Max Jänicke Verlagsbuchhandlung, Hannover, etwa 1908, S. 139

Telekardiograph
Gerät nach Laurenz Huismans und Friedrich Dessauer 1913, bei dem > Sphygmograph und > Teleröntgenograph zu einem Instrumentarium vereint sind.
1.) Huismans, L.; Der Telekardiograph, ein Ersatz des Orthodiagraphen; Münch. med. Wschr. Nr. 43, 1913, Seite 2400 – 2.) Albers-Schönberg; Die Röntgentechnik; 5. Auflage, Bd. 2, Lucas Gräfe & Sillem, Hamburg 1919, S. 283

Telephonuhr

Zeitschalter mit mechanischem Aufzugsmechanismus; nach Ablauf der gewählten Zeit ertönt ein Klingelzeichen.

Stechow; Das Röntgen-Verfahren mit besonderer Berücksichtigung der militärischen Verhältnisse; Verlag von August Hirschwald, Berlin 1903, S. 153

Teleröntgenograph

Röntgengerät, mit dem Aufnahmen mit 2 m bis 3 m Fokus-Objekt-Abstand erstellt werden können.

Albers-Schönberg; Die Röntgentechnik; Lucas Gräfe & Sillem, Hamburg 1910, S. 609 ff

Teleröntgenographie

Röntgen-Fernaufnahmetechnik bei einem Fokus-Objekt-Abstand von 2 m bis 3 m.

1.) Albers-Schönberg; Die Röntgentechnik; Lucas Gräfe & Sillem, Hamburg 1910, S. 609 – 2.) Großmann, Gustav; Einführung in die Röntgentechnik – Verfaßt für die Teilnehmer der Röntgenkurse der Siemens & Halske A.-G.; 1912, S. 55 – 3.) Heber, Georg; Elektro-Auskunftei – Erklärendes Wörterbuch; Paul Schulze Verlag, Leipzig 1922, 2. Auflage

Tenacit

Elektrisches Isoliermaterial, hergestellt aus Asbest, > Glimmer, Harzen und alkalischen Erden von der Allgemeinen Elektrizitäts-Gesellschaft. Die Durchschlagfestigkeit beträgt bei

1 mm Dicke   etwa 10 kV.

Heber, Georg; Elektro-Auskunftei – Erklärendes Wörterbuch; Paul Schulze Verlag, Leipzig 1922, 2. Auflage

Tensionswirkung, elektrische

(lat. tensio = Spannung)

Wirkung elektrischer Spannungsüberschläge, hier: Wirkung auf die Haut. Hautrötungen infolge einer Röntgenbestrahlung wurden anfangs auf diese aus der Elektrotherapie bekannten „elektrische Tensionswirkung" der elektrischen Überschläge von der > Ionen-Röntgenröhre auf den Patienten zurückgeführt.

Sjögren, T.; Sederholm, E.; Beitrag zur therapeutischen Verwertung der Röntgenstrahlen; Fortschritte auf dem Gebiete der Röntgenstrahlen, Bd. 4, 1900/ 1901, S. 145-170

Tesching (das) (franz. Teschin = Büchse)

Kleinkalibergewehr mit > Kaliber ca. 4 mm bis 7 mm.

1.) Scheier, Max; Zur Anwendung des Röntgen'schen Verfahrens bei Schussverletzungen des Kopfes; Deutsche Medicinische Wochenschrift No. 40, 1. Oct. 1896, S. 648 – 2.) Forster, A.; Einwirkung der Röntgen'schen Strahlen auf die normale Haut und den Haarboden; Deutsche medicinische Wochenschrift No. 7, 11. Febr. 1897, S. 105-106 – 3.) Internet-Enzyklopädie Wikipedia

T-E-Schirme

Kalziumwolframat-Leuchtschirme der Firma Threlkeld-Edwards (> T-E), um 1912.

1.) Grigg, Emanuel Radu Newman; The Trail of the Invisible Light – From X-Strahlen to Radio(bio)logy; Charles C. Thomas Publisher, Springfield/Illinois, USA; 1965, S. 89-91 – 2.) Bo Lindell; Geschichte der Strahlenforschung, Teil

1: Pandoras Büchse; Aschenbeck & Isensee Universitätsverlag, 2004; S. 156

Tesla-Instrumentarium

Instrumentarium nach Nicola Tesla zur Erzeugung von Röntgenstrahlen mit kleinem > Induktor, d. h. Funkenlängen von ca. 3 cm.

> Funkenlänge und Hochspannung

1.) Reiniger, Gebbert & Schall; Katalog über Elektromedizinische Apparate; 6. Auflage, Erlangen 1897, S. 154 (mit Abbildungen) – 2.) Büttner, O.; K. Müller; Encyclopädie der Photographie, Heft 28: Technik und Verwerthung der Röntgen'schen Strahlen im Dienste der ärztlichen Praxis und Wissenschaft; Druck und Verlag von Wilhelm Knapp, Halle a. S. 1897, S. 79-80 (mit Abbildung) – 3.) Gocht, H.; Lehrbuch der Röntgen-Untersuchung zum Gebrauche für Mediciner; Verlag von Ferdinand Enke, Stuttgart 1898, Seite 26-27

Teslastrahlung

>Teslawellen

Teslastrom

Hochfrequenzstrom, zuerst von Nicola Tesla erzeugt um 1891, durch Frequenzen von 12 kHz bis 100 kHz und hohe Spannungen gekennzeichnet.

> d'Arsonvalisation

1.) Freund, Leopold; Grundriss der gesammten Radiotherapie; Urban & Schwarzenberg, Wien 1903, S. 71 ff – 2.) Guttmann, Walter; Elektrizitätslehre für Mediziner; Verlag von Georg Thieme, Leipzig 1904, S. 167-169, 207 – 3.) Heber, Georg; Elektro-Auskunftei – Erklärendes Wörterbuch; Paul Schulze Verlag, Leipzig 1922, 2. Auflage – 4.) Internet-Suchmaschine Google

Tesla-Transformator

> Transformator nach Nicola Tesla zur Erzeugung von Hochfrequenzströmen (> Teslastrom) um 1891, der aus einer eisenfreien > Primärspule mit wenigen Windungen und einer > Sekundärspule mit einer Windungslage besteht. Das Verhältnis der Windungszahlen der Sekundär- zur Primärwicklung beträgt beispielsweise 24 : 1.

1.) Morton, William J.; Edwin W. Hammer; The X Ray or Photography of the Invisible and its Value in Surgery; American Technical Book Co., New York 1896, S. 89-90 – 2.) Gocht, Hermann; Lehrbuch der Röntgen-Untersuchung zum Gebrauche für Mediciner; Verlag von Ferdinand Enke, Stuttgart 1898, S. 26-27 (mit Abbildung) – 3.) Guttmann, Walter; Elektrizitätslehre für Mediziner; Verlag von Georg Thieme, Leipzig 1904, S. 167-169 (mit Abbildung) – 4.) Ruhmer, Ernst; Konstruktion, Bau und Betrieb von Funkeninduktoren und deren Anwendung mit besonderer Berücksichtigung der Röntgenstrahlen-Technik; Verlag Hachmeister & Thal, Leipzig 1904, S. 232-239/Siemens-Med-Archiv Erlangen, Rö-34 – 5.) Heber, Georg; Elektro-Auskunftei – Erklärendes Wörterbuch; Paul Schulze Verlag, Leipzig 1922, 2. Auflage – 6.) Internet-Suchmaschine Google

Tesla-Unterbrecher

Motorisch angetriebener Quecksilberunterbrecher nach Nicola Tesla.

> Unterbrecher und > Quecksilber-Unterbrecher

1.) Großmann, Gustav; Einführung in die Röntgentechnik

– Verfaßt für die Teilnehmer der Röntgenkurse der Siemens & Halske A.-G.; 1912 – 2.) Heber, Georg; Elektro-Auskunftei – Erklärendes Wörterbuch; Paul Schulze Verlag, Leipzig 1922, 2. Auflage – 3.) Zacher, F.; Zur Entwicklung der Vorrichtungen zur Unterbrechung elektrischer Ströme; Fortschritte auf dem Gebiete der Röntgenstrahlen, Bd. 29, 1922

Teslawellen

Hypothetische Wellen, auch als Skalarwellen oder elektromagnetische Longitudinalwellen bezeichnet, die sich von den elektromagnetischen Transversalwellen durch eine Schwingungsebene parallel zur Ausbreitungsrichtung unterscheiden sollen. Sie sollen also Merkmale von Longitudinalwellen haben. Nach der damals vorherrschenden Ansicht in der Physik gibt es im Vakuum und in nicht leitenden, nicht geladenen Medien nur elektromagnetische Transversalwellen. Teslawellen finden teils Anklang bei Esoterikern, von denen einige glauben, damit positive Effekte für die Gesundheit zu erzielen oder Telepathie zu ermöglichen

1.) Guttmann, Walter; Elektrizitätslehre für Mediziner; Verlag von Georg Thieme, Leipzig 1904, S. 169-170 – 2.) Mützel, K.; Über Röntgen-Strahlen; Verlag von Preuß & Jünger, Breslau 1897 – 3.) Internet-Enzyklopädie Wikipedia (www.wikipe-dia.de)

Testhand

Auch Wachshand oder Phantomhand genannt, > Cheiroskioskop.

1.) Schilling, Theodor; Ein einfacher Härtegradmesser; Fortschritte auf dem Gebiete der Röntgenstrahlen, Bd. 9, 1905/1906 (mit Abbildungen) – 2.) Christen, Th.; Messung und Dosierung der Röntgenstrahlen; Lucas Gräfe & Sillem, Hamburg 1913, S. 12

Tetraphanie (griech. tetra- = vier-)

Stereoaufnahmetechnik nach Pieter Eijkman mit vier Projektionszentren.

Eijkman, P. H.; Neue Anwendungen der Stereoskopie; Fortschritte auf dem Gebiete der Röntgenstrahlen, Bd. 13, 1908/1909, S. 382-391

The American Journal of Roentgenology

> Yellow Journal

The American X-Ray Journal

In den USA monatlich erscheinende Fachzeitschrift, erstmals erschienen im Mai 1897.

Knight, Nancy; Seventy-five years of the RSNA, Approaching a Century of Radiology: Museum and Information Resources; RadioGraphics, A pictorial publication of the Radiological Society of North America; Vol. 9, No. 6, November 1989, S. 1101-1111 (mit Abbildungen)

The British Journal of Radiology

> Archives of Clinical Skiagraphy

The Journal of Physical Therapeutics

Englische Fachzeitschrift, 1900 gegründet, 1903 umbenannt in Medical Electrology and Radiology (bis 1907).

Burrows, E. H.; Pioneers and early Years – A History of British Radiology; Colophon Limited, St. Anna 1986, S. 145-164

The Journal of the Röntgen Society

Englische Röntgenfachzeitschrift, 1904 gegründet, 1924 umbenannt in The British Journal of Radiology (Röntgen Society Section), 1928 vereint mit The British Journal of Radiology (B.A.R.P./B.I.R. Section).

> Archives of Clinical Skiagraphy

Burrows, E. H.; Pioneers and early Years – A History of British Radiology; Colophon Limited, St. Anna 1986, S. 144-164

Theoretische Deutlichkeit

Die theoretische Deutlichkeit ist definiert als > Deutlichkeit ohne Berücksichtigung der > Sekundärstrahlung und des > Röntgenschen Absorptionsgesetzes.

Albers-Schönberg; Die Röntgentechnik; 3. Auflage, Lucas Gräfe & Sillem, Hamburg 1910, S. 45-54

Thermobatterie

Hintereinanderschaltung von Thermoelementen zu einer Stromquelle. Die häufig verwendete Thermobatterie nach Gülcher lieferte bei 66 gasbeheizten Elementen eine Spannung von 4 Volt.

1.) Gocht, Hermann; Lehrbuch der Röntgen-Untersuchung zum Gebrauche für Mediciner; Verlag von Ferdinand Enke, Stuttgart 1898, S. 20 – 2.) Donath, B.; Die Einrichtungen zur Erzeugung der Röntgenstrahlen und ihr Gebrauch; Verlag von Reuther & Reichard, Berlin 1899, S. 23-27 (mit Abbildungen) – 3.) Freund, Leopold; Grundriss der gesammten Radiotherapie; Urban & Schwarzenberg, Wien 1903, S. 39 – 4.) Guttmann, Walter; Elektrizitätslehre für Mediziner; Verlag von Georg Thieme, Leipzig 1904, S. 70 (mit Abbildung) – 5.) Heber, Georg; Elektro-Auskunftei – Erklärendes Wörterbuch; Paul Schulze Verlag, Leipzig 1922, 2. Auflage

Thermoionisation

Ionisierungsvorgang bei > Hochvakuum-Glühkathoden-Röntgenröhren nach William Coolidge oder Edgar Lilienfeld, herbeigeführt durch eine > Glühkathode.

1.) Albers-Schönberg; Die gasfreien Röhren in der röntgenologischen Praxis; Fortschritte auf dem Gebiete der Röntgenstrahlen, Bd. 24, 1916/1917, S. 423-446 – 2.) Heber, Georg; Elektro-Auskunftei – Erklärendes Wörterbuch; Paul Schulze Verlag, Leipzig 1922, 2. Auflage

Thermometer-Röhre

Gleichbedeutend mit > Köhlersche Dosismessung.

Thermopenetration

Erhöhung des Stoffwechsels des Gewebes durch Erwärmung mittels Hochfrequenzstrom. In der Strahlentherapie sollte damit eine > Sensibilisierung für Röntgenstrahlen erreicht werden.

> Diathermie

1.) Schmidt, H. E.; Eine Vorrichtung zur Desensibilisierung der Haut bei Tiefenbestrahlungen; Fortschritte auf dem Gebiete der Röntgenstrahlen, Bd. 15, 1910, S. 117-118 – 2.) Heber, Georg; Elektro-Auskunftei – Erklärendes Wörterbuch; Paul Schulze Verlag, Leipzig 1922, 2. Auflage

Thermosäule
> Thermobatterie

The Röntgen Society
Erste britische Röntgengesellschaft, gegründet 1897.
> Röntgengesellschaften
Burrows, E. H.; Pioneers and early Years – A History of British Radiology; Colophon Limited, St. Anna 1986, S. 165-185

Thesen Albers-Schönbergs 1903
Sowohl die Ärzte und das medizinische Personal, aber insbesondere die Patienten waren bei Röntgenuntersuchungen mehreren Gefahrenquellen ausgesetzt, die jeweils entsprechende Schutzmaßnahmen erforderlich machten, die von Heinrich Albers-Schönberg 1903 erstmals formuliert wurden:
1. Gefahren durch die Röntgenstrahlen selbst, die zu Verbrennungen führen konnten, wenn die Belichtungszeit zu lang, der Abstand der Röntgenröhre zum Patienten zu gering war oder verschiedene Untersuchungen in zu engem zeitlichem Abstand vorgenommen wurden,
2. Gefahr durch Zersplitterung der Röntgenröhre und
3. Gefahr durch den Übergang starker elektrischer Entladungen auf den menschlichen Körper.
> Röntgenverbrennung und > Hochspannungsunfälle, tödliche
1.) Albers-Schönberg; Die Röntgentechnik; 2. Auflage, Lucas Gräfe & Sillem, Hamburg 1906, S. 181-182 – 2.) Albers-Schönberg; Die Röntgentechnik; 5. Auflage, Bd. 1, Lucas Gräfe & Sillem, Hamburg 1919, S. 48-49, 422-426

Thesen Albers-Schönbergs 1912
Zur Stellung der Röntgenologie innerhalb der medizinischen Disziplinen, aber auch zur Stellung mit Bezug auf den Patienten, auf Krankenkassen und Versicherungen stellte Heinrich Albers-Schönberg Thesen auf, die beim VIII. Kongress der Deutschen Röntgengesellschaft 1912 einstimmig angenommen wurden:
1. Die Röntgenologie ist ein vollberechtigtes medizinisches Spezialfach, wie z. B. die Laryngologie, Ophtalmologie usw.
2. Der Röntgenologe ist ein Spezialarzt und wird als solcher von Ärzten und Patienten zur Stellung oder Bestätigung einer Diagnose, entsprechend den allgemein üblichen Gebräuchen, konsultiert.
3. Der Röntgenologe bedient sich neben den allgemeinen klinischen Methoden des Röntgenverfahrens. Er entscheidet, welches Verfahren (Aufnahme, Durchleuchtung, Orthodiagraphie, Teleröntgenographie usw.) zur Anwendung kommen soll.
4. Die zum Zweck der Diagnosenstellung angefertigten Platten, Diapositive, Schirmpausen, Orthodiagramme, Teleröntgenogramme usw. sind Eigentum des Röntgenologen, in gleicher Weise, wie z. B. histologische Präparate dem konsultierten Pathologen gehören. Es ist aber aus Gründen der Kollegialität selbstverständlich, daß der Röntgenologe auf Verlangen jederzeit freiwillig dem konsultierenden Arzt einen Abzug der Platten, ein Diapositiv oder derglei-chen zur Verfügung stellen wird.
5. Die Abgabe von Platten, Abzügen usw. an Krankenkassen, Versicherungsgesellschaften usw. finden auf Grund besonderer Abmachungen statt. Ferner ist es Gebrauch, daß der Röntgenologe in Notsachen sein Material zur Verfügung stellt.
6. Der Röntgenologe kann freiwillig, kostenlos oder gegen Bezahlung dem Patienten einen Abzug oder dergleichen zur Verfügung stellen, jedoch ist anzuraten, daß dieses nur in solchen Fällen geschieht, in denen hierdurch keine Schädigung oder Beunruhigung des Patienten erfolgt.
Albers-Schönberg; Die Röntgentechnik; 4. Auflage, Lucas Gräfe & Sillem, Hamburg 1913, S. 309-310

Thesen Gochts 1910
Hermann Gocht erarbeitete 1910 Thesen zur Verantwortlichkeit des Arztes im Umgang mit Röntgenstrahlen, die von der Deutschen Röntgengesellschaft einstimmig angenommen wurden:
1. Nur unter der Verantwortlichkeit des Arztes dürfen die Röntgenstrahlen zu diagnostischen und therapeutischen Zwecken Anwendung finden.
2. Der Arzt soll im Interesse der Patienten und im eigenen Interesse nur zuverlässige und erfahrene Angestellte im Röntgenlaboratorium tätig sein lassen.
3. Der Arzt und der Fabrikant ist verpflichtet, seine Angestellten über die Röntgenschädigungen zu belehren, die üblichen Schutzmaßregeln zur Verfügung zu stellen und ihren Gebrauch zu fördern.
4. Dem Arzt liegt nicht die Verpflichtung ob, jede Röntgenuntersuchung und Behandlung selbst vorzunehmen; es ist ihm vielmehr gestattet, diese Maßnahmen nach seinen Anweisungen und unter seiner Verantwortung seinen Angestellten zu überlassen.
5. Im Hinblick auf die Röntgenschädigungen, die mit Sicherheit heute noch nicht zu vermeiden sind, ist von dem Arzte das sorgfältigste Studium der Röntgentechnik, ganz besonders der Dosierungsfrage und die stetige ausgesuchte Vorsicht zu verlangen.
6. Der Patient soll stets über eventuell voraus-

gegangene Röntgenbestrahlungen befragt werden.

7. Der Arzt ist an keine der bekannten Dosierungsmethoden gebunden. (Im eigensten Interesse empfiehlt es sich jedoch, schriftlich jedesmal die verabreichte Röntgendosis in irgendeiner ungefähr reproduzierbaren Weise zu fixieren).

8. Jedem Arzte, der sich mit den Röntgenstrahlen zu Untersuchung, zu Behandlung und zu Unterrichtszwecken usw. beschäftigt, ist dringend zu raten, sich und seine Angestellten gegen Haftpflicht zu versichern.

9. Als Gutachter bei Prozessen, Röntgenschädigungen betreffend, sollten nur solche Ärzte herangezogen werden, welche die Röntgenspezialität aus eigener Erfahrung beherrschen.

Albers-Schönberg; Die Röntgentechnik; 5. Auflage, Bd. 1, Lucas Gräfe & Sillem, Hamburg 1919, S. 426-427

Thüringer Waldglas

In Deutschland das meistverwendete Glas zur Herstellung von > Ionen-Röntgenröhren, dadurch bedingt, dass fast alle Hersteller dieser Röntgenröhren aus Thüringen stammten und vielfach ihren Sitz dort hatten. Bis Anfang des 20. Jahrhunderts war Holz der Energieträger für die Schmelzöfen. Grundstoff für das Glas ist Quarz-sand, als Schmelzmittel diente Kaliumcarbonat (> Pottasche). Die für das Thüringer Waldglas charakteristische (gelblich-)grünliche Färbung entsteht durch Eisenoxide, die im Quarzsand in geringen Mengen enthalten sind.

Typische Zussmmensetzungen für Glas, wie es für Ionen-Röntgenröhren verwendet wurde, zeigen zwei Rezepturen der Fa. > Emil Gundelach (Angaben in Gewichts-Prozenten):

1. 7,5 % SiO_2, 5 % Al_2O_3, 7,5 % CaO, 5 % K_2O (Pottasche) und 15 % Na_2O.

2. 66,0 % SiO_2, 1,5 % B_2O_3, 5% Al_2O_3, 7,5% CaO, 3 %BaO, 3,8 % K_2O (Pottasche) und 13,2 % Na_2O.

Ionen-Röntgenröhren, die aus diesen Gläsern gefertigt wurden, phosphoreszierten während des Betriebes grün, Röntgenröhren aus bleihaltigen Gläsern phosphoreszierten blau.

1.) Gocht, H.; Lehrbuch der Röntgen-Untersuchung zum Gebrauche für Mediciner; Verlag von Ferdinand Enke, Stuttgart 1898, S. 45 – 2.) Gocht, Hermann; Handbuch der Röntgen-Lehre zum Gebrauche für Mediciner; 5. Auflage, Verlag von Ferdinand Enke, Stuttgart 1918, S. 105 – 3.) Mütze, Karl; Foitzik, Leonhard; Krug, Wolfgang; Schreiber, Günter; ABC der Optik; VEB F. A. Brockhaus, Leipzig 1961 – 4.) Hübscher, Martin; Thüringer Glas – Werkstoff der ersten Röntgenröhren; in: 100 Jahre Röntgenstrahlen – Thüringer Beiträge; Herausgeber Technische Universität Ilmenau et al., 1995 – 5.) Internet-Enzyklopädie Wikipedia

Tiefendose

In tiefer gelegenen Körperregionen wirkende Röntgenstrahlendosis.

Kienböck, Robert; Über die Nomenklatur in der radiotherapeutischen Technik; Fortschritte auf dem Gebiete der Röntgenstrahlen, Bd. 19, 1912/1913, S. 294-296

Tiefenmesser

Scherenförmiges Gerät nach Robert Fürstenau, mit dessen Hilfe aus den Objekt-Abständen auf stereoskopischen Röntgenaufnahmen die Tiefenlage eines Fremdkörpers direkt an einer Skala abgelesen werden kann.

> Indikator.

1.) Fürstenau, Robert, Die Technik der Röntgenapparate; Max Jänecke Verlagsbuchhandlung, Hannover etwa 1908, S. 156-164 (mit Abbildung) – 2.) Hackenbruch; Berger; Vademekum für die Verwendung der Röntgenstrahlen und des Distraktionsklammer-Verfahrens in und nach dem Kriege; Otto Nemnich Verlag, Leipzig 1915, S. 125-141 (mit Abbildungen)

tint (engl. = zarte Farbe, Farbton)

Gleichbedeutend mit > Teinte.

Tintenstift

> Blaustift

Tischblende

Röhrennahe Blende zur Begrenzung des Röntgenstrahlenbündels. Sie ist seitlich vom Patientenlagerungstisch aufgestellt und besteht aus einer Holzplatte mit einem kreisrunden Ausschnitt, in den Bleiplatten mit verschieden großen Öffnungen eingelegt werden können.

Albers-Schönberg; Die Röntgentechnik; Lucas Gräfe & Sillem, Hamburg 1903, S. 56

tithonic rays

(nach Tithonos, einem Sohn des trojanischen Königs Laomedon)

Vorschlag von Park Benjamin 1896 als Bezeichnung für > X-Strahlen.

Grigg, Emanuel Radu Newman; The Trail of the Invisible Light – From X-Strahlen to Radio(bio)logy; Charles C. Thomas Publisher, Springfield/Illinois, USA; 1965, S. 169

Titubator

Motorgetriebener Schaukeltisch der Fa. > Keleket, Covington/Kentucky, zur automatischen Bewegung von Entwicklerschalen, ab 1903.

Grigg, Emanuel Radu Newman; The Trail of the Invisible Light – From X-Strahlen to Radio(bio)logy; Charles C. Thomas Publisher, Springfield/Illinois, USA; 1965, S. 118 (mit Abbildungen)

Tizianteint

Teint, wie er bei rothaarigen und rötlich-blonden Menschen üblich ist. Er galt in der Anfangszeit der Röntgentechnik als besonders röntgenstrahlensensibel.

1.) Krönig, Bernhard; Friedrich, Walter; Physikalische und biologische Grundlagen der Strahlentherapie; Urban & Schwarzenberg, Berlin/Wien 1918, S. 272 – 2.) Guhrauer, H. et al.; Licht-Biologie und -Therapie, Röntgen-Physik-Dosierung, Allgemeine Röntgentherapie, Radioaktive Substanzen, Elektrotherapie; Julius Springer, Berlin 1929,

S. 380

TK-Röhre

„Konstant"- > Ionen-Röntgenröhre der Firma > Emil Gundelach, Gehlberg/Thür., speziell für langdauernde Bestrahlungen in der Therapie.

Albers-Schönberg; Die Röntgentechnik; 5. Auflage, Bd. 1, Lucas Gräfe & Sillem, Hamburg 1919, S. 216 (mit Abbildung)

Tonfixierbad

> Fixierbad zur gleichzeitigen Tönung photographischer Papierkopien von Röntgenaufnahmen, das durch Tönungszusätze (z. B. Rhodansalze, Alaun, Zitronensäure, Bleisalze, Chlorgold) eine meist goldfarbene Tönung bewirkt.

Rezeptbeispiel: Lösung I, bestehend aus 1000 g destilliertem Wasser, 250 g Fixiernatron, 10 g essigsaures Blei, 8 g Alaun, 8 g Zitronensäure, 10 g salpetersaures Blei. Lösung II, bestehend aus 300 g destilliertem Wasser, 1 g Chlorgold; das gebrauchsfertige Tonfixierbad setzt sich zusammen aus vier Teilen der Lösung I und einem Teil der Lösung II.

1.) Küttner, H.; Über die Bedeutung der Röntgenstrahlen für die Kriegschirurgie; Beiträge zur klin. Chirurgie, Bd. XX, Heft 1, 1898, S. 172 – 2.) Donath, B.; Die Einrichtungen zur Erzeugung der Roentgenstrahlen und ihr Gebrauch; Verlag von Reuther & Reichard, Berlin 1899, S. 148-149 – 3.) Dessauer, F.; B. Wiesner; Kompendium der Röntgenographie; Otto Nemnich Verlag, Leipzig 1905, S. 235

Töpler-Holtz-Maschine

Typ einer > Influenzmaschine.

Töpler-Maschine

Typ einer > Influenzmaschine.

Tornado-Unterbrecher

> Quecksilberstrahl-Unterbrecher der Fa. Max Levy, Berlin.

> Unterbrecher

Zacher, F.; Zur Entwicklung der Vorrichtungen zur Unterbrechung elektrischer Ströme; Fortschritte auf dem Gebiete der Röntgenstrahlen, Bd. 29, 1922

Transformator

Apparat zur Umwandlung (Transformation) der (Wechsel-) Spannung und des (Wechsel-) Stroms ähnlich dem > Induktor, jedoch im Gegensatz zu diesem mit einem geschlossenen Magnetkreis.

> ruhender Transformator.

1.) Ruhmer, Ernst; Konstruktion, Bau und Betrieb von Funkeninduktoren und deren Anwendung mit besonderer Berücksichtigung der Röntgenstrahlen-Technik; Verlag Hachmeister & Thal, Leipzig 1904, S.5-7/Siemens-Med-Archiv Erlangen, Rö-34 – 2.) Heber, Georg; Elektro-Auskunftei – Erklärendes Wörterbuch; Paul Schulze Verlag, Leipzig 1922, 2. Auflage

Transillumination

> Diaphanoskopie

Transparenzfenster

Zimmerfenster mit eingesetzter Mattscheibe und Einblendvorrichtung als Ersatz für einen Schaukasten zur Röntgenfilmbetrachtung.

Albers-Schönberg; Die Röntgentechnik; 4. Auflage, Lucas Gräfe & Sillem, Hamburg 1913, S. 325

Transparenzkasten

Schaukasten zur Röntgenfilmbetrachtung.

Albers-Schönberg; Die Röntgentechnik; Lucas Gräfe & Sillem, Hamburg 1906, S. 136

Transversalwellen

Wellen, bei denen die Schwingungen der betreffenden physikalischen Größe, die sich wellenförmig ausbreiten, in zur Ausbreitungsrichtung der Welle senkrechten Ebenen erfolgen.

> elastische Wellen

Mütze, Karl; Foitzik, Leonhard; Krug, Wolfgang; Schreiber, Günter; ABC der Optik; VEB F. A. Brockhaus Verlag, Leipzig 1961

Transverter

Bezeichnung für mechanische > Hochspannungsgleichrichter.

1.) Sterzel, K. A.; Der Uniplan-Transverter für Rapid-Tiefentherapie; Fortschritte auf dem Gebiete der Röntgenstrahlen, Bd. 21, 1914, S. 352-358 – 2.) Heber, Georg; Elektro-Auskunftei – Erklärendes Wörterbuch; Paul Schulze Verlag, Leipzig 1922, 2. Auflage

Trendelenburgsches Symptom

„Tanzende Bewegung" von Geschossen, die in den Herzhohlraum eingedrungen sind.

Albers-Schönberg; Die Röntgentechnik; 5. Auflage, Bd. 2, Lucas Gräfe & Sillem, Hamburg 1919, S. 317

Tricho-System (griech. trichós = Haar)

Kosmetische Behandlung mittels Röntgenstrahlen zur dauerhaften Enthaarung: Albert Geyser, der Erfinder der > Cornell tube, gründete mit seinem Sohn, einem Arzt, und der Hilfe von Investoren 1924 die Tricho Sales Corporation mit einem Netzwerk von Schönheitssalons in über 75 Städten der USA und Kanadas. Allein eine (Schönheits-)Klinik in New York behandelte etwa 20.000 Personen bis zur Insolvenz der Gesellschaft um 1930 aufgrund einer Klagewelle von geschädigten Patientinnen.

1.) http://cosmeticsandskin.com/cdc/xray.php – 2.) Internet-Suchmaschine Google

Trichterblende

Strahleneinblendung zwischen > Ionen-Röntgenröhre und Patient für therapeutische Zwecke nach Gustav Kaiser, bestehend aus Bodenstativ, Blendenträger und verschiedenen trichterförmigen Blendeneinsätzen.

> Stativ

1.) Grunmach, E.; Über diagnostische Erfolge der Röntgenstrahlen bei inneren Leiden; Verhandlungen der Deutschen Röntgengesellschaft, Lucas Gräfe & Sillem, Hamburg, 1905, S. 43-51 – 2.) Heber, Georg; Zickel, Georg; Elektrotherapie; Verlag Dr. Walter Rothschild, Berlin und Leipzig 1906, S. 233-234 (mit Abbildung)

Trichterelektrode

Trichterförmige Elektrode in > Ventilröhren, System Koch & Sterzel.

Reiniger, Gebbert & Schall; Katalog „Die Röntgen-Apparate nebst deren Zubehör"; Berlin/Erlangen 1912, S. 51 (mit Abbildung)

Trilbi

Eine in warmem Wasser knetbare, aushärtbare Masse, zur Herstellung von Zahnmodellen benutzt, aber auch zur Modellierung individueller Schutzmasken für die Strahlentherapie im Gesichtsbereich.

Gocht; Plastische Schutzmasken für die Röntgentherapie; Verhandlungen der Deutschen Röntgengesellschaft, Lucas Gräfe & Sillem, Hamburg 1905, S. 197

Triphanie

Stereoaufnahmetechnik nach Pieter Eijkman mit drei Projektionszentren.

Eijkman, P. H.; Neue Anwendungen der Stereoskopie; Fortschritte auf dem Gebiete der Röntgenstrahlen, Bd. 13, 1908/1909, S. 382-391

Triplex-Röntgenapparat

Tiefentherapie-Apparat der Fa. > Siemens & Halske, Berlin, mit drei Röntgenröhren, die während eines Umlaufes einer Schaltvorrichtung an drei Arbeitsplätzen alternierend zu betreiben und unabhängig voneinander zu regulieren sind.

Albers-Schönberg; Seeger; Lasser; Das Röntgenhaus des Allgemeinen Krankenhauses St. Georg-Hamburg, errichtet 1914/1915; Verlag von F. Leineweber, Leipzig 1915, S. 77, 82-86 (mit Abbildungen)

Triplogramm

> Polygramm mit drei übereinander belichteten Einzelaufnahmen auf einem Film zur Darstellung von Bewegungen bzw. Bewegungsanomalien z. B. des Magens.

> Diplogramm

Gremmel, H.; Darstellung von Bewegungsvorgängen; in: Handbuch der medizinischen Radiologie, Bd. III, Springer-Verlag, 1967, S. 363 ff

Trochoskop (griech. trochlea = Rolle, Seilzug)

Röntgengeräte-Typ nach Guido Holzknecht und Isaak Robinsohn um 1900: Patientenlagerungstisch mit Untertischröhre, die über Seilzug und Rollen in Längs- und Querrichtung verstellbar ist. Hersteller: Fa. Reiniger, Gebbert & Schall (> RGS), Erlangen. Weiterentwicklungen durch Fedor Haenisch, Alfred Machol, Ludwig Gilmer und anderen.

1.) Holzknecht, G.; Robinsohn, I.; Das Trochoskop, ein radiologischer Universaltisch; Fortschritte auf dem Gebiete der Röntgenstrahlen, Bd. 8, 1904/1905, S. 172-183 (mit Abbildungen) – 2.) Albers-Schönberg; Die Röntgentechnik; 5. Auflage, Bd. 2, Lucas Gräfe & Sillem, Hamburg 1919, S. 194-203 (mitAbbildungen) – 3.) Heber, Georg; Elektro-Auskunftei – Erklärendes Wörterbuch; Paul Schulze Verlag, Leipzig 1922, 2. Auflage

Trockenplatte

Mit einer lichtempfindlichen Gelatine-Bromid-Emulsion bzw. Gelatine-Silberhalogenid-Emulsion beschichtete Glasplatte. 1871 von Richard Maddox entwickelt, löste sie die bis dahin gebräuchliche > Kollodiumplatte ab.

1.) Donath, B.; Die Einrichtungen zur Erzeugung der Röntgenstrahlen und ihr Gebrauch; Verlag von Reuther & Reichard, Berlin 1899, S. 117 – 2.) Stechow; Das Röntgen-Verfahren mit besonderer Berücksichtigung der militärischen Verhältnisse; Verlag von August Hirschwald, Berlin 1903, S. 109 ff – 3.) RadioGraphics, Monograph Issue: The technical history of radiology; Volume 9, Number 6, November 1989, S. 1204-1205 (mit Abbildungen)

Trockenröhre

Eine > Ionen-Röntgenröhre ohne Flüssigkeitskühlung.

Alber-Schönberg; Die Röntgentechnik; 4. Auflage, Lucas Gräfe & Sillem, Hamburg 1913, S. 183 ff

trophoneurotische Theorie

Theorie von Paul Oudin und Tousaint Barthélémy, nach der Strahlenschäden der Haut auf dem Umweg über das Zentralnervensystem durch Reizung der Hautnerven entstehen.

Freund, Leopold; Grundriss der gesammten Radiotherapie; Urban & Schwarzenberg, Berlin/Wien 1903, S. 267

Tscherkasso-Schirm

> Ekran-Schirm

Tubusblende

> Rohrblende

Tudor-Akkumulator

> Akkumulator mit stark gerippten Elektroden zur Erzielung einer möglichst großen Elektrodenoberfläche und damit möglichst großer > Kapazität. Hersteller: Akkumulatorenfabrik Tudor, Hagen/Westfalen.

1.) Küttner, H.; Über die Bedeutung der Röntgenstrahlen für die Kriegschirurgie; Beiträge zur klin. Chirurgie, Bd. XX, Heft 1, 1898, S. 169 – 2.) Freund, Leopold; Grundriss der gesammten Radiotherapie; Urban & Schwarzenberg, Wien 1903, S. 26-27 – 3.) Heber, Georg; Elektro-Auskunftei – Erklärendes Wörterbuch; Paul Schulze Verlag, Leipzig 1922, 2. Auflage

Turbinen-Unterbrecher

> Quecksilberstrahl-Unterbrecher

Turgeszenz (lat. turgescere = anschwellen)

Schwellung, z. B. der Haut, als Reaktion z. B. auf eine Röntgenbestrahlung.

1.) Freund, Leopold; Grundriss der gesammten Radiotherapie; Urban & Schwarzenberg, Berlin/Wien 1903, S. 204 – 2.) Pschyrembel; Klinisches Wörterbuch; 257. Auflage, Walter de Gruyter; Berlin/New York 1994

TWa-Röhre

> Ionen-Röntgenröhre der Fa. > Emil Gundelach, Gehlberg/Thür., für die Therapie. Wassergekühlt, mit großem > Brennfleck (T = Therapie, Wa = Wasserkühlung).

Albers-Schönberg; Die Röntgentechnik; 5. Auflage, Bd. 1, Lucas Gräfe & Sillem, Hamburg 1919, S. 216

TWaR-Röhre

> Ionen-Röntgenröhre der Firma > Emil Gundelach, Gehlberg/Thüringen, > Siederöhre für die Therapie, mit geripptem Kühlkörper für die > Kathode (T = Therapie, Wa = Wasserkühlung, R = > Rippenkühlung).

Albers-Schönberg; Die Röntgentechnik; 5. Auflage, Bd. 1,

Lucas Gräfe & Sillem, Hamburg 1919, S. 216 (mit Abbildung)

U 50

> Ultradur- > Ionen-Röntgenröhre der Firma
> Polyphos Elektrizitäts-Gesellschaft, München.
Die U 50 kann als einfache Wasserkühlröhre
oder als > Siederöhre benutzt werden.
> Ultradurröhre
1.) Gocht, Hermann; Handbuch der Röntgen-Lehre zum
Gebrauche für Mediciner; 5. Auflage, Verlag von Ferdinand Enke, Stuttgart 1918, S. 154-155 (mit Abbildung) –
2.) Rosenthal, Josef; Röntgentechnik; Sonderabdruck aus
dem „Lehrbuch der Röntgenkunde", herausgegeben von H.
Rieder und J. Rosenthal, Band II, Verlag von Johann Ambrosius Barth, Leipzig 1918, S. 326-327 (mit Abbildung)

überdeckende Schicht

Gleichbedeutend mit > Überschicht.

überharte Röntgenröhre

> Ionen-Röntgenröhre mit extrem hohem Vaku-
um, das keinen Stromdurchgang mehr ermöglicht und damit die Erzeugung von Röntgenstrahlung verhindert.
> harte Röntgenröhre, > weiche Röntgenröhre
und > unterweiche Röntgenröhre
Kienböck, Robert; Radiotherapie; Heft 6 der Reihe „Physikalische Therapie in Einzeldarstellungen", herausgegeben
von J. Marcuse und A. Strasser; Verlag von Ferdinand
Enke, Stuttgart 1907, S. 44 ff

Überschicht

In der Strahlentherapie die Dicke der überla-
gernden Weichteile (Weichteile zwischen der
Oberfläche und dem zu bestrahlenden Objekt in
der Tiefe).
1.) Christen, Th.; Messung und Dosierung der Röntgenstrahlen; Lucas Gräfe & Sillem, Hamburg 1913, S. 104 –
2.) Dessauer, Friedrich; Homogenität und Absorption;
Fortschritte auf dem Gebiete der Röntgenstrahlen, Band
21, 1914, S. 562-569

Übersetzungsverhältnis

Bei > Induktoren und > Transformatoren das
Verhältnis der Windungszahl der > Primärspule
zur > Sekundärspule bzw. das Verhältnis der an
der Sekundär- und der Primärspule vorliegenden
Spannung.
Albers-Schönberg; Die Röntgentechnik; 4. Auflage, Lucas
Gräfe & Sillem, Hamburg 1913, S. 139

ubiquitär (lat. ubique = überall)

allgegenwärtig, überall verbreitet
1.) Büttner, O.; K. Müller; Encyclopädie der Photographie,
Heft 28: Technik und Verwerthung der Röntgen'schen
Strahlen im Dienste der ärztlichen Praxis und Wissenschaft; Druck und Verlag von Wilhelm Knapp, Halle a. S.
1897, S. 9 – 2.) Internet-Suchmaschine Google

Ultradurpyroröhre

(lat. ultra = äußerst, durus = hart, griech. pyro = Hitze)
> Ionen-Röntgenröhre nach Josef Rosenthal zur
Erzeugung härtester Röntgenstrahlen; ähnlich
der > Siedepyroröhre, jedoch mit zusätzlichem
wärmeableitenden Metallstab.
> Pyroröhre
Albers-Schönberg; Die Röntgentechnik; 5. Auflage, Bd. 1,
Lucas Gräfe & Sillem, Hamburg 1919, S. 210-211

Ultradurröhre (lat. ultra = äußerst, durus = hart)

> Ionen-Röntgenröhre nach Josef Rosenthal,
geeignet für den Betrieb mit sehr hohen Spannungen, d. h. geeignet zur Erzeugung sehr harter
Röntgenstrahlung. Außer der > Antikathode
wird auch die > Kathode mit (stehendem) Wasser gekühlt. Gefertigt bei Fa. > Emil Gundelach,
Gehlberg/Thür.
1.) Rosenthal, Josef; Röntgentechnik; Sonderabdruck aus
dem „Lehrbuch der Röntgenkunde", herausgegeben von H.
Rieder und J. Rosenthal, Band II, Verlag von Johann Ambrosius Barth, Leipzig 1918, S. 324-325 (mit Abbildung) –
2.) Heber, Georg; Elektro-Auskunftei – Erklärendes Wörterbuch; Paul Schulze Verlag, Leipzig 1922, 2. Auflage

Ulzerationsdose (lat. ulcus = Geschwür)

Dosis, bei der an der Haut ein nicht ausheilender
Gewebsdefekt (Geschwür) entsteht. Nach Robert Kienböck 1907 ist diese Dosis etwa viermal
so hoch wie die > Erythemdosis und etwa
zweimal so hoch wie die > Exkoriationsdosis.
1.) Kienböck; Die Technik bei Röntgenverbrennungen und
ein Maß für die Stärke des Röntgenlichtes; Verhandlungen
der Deutschen Röntgengesellschaft, Lucas Gräfe & Sillem,
Hamburg 1907, S. 96, 99 – 2.) Zetkin-Schaldach; Wörterbuch der Medizin; VEB Verlag Volk und Gesundheit,
Berlin 1975 – 3.) Pschyrembel; Klinisches Wörterbuch;
257. Auflage, Walter de Gruyter; Berlin/New York 1994

umdrucken

Mitunter an Stelle des Begriffes (photographi-
sches) umkopieren verwendet.
> Umdruckverfahren
Albers-Schönberg; Die Röntgentechnik; Lucas Gräfe &
Sillem, Hamburg 1903, S. 111

Umdruckverfahren

Soll für Ausstellungs- oder Reproduktionszwe-
cke der Kontrast einer > photographischen Platte verbessert werden, so wird sie Schicht auf
Schicht in Kontakt mit einer unbelichteten Platte
gebracht und mit Hilfe einer Lichtquelle belichtet. Beim anschließenden Entwicklungsprozess
können die Kontraste der ursprünglichen Aufnahme durch chemische Verstärkung deutlich
erhöht werden.
> verstärken und > Verstärkungsraum
1.) Dessauer, F.; B. Wiesner; Kompendium der Röntgenographie; Otto Nemnich Verlag, Leipzig 1905, S. 236 – 2.)
Albers-Schönberg; Die Röntgentechnik. Lehrbuch für
Ärzte und Studierende; 2. Auflage, Lucas Gräfe & Sillem,
Hamburg 1906, S. 160

Umformer

Umformer waren in der Röntgentechnik vor der
Einführung des Wechselstromnetzes gebräuchlich. Sie sind (rotierende) Vorrichtungen, die
eine gegebene Stromart in eine andere umwan-
deln, z. B. Gleichstrom in Wechselstrom oder
umgekehrt. Mit Umformern kann jedoch auch
eine Änderung der Stromstärke- und Spannungsverhältnisse vorgenommen werden.
Zum Unterschied dazu wurden ein > Transfor-

mator, der nur der Änderung des Stromstärke- und Spannungsverhältnisses diente, in der Anfangszeit der Elektrotechnik auch > ruhender Transformator genannt.

1.) Zacher, F.; Zur Entwicklungsgeschichte der Vorrichtungen zur Erzeugung hochgespannter elektrischer Ströme für den Betrieb von Röntgenröhren; Fortschritte auf dem Gebiete der Röntgenstrahlen, Bd. 29, 1922, S. 179-193 – 2.) Heber, Georg; Elektro-Auskunftei – Erklärendes Wörterbuch; Paul Schulze Verlag, Leipzig 1922, 2. Auflage

Undulationstheorie (lat. unda = Welle)
Wellentheorie des Lichtes nach Christiaan Huygens 1678: Nach dieser Theorie breiten sich die Lichtwellen wie > elastische Wellen in einem als Lichtäther (> Äther) bezeichneten, unendlich feinen Stoff aus, der alle lichtdurchlässigen Räume erfüllt.

1.) Donath, B.; Die Einrichtungen zur Erzeugung der Röntgenstrahlen und ihr Gebrauch; Verlag von Reuther & Reichard, Berlin 1899, S. 76, 152 – 2.) Mütze, Karl; Foitzik, Leonhard; Krug, Wolfgang; Schreiber, Günter; ABC der Optik; VEB F. A. Brockhaus, Leipzig 1961

undulierter Strom (lat. unda = Welle)
Gleichgerichteter Wechselstrom (beide Halbwellen haben die gleiche Richtung).

Guttmann, Walter; Elektrizitätslehre für Mediziner; Verlag von Georg Thieme, Leipzig 1904, S.201

Ung. (lat. unguentum = Salbe)
Salbe

1.) Freund, Leopold; Grundriss der gesammten Radiotherapie; Urban & Schwarzenberg, Berlin/Wien 1903, S. 190 – 2.) Zetkin-Schaldach; Wörterbuch der Medizin; VEB Verlag Volk und Gesundheit, Berlin 1975

ungedämpfte Welle
> Spannung der ungedämpften Welle.

Ungelenk & Kiesewetter Glastechnische Werkstätten
Gegründet am 01.01.1919 in Rudolstadt/Thüringen, Hersteller von > Ionen-Röntgenröhren, aufgegangen in der am 05.08.1920 gegründeten > „Phönix GmbH Glastechnische Werkstätten Rudolstadt".

Ohne Verfasserangabe; Erinnerungsschrift „75 Jahre Röntgenröhren in Rudolstadt 1919-1994"

Uniplan-Transverter
Mechanischer > Hochspannungsgleichrichter der Fa. > Koch & Sterzel, Dresden.

Sterzel, K. A.; Der Uniplan-Transverter für Rapid-Tiefentherapie; Fortschritte auf dem Gebiete der Röntgenstrahlen, Bd. 21, 1914, S. 352-358

Unipuls-Apparat
Gleichbedeutend mit > Unipuls-Röntgenapparat.

Unipuls-Röntgenapparat
Röntgenapparat für > Einzelschlagaufnahmen der Firma Reiniger, Gebbert & Schall (> RGS), Erlangen.

1.) Reiniger, Gebbert & Schall; Katalog „Die Röntgenapparate nebst deren Zubehör"; Berlin/Erlangen 1912, S. 9 – 2.) Schwenter, J.; Leitfaden der Momentaufnahme im Röntgenverfahren; Otto Nemnich Verlag, Leipzig 1913, S.

38-39 (mit Abbildung) – 3.) Heber, Georg; Elektro-Auskunftei – Erklärendes Wörterbuch; Paul Schulze Verlag, Leipzig 1922, 2. Auflage

Unipuls-Röntgenröhre
> Ionen-Röntgenröhre speziell für > Einzelschlagaufnahmen mit dem > Unipuls-Röntgenapparat der Firma Reiniger, Gebbert & Schall (> RGS), Erlangen.

Reiniger, Gebbert & Schall; Katalog „Die Röntgenapparate nebst deren Zubehör"; Berlin/Erlangen 1912, S. 39

Unipuls-Unterbrecher
Zeitschalter für > Einzelschlagaufnahmen mit dem > Unipuls-Röntgenapparat der Fa. Reiniger, Gebbert & Schall (> RGS), Erlangen, auf der Grundlage eines > Quecksilber-Unterbrechers. Es werden Aufnahmezeiten von 1 bis 10 Millisekunden Dauer erreicht.
> Unterbrecher

Albers-Schönberg; Die Röntgentechnik; 5. Auflage, Bd. 2, Lucas Gräfe & Sillem, Hamburg 1919, S. 446-448

Universal-Apparat
Röntgenapparat der Firma > Siemens & Halske zum Betrieb von > Hochvakuum-Glühkathoden-Röntgenröhren, dessen Spannungsversorgung und Schaltvorrichtungen so ausgelegt sind, dass er sowohl in der Diagnostik wie in der Therapie eingesetzt werden kann.

Lasser, K.; Die Röntgenstrahlenerzeugung in der neuen gasfreien Röhre und Spezialapparate zu ihrem Betriebe für Diagnostik und Therapie; Siemens & Halske A.-G., 1916, S. 41-42

Universal-Durchleuchtungsstuhl
Patientenstuhl nach Heinrich Albers-Schönberg für Durchleuchtung und Aufnahme am sitzenden, stehenden und liegenden Patienten, mit integrierten Fixiervorrichtungen. Die Sitzfläche kann gegen einen Fahrradsattel ausgewechselt werden und ist in der Höhe verstellbar. Die Rückenlehne ist Halterung für die Film- oder > Plattenkassette und mit einer Kippvorrichtung für schräges Anlegen der Kassette an den Thorax versehen.

Albers-Schönberg; Die Röntgentechnik; 5. Auflage, Bd. 1, Lucas Gräfe & Sillem, Hamburg 1919, S. 266-273 (mit Abbildungen)

Universal-Härtemesser
Härtemesser nach Adam Rzewuski, um 1912, mit dem die Strahlenhärte entsprechend der > Benoist-Skala, der > Benoist-Walter-Skala und der > Wehnelt-Skala bestimmt werden konnte.

Gleßmer-Junike, Simone; X-Strahlen, Radiometer und Hauteinheitsdosis; Dissertation Hamburg 2015, S. 49

Universalinduktor
> Funkeninduktor, bei dem die Windungen der > Primärspule wie die der > Sekundärspule gruppenweise parallel- oder hintereinander geschaltet werden können.

> Walter-Schaltung
Heber, Georg; Elektro-Auskunftei – Erklärendes Wörterbuch; Paul Schulze Verlag, Leipzig 1922, 2. Auflage

Universal-Ionometer
Dosimeter und > Härtemesser der Fa. > Siemens
& Halske, Berlin.

Universal-Kompressionseinrichtung
Kompressionseinrichtung nach Theophil Christen, bestehend aus Kompressionsband und
Kompressionsball, die mittels einer an der
Strahlenschutzwand befindlichen Handluftpum-
pe betätigt werden konnte. Hauptanwendungs-
gebiet: bei der Strahlentherapie zur > Desensibilisierung des oberflächlichen Gewebes.
Reiniger, Gebbert & Schall; Katalog „Die Röntgen-Apparate nebst deren Zubehör"; Berlin/Erlangen 1912, S. 71
(mit Abbildung)

Universal-Röhrenstativ nach Schmidt
Röntgengerät nach Heinrich Schmidt zur Unter-
suchung des stehenden, sitzenden und liegenden
Patienten mit Vorrichtungen zur Fixierung des
Patienten mit dem Ziel, Röntgenaufnahmen
nach bestimmten Normen erstellen zu können
(> Normalaufnahme) unter Festlegung konstan-
ter „Normalpunkte" auf dem Körper.
> Stativ
Großmann, Gustav; Einführung in die Röntgentechnik –
Verfaßt für die Teilnehmer der Röntgenkurse der Siemens
& Halske A.-G.; 1912, S. 112

Universalrohr Rapid
> Ionen-Röntgenröhre der Fa. > C. H. F. Müller,
Hamburg, mit verstärktem Kühlrohr, dadurch
universell geeignet für Aufnahmen, Durchleuch-
tung und Therapie (> Rapid-Röhre).
Albers-Schönberg; Die Röntgentechnik; 5. Auflage, Bd. 1,
Lucas Gräfe & Sillem, Hamburg 1919, S. 184

Universal-Transverter
> Transformator der Firma > Koch & Sterzel,
Dresden.
Müller, Otto, Die medizinische Röntgentechnik; Verlag
von Hachmeister & Thal, Leipzig 1925, S. 47

unregulierbare Röhren
> Ionen-Röntgenröhren der allerersten Jahre (bis
etwa 1899), die noch keine Vorrichtung zur
Regenerierung des Vakuums hatten.
> Reguliervorrichtung
Christen, Th.; Messung und Dosierung der Röntgenstrahlen; Lucas Gräfe & Sillem, Hamburg 1913, S. 4

unscharfe Röhre
> Ionen-Röntgenröhre mit > stumpfem Brenn-
fleck.

unselbständige Röhren
Röntgenröhren mit > Glühkathode nach Edgar
Lilienfeld und William Coolidge: „unselbstän-
dig", weil zu ihrem Betrieb im Vergleich zu den
> „selbständigen" > Ionen-Röntgenröhren eine
besondere Hilfsvorrichtung, die Heizspirale,
notwendig ist.

> Hochvakuum-Glühkathoden-Röntgenröhre
1.) Janus; Neuere Typen von Röntgenröhren; Fortschritte
auf dem Gebiete der Röntgenstrahlen, Bd. 23, 1915/1916,
S. 208-209 – 2.) Heber, Georg; Elektro-Auskunftei –
Erklärendes Wörterbuch; Paul Schulze Verlag, Leipzig
1922, 2. Auflage

unsichtbares Licht
> schwarzes Licht und > black light

Unterbrecher
Baugruppe der Hochspannungsversorgung für
> Ionen-Röntgenröhren zur frequenten Unter-
brechung des primären Stromkreises zwischen
Gleichstromquelle und > Induktor. Der Unterbrecher erzeugt durch Schließen und Öffnen
dieses Stromkreises einen intermittierenden
Gleichstrom, der wiederum in der > Sekundärspule des > Induktors die Hochspannung für die
Röntgenröhre erzeugt. Aufgabe des Unterbrechers ist es, möglichst starke Ströme in möglichst kurzer Zeit zu unterbrechen und zu
schließen, und dies mit möglichst hoher Frequenz. Dies hat im Laufe der Jahre zu einer
großen Zahl unterschiedlichster Funktionsprinzipien und Konstruktionen geführt.
> Unterbrecher-Typen
1.) Stechow; Das Röntgen-Verfahren mit besonderer Berücksichtigung der militärischen Verhältnisse; Verlag von
August Hirschwald, Berlin 1903, S. 39-72 (mit Abbildungen) – 2.) Ruhmer, Ernst; Konstruktion, Bau und Betrieb
von Funkeninduktoren und deren Anwendung mit besonderer Berücksichtigung der Röntgenstrahlen-Technik;
Verlag Hachmeister & Thal, Leipzig 1904, S. 66-115/
Siemens-Med-Archiv Erlangen, Rö-34 – 3.) Gocht, Her-
mann; Handbuch der Röntgen-Lehre zum Gebrauche für
Mediciner; 5. Auflage, Verlag von Ferdinand Enke, Stutt-
gart 1918, S. 38-101 (mit Abbildungen) – 4.) Rosenthal,
Josef; Röntgentechnik; Sonderabdruck aus dem „Lehrbuch
der Röntgenkunde", herausgegeben von H. Rieder und J.
Rosenthal, Band II, Verlag von Johann Ambrosius Barth,
Leipzig 1918, S. 274-291 (mit Abbildungen) – 5.) Zacher,
F.; Zur Entwicklungsgeschichte der Vorrichtungen zur
Unterbrechung elektrischer Ströme; Fortschritte auf dem
Gebiete der Röntgenstrahlen, 1922, Bd. 29, S. 411-441
(mit Abbildungen) – 6.) Heber, Georg; Elektro-Auskunftei
– Erklärendes Wörterbuch; Paul Schulze Verlag, Leipzig
1922, 2. Auflage

Unterbrecher-Typen
Mechanische Unterbrecher:
   > Blitzrad
Elektromagnetische/elektromechanische
Unterbrecher:
   > Deprez-Unterbrecher
   > elektromagnetischer Unterbrecher
   > elektromechanischer Unterbrecher
   > Gleitkontakt-Unterbrecher
   > Friktions-Unterbrecher
   > Hammer-Unterbrecher
   > Hesychos-Unterbrecher
   > Kugel-Unterbrecher
   > Membran-Unterbrecher

> Neeffscher Hammer
> Pendel-Unterbrecher
> Platin-Unterbrecher
> selbsttätiger Unterbrecher
> Selbstunterbrecher
> Wagnerscher Hammer
> Platinkontakt-Unterbrecher
> Plättchen-Unterbrecher
> spring-hammer interruptor
Quecksilber-Unterbrecher:
> Apex-Unterbrecher
> Boas-Unterbrecher
> Deviationsunterbrecher
> Foucault-Unterbrecher
> Gas-Unterbrecher
> Motorunterbrecher
> Quecksilberdoppelwippe
> Quecksilbergleitkontakt-Unterbrecher
> Quecksilberstift-Unterbrecher
> Quecksilberstrahl-Unterbrecher
> Quecksilbertauch-Unterbrecher
> Quecksilberturbinen-Unterbrecher
> Quecksilber-Unterbrecher
> Quecksilberwippe
> Rapid-Motorunterbrecher
> Rekord-Unterbrecher
> Rotax-Unterbrecher
> Stift-Unterbrecher
> Strahl-Unterbrecher
> Tesla-Unterbrecher
> Tornado-Unterbrecher
> Turbinen-Unterbrecher
> Unipuls-Unterbrecher
> Wodal-Unterbrecher
> Zentrifugal-Unterbrecher
Elektrolytische Unterbrecher:
> Caldwell-Simon-Unterbrecher
> Elektrolyt-Unterbrecher
> Wehnelt-Unterbrecher
> mehrfacher Wehnelt
> Simon-Unterbrecher
Zusatz-Unterbrecher:
> Periodeur
> Rhythmeur
> Zusatz-Unterbrecher

Unterbrechungspatrone
Gleichbedeutend mit > Blitzpatrone.

Unterbrechungszahl
Gleichbedeutend mit > Schlagzahl.

unterweiche Röntenröhre
> Ionen-Röntgenröhre mit extrem niedrigem Vakuum, bei dem die > Kathodenstrahlen nicht mehr in Röntgenstrahlen umgewandelt werden können.
> überharte Röntgenröhre, > harte Röntgenröhre und > weiche Röntgenröhre

Kienböck, Robert; Radiotherapie; Heft 6 der Reihe „Physikalische Therapie in Einzeldarstellungen", herausgegeben von J. Marcuse und A. Strasser; Verlag von Ferdinand Enke, Stuttgart 1907, S. 44 ff

Urania
„Gesellschaft zur Verbreitung der Freude der Naturerkenntnis", Berlin, nach der griechischen Göttin Urania, der Muse der Sternkunde, benannt; nach anderer Quelle: „Gesellschaft zur Förderung des Verständnisses der Wissenschaften", Berlin. Die Urania war ursprünglich eine Volkssternwarte und wurde später in eine naturwissenschaftliche Volkshochschule umgewandelt.
1.) Röntgenkuratorium Würzburg e.V. (Herausgeber); Festschrift „100 Jahre Entdeckung der Röntgenstrahlen" des Röntgenkuratoriums Würzburg, 1995, S. 61 – 2.) Meinel, Christoph; Rühmkorff, Röntgen, Regensburg – Historische Instrumente zur Gasentladung; Regensburg 1997, S. 46

Uran-Röntgenschirme
> Leuchtschirme, deren Fluoreszenzschicht hergestellt wurde aus 1 Teil Urannitrat, gelöst in 4 Teilen Wasser, unter Hinzufügen von 1,5 Teilen Fluorammonium.
Parzer-Mühlbacher; Röntgenphotographie; Verlag von Gustav Schmidt, Berlin 1908, S. 38

Uranverstärker
Schwach radioaktiver > photographischer Verstärker. Beispiel für die Zusammensetzung: 1000 g Wasser, 15 g Urannitrat, 12 g Oxalsäure, 2,5 g chlorsaures Kali, 6 g > Rotes Blutlaugensalz.
> photographischer Verstärker und > verstärken
1.) Levy-Dorn; Phosphatstein in der Niere einer Erwachsenen; Fortschritte auf dem Gebiete der Röntgenstrahlen; Bd. 3, 1899/1900, S. 215 – 2.) Forssell, Gösta; Ein für Röntgenplatten sehr geeigneter Uranverstärker; Fortschritte auf dem Gebiete der Röntgenstrahlen, Bd. 14, 1910/1910, S. 419-422 – 3.) www.fotoimpex.de

Uranylammoniumfluorid
Unter Röntgenstrahlung fluoreszierndes Material, das für die Herstellung von > Leuchtschirmen verwendet wurde.
Büttner, O.; K. Müller; Encyclopädie der Photographie, Heft 28: Technik und Verwerthung der Röntgen'schen Strahlen im Dienste der ärztlichen Praxis und Wissenschaft; Druck und Verlag von Wilhelm Knapp, Halle a. S. 1897, S. 72

Vaccine-Hypothese (lat. vaccinus = von der Kuh)
Früher Erklärungsversuch für die nach Röntgenbestrahlung aufgetretenen Hautschädigungen: Man stellte sich vor, dass unter der Wirkung der Röntgenstrahlen Schutzkörper gebildet werden, die schädigend auf das Gewebe wirken (der Begriff ist abgeleitet von der Schutzimpfung mit dem Kuhpockenvirus).
Flaskamp, Wilhelm; Über Röntgenschäden und Schäden durch radioaktive Substanzen; Urban & Schwarzenberg, Berlin/Wien 1930, S. 10-13

vagabundierende X-Strahlen
Diffus verlaufende, z. B. an Teilen der > Ionen-Röntgenröhre gestreute Röngenstrahlen.
1.) Fürstenau, Immelmann, Schütze; Leitfaden des Röntgenverfahrens für das röntgenologische Hilfspersonal; Dritte, vermehrte und verbesserte Auflage, Verlag von Ferdinand Enke, Stuttgart 1919, S. 112 – 2.) Pschyrembel; Klinisches Wörterbuch; 257. Auflage, Walter de Gruyter; Berlin/New York 1994, S. 173

Valoleum
Ölhaltiges pharmazeutisches Mittel (Oleum Valerianae, Baldrianöl) zur Behandlung trockener, verhornter Haut, wie sie nach schädigender Röntgenbestrahlung auftrat.
> Röntgenhand.
1.) Albers-Schönberg; Die Röntgentechnik; 2. Auflage, Lucas Gräfe & Sillem, Hamburg 1906, S. 170, 172 – 2.) Internet-Suchmaschine Google

Veifa
Vereinigte elektrotechnische Institute Frankfurt/Main-Aschaffenburg, 1907 entstanden aus dem Zusammenschluss des Elektrotechnischen Laboratoriums Aschaffenburg (> ELA) und des Elektrotechnischen Instituts Frankfurt/M.; Inhaber der Fa. Veifa: Friedrich Dessauer.
> RGS
Siemens-Med-Archiv Erlangen

Veifa-II-Röhre
> Ionen-Röntgenröhre der Fa. > Veifa, Frankfurt/M.-Aschaffenburg. > Trockenröhre, die bei > Einzelschlagaufnahmen an der > Hilfsanode angeschlossen wurde.
Schwenter, J.; Leitfaden der Momentaufnahme im Röntgenverfahren:; Otto Nemnich Verlag, Leipzig 1913, S. 57-65

Veloxröhre (griech. velox = schnell)
Luftgekühlte > Ionen-Röntgenröhre der Firma > Radiologie, Berlin.
Gocht, Hermann; Handbuch der Röntgen-Lehre; Verlag von Ferdinand Enke, Stuttgart 1918, S. 134, 146

Ventilfunkenstrecke
Gleichbedeutend mit > Vorschaltfunkenstrecke.

Ventilröhre
Eine der Röntgenröhre vorgeschaltete Vakuumröhre, die Stromimpulse nur von der > Anode zur > Kathode der Röntgenröhre gelangen lässt, nicht umgekehrt. Aufgabe: den > Schließungs-

strom von der Röntgenröhre fernzuhalten oder zumindest zu drosseln. Erstmals gefertigt von den Firmen Max Levy, Berlin, und > Emil Gundelach, Gehlberg/Thür., 1902.
1.) Albers-Schönberg; Die Röntgentechnik; Lucas Gräfe & Sillem, Hamburg 1903, S. 213 – 2.) Dessauer, F.; B. Wiesner; Kompendium der Röntgenographie; Otto Nemnich Verlag, Leipzig 1905, S. 18 – 3.) Reiniger, Gebbert & Schall; Katalog „Die Röntgen-Apparate nebst deren Zubehör"; Berlin/Erlangen 1912, S. 51 – 4.) Rosenthal, Josef; Röntgentechnik; Sonderabdruck aus dem „Lehrbuch der Röntgenkunde", herausgegeben von H. Rieder und J. Rosenthal, Band II, Verlag von Johann Ambrosius Barth, Leipzig 1918, S. 299-301 (mit Abbildungen) – 5.) Fürstenau; Immelmann; Schütze; Leitfaden des Röntgenverfahrens für das röntgenologische Hilfspersonal; Verlag von Ferdinand Enke, Stuttgart 1919, S. 68 – 6.) Heber, Georg; Elektro-Auskunftei – Erklärendes Wörterbuch; Paul Schulze Verlag, Leipzig 1922, 2. Auflage – 7.) Meinel, Christoph; Rühmkorff, Röntgen, Regensburg – Historische Instrumente zur Gasentladung; Regensburg 1997

Verbrennungsdose
Zu Gewebenekrose führende Röntgenstrahlendosis, nach Robert Kienböck durchschnittlich das Vierfache der > Normaldose.
Kienböck, Robert; Radiotherapie; Heft 6 der Reihe „Physikalische Therapie in Einzeldarstellungen", herausgegeben von J. Marcuse und A. Strasser; Verlag von Ferdinand Enke, Stuttgart 1907, S. 102-103

Vereinigung von Photographie und Röntgenbild
> Stereoplanigraph

Verhandlungen der Deutschen Röntgengesellschaft
Kongress-Berichte der Deutschen Röntgengesellschaft.

Verläufer/Verlaufer
Stufenlose Änderung der Optischen Dichte (Schwärzung) einer photographischen Schicht von völlig durchsichtig bis tiefschwarz (später als „Verlaufskeil" bezeichnet, im Gegensatz zum „Stufenkeil", dessen Dichteänderungen in Stufen erfolgen).
1.) Holzknecht, Guido; Die photochemischen Grundlagen der Röntgographie; Fortschritte auf dem Gebiete der Röntgenstrahlen, Bd. 5, 1901/1902, S. 235-241 (mit Abbildungen) – 2.) Fürstenau, Immelmann, Schütze; Leitfaden des Röntgenverfahrens für das röntgenologische Hilfspersonal; Dritte, vermehrte und verbesserte Auflage, Verlag von Ferdinand Enke, Stuttgart 1919, S. 360

Verschiebekassette
> Hildebrandscher (auch Hildebrandtscher) Kassettenrahmen.

Verschiebungsaufnahme
Die Tiefenlage eines Fremdkörpers wird aus der Verschiebung des Röntgenröhrenfokus zwischen zwei Aufnahmen und der daraus resultierenden Verschiebung der Fremdkörperlage auf der Aufnahme berechnet.
> seitliche Konstante und > Verschiebungs-

durchleuchtung

Albers-Schönberg; Die Röntgentechnik; 5. Auflage, Bd. 2, Lucas Gräfe & Sillem, Hamburg 1919, S. 303-309, 319-337 (mit Abbildungen)

Verschiebungsdurchleuchtung

Bestimmung der Tiefenlage eines Fremdkörpers mittels Durchleuchtungstechnik entsprechend der > Verschiebungsaufnahme.

Albers-Schönberg; Die Röntgentechnik; 5. Auflage, Bd. 2, Lucas Gräfe & Sillem, Hamburg 1919, S. 303-309, 319-337 (mit Abbildungen)

verstärken

Bei kontrastarmen > photographischen Platten und Filmen und solchen mit zu geringer Optischer Dichte können Kontrast und Dichte verbessert werden durch Anlagerung von Salzen von Elementen mit einer hohen Atomnummer (z. B. Quecksilber, Uran, Blei, Chrom, Kupfer) an das in der > photographischen Emulsion vorhandene Silber.

> photographischer Verstärker

1.) Albers-Schönberg, H.; Die Röntgentechnik; Lucas Gräfe & Sillem, Hamburg 1903, S. 101 – 2.) Dessauer, F.; B. Wiesner; Kompendium der Röntgenographie; Otto Nemnich Verlag, Leipzig 1905, S. 288-293 – 3.) Albers-Schönberg; Die Röntgentechnik. Lehrbuch für Ärzte und Studierende; 2. Auflage, Lucas Gräfe & Sillem, Hamburg 1906, S. 160

Verstärker

> photographischer Verstärker und > verstärken

Verstärkung nach Forssell

Uranverstärkung nach Gösta Forssell: Die > photographische Platte wird nach der Entwicklung, Fixierung und Wässerung in einer Lösung von Uran nitr. 15,0, Acid. oxalic. 12,0, Kali chloric. 2,5, Kali ferricyanat 6,0 und Aq. dest. 1000,0 gebadet und getrocknet. „Sie erscheint dann schön braun gefärbt und zeigt im Gegensatz zu den in > Sublimat verstärkten Negativen auch alle Halbschatten, die bei der Quecksilberverstärkung meist verloren gehen."

> Uranverstärker und > Quecksilber-Verstärker

Albers-Schönberg; Die Röntgentechnik; 4. Auflage, Lucas Gräfe & Sillem, Hamburg 1913, S. 323

Verstärkungsfolie

Gleichbedeutend mit > Verstärkungsschirm.

Verstärkungsraum

Spezieller Raum für photographische Verstärkungsarbeiten, zum Schutz der photographischen Lösungen vor Verunreinigungen getrennt vom Dunkelraum und mit ausreichender Lüftung zum Schutz des Personals.

> photographischer Verstärker, > Uranverstärker und > verstärken

Albers-Schönberg; Die Röntgentechnik; 4. Auflage, Lucas Gräfe & Sillem, Hamburg 1913, S. 295

Verstärkungsschirm

Beim Auftreffen von Röntgenstrahlen fluoreszierende Folie im Kontakt mit > Röntgenplatten und -filmen, erste Anwendung 1897 (> Kahlbaumfolie aus wolframsaurem Calcium = Calciumwolframat).

1.) Gocht, Hermann; Lehrbuch der Röntgen-Untersuchung zum Gebrauche für Mediciner; Verlag von Ferdinand Enke, Stuttgart 1898, S. 30, 55 – 2.) Dessauer, F.; B. Wiesner; Kompendium der Röntgenographie; Otto Nemnich Verlag, Leipzig 1905, S. 6 – 3.) Albers-Schönberg; Die Röntgentechnik; 3. Auflage, Lucas Gräfe & Sillem, Hamburg 1910, S. 365 – 4.) Großmann, Gustav; Einführung in die Röntgentechnik – Verfaßt für die Teilnehmer der Röntgenkurse der Siemens & Halske A.-G.; 1912, S. 56

Verstärkungszimmer

Gleichbedeutend mit > Verstärkungsraum.

Vertikal-Fernaufnahme

Fernaufnahme am stehenden Patienten.

> Teleröntgenographie

Albers-Schönberg; Die Röntgentechnik; 3. Auflage, Lucas Gräfe & Sillem, Hamburg 1910, S. 612-619

Vertikal-Orthodiagraph

Spezialgerät für orthodiagraphische Messungen am sitzenden oder stehenden Patienten.

> Orthodiagraph und > Orthodiagraphie

Albers-Schönberg; Die Röntgentechnik; Lucas Gräfe & Sillem, Hamburg 1903, S. 222-241

Vertikal-Teleröntgenographie

> Teleröntgenographie und > Vertikal-Fernaufnahme

Verwertbarkeit Röntgenscher Strahlen

Bereits im Jahre 1896 – kaum ein Jahr nach der Entdeckung Röntgens (!) – erschien ein Buch mit grundlegenden Untersuchungen des preußischen Militärs zur Verwertbarkeit der Röntgenstrahlen im militärischen Bereich.

Ohne Verfasserangabe; Veröffentlichungen auf dem Gebiete des Militär-Sanitätswesens. Herausgegeben von der Medicinal-Abteilung des Königlich Preussischen Kriegsministeriums. Heft 10: Versuche zur Feststellung der Verwerthbarkeit Röntgen'scher Strahlen für medicinisch-chirurgische Zwecke; Verlag von August Hirschfeld, Berlin 1896, 45 Seiten, (mit 18 Röntgenaufnahmen)

Verzettelungsmethode

In der Anfangszeit der Therapie mit Röntgenstrahlen leicht diskreditierende Bezeichnung für > fraktionierte Bestrahlung.

Krönig, Bernhard; Friedrich, Walter; Physikalische und biologische Grundlagen der Strahlentherapie; Urban & Schwarzenberg, Berlin/Wien 1918, S. 222-228

Verzögerer

Zusätze (z. B. Bromkalium) zu > photographischen Entwicklern, die den Entwicklungsprozess verzögern, wurden vorzugsweise bei überexponierten Platten verwendet. Dadurch konnte der richtige Zeitpunkt der Entnahme der > photographischen Platte oder des Filmes aus dem Entwickler besser erkannt werden.

Dessauer, F.; B. Wiesner; Kompendium der Röntgenographie; Otto Nemnich Verlag, Leipzig 1905, S. 230

Vielfelderbestrahlung

Gleichbedeutend mit > Kreuzfeuerbestrahlung.

Viermarkenmethode

Tiefenlage-Bestimmung von Fremdkörpern bei
Durchleuchtung mithilfe von vier in einer Ebene
liegenden Hautpunkten, deren diagonale Verbindungslinien sich in dem Fremdkörper
schneiden.

Albers-Schönberg; Die Röntgentechnik; 5. Auflage, Bd. 2,
Lucas Gräfe & Sillem, Hamburg 1919, S- 314-316

Vierter Aggregatzustand

Vorstellung von Michael Faraday (um 1819)
und William Crookes (1879), die die Erscheinung von Gasentladungen im Vakuum als einen
neben dem festen, flüssigen und gasförmigen
weiteren, strahlenden vierten Aggregatzustand
von Materie betrachteten.

1.) Morwitz, Joachim; Die Photographie mit Röntgen'schen Strahlen – Mit Anleitung zum Experimentieren
auch für Laien; A. Dressel's Verlag, Berlin 1896, S. 12-13
– 2.) Morton, William J.; Edwin W. Hammer; The X Ray
or Photography of the Invisible and its Value in Surgery;
American Technical Book Co., New York 1896, S. 94 – 3.)
Dessauer, Friedrich; Die Offenbarung einer Nacht; Verlag
Josef Knecht Carolusdruckerei, 4. Auflage, Frankfurt a. M.
1958, S. 48-50 – 4.) Meinel, Christoph; Rühmkorff, Röntgen, Regensburg – Historische Instrumente zur Gasentladung; Regensburg 1997, S. 50 ff

Vitascope

1896 Produktbezeichnung des > Fluoroskops
von Thomas Alva Edison.

1.) Grigg, Emanuel Radu Newman; The Trail of the Invisi-
ble Light – From X-Strahlen to Radio(bio)logy; Charles C.
Thomas Publisher, Springfield/Illinois, USA; 1965, S. 15
(mit Abbildung) – 2.) Feldman, Arnold; A Sketch of the
Technical History of Radiology from 1896 to 1920; Ra-
dioGraphics, A pictorial publication of the Radiological
Society of North America; Vol. 9, No. 6, November 1989,
S. 1113-1128 (mit Abbildungen)

Vitroses rigides

Film der Fa. A. Lumière & Ses Fils, Lyon, mit
einer hochempfindlichen Brom-Silber-Emul-
sion. Dieser Filmtyp hatte den Vorteil, dass er
sich nach dem photographischen Verarbeitungs-
prozess beim Trocknen nicht rollte.

Albers-Schönberg; Die Röntgentechnik; Lucas Gräfe &
Sillem, Hamburg 1903, S. 128-129

Vlast

Nach Bogumil Jirotka die Bezeichnung für das
Produkt aus Primärspannung, Sekundärstromstärke und Betriebszeit (1 Volt x 1 Milliampère x 1 Sekunde = 1 Vlast, später auch als
Röntgen-Watt-Sekunde bezeichnet). Es sollte
zur Beurteilung der Röntgenenergie dienen,
jedoch ist die Bildung eines Produktes aus elektrischen Größen, die nicht demselben Stromkreis angehören, unzulässig.

1.) Wertheim-Salomonson; Kommission zur Festsetzung
fester Normen für die Messung der Intensität der Röntgenstrahlen; Verhandlungen der Deutschen Röntgengesellschaft, Lucas Gräfe & Sillem, Hamburg 1907, S. 15-26 –
2.) Christen, Th.; Messung und Dosierung der Röntgenstrahlen; Lucas Gräfe & Sillem, Hamburg 1913, S. 47-48

Volldose, Volldosis

Gleichbedeutend mit > Normaldose ND.

Vollsitzung

Applikation der gesamten („vollen") therapeutischen Strahlendosis während einer einzigen Be-
handlungssitzung.

Kienböck, Robert; Radiotherapie; Heft 6 der Reihe „Physikalische Therapie in Einzeldarstellungen", herausgegeben
von J. Marcuse und A. Strasser; Verlag von Ferdinand
Enke, Stuttgart 1907, S. 7, 93

Voltaisation

Gleichbedeutend mit > Faradisation.

Voltameter

Gerät zur Bestimmung der Stromstärke auf
elektrochemischem Weg: Die vom elektrischen
Strom abgeschiedene Substanzmenge ist der
Zeit und der Stromstärke proportional. Entsprechend der bei Stromdurchgang aus einem Elektrolyten abgeschiedenen Substanz unterscheidet
man Knallgas-, Wasserstoff-, Silber- und Kup-
fer-Voltameter.

1.) Guttmann, Walter; Elektrizitätslehre für Mediziner;
Verlag von Georg Thieme, Leipzig 1904, S. 74 – 2.) Al-
bers-Schönberg; Die Röntgentechnik; Lucas Gräfe &
Sillem, Hamburg 1910, S. 113 – 3.) Christen, Th.; Mes-
sung und Dosierung der Röntgenstrahlen; Lucas Gräfe &
Sillem, Hamburg 1913, S. 41-44, 79 – 4.) Heber, Georg;
Elektro-Auskunftei – Erklärendes Wörterbuch; Paul Schul-
ze Verlag, 2. Auflage, Leipzig 1922

Voltasche Säule

Älteste Form einer Voltaschen > Batterie, bestehend aus abwechselnd übereinander ge-
schichteten Zink- und Kupferplatten, zwischen
denen befeuchtete Tuchlappen liegen.

Guttmann, Walter; Elektrizitätslehre für Mediziner; Verlag
von Georg Thieme, Leipzig 1904, S. 32-33 (mit Abbildung)

Voltasches Element

Ein > Primärelement mit je einer Elektrode aus
Kupfer und Zink und einem Elektrolyten aus
verdünnter Schwefelsäure.

Gocht, Hermann; Handbuch der Röntgen-Lehre zum Gebrauche für Mediciner; 5. Auflage, Verlag von Ferdinand
Enke, Stuttgart 1918, S. 13, 18

Voltohm

Die Voltohm Elektricitäts-Gesellschaft A.-G.,
München/Frankfurt a. M., Technischer Leiter
Josef Rosenthal, ist ab 1898 Hersteller von
Röntgengeräten. 1903 wurde diese Gesellschaft
in die neugegründete > Polyphos Elektrizitäts-
Gesellschaft, München, eingebracht. Die Brüder
von Josef Rosenthal, Eugen und Louis Rosen-
thal, sind Gesellschafter von Polyphos.

1.) Fortschritte auf dem Gebiete der Röntgenstrahlen, Band
5, 1901/1902, Anzeige – 2.) Siemens-Med-Archiv Erlan-

gen – 3.) Internet-Suchmaschine Google

Vorderblende

Blende zwischen Patient und Bildempfänger zur Verminderung der Streustrahlung. Diese Vorderblende kann auch ein Streustrahlenraster sein.

Braun; Erfahrungen mit Vorderblenden zum Ausschalten der Sekundärstrahlen bei Röntgendurchleuchtungen und -Aufnahmen (Buckyeffekt); Verhandlungen der Deutschen Röntgengesellschaft, Bd. 10, 1914, S. 152-153

Vorreaktion

Gleichbedeutend mit > Früherythem.

1.) Kienböck, Robert; Radiotherapie; Heft 6 der Reihe „Physikalische Therapie in Einzeldarstellungen", herausgegeben von J. Marcuse und A. Strasser; Verlag von Ferdinand Enke, Stuttgart 1907, S. 27-28 – 2.) Kienböck, Robert; Über Früherythem und Röntgenfieber; Fortschritte auf dem Gebiete der Röntgenstrahlen, Band 22, 1914/1915, S. 81-88

Vorschaltfunkenstrecke

Regulierbare > Funkenstrecke, bei der Platte und Spitze sich in einem geräuschdämpfenden Glasgehäuse befinden, angeordnet im Sekundärkreis des > Induktors. Sie hat die Schutzfunktion, die bei Unterbrecherbetrieb auftretenden Schließungsströme von der > Ionen-Röntgenröhre fernzuhalten.

> Unterbrecher

1.) Heber, Georg; Zickel, Georg; Elektrotherapie; Verlag Dr. Walter Rothschild, Berlin und Leipzig 1906, S. 205 (mit Abbildung) – 2.) Reiniger, Gebbert & Schall; Katalog „Die Röntgen-Apparate nebst deren Zubehör"; Berlin/Erlangen 1912, S. 52 (mit Abbildungen) – 3.) Fürstenau, Immelmann, Schütze; Leitfaden des Röntgenverfahrens für das röntgenologische Hilfspersonal; Verlag von Ferdinand Enke, Stuttgart 1919, S. 67 – 4.) Heber, Georg; Elektro-Auskunftei – Erklärendes Wörterbuch; Paul Schulze Verlag, Leipzig 1922, 2. Auflage

Vorschaltröhren

Gleichbedeutend mit > Ventilröhren.

Vulkanasbest (griech. asbestos = unverbrennlich)

Verwendet als elektrisches Isoliermaterial, hergestellt aus Kautschuk und Asbestfasern durch einen Vulkanisierprozess.

Die Durchschlagfestigkeit beträgt bei
    12,5 mm Dicke   3 kV.

Heber, Georg; Elektro-Auskunftei – Erklärendes Wörterbuch; Paul Schulze Verlag, Leipzig 1922, 2. Auflage

Vulkanfiber

Handelsname zum Beispiel Celluvert, wird verwendet als elektrisches > Isolationsmaterial für geringe Spannungen, hergestellt aus Holzfasern, die mit Zinkchlorid und Schwefel behandelt und nach dem Auswaschen der so behandelten Masse unter sehr hohem Druck gepresst werden. Die Durchschlagfestigkeit ist nur gering.

1.) Heber, Georg; Elektro-Auskunftei – Erklärendes Wörterbuch; Verlagsbuchhandlung Schulze & Co., Leipzig 1912 – 2.) Heber, Georg; Elektro-Auskunftei – Erklärendes Wörterbuch; Paul Schulze Verlag, Leipzig 1922, 2. Auflage – 3.) Groedel, Franz M.; Liniger, Hans; Lossen, Heinz; Materialiensammlung der Unfälle und Schäden in Röntgenbetrieben; Fortschritte auf dem Gebiete der Röntgenstrahlen, Ergänzungsband 38, 1927

W

Einheit der > Strahlenhärte nach Bernhard Walter, bestimmt mit der > Walter-Skala.

1.) Albers-Schönberg, H.; Die Röntgentechnik; Lucas Gräfe & Sillem, Hamburg 1903, S. 35 – 2.) Christen, Th.; Messung und Dosierung der Röntgenstrahlen; Lucas Gräfe & Sillem, Hamburg 1913

Wabenblende

Gleichbedeutend mit > Bucky-Blende.

Wachshand

Gleichbedeutend mit > Cheiroskioskop.

Wachstuch

Ein > leinwandbindiges Gewebe aus Baumwolle oder Zellwolle, auf einer Seite mit einem elastischen Überzug aus Leinölfirnis oder Kunststoff versehen. In der Röntgentechnik früher als Auflage für Patientenliegen verwendet, üblicherweise mit der Gewebeseite zum Patienten, bei Gipsarbeiten oder Kontrastmitteluntersuchungen jedoch mit der Kunststoffseite zum Patienten.

1.) Gocht, Hermann; Handbuch der Röntgen-Lehre zum Gebrauche für Mediciner; 5. Auflage, Verlag von Ferdinand Enke, Stuttgart 1918, S. 212 – 2.) dtv-Lexikon 1971

Wagnerscher Hammer

> Elektromechanischer Unterbrecher, ca. 30 bis 40 Unterbrechungen pro Minute.

> Selbst-Unterbrecher

1.) Heber, Georg; Elektro-Auskunftei – Erklärendes Wörterbuch; Paul Schulze Verlag, Leipzig 1922, 2. Auflage – 2.) Zacher, F.; Zur Entwicklung der Vorrichtungen zur Unterbrechung elektrischer Ströme; Fortschritte auf dem Gebiete der Röntgenstrahlen, Bd. 29, 1922, S. 411-441

wahre Größe eines Organs

> Orthoröntgenographie und > Orthoröntgenoskopie

wahre Röntgenkinematographie

> direkte, wahre Röntgenkinematographie

W. A. H. Röntgenplatten

Von der Firma Reiniger, Gebbert & Schall (> RGS), Erlangen, vertriebene > photographische Platten, die „in bezug auf Empfindlichkeit, geringer Neigung zu Schleierbildung, tiefschwarzer > Schatten, feinster Kontraste unerreicht sind". Hersteller: Fa. Th. Matter, Mannheim, Fabrik photographischer > Trockenplatten.

> Röntgenplatte und > Schleier

1.) Reiniger, Gebbert & Schall; Katalog „Die Röntgenapparate nebst deren Zubehör"; Berlin/Erlangen 1912, S. 117 – 2.) Schwenter, J.; Leitfaden der Momentaufnahme im Röntgenverfahren.; Otto Nemnich Verlag, Leipzig 1913, S. III, 41

Walter (W)

Die Einheit 1 Walter (W) ist nach einem Vorschlag von Theophil Christen die „technische Bestrahlungsgröße" aus dem Produkt der Sekundärstromstärke und der Betriebszeit, dividiert durch das Quadrat der Fokaldistanz

(mAs/cm²). Ein eher unglücklicher Vorschlag, da diese Einheit mit der Härtegrad-Bestimmung mittels der ebenfalld mit W bezeichneten > Walter-Skala überhaupt nichts zu tun hat.

> Skala

Christen, Th.; Messung und Dosierung der Röntgenstrahlen; Lucas Gräfe & Sillem, Hamburg 1913, S. 49-53, 79, 90-91

Walter-Schaltung

Elektrische Schaltung nach Bernhard Walter, bei der die > Primärspule des > Induktors vier- bis sechsfach unterteilt wird. Die einzelnen Spulen können vom Schaltpult aus wahlweise parallel, hintereinander oder teilweise parallel und teilweise hintereinander geschaltet werden, um damit die > Selbstinduktion des Induktors zu beeinflussen.

1.) Albers-Schönberg, H.; Die Röntgentechnik; Lucas Gräfe & Sillem, Hamburg 1903, S. 3 – 2.) Fürstenau, Robert; Leitfaden der Röntgenphysik; Verlag von Ferdinand Enke, Stuttgart 1910 – 3.) Großmann, Gustav; Einführung in die Röntgentechnik – Verfaßt für die Teilnehmer der Röntgenkurse der Siemens & Halske A.-G.; 1912

Walter-Skala

Prüfgerät nach Bernhard Walter zur Härtegrad-Bestimmung der Strahlung von > Ionen-Röntgenröhren (> Schwellenwertskala), um 1901/1902: In acht Bohrungen von 6 mm Durchmesser eines 2 mm dicken Bleibleches sind Platinscheibchen mit einer Dickenänderung in geometrischer Progression eingelegt. Die Platindicke beträgt 0,005 / 0,01 / 0,02 / 0,04 / 0,08 / 0,16 / 0,32 und 0,64 mm. Das Bleiblech wird mit einem Leuchtschirm gekoppelt und in den Strahlengang gebracht. Die Anzahl der visuell erkennbaren Platinfelder ist umso größer, je durchdringungsfähiger die Röntgenstrahlung ist. Die Anzahl der erkennbaren Felder ist also gleichzeitig ein Maß für die Durchdringungsfähigkeit und für die Strahlenhärte.

> Skala

1.) Albers-Schönberg; Die Röntgentechnik; Lucas Gräfe & Sillem, Hamburg 1910, S. 94-97 (mit Abbildungen) – 2.) Großmann, Gustav; Einführung in die Röntgentechnik – Verfaßt für die Teilnehmer der Röntgenkurse der Siemens & Halske A.-G.; 1912 – 3.) Christen, Th.; Messung und Dosierung der Röntgenstrahlen; Lucas Gräfe & Sillem, Hamburg 1913 – 4.) Heber, Georg; Elektro-Auskunftei – Erklärendes Wörterbuch; Paul Schulze Verlag, Leipzig 1922, 2. Auflage

Wandarmblende

An einem Wandarm schwenkbar befestigte Primärblende.

Albers-Schönberg; Die Röntgentechnik. Lehrbuch für Ärzte und Studierende; 2. Auflage, Lucas Gräfe & Sillem, Hamburg 1906, S. 81-85

Wappler

Wappler Electric Controller Co., New York, gegründet 1901 von Frederick Henry Wappler.

Namhafter Hersteller von Röntgengeräten und Röntgenkomponenten, 1930 von der Fa. Westinghouse übernommen.

1.) Grigg, Emanuel Radu Newman; The Trail of the Invisible Light – From X-Strahlen to Radio(bio)logy; Charles C. Thomas Publisher, Springfield/Illinois, USA; 1965, S. 136-138 – 2.) Burrows, E. H.; Pioneers and early Years – A History of British Radiology; Colophon Limited, St. Anna 1986, S. 138

Warnerke-Grade

Empfindlichkeitsangabe für photographische Schichten, ermittelt mit dem > Warnerke-Sensitometer.

1.) Eder, J. M.; Ausführliches Handbuch der Photographie; Verlag von Wilhelm Knapp, Halle a. S. 1902, S. 203-204 (mit Abbildungen) – 2.) Hackenbruch; Berger; Vademekum für die Verwendung der Röntgenstrahlen und des Distraktionsklammer-Verfahrens im Kriege; Otto Nemnich Verlag, Leipzig 1915, S. VI (Anzeige)

Warnerke-Sensitometer

Sensitometer (Gerät zur Bestimmung der Lichtempfindlichkeit photographischer Schichten) nach Leon Warnerke, um 1880: Einer photographischen Schicht wird ein abgestufter Schwächungskeil aufbelichtet, als Lichtquelle dient blaues Phosphoreszenzlicht. Die gerade eben sichtbare Schwärzung der photographischen Schicht wird als Schwellenwert bezeichnet.

1.) Eder, J. M.; Ausführliches Handbuch der Photographie; Verlag von Wilhelm Knapp, Halle a. S. 1902, S. 201-204 (mit Abbildungen) – 2.) Vieth, Gerhard; Messverfahren der Photographie; R. Oldenbourg Verlag, München Wien 1974, S. 287

Wa-Röhre

> Ionen-Röntgenröhre der Firma > Emil Gundelach, Gehlberg/Thüringen (Wa = Wasserkühlung, 200 mm Durchmesser).

1.) Albers-Schönberg; Die Röntgentechnik; 5. Auflage, Bd. 1, Lucas Gräfe & Sillem, Hamburg 1919, S. 213 (mit Abbildung) – 2.) Grashey, Rudolf; Handbuch der ärztlichen Erfahrungen im Weltkriege 1914/1918, Bd. IX: Röntgenologie; Verlag von Johann Ambrosius Barth, Leipzig 1922, S. 19-21 (mit Abbildung)

Wärter/in

Krankenpfleger/in

Dommann, Monika; Durchsicht, Einsicht, Vorsicht. Eine Geschichte der Röntgenstrahlen 1896-1963; Dissertation an der Universität Zürich, Zürich 2002

Wasserfall-Plattenwascher

Kaskadenartiges Mehrebenen-Wässerungsbad der Firma Reiniger, Gebbert & Schall(> RGS), Erlangen, zum gleichzeitigen Wässern mehrerer > photographischer Platten.

Reiniger, Gebbert & Schall; Katalog „Die Röntgenapparate nebst deren Zubehör"; Berlin/Erlangen 1912, S. 121 (mit Abbildung)

Wasserkühlröhre

> Ionen-Röntgenröhre mit röhrenförmiger, wassergefüllter > Antikathode.

1.) Albers-Schönberg; Die Röntgentechnik; Lucas Gräfe & Sillem, Hamburg 1906, S. 51 ff – 2.) Heber, Georg; Elek-

tro-Auskunftei – Erklärendes Wörterbuch; Paul Schulze Verlag, Leipzig 1922, 2. Auflage

Wasserturbine

Kleine Turbine für den Betrieb an der Hauswasserleitung, die über einen Riemenantrieb einen Dynamo antreibt, dessen Strom zur Ladung eines > Akkumulators benutzt wird, der wiederum als Stromquelle für den Röntgenapparat dient.

Dessauer, F.; B. Wiesner; Kompendium der Röntgenographie; Otto Nemnich Verlag, Leipzig 1905, S. 157-160

Watt-Folie

Handelsname einer Verstärkungsfolie (> Verstärkungsschirm) der Fa. Watt, Wien.

Haeger, E.; Die Verstärkungsschirme; Fortschritte auf dem Gebiete der Röntgenstrahlen, Band 29, 1922, S. 609-624

WaW-Röhre

> Ionen-Röntgenröhre der Firma > Emil Gundelach, Gehlberg/Thür., (Wa = Wasserkühlung, W = Wolframantikathode).

We

> Strahlenhärte nach Arthur Wehnelt (mitunter auch mit Wh bezeichnet), bestimmt mit der > Wehnelt-Skala.

1.) Großmann, Gustav; Einführung in die Röntgentechnik – Verfaßt für die Teilnehmer der Röntgenkurse der Siemens & Halske A.-G.; 1912, S. 30 – 2.) Christen, Th.; Messung und Dosierung der Röntgenstrahlen; Lucas Gräfe & Sillem, Hamburg 1913

Wechselstromzentrale

Örtliches Elektrizitätswerk, das Wechsel- oder Drehstrom liefert.

Gocht, Hermann; Handbuch der Röntgen-Lehre zum Gebrauche für Mediciner; 5. Auflage, Verlag von Ferdinand Enke, Stuttgart 1918, S. 12, 32-38

Weckuhr

> Gochtsche Weckeruhr

Wehnelt-Skala

Strahlenhärtemesser nach Arthur Wehnelt um 1903. Photometrisches Prinzip: Vor einem > Leuchtschirm ist ein 16 cm langer, verschiebbarer Aluminiumkeil von 1 bis 11 mm Dicke und ein feststehendes Silberplättchen von 0,09 mm Dicke als Referenzabsorber angeordnet. Die Dichte des Filmes hinter beiden Materialien wird visuell verglichen. Die Stellung des Aluminiumkeiles bei Dichteübereinstimmung einer Stelle des Keiles und des Silberplättchens zeigt die Strahlenhärte in Wehnelt-Einheiten > We.

> Skala

1.) Wertheim-Salomonson; Kommission zur Festsetzung fester Normen für die Messung der Intensität der Röntgenstrahlen; Verhandlungen der Deutschen Röntgengesellschaft, Lucas Gräfe & Sillem, Hamburg 1907, S. 15 ff – 2.) Kienböck, Robert; Radiotherapie; Verlag von Ferdinand Enke, Stuttgart 1907, S. 50 – 3.) Albers-Schönberg; Die Röntgentechnik; Lucas Gräfe & Sillem, Hamburg 1910, S. 102 ff – 4.) Großmann, Gustav; Einführung in die Röntgentechnik – Verfaßt für die Teilnehmer der Röntgenkurse der Siemens & Halske A.-G.; 1912 – 5.) Reiniger, Gebbert & Schall; Katalog „Die Röntgenapparate nebst deren Zubehör"; Berlin/Erlangen 1912, S. 95 (mit Abbildung) – 6.) Christen, Th.; Messung und Dosierung der Röntgenstrahlen; Lucas Gräfe & Sillem, Hamburg 1913, S. 15-16 (mit Abbildung) – 7.) Heber, Georg; Elektro-Auskunftei – Erklärendes Wörterbuch; Paul Schulze Verlag, Leipzig 1922, 2. Auflage

Wehnelt-Unterbrecher
> Elektrolyt-Unterbrecher nach Arthur Wehnelt, 1899.
> Unterbrecher

1.) Walter, B.; Über einige Verbesserungen im Betriebe des Induktionsapparates – mit besonderer Berücksichtigung der Anwendung des Wehnelt-Unterbrechers im Röntgen-Laboratorium; Fortschritte auf dem Gebiete der Röntgenstrahlen, Bd. 4, 1900/1901, S. 46 ff – 2.) Fürstenau, Robert; Die Technik der Röntgenapparate; Dr. Max Jänicke Verlagsbuchhandlung, Hannover, etwa 1908 – 3.) Großmann, Gustav; Einführung in die Röntgentechnik – Verfaßt für die Teilnehmer der Röntgenkurse der Siemens & Halske A.-G.; 1912 – 4.) Heber, Georg; Elektro-Auskunftei – Erklärendes Wörterbuch; Paul Schulze Verlag, Leipzig 1922, 2. Auflage – 5.) Zacher, F.; Zur Entwicklung der Vorrichtungen zur Unterbrechung elektrischer Ströme; Fortschritte auf dem Gebiete der Röntgenstrahlen, Bd. 29, 1922

weiche Röntgenröhre
> Ionen-Röntgenröhre, die entweder durch relativ niedrige Evakuierung oder mit relativ niedrigen an der Röntgenröhre anliegenden Spannungen oder mit beiden Maßnahmen zusammen gering durchdringungsfähige Röntgenstrahlung emittiert.
> harte Röntgenröhre, > überharte Röntgenröhre und unterweiche Röntgenröhre

1.) Gocht, Hermann; Lehrbuch der Röntgen-Untersuchung zum Gebrauche für Mediciner; Verlag von Ferdinand Enke, Stuttgart 1898, S. 36 – 2.) Borden, W. C.; The Use of the Röntgen Ray by the Medical Department of the United States Army in the War with Spain; Government Printing Office, Washington 1900, S. 86 ff – 3.) Albers-Schönberg, H.; Die Röntgentechnik; Lucas Gräfe & Sillem, Hamburg 1903, S. 24

weiche Röntgenaufnahme
Bezeichnung für eine Röntgenaufnahme, die mit einer > weichen Röntgenröhre bzw. mit > wiecher Röntgenstrahlung erstellt wurde.

weiche Röntgenstrahlung
Langwellige, wenig durchdringungsfähige Röntgenstrahlung, bei > Ionen-Röntgenröhren nicht nur von der angelegten Spannung und der Filterung abhängig, sondern auch von der Höhe des Vakuums: Je niedriger das Vakuum, umso weniger durchdringungsfähig („weicher") ist die erzeugte Röntgenstrahlung.
> harte Röntgenstrahlung

Heber, Georg; Elektro-Auskunftei – Erklärendes Wörterbuch; Paul Schulze Verlag, Leipzig 1922, 2. Auflage

„weiches Bild"
Kontrastarmes Bild.

Holzknecht, Guido; Die photochemischen Grundlagen der Röntgographie; Fortschritte auf dem Gebiete der Röntgenstrahlen, Bd. 5, 1901/1902, S. 235-241

Weichmachevorrichtung
> Reguliervorrichtung

Weichtherapie
(Oberflächen-) Therapie mit weichen Röntgenstrahlen.

Gocht, Hermann; Handbuch der Röntgen-Lehre zum Gebrauche für Mediciner; 5. Auflage, Verlag von Ferdinand Enke, Stuttgart 1918, S. 512

weißes Röntgenlicht
> Heterogene Röntgenstrahlung, d. h. ein Gemisch von Röntgenstrahlen unterschiedlicher Wellenlänge bzw. Durchdringungsfähigkeit, analog dem sichtbaren weißen Licht, das sich aus einem Gemisch verschiedener Wellenlängen des sichtbaren Lichtes zusammensetzt.

Glocker, R.; Eine neue Methode zur Intensitäts- und Härtebestimmung von Röntgenstrahlen (besonderes für die Zwecke der Tiefentherapie); Fortschritte auf dem Gebiete der Röntgenstrahlen, Bd. 24, 1916/ 1917, S. 91-101

Welt-Record-Duplex-Röntgen-Röhre
> Ionen-Röntgenröhre der Fa. > C. H. F. Müller, Hamburg, bei der der in der Mitte der kugelförmigen Röntgenröhre befindlichen > Antikathode auf zwei gegenüber liegenden Seiten je eine > Kathode von ungleicher Form gegenübersteht. Bei Benutzung der größeren Kathode erhält man harte, bei Verwendung der kleineren Kathode weiche Strahlung.

Stechow; Das Röntgen-Verfahren mit besonderer Berücksichtigung der militärischen Verhältnisse; Verlag von August Hirschwald, Berlin 1903, 96-97

Wespennest-Blende
Gleichbedeutend mit > Bucky-Blende.

Wessely-Prothese
Hilfsmittel nach Karl Wessely zur Feststellung der Lage von Fremdkörpern im Auge.

1.) Grashey, Rudolf; Handbuch der ärztlichen Erfahrungen im Weltkriege 1914/1918, Bd. IX: Röntgenologie; Verlag von Johann Ambrosius Barth, Leipzig 1922, S. 334, 337 340, 347 – 2.) Internet-Suchmaschine Google

Wh
Gleichbedeutend mit > We.

Whatman-Papier
Grobkörniges englisches Zeichenpapier, in der Anfangszeit der Röntgentechnik als Trägermaterial für Leuchtstoffe von > Durchleuchtungsschirmen verwendet.

1.) Buka; Zur direkten Beobachtung innerer Körpertheile mittels Röntgen-Strahlen; Deutsche Medicinische Wochenschrift No. 19, 07.05.1896, S. 304 – 2.) Rosenfeld, Georg; Die Diagnostik der inneren Krankheiten mittels Röntgenstrahlen; Verlag von J. F. Bergmann, Wiesbaden 1897, S. 82

Wickersheimersche Flüssigkeit
Mischung aus Wasser und Glycerin mit Zusätzen von fäulniswidrigen und gegen Würmer schützenden Substanzen wie z. B. > Sublimat,

Arsenik, Karbolsäure, Alaun, Chlorzink, Gerbsäure. Sie diente zur Konservierung anatomischer Präparate.

1.) Medicinal-Abtheilung des Königlich Preussischen Kriegsministeriums; Veröffentlichungen aus dem Gebiete des Militär-Sanitätswesens – Heft 10: Versuche zur Feststellung der Verwerthbarkeit Röntgen'scher Strahlen für medicinisch-chirurgische Zwecke; Verlag von August Hirschwald, Berlin 1896, S. 8, 12 – 2.) Internet-Suchmaschine Google

widerspenstige Röntgenröhre

> Ionen-Röntgenröhre, deren Gas im Laufe ihrer Gebrauchsdauer so stark gebunden wird, dass sie nicht mehr anspringt, das heißt nach einer Ruhezeit nicht mehr in Betrieb genommen werden kann oder zumindest die erzeugten Röntgenstrahlen für medizinische Anwendungen zu hart sind.

Gocht, Hermann; Handbuch der Röntgen-Lehre zum Gebrauche für Mediciner; 5. Auflage, Verlag von Ferdinand Enke, Stuttgart 1918, S. 126-127

Widerstandsdilatometer

(lat. dilatare = dehnen, ausbreiten)
Messgerät nach Johannes Wertheim-Salomonson zur Bestimmung der Stromstärke auf der Sekundärseite des > Induktors: Ein Schieferkernwiderstand innerhalb eines mit Paraffinöl gefüllten Glasrohres wird vom Sekundärstrom des Induktors durchflossen; durch die Erwärmung dehnt sich das Paraffinöl aus, die Ausdehnung wird an einer Steigrohr-Skala abgelesen und ist ein Maß für die Stromstärke.

1.) Christen, Th.; Messung und Dosierung der Röntgenstrahlen; Lucas Gräfe & Sillem, Hamburg 1913, S. 45 – 2.) Heber, Georg; Elektro-Auskunftei – Erklärendes Wörterbuch; Paul Schulze Verlag, Leipzig 1922, 2. Auflage

Widerstandstabelle

Einfache Belichtungstabelle auf der Grundlage der relativen Strahlenabsorption einzelner Körperbereiche (des „Widerstandes" gegen Röntgenstrahlung) im Vergleich zur Mittelhand:

Körperbereich	Widerstand
Hand	1
Unterarm	1,4
Ellenbogengelenk	1,5
Oberarm	1,8
Schultergelenk	3
Schlüsselbein	2,7
Hals	3
Schädel	4,5
Brustkorb	3-4
Brustbein	3,8
Fuss	1,4
Unterschenkel	1,8
Oberschenkel	3-5
Hüftgelenk	5-6
Becken	8-10

Donath, B.; Die Einrichtungen zur Erzeugung der Roentgenstrahlen und ihr Gebrauch; Verlag von Reuther & Reichard, Berlin 1899, S. 126-129

Widerstandstisch

Schaltpult der Röntgeneinrichtung, das im Wesentlichen die Widerstände zur Regulierung der Spannungen für den > Unterbrecher und die > Ionen-Röntgenröhre enthielt.

Albers-Schönberg; Die Röntgentechnik; Lucas Gräfe & Sillem, Hamburg 1906, S. 85, 113

Wiechert's Theorie

Nach der Theorie von George Stokes und Emil Wiechert sind die X-Strahlen Ätherbewegungen, aber nicht solche wie Licht, Schall, Wärme und Elektrizität, sondern ganz plötzlich auftretende einzelne Ätherstöße. Andere Formen von Energie wie Elektrizität, Wärme, Licht seien charakterisiert durch Wellenbewegungen des Äthers, sogenannte Transversalwellen (bei denen die Bewegungsrichtung der Welle senkrecht auf der Fortpflanzungsrichtung steht). Die Röntgenstrahlen sollten im Gegensatz dazu plötzliche disruptive, explosive Ätherstöße sein, die ziemlich hohe Energien mit sich führen.

Dessauer, F.; B. Wiesner; Kompendium der Röntgenographie; Otto Nemnich Verlag, Leipzig 1905, S. 23

Wiener Stativ

Einfaches, zerlegbares > Stativ für den Einsatz beim Militär zur Durchleuchtung des stehenden und des liegenden Patienten (Untertischdurchleuchtung).

Grashey, Rudolf; Handbuch der ärztlichen Erfahrungen im Weltkriege 1914/1918, Bd. IX: Röntgenologie; Verlag von Johann Ambrosius Barth, Leipzig 1922, S. 25-26 (mit Abbildungen)

Willemit

Zinkorthosilikat, mit Mangan aktiviert, ein Leuchtstoff für > Durchleuchtungsschirme, der unter Röntgenbestrahlung gelbgrün fluoresziert.

1.) Albers-Schönberg; Die Röntgentechnik; Lucas Gräfe & Sillem, Hamburg 1910, S. 15 – 2.) RadioGraphics, Monograph Issue: The technical history of radiology; Volume 9, Number 6, November 1989, S. 1121 (mit Abbildung) – 3.) Gleßmer-Junike, Simone; X-Strahlen, Radiometer und Hauteinheitsdosis; Dissertation Hamburg 2015, S. 81.92

Wimshurst-Maschine

Typ einer > Influenzmaschine.

wirksame Dosis

Auch > biologische Dosis genannt: nach Theophil Christen die > rohe Dosis, multipliziert mit dem > Sensibilitätskoeffizienten.

Christen, Th.; Messung und Dosierung der Röntgenstrahlen; Lucas Gräfe & Sillem, Hamburg 1913, S. 70, 111-112

wirksame Spannung

Sekundärspannung eines > Induktors, bei der die Ionisation in einer > Ionen-Röntgenröhre aufrechterhalten wird.

Christen, Th.; Messung und Dosierung der Röntgenstrahlen; Lucas Gräfe & Sillem, Hamburg 1913, S. 17, 20, 29

Wismut (Bismutum, Bi)

Ein dem Arsen und Antimon verwandtes chemi-

sches Element mit der Ordnungszahl 83; in der Medizin z. B. verwendet bei der Behandlung von Hautentzündungen, Geschwüren, Verbrennungen, bei Katarrhen und Geschwüren des Magendarmkanals sowie als strahlenabsorbierender Bestandteil von Röntgenkontrastmitteln.
1.) Pierer, H. A.(Herausgeber); Universal-Lexikon oder vollständiges encyclopädisches Wörterbuch; Literatur-Comptoir, Altenburg 1835, S. 238 (Google) – 2.) Schumm, O.; A. Lorey; Beitrag zur Frage der Giftwirkung von Bismutum subnitricum und anderen in der Röntgendiagnostik angewandten Bismutpräparaten; Fortschritte auf dem Gebiete der Röntgenstrahlen, Bd. 15, 1910, S. 150-161 – 3.) Merck's Warenlexikon – klassische Warenkunde von 1920 (Internet)

Wismutaufschwemmung
> Wismut (Bismutum subnitricum), gelöst in einer Flüssigkeit, z. B. in Wasser.
> Wismutmahlzeit
Brauner, L.; Röntgenologische Diagnostik der Magenerkrankungen an einigen Fällen erläutert; Verhandlungen der Deutschen Röntgengesellschaft, Lucas Gräfe & Sillem, Hamburg 1905, S. 66-68

Wismutbissen
Gleichbedeutend mit > Wismutmahlzeit.
Brauner, L.; Röntgenologische Diagnostik der Magenerkrankungen an einigen Fällen erläutert; Verhandlungen der Deutschen Röntgengesellschaft, Lucas Gräfe & Sillem, Hamburg 1905, S. 66-68

Wismutmahlzeit
Wismuthaltiges Kontrastmittel nach Hermann Rieder zur röntgenologischen Darstellung des Magen-Darm-Traktes.
> Kontrastmittel, > Rieder-Mahlzeit und > Wismut
1.) Albers-Schönberg; Die Röntgentechnik; Lucas Gräfe & Sillem, Hamburg 1910, S. 621 – 2.) Schumm, O.; A. Lorey; Beitrag zur Frage der Giftwirkung von Bismutum subnitricum und anderen in der Röntgendiagnostik angewandten Bismutpräparaten; Fortschritte auf dem Gebiete der Röntgenstrahlen, Bd. 15, 1910, S. 150-161

Wodal-Unterbrecher
> Quecksilberstrahl-Unterbrecher der Firma > Electricitätsgesellschaft Sanitas, Berlin, bei dem die Anzahl der Quecksilberstrahlen variiert werden kann.
> Unterbrecher
Guttmann, Walter; Elektrizitätslehre für Mediziner; Verlag von Georg Thieme, Leipzig 1904, S. 151

Wolfram-Mammut-Röntgenröhre
> Mammutröhre

Wolfram-Rapidrohr I
> Ionen-Röntgenröhre der Firma > C. H. F. Müller, Hamburg, mit Wasserkühlung, verstärkter > Antikathode und 200 mm Durchmesser, für Durchleuchtung, > Zeitaufnahmen und > Momentaufnahmen geeignet.
Grashey, Rudolf; Handbuch der ärztlichen Erfahrungen im Weltkriege 1914/1918, Bd. IX: Röntgenologie; Verlag von Johann Ambrosius Barth, Leipzig 1922, S. 19 (mit Abbildung)

Wolfram-Rapidrohr II
Wie > Wolfram-Rapidrohr I, jedoch auch als liegendes Rohr für Untertischanordnung geeignet.
Grashey, Rudolf; Handbuch der ärztlichen Erfahrungen im Weltkriege 1914/1918, Bd. IX: Röntgenologie; Verlag von Johann Ambrosius Barth, Leipzig 1922, S. 19-20 (mit Abbildung)

wolframsaurer Kalk
> Scheelit

Wollenberg-Dräger-Apparat
Apparat zur Herstellung von Sauerstoff durch Katalyse aus chemisch reinem Wasserstoff-Superoxyd. Verwendung des Sauerstoffs zur > Insufflation.
Albers-Schönberg; Die Röntgentechnik; 5. Auflage, Bd. 2, Lucas Gräfe & Sillem, Hamburg 1919, S. 104-106 (mit Abbildung)

Wundsonde
Werkzeug zum Aufsuchen und/oder Entfernen von in den Körper eingedrungenen Fremdkörpern (z. B. bei Schussverletzungen). Das in den Körper über den Schusskanal einzuführende Ende der Sonde kann spitz, löffelförmig, hakenförmig oder als Zange ausgebildet sein.
Gurlt, E.; Geschichte der Chirurgie und ihrer Ausübung; Dritter Band, S. 513-516, Verlag von August Hirschwald, Berlin 1898

X (mitunter auch x)

> Dosiseinheit Kienböck (X)

X-Dermatitis

> Röntgendermatitis

Albers-Schönberg; Die Röntgentechnik. Lehrbuch für Ärzte und Studierende; 2. Auflage, Lucas Gräfe & Sillem, Hamburg 1906, S. 171

X-Lumineszenz

Durch > X-Strahlen angeregte Lichterscheinungen beim Auftreffen der Strahlen auf bestimmte Materialien.

X-ray doctor

Röntgenologe

Grigg, Emanuel Radu Newman; The Trail of the Invisible Light – From X-Strahlen to Radio(bio)logy; Charles C. Thomas Publisher, Springfield/Illinois, USA; 1965, S. 628

X-raygraphy

Abgeleitet aus X-ray photography: Röntgenaufnahme, Röntgenaufnahmetechnik.

Grigg, Emanuel Radu Newman; The Trail of the Invisible Light – From X-Strahlen to Radio(bio)logy; Charles C. Thomas Publisher, Springfield/Illinois, USA; 1965, S. 180

X-raying

Eine Röntgenuntersuchung durchführen, eine Röntgenaufnahme erstellen.

Burrows, E. H.; Pioneers and early Years – A History of British Radiology; Colophon Limited, St. Anna 1986, S. 79-80 (mit Abbildung)

X ray laboratory

Röntgenabteilung

Grigg, Emanuel Radu Newman; The Trail of the Invisible Light – From X-Strahlen to Radio(bio)logy; Charles C. Thomas Publisher, Springfield/Illinois, USA; 1965, S. 270

X ray operator

Röntgenologe; oft auch allgemein Bezeichnung für Anwender von Röntgenstrahlen.

Grigg, Emanuel Radu Newman; The Trail of the Invisible Light – From X-Strahlen to Radio(bio)logy; Charles C. Thomas Publisher, Springfield/Illinois, USA; 1965, S. 393

X ray photography

Röntgenaufnahme, Röntgenaufnahmetechnik

Grigg, Emanuel Radu Newman; The Trail of the Invisible Light – From X-Strahlen to Radio(bio)logy; Charles C. Thomas Publisher, Springfield/Illinois, USA; 1965, S. 180

X ray picture

Röntgenaufnahme

Grigg, Emanuel Radu Newman; The Trail of the Invisible Light – From X-Strahlen to Radio(bio)logy; Charles C. Thomas Publisher, Springfield/Illinois, USA; 1965, S. 269-270

X-Strahlen, Theorie ihrer Wirkung

Die Diskussion um die Wirkung der X-Strahlen war anfangs stark geprägt durch die Erfahrungen, die man mit therapeutischen Verfahren wie zum Beispiel der > Faradisation, der > Franklinisation und der > d'Arsonvalisation gemacht hatte: Die dabei während der Behandlung zu beobachtenden (gewollten) elektrischen Überschläge von den Apparaturen zum Körper des Patienten mit den auftretenden Hautreizungen hatten eine gewisse Ähnlichkeit mit den Hautreizungen, die nach der Applikation von Röntgenstrahlen beobachtet wurden, zumal es auch hier zu (allerdings ungewollten) elektrischen Überschlägen von der Röntgenröhre zum Patienten kam. Die Diskussionen, welche > "Agens" denn nun zu den Röntgenschädigungen führte, wurden über Jahre hinweg teils heftig diskutiert.

1.) Schürmayer, B.; Die Röntgenstrahlen in der Therapie; Verlagsbuchhandlung Seitz & Schauer, München 1902, S, 66-68 – 2.) Kütterer, Gerhard; Ach, wenn es doch ein Mittel gäbe, den Menschen durchsichtig zu machen wie eine Qualle!; Books on Demand, Norderstedt 2005, S. 36-39, 346-354

X-Strahlen/Xstrahlen

Röntgenstrahlen („Strahlen unbekannter Art").

1.) Röntgen, W. C.; Ueber eine neue Art von Strahlen. Vorläufige Mittheilung; Verlag und Druck der Stahel'schen k. Hof- und Universitätsbuch- und Kunsthandlung, Würzburg Ende 1895 – 2.) Blum, Viktor; Ein Röntgen-Schadenersatzprozess; Fortschritte auf dem Gebiete der Röntgenstrahlen, Bd. 12, 1908, S. 186-202

Yellow Journal

"The American Journal of Roentgenology", Verbandszeitschrift der American Roentgen Ray Society (ARRS) seit 1913, so genannt nach dem gelben Umschlag der Hefte. Dem entsprechend wird die 1920 gegründete Verbandszeitschrift „Journal of Radiology" der Radiological Society of North America (RSNA) als > Gray Journal bezeichnet.

> Zeitschriften (Röntgen-Fach-)

Grigg, Emanuel Radu Newman; The Trail of the Invisible Light – From X-Strahlen to Radio(bio)logy; Charles C. Thomas Publisher, Springfield/Illinois, USA; 1965, S. 204, 217, 246

Zahnröhre

> Ionen-Röntgenröhre mit einer für Zahnaufnahmen geeigneten Strahlenqualität.

Albers-Schönberg; Die Röntgentechnik; 5. Auflage, Bd. 1, Lucas Gräfe & Sillem, Hamburg 1919, S. 244

Zangenröhre

> Zangen-Röntgenröhre

Zangen-Röntgenröhre

> Ionen-Röntgenröhre der Fa. > C. H. F. Müller, Hamburg, mit hohler Metallantikathode, in die zur Wärmeabfuhr von außen eine austauschbare Kupferzange mit federnden Schenkeln eingeführt wird.

1.) Reiniger, Gebbert & Schall; Katalog „Die Röntgenapparate nebst deren Zubehör"; Berlin/Erlangen 1912, S. 46 (mit Abbildungen) – 2.) Albers-Schönberg; Die Röntgentechnik; 4. Auflage, Lucas Gräfe & Sillem, Hamburg 1913, S. 184-185 (mit Abbildung) – 3.) Gocht, Hermann; Handbuch der Röntgen-Lehre; Verlag von Ferdinand Enke, Stuttgart 1918, S. 147-148 (mit Abbildung)

Zehnder-Röntgenröhre

> Ionen-Röntgenröhre nach Ludwig Zehnder, bei der das Glasgefäß durch ein Metallgefäß ersetzt ist.

1.) Janus; Neuere Typen von Röntgenröhren; Fortschritte auf dem Gebiete der Röntgenstrahlen, Bd. 23, 1915/1916, S. 208-209 – 2.) Heber, Georg; Elektro-Auskunftei – Erklärendes Wörterbuch; Paul Schulze Verlag, Leipzig 1922, 2. Auflage

Zeitaufnahme

Röntgenaufnahme, bei der keine besonderen Maßnahmen zur Verkürzung der Aufnahmezeit getroffen wurden. Um 1918 wurden darunter Aufnahmen mit Belichtungszeiten von etwa 10 bis 120 Sekunden verstanden.

> Einzelschlagaufnahme, > Momentaufnahme und > Schnellaufnahme.

1.) Großmann, Gustav; Einführung in die Röntgentechnik – Verfaßt für die Teilnehmer der Röntgenkurse der Siemens & Halske A.-G.; 1912, S. 52 – 2.) Gocht, Hermann; Handbuch der Röntgen-Lehre zum Gebrauche für Mediciner; 5. Auflage, Verlag von Ferdinand Enke, Stuttgart 1918, S. 202-207

Zeitentwicklung

Entwicklungsverfahren, bei dem die > photographische Platte oder der photographische Film im Entwickler bewegt und nach einer vorgegebenen Zeit entnommen wird.

> Standentwicklung

Zeitschriften (Röntgen-Fach-)

Gründungsdaten:

1896 (Mai) > Archives of Clinical Skiagraphy (Großbritannien)

1897 (Sept.) Fortschritte auf dem Gebiete der Röntgenstrahlen (Deutschland). > RöFo, > Fortschritte

1897 (Mai) > The American X-Ray Journal (USA)

1897 > La Radiographie (Frankreich)

1900 > The Journal of Physical Therapeutics (Großbritannien)

1904 > The Journal of the Röntgen Society (Großbritannien)

1912 (Juni) Strahlentherapie (Deutschland)

1913 The American Journal of Roentgenology AJR (> „Yellow Journal", USA)

1921 Acta Radiologica (Schweden / Nordische Länder)

1923 Journal of Radiology (> „Gray Journal", USA)

1924 (bis 1933) Radiologische Praktika (Deutschland)

1925 Ergebnisse der Medizinischen Strahlenforschung (Deutschland)

1926 Zentralblatt für die gesamte Radiologie (Deutschland)

1.) Grigg, Emanuel Radu Newman; The Trail of the Invisible Light – From X-Strahlen to Radio(bio)logy; Charles C. Thomas Publisher, Springfield/Illinois, USA; 1965, S. 182-252 – 2.) Burrows, E. H.; Pioneers and early Years – A History of British Radiology; Colophon Limited, St. Anna 1986, S. 144-164 – 3.) Internet-Suchmaschine Google

Zelloidinpapier

Photographisches Papier nach George Wharton Simpson,, vorgestellt 1864, mit einer Chlorsilberkollodium-Emulsion, das für den > Auskopierprozess verwendet wird. Die Belichtung erfolgt mit Tageslicht.

1.) Dessauer, Friedrich; Wiesner, B.; Kompendium der Röntgenographie; Leipzig 1905, S. 304, 307 – 2.) Mütze, Karl; Foitzik, Leonhard; Krug, Wolfgang; Schreiber, Günter; ABC der Optik; VEB F. A. Brockhaus, Leipzig 1961 – 3.) Internet-Suchmaschine Google

Zelluloid

Gleichbedeutend mit > Celluloid.

Zelluloid-Schirm

Gleichbedeutend mit > Celluloid-Schirm.

Zelluloid-Verstärkungsfolie

Gleichbedeutend mit > Celluloid-Verstärkungsfolie.

Zentralbestrahlung

> Kreuzfeuerbestrahlung

Zentrale

Gleichbedeutend mit > Centrale.

Zentralröhre

1. > Centralröhre

2. > Ionen-Röntgenröhre der Firma Burger, Berlin, > Trockenröhre für besonders starke Beanspruchung. Die Antikathodenplatte dieser Röhre ist nach außen gewölbt, um eine Ablenkung der schädlichen > Nebenstrahlen und deren Vereinigung zu einem > Brennpunkt auf der der > Antikathode gegenüberliegenden Glaswand zu vermeiden (> durchstechen der Glaswand).

1.) Fürstenau, Robert; Die Technik der Röntgenapparate; Dr. Max Jänicke Verlagsbuchhandlung, Hannover, etwa

1908, S. 70-72 – 2.) Albers-Schönberg; Die Röntgentechnik; Lucas Gräfe & Sillem, Hamburg 1910, S. 212 – 3.) Reiniger, Gebbert & Schall; Katalog „Die Röntgenapparate nebst deren Zubehör"; Berlin/Erlangen 1912, S. 41 (mit Abbildung) – 4.) Schwenter, J.; Leitfaden der Momentaufnahme im Röntgenverfahren; Otto Nemnich Verlag, Leipzig 1913, S. 61-63 (mit Abbildung)

Zentral-Therapieröhre

> Ionen-Röntgenröhre der Type > Zentralröhre der Firma Burger, Berlin. Um den Abstand der > Antikathode zum Objekt möglichst klein zu halten, ist die Antikathode in eine Kugel mit kleinem Durchmesser eingebaut. Zur Verbesserung der Vakuumkonstanz ist diese Kugel zur Vergrößerung des Volumens mit einer weiteren, patientenferneren Kugel verbunden.
1.) Reiniger, Gebbert & Schall; Katalog „Die Röntgen-Apparate nebst deren Zubehör"; Berlin/Erlangen 1912, S. 41 – 2.) Albers-Schönberg; Die Röntgentechnik; 4. Auflage, Lucas Gräfe & Sillem, Hamburg 1913, S. 226

Zentriervisier

Vorrichtung am > Röhrenschlitten, bestehend aus zwei Spitzen, mit deren Hilfe die > Ionen-Röntgenröhre so justiert werden kann, dass die > Antikathode (d. h. der > Brennfleck) mit diesen beiden Spitzen auf einer Linie liegen.
Albers-Schönberg; Die Röntgentechnik; 5. Auflage, Bd. 2, Lucas Gräfe & Sillem, Hamburg 1919, S. 357 (mit Abbildung)

Zentrifixator nach Gillet

Gerät nach Josef Gillet zur Ermittlung des zu geneigten Ebenen senkrechten Röntgenstrahles. In spezieller Ausführung kann zusätzlich der > Fokusabstand gemessen werden.
1.) Gillet, J.; Die ambulatorische Röntgentechnik in Krieg und Frieden; Verlag von Ferdinand Enke, Stuttgart 1909, S. 84-87 (mit Abbildungen) – 2.) Großmann, Gustav; Einführung in die Röntgentechnik – Verfaßt für die Teilnehmer der Röntgenkurse der Siemens & Halske A.-G.; 1912, S. 126 (mit Abbildung) – 3.) Gocht, Hermann; Handbuch der Röntgen-Lehre; Verlag von Ferdinand Enke, Stuttgart 1918, S. 319

Zentrifugal-Unterbrecher

> Tesla-Unterbrecher und > Unterbrecher

zerstäuben

Bei Überlastung von > Ionen-Röntgenröhren auftretendes Verdampfen des Antikathodenmaterials. Die Folgen sind:
1. Gasokklusion, das Vakuum steigt, die Röhre wird härter,
2. Niederschlag des verdampften Materials an der Röhrenwandung. Dies wirkt für die Röntgenstrahlung wie ein aufhärtendes Filter.
> harte Röntgenröhre und > Okklusion
1.) Albers-Schönberg, H.; Die Röntgentechnik; Lucas Gräfe & Sillem, Hamburg 1903, S. 28, 45, 52 – 2.) Großmann, Gustav; Einführung in die Röntgentechnik – Verfaßt für die Teilnehmer der Röntgenkurse der Siemens & Halske A.-G.; 1912, S. 13 – 3.) dtv-Lexikon; 1971 (Stichwort Kathodenzerstäubung)

Zinkblende

Kristallinisches Zinksulfid ZnS, wurde als Leuchtstoff für Röntgenleuchtschirme verwendet. Während der Bestrahlung bläulich fluoreszierend, grünlich nachleuchtend.
1.) Albers-Schönberg; Die Röntgentechnik. Lehrbuch für Ärzte und Studierende; 2. Auflage, Lucas Gräfe & Sillem, Hamburg 1906, S. 14 – 2.) dtv-Lexikon 1971

Zinkfilter-Intensivbestrahlung

Bestrahlungstechnik nach Ludwig Seitz und Hermann Wintz, 1916: Durch Verwendung eines 0,5 mm Zinkfilters anstelle des bis dahin üblichen 3 mm Kupferfilters wurde bei gleicher Oberflächendosis eine deutlich höhere Tiefendosis erreicht, allerdings verbunden mit einer längeren Bestrahlungszeit.
Frobenius, Wolfgang; Röntgenstrahlen statt Skalpell – Die Frauenklinik Erlangen und die Geschichte der gynäkologischen Radiologie 1914-1945; Erlanger Forschungen, Reihe B, Naturwissenschaften und Medizin, Band 26, Erlangen 2003, Seite 179-184

Zirkonoxyd

Pulver- und stäbchenförmig, als Röntgenkontrastmittel verwendet.
> Kontrastin
Gocht, Hermann; Handbuch der Röntgen-Lehre zum Gebrauche für Mediciner; 5. Auflage, Verlag von Ferdinand Enke, Stuttgart 1918, S. 330, 345

Zitobarium

Gleichbedeutend mit > Citobarium.

zitterner Brennfleck

Gleichbedeutend mit > tanzender Brennfleck.

Zündstrom

Bezeichnung für den Elektronenstrom von der > Glühkathode zur > Arbeitskathode einer > Lilienfeld-Röntgenröhre.
1.) Albers-Schönberg; Die Röntgentechnik; 5. Auflage, Bd. 1, Lucas Gräfe & Sillem, Hamburg 1919, S. 103-105 – 2.) Heber, Georg; Elektro-Auskunftei – Erklärendes Wörterbuch; Paul Schulze Verlag, Leipzig 1922, 2. Auflage

Zusatz-Unterbrecher

Ein > Unterbrecher, der den vom Hauptunterbrecher in schneller Folge unterbrochenen > Primärstrom in langsamer Folge öffnet und schließt. Durch die eintretenden Betriebspausen wird eine bessere Wärmeabfuhr und eine höhere Belastbarkeit der > Ionen-Röntgenröhre erreicht.
> Periodeur, > Rhythmeur und > Unterbrecher
1.) Reiniger, Gebbert & Schall; Katalog „Die Röntgenapparate nebst deren Zubehör"; Berlin/Erlangen 1912, S. 25 – 2.) Schmidt, H. E.; Röntgen-Therapie; Verlag von August Hirschwald, Berlin 1915, S. 62 – 3.) Heber, Georg; Elektro-Auskunftei – Erklärendes Wörterbuch; Paul Schulze Verlag, Leipzig 1922, 2. Auflage

Zustände einer Ionen-Röntgenröhre

> Ionen-Röntgenröhren haben, abhängig vom Vakuum und von der angelegten Spannung, verschiedene Härtegrade, anders ausgedrückt:

sie haben verschiedene „Zustände". Durch die Erhöhung des Vakuums wird die Röhre im Laufe ihrer Lebensdauer härter. Sie kann durch eine > Reguliervorrichtung wieder weicher gemacht werden. Wegen des damit verbundenen Zeitaufwandes wurden für die verschiedenen Härtegrade jedoch in der Regel unterschiedliche Röhren verfügbar gehalten. Geräusche (knistern, Überschläge), Farbspiele an der Röhre und der Bildeindruck der Hand waren wichtige Hinweise für den Röntgenologen zur Beurteilung der Röntgenröhren während deren Nutzung:

- Bei überharten Ionen-Röntgenröhren durchdringt der höchstgespannte zur Verfügung stehende Strom die Röhre nicht mehr, die Entladung findet von Pol zu Pol auf der Außenseite der Röhre statt, es kann keine Röntgenstrahlung entstehen.

- Die > harte Röntgenröhre wandelt einen Teil der verfügbaren Elektrizität in Röntgenstrahlen um, während der andere Teil seinen Weg unter knisternden Entladungen auf der Außenseite der Röhre nimmt. Die harte Röhre zeigt eine schwache Fluoreszenz, emittiert stark durchdringungsfähige Röntgenstrahlen und ergibt ein kontrastarmes Bild.

- Die mittelweiche Röntgenröhre ist die am häufigsten verwendete. „Im Durchleuchtungsbild der Hand erscheinen die Fleischteile lichtgrau, die Knochen dunkelgrau". Diese Röhre fluoresziert lebhaft grün. Sie ist auch die in der Therapie meistverwendete.

- Bei der > weichen Röntgenröhre nimmt der Strom seinen Weg ausschließlich durch das Vakuum, Die Röntgenröhre arbeitet sehr ruhig, weil ohne Funkenüberschläge, leuchtet lebhaft grün und gibt nur schwach penetrierende Röntgenstrahlung ab. Die Knochen werden deshalb ohne Zeichnug wiedergegeben.

- In der > unterweichen Röntgenröhre mit ganz niederem Vakuum werden keine Kathodenstrahlen mehr erzeugt und damit auch keine Röntgenstrahlen. Die Röhre zeigt in diesem Zustand nur ein hellviolettes Licht.
> Cheiroskioskop und > Kryptoskiaskop
Kienböck, Robert; Radiotherapie; Heft 6 der Reihe „Physikalische Therapie in Einzeldarstellungen", herausgegeben von J. Marcuse und A. Strasser; Verlag von Ferdinand Enke, Stuttgart 1907, S. 43-46 (mit Tabelle und Abbildung)

Zweiheizkörper-Siederöhre

Durch Anheizen der wassergefüllten > Kathode mittels eines weiteren Heizkörpers wird diese ebenso wie die > Antikathode gleich zu Beginn des Betriebes auf Dauertemperatur gebracht; nach einer Idee von Gustav Loose. Damit werden stabile Eigenschaften der emittierten Strahlung erreicht.
Anzeige der Fa. C. H. F. Müller, Hamburg; Fortschritte auf dem Gebiete der Röntgenstrahlen, Band 25, 1917/1918, Seite VII

zweimetallige Härteskala/-skalen

Beispielsweise > Röntgen-Skala, > Benoist-Skala, > Benoist-Walter-Skala, > Wehnelt-Skala: ein Material mit abgestufter Dicke (meist Aluminium) und ein weiteres Material (meist Silber) wird mit einem > Leuchtschirm kombiniert. Die Stufe, deren Helligkeit mit der des „weiteren Materials" übereinstimmt, ist ein Maß für die Härte der Röntgenstrahlung.
> Härteskala und > Skala
Christen, Th.; Messung und Dosierung der Röntgenstrahlen; Lucas Gräfe & Sillem, Hamburg 1913, S. 14-16

Zweiplattenverfahren

Röntgendiagnostisches Verfahren in der Augenheilkunde,
1. nach Guido Holzknecht: Es werden zwei Aufnahmen auf zwei > photographischen Platten in zwei aufeinander senkrecht stehenden Ebenen erstellt. Aus den Entfernungen des Splitterschattens von der Orbita auf beiden Platten wird die Lage des Splitters konstruiert.
2. nach Christof Müller, Theophil Christen, Pleikart Stumpf: Zwei parallele > photographische Platten im Abstand von ca. 6 cm befinden sich auf der Schläfenseite des zu untersuchenden Auges, die Röntgenröhre auf der anderen Schläfenseite im Abstand von 10 bis 20 cm. Es erfolgen zwei Aufnahmen schnell hintereinander mit senkrechter Verschiebung der Röntgenröhre (oder mit einer Doppelfokusröhre bzw. mit einer > Stereoröhre). Aus der Lage der Splitterschatten auf den Aufnahmen wird die Lage des Splitters im Auge bestimmt.
Grashey, Rudolf; Handbuch der ärztlichen Erfahrungen im Weltkriege 1914/1918, Bd. IX: Röntgenologie; Verlag von Johann Ambrosius Barth, Leipzig 1922, S. 334-336

Zyklop-Röntgenröhre

Gleichbedeutend mit > Zangen-Röntgenröhre.

Zylinderblende

Gleichbedeutend mit > Rohrblende.

Quellenverzeichnis

Bei der Erstellung dieses Lexikons wurden im Wesentlichen folgende Quellen benutzt, geordnet alphabetisch nach Autoren-Namen und innerhalb dieser nach dem Publikationsjahr:

Agfa Aktiengesellschaft für Photofabrikation, Leverkusen (Herausgeber); 50 Jahre Deutsche Röntgengesellschaft 1905-1955

Albers-Schönberg; Die Röntgentechnik; Lucas Gräfe & Sillem, Hamburg 1903

Albers-Schönberg; Die Röntgentechnik; 2. Auflage, Lucas Gräfe & Sillem, Hamburg 1906

Albers-Schönberg; Die Röntgentechnik; 3. Auflage, Lucas Gräfe & Sillem, Hamburg 1910

Albers-Schönberg; Die Lindemannröhre; Fortschritte auf dem Gebiete der Röntgenstrahlen; Bd. 17, 1911, S. 225-229

Albers-Schönberg; Die Röntgentechnik; 4. Auflage, Lucas Gräfe & Sillem, Hamburg 1913

Albers-Schönberg; Die gasfreien Röhren in der röntgenologischen Praxis; Fortschritte auf dem Gebiete der Röntgenstrahlen, Band 24, 1916/1917, S. 423-446

Albers-Schönberg; Seeger; Lasser; Das Röntgenhaus des Allgemeinen Krankenhauses St. Georg-Hamburg, errichtet 1914/1915; Verlag von F. Leineweber, Leipzig 1915

Albers-Schönberg; Die Röntgentechnik; 5. Auflage, Bd. 1 und Bd. 2, Lucas Gräfe & Sillem, Hamburg 1919

Alexander, Béla; Über Röntgenogramme; Verhandlungen der Deutschen Röntgengesellschaft 1907, S. 70

Angerstein, Wilfried; Lexikon der radiologischen Technik; VEB Georg Thieme, Leipzig 1989

Anzeige der Fa. C. H. F. Müller, Hamburg; Fortschritte auf dem Gebiete der Röntgenstrahlen, Band 25, 1917/1918, Seite VII

Appunn, F.; Über die Methodik der Photographie mit X-Strahlen zu medizinisch-diagnostischen Zwecken; Fortschritte auf dem Gebiete der Röntgenstrahlen; Bd. 1, 1897/1898, S. 41-51

Aron, E.; Zur frühzeitigen Diagnose der Aortenaneurysmen mittels X-Strahlen; Deutsche Medicinische Wochenschrift No. 22, 27.05.1897, S. 342-344

Baatz, Willfried; Geschichte der Photographie; DuMont Buchverlag, Köln 2004

Bauer, Heinz, Über das Regenerieren von Röntgenröhren; Fortschritte auf dem Gebiete der Röntgenstrahlen; Bd. 13, 1908/1909, S. 96 ff

Bauer, Heinz; Beiträge zur Röntgenometrie; Fortschritte auf dem Gebiete der Röntgenstrahlen, Bd. 20, 1913, S. 195 ff

Bauer, Karl; ABC der Röntgentechnik; Georg Thieme Verlag, Leipzig 1940

Bautz, Werner und Busch, Uwe (Herausgeber); 100 Jahre

Deutsche Röntgengesellschaft; Thieme Verlag, Stuttgart 2005

Becher, Wolf; Zur Anwendung des Röntgen'schen Verfahrens in der Medicin; Deutsche Medicinische Wochenschrift, 26. März 1896, S. 202-203

Becher, Wolf; Zur Anwendung des Röntgen'schen Verfahrens in der Medicin; Deutsche Medicinische Wochenschrift No. 27, 02.07.1896, S. 432

Beck, S. C.; Freudenthal, W.; Kren, O.; Geschwülste der Haut II, Springer 1933, S. 300 (Google)

Beez, Carl; Ein neuer Härtemesser für Röntgenröhren; Fortschritte auf dem Gebiete der Röntgenstrahlen, Bd. 11, 1907, S. 285-287

Beez, Carl; Röntgen-Instrumentarium in neuer, praktischer und eleganter Anordnung besonders geeignet zur Aufstellung im Sprechzimmer; Zeitschrift für Elektrologie und Röntgenkunde, Verlag Johann Ambrosius Barth, Leipzig 1908 Bd. 11, Heft 1, S. 35-36

Behnken, H.; Jaeger, R.; Die deutsche Einheit der Röntgenstrahlendosis; Z. techn. Physik 7 (1926), S. 562-570

Biddle, Wayne; A Field Guide to the Invisible; Henry Holt and Company, New York 1998

Bienek, Karl H. P.; Medizinische Röntgentechnik in Deutschland; Wissenschaftliche Verlagsgesellschaft mbH Stuttgart, 1994

Blum, Victor; Ein Röntgenschadenersatzprozess; Fortschritte auf dem Gebiete der Röntgenstrahlen, Bd. 12, 1908, S. 186-202

Boas, Hans; Die Induktorenfrage; in: Kraft, H., Wiesner, B. (Herausg.); Archiv für physikalische Medizin und medizinische Technik; II. Bd., Otto Nemnich Verlag, Leipzig 1907, S. 110

Borden, W. C.; The Use of the Röntgen Ray by the Medical Department of the United States Army in the War with Spain; Government Printing Office, Washington 1900

Born, H. H.; in: Kraft, H., Wiesner, B. (Herausg.); Archiv für physikalische Medizin und medizinische Technik; II. Bd., Otto Nemnich Verlag, Leipzig 1907, S. 259

Braun; Erfahrungen mit Vorderblenden zum Ausschalten der Sekundärstrahlen bei Röntgendurchleuchtungen und -Aufnahmen (Buckyeffekt); Verhandlungen der Deutschen Röntgengesellschaft, Bd. 10, 1914, S. 152-153

Brauner, L.; Röntgenologische Diagnostik der Magenerkrankungen an einigen Fällen erläutert; Verhandlungen der Deutschen Röntgengesellschaft, Lucas Gräfe & Sillem, Hamburg 1905, S. 66-68

Bronstein, I. N.; Semendjajew, K. A.; Taschenbuch der Mathematik; B. G. Teubner Verlagsgesellschaft, Leipzig 1959

Bucky; Über die Ausschaltung der im Objekt entstehenden Sekundärstrahlen bei Röntgenaufnahmen; Verhandlungen der Deutschen Röntgengesellschaft; Bd. 9, 1913, S. 30-32

Bucky-Schutzrechte 1913-1923

Bucky; Weitere Mitteilungen zur Abblendung der Körperstrahlen; Fortschritte auf dem Gebiete der Röntgenstrahlen, Bd. 10, 1914, S. 168-169

Bucky; Rationeller Röntgentherapie-Betrieb durch Kühlung der Röhre mit siedendem Wasser; Fortschritte auf dem Gebiete der Röntgenstrahlen, Bd. 23, 1915/1916, S. 201 ff

Bucky; Über gasfreie Röntgenröhren; Fortschritte auf dem Gebiete der Röntgenstrahlen, Bd. 25, 1917/1918, S. 453

Buka; Zur direkten Beobachtung innerer Körpertheile mittels Röntgen-Strahlen; Deutsche Medicinische Wochenschrift No. 19, 07.05.1896, S. 304

Burggraf, Hans; Die Anfänge der Entwicklung der medizinischen Radiologie in Frankfurt am Main 1896 – 1914 (Inauguraldissertation 1969); Haag + Herchen Verlag, Frankfurt am Main 2006, S. 274

Burns, J. E.; Radiographic exposure slide rules; The British Journal of Radiology, 72, 1999, S. 48-54

Burrows, E. H.; Pioneers and early Years – A History of British Radiology; Colophon Limited, St. Anna 1986

Busch, Uwe; Radiologische Technik in Erlangen; Inaugural-Dissertation 2003

Büttner, O.; K. Müller; Encyclopädie der Photographie, Heft 28: Technik und Verwerthung der Röntgen'schen Strahlen im Dienste der ärztlichen Praxis und Wissenschaft; Druck und Verlag von Wilhelm Knapp, Halle a. S. 1897

Cassidy, Patrick; Report of a severe X-ray injury; Medical Record – A weekly Journal of Medicine and Surgery; vol. 57, January 6 – June 30, New York 1900

C. H. F. Müller; Zur Diskussion über die Loosesche Wasserkühlröhre; Fortschritte auf dem Gebiete der Röntgenstrahlen, Bd. 25, 1917/1918, S.255-257

Christen, Th.; Messung und Dosierung der Röntgenstrahlen; Lucas Gräfe & Sillem, Hamburg 1913

Christen, Th.; Antrag an die Deutsche Röntgengesellschaft betreffend Einführung eines praktischen Maßes für die Durchdringungsfähigkeit von Strahlen hohen Härtegrades; Fortschritte auf dem Gebiete der Röntgenstrahlen, Bd. 26, 1918/1919, S. 38-40

Clarke, Roger and Valentin, Jack; A History of the International Commission on Radiological Protection; Health Physics 88 (5): 407-422, 2005

Codman, E. A.; A Study of the Cases of Accidential X-Ray Burns Hitherto Recorded; The Philadelphia Medical Journal, March 8, 1902, S. 438-442

Coolidge, W. D.; Röntgenröhre mit reiner Elektronenentladung; Fortschritte auf dem Gebiete der Röntgenstrahlen, Bd. 22, 1914/1915, S. 18 ff

Cowl, W.; Eine Verbesserung im Röntgenverfahren; Deutsche Medicinische Wochenschrift No. 17, 22.04.1897, S. 265-266

Cowl, W.; Eine Methode zur Gewinnung scharfer Bilder des Thorax-Inhalts während der Atmung; Fortschritte auf dem Gebiete der Röntgenstrahlen, Bd. 2, 1898/1899, S. 169-174

Davidsohn, F.; Die Röntgentechnik – Ein Hilfsbuch für Ärzte; Verlag von S. Karger, Berlin 1908

Dessauer, Friedrich; Konstruktion eines neuen einfachen Röntgeninstrumentariums; Fortschritte auf dem Gebiete der Röntgenstrahlen, Bd. 2, 1898/1899, S. 150-156

Dessauer, Friedrich; Zur Theorie des Röntgenapparates; Fortschritte auf dem Gebiete der Röntgenstrahlen; Bd. 4, 1900/1901, S. 221-231

Dessauer, Friedrich; Wiesner, B.; Kompendium der Röntgenographie; Otto Nemnich Verlag, Leipzig 1905

Dessauer, Friedr.; Eine neue Anordnung zur Röntgenbestrahlung; in: Kraft, H.; B. Wiesner; Archiv für physikalische Medizin und medizinische Technik, II. Band, Otto Nemnich Verlag, Leipzig 1907

Dessauer, Friedrich; Zur Frage der Homogenbestrahlung. Eine Replik; Fortschritte auf dem Gebiete der Röntgenstrahlen, Bd. 13, 1908/1909, S. 255-257

Dessauer, Friedrich; Wirkliche Röntgen-Moment-Aufnahmen; Fortschritte auf dem Gebiete der Röntgenstrahlen, Bd. 14, 1909/1910, S. 250-253

Dessauer, Friedrich; Die neuesten Fortschritte in der Röntgenphotographie (Phasenaufnahmen, Bewegungsaufnahmen, Kinematographie mit Röntgenstrahlen); Otto Nemnich Verlag, Leipzig 1912

Dessauer, Friedrich; Versuche über die harten Röntgenstrahlen; Fortschritte auf dem Gebiete der Röntgenstrahlen, Bd. 20, 1913, S. 586-590

Dessauer, Friedrich; Homogenität und Absorption; Fortschritte auf dem Gebiete der Röntgenstrahlen, Band 21, 1914, S. 562-569 (mit Kurven-Darstellungen)

Dessauer, Friedrich; Homogenität und Dosis; Fortschritte auf dem Gebiete der Röntgenstrahlen, Bd. 24, 1916/1917, S. 35-39

Dessauer, Friedrich; Die Offenbarung einer Nacht; Verlag Josef Knecht Carolusdruckerei, 4. Auflage, Frankfurt a. M. 1958

Deutsche Medicinische Wochenschrift 1896 und 1897

Deutsche Norm DIN Rönt 1; Vorschriften für den Hochspannungsschutz in medizinischen Röntgenanlagen; Januar 1930

Deutsches Röntgenmuseum Remscheid-Lennep; Begleitschrift zur Ausstellung „Frauen in der Radiologie"; 1997

Die Grazien; Blätter aus Baiern zum Nutzen und Vergnügen – Literatur und Kunst; Nro. 25 vom 14.2.1825, S. 101-102

Dietz, K.; Altes und Neues über Röntgenröhren; Röntgen- und Laboratoriumspraxis, Heft 8, 1961, Seite R 174-R 180, Fortsetzungen Heft 1, 1962, Seite R 19-R 25, Heft 3, 1961, Seite R 56-R 62, Heft 6, 1962, Seite R 98-R 104,

Heft 8, 1962, Seite R 132-R 143, Heft 11, 1962, R 188-R 198 bis Heft 8, 1963

Dollinger, F.; Dritter Bericht über die Anwendung der Röntgenstrahlen auf dem Gebiete der Medizin in Frankreich; Fortschritte auf dem Gebiete der Röntgenstrahlen; Bd. 3, 1899/1900, S. 111

Dommann, Monika; Durchsicht, Einsicht, Vorsicht. Eine Geschichte der Röntgenstrahlen 1896-1963; Dissertation an der Universität Zürich, Zürich 2002

Donath, B.; Die Einrichtungen zur Erzeugung der Roentgenstrahlen und ihr Gebrauch; Verlag von Reuther & Reichard, Berlin 1899

Dörfel, Günter; Robert Goetze – Wirken und Wirkung eines Thüringer Glastechnikers; in: Museumsschrift des „Historischen Glasapparatemuseums", 98744 Cursdorf, 2003

Dörfel, Günter; Hübner, Klaus; Landwehr, Gottfried; Hittorfsche Vakuumröhren für Röntgen – Zum 150. Geburtstag des Glasbläsers Louis Müller-Unkel; ERS-Verlag, Berlin 2003

Dörfel, Günter; Julius Edgar Lilienfeld und William David Coolidge – ihre Röntgenröhren und ihre Konflikte; Max-Planck-Institut für Wissenschaftsgeschichte, Reprint 315, 66 Seiten, 2006 (Internet)

Dornblüth, Otto; Klinisches Wörterbuch; 13./14. Auflage 1927 (Internet)

dtv-Lexikon 1971

Duden; Das große Wörterbuch der deutschen Sprache; Dudenverlag, Mannheim, Leipzig, Berlin, Zürich 1999-2004 (Internet, AltaVista)

Dünisch, Oscar; Von Reiniger bis heute – 100 Jahre Medizinische Technik in Erlangen; das neue Erlangen, Heft 42, Mai 1977, S. 3067-3099

Eder, J. M.; Ausführliches Handbuch der Photographie; Verlag von Wilhelm Knapp, Halle a. S. 1902

Eichhorn, Karl; Heinrich Geißler – ein Thüringer Glasbläser und Pionier der Vakuumtechnik; in: 100 Jahre Röntgenstrahlen – Thüringer Beiträge; Herausgeber Technische Universität Ilmenau et al., 1995

Eijkman, P. H.; Reparatur der Röntgenröhre; Fortschritte auf dem Gebiete der Röntgenstrahlen, Bd. 6, 1902/1903, S. 161-162

Eijkman, P. H.; Neue Anwendungen der Stereoskopie; Fortschritte auf dem Gebiete der Röntgenstrahlen, Bd. 13, 1908/1909, S. 382-391

Einhorn, Max; Die Gastrodiaphanie; Quelle: vermutlich New Yorker medicinische Monatsschrift, Nov. 1889

Einhorn, Max; On Gastrodiaphany; N. Y. Med. Journal, Dec. 3, 1892, S. 626-630

Einhorn, Max; Die Krankheiten des Magens; Verlag von S. Karger, Berlin 1898

Engels, Friedrich; Dialektik der Natur; Textgrundlage: Karl Marx, Friedrich Engels: Werke. Herausgegeben vom Institut für Marxismus-Leninismus beim ZK der SED, 43 Bände, Band 20, Dietz-Verlag, Berlin 1962 (Google)

Eulenburg, A.; Kugeln im Gehirn, ihre Auffindung und Ortsbestimmung mittels Röntgenstrahlen-Aufnahmen; Deutsche Medicinische Wochenschrift, No. 33, 13. August 1896, S. 523

Fehr, Werner; C. H. F. Müller ....mit Röntgen in die Zukunft; C. H. F. Müller, Unternehmensbereich der Philips GmbH, Hamburg 1981, S. 20-21

Feldman, Arnold; A Sketch of the Technical History of Radiology from 1896 to 1920; RadioGraphics, A pictorial publication of the Radiological Society of North America; Vol. 9, No. 6, November 1989, S. 1113-1128

Feldmann, H.; History of diaphanoscopy / Die Geschichte der Diaphanoskopie; HNO-Klinik Uni Münster (Internet-Suchmaschine Google)

Feuilleton/Wiener Bericht; Deutsche Medicinische Wochenschrift, 12.03.1896, S. 172

Flaskamp; Röntgenschädigungen an Bestrahlern und Bestrahlten und ihre zivil- und strafrechtlichen Folgen; Verhandlungen der Deutschen Röntgen-Gesellschaft, Band XIII, 1923

Flaskamp, Wilhelm; Über Röntgenschäden und Schäden durch radioaktive Substanzen; Urban & Schwarzenberg, Berlin/Wien 1930

Forssell, Gösta; Ein für Röntgenplatten sehr geeigneter Uranverstärker; Fortschritte auf dem Gebiete der Röntgentechnik, Bd. 14, 1910/1910, S. 419-422

Forster, A.; Einwirkung der Röntgen'schen Strahlen auf die normale Haut und den Haarboden; Deutsche medicinische Wochenschrift No. 7, 11. Febr. 1897, S. 105-106

Fortschritte auf dem Gebiete der Röntgenstrahlen (röntgenologische Fachzeitschrift)

Freund, Leopold; Grundriss der gesammten Radiotherapie; Urban & Schwarzenberg, Berlin/Wien 1903

Freund, Leopold; Geschichtlicher Überblick über die Entwickelung der Röntgenstrahlenbehandlung; in: Jahrbuch über Fortschritte auf dem Gebiet der physikalischen Medizin, Otto Nemnich Verlag, Leipzig 1908

Fricks, J.; Physikalische Technik, 1. Bd., Verlag F. Vieweg, Braunschweig 1904

Friedell, Egon; Kulturgeschichte der Neuzeit; Verlag Beck, München 1927-1931

Frik, W.; Goering, U.; Röntgenanatomie für ärztliches Hilfspersonal und Röntgentechniker; Georg Thieme Verlag, Stuttgart 1959 (mit stilisiertem Röntgenkymogramm und beiliegendem optischem Raster)

Fritsch, E.; Die Beseitigung der Hochspannungsgefahr im Röntgenbetriebe durch den „Securo"; Strahlentherapie, 1928, S. 810-813

Frobenius, Wolfgang; Röntgenstrahlen statt Skalpell – Die Frauenklinik Erlangen und die Geschichte der gynäkologischen Radiologie 1914-1945; Erlanger Forschungen, Reihe B, Naturwissenschaften und Medizin, Band 26, Erlangen 2003

Frühling, S.; Vogel, H.; Die Röntgenpioniere Hamburgs – Vom Selbstversuch zur medizinischen Fachdisziplin;

ecomed verlagsgesellschaft, Landsberg 1995

Fürstenau, Robert; Über Röntgenstereometrie; Verhandlungen der Deutschen Röntgengesellschaft, Bd. III, 1907, S. 172

Fürstenau, Robert; Die Technik der Röntgenapparate; Dr. Max Jänicke Verlagsbuchhandlung, Hannover, etwa 1908

Fürstenau, Robert; Leitfaden der Röntgenphysik; Verlag von Ferdinand Enke, Stuttgart 1910

Fürstenau, Immelmann, Schütze; Leitfaden des Röntgenverfahrens für das röntgenologische Hilfspersonal; Dritte, vermehrte und verbesserte Auflage, Verlag von Ferdinand Enke, Stuttgart 1919

Gergö, Emerich; Sind Röntgenbilder einfache Schattenbilder?; Fortschritte auf dem Gebiete der Röntgenstrahlen, Bd. 11, 1911, S. 271

Gillet, J.; Die ambulatorische Röntgentechnik in Krieg und Frieden; Verlag von Ferdinand Enke, Stuttgart 1909

Glasser, Otto; Wilhelm Conrad Röntgen und die Geschichte der Röntgenstrahlen; Springer Verlag Berlin Heidelberg New York, 3. Auflage 1995

Gleßmer-Junike, Simone; X-Strahlen, Radiometer und Hauteinheitsdosis; Dissertation Hamburg 2015

Glocker, R.; Eine neue Methode zur Intensitäts- und Härtebestimmung von Röntgenstrahlen (besonders für die Zwecke der Tiefentherapie); Fortschritte auf dem Gebiete der Röntgenstrahlen, Band 24, 1916/17, S. 91-101

Glocker, R.; Eine neue Meßmethode zur Untersuchung der Zusammensetzung von Röntgenstrahlen; Fortschritte auf dem Gebiete der Röntgenstrahlen, Band 26, 1918/19, S. 363-390

Gocht, H.; Lehrbuch der Röntgen-Untersuchung zum Gebrauche für Mediciner; Verlag von Ferdinand Enke, Stuttgart 1898

Gocht, Hermann; Röntgographie oder Diagraphie?; Fortschritte auf dem Gebiete der Röntgenstrahlen, Band 2, 1898/1899, S. 138-139

Gocht; Über Röntgenröhren und Untersuchungen mit der Lochkammer; Verhandlungen der Deutschen Röntgengesellschaft, 1905, S. 134-139

Gocht; Plastische Schutzmasken für die Röntgentherapie; Verhandlungen der Deutschen Röntgengesellschaft, Lucas Gräfe & Sillem, Hamburg 1905, S. 197

Gocht, Hermann; Zwei Gutachten bei Anklagen wegen fahrlässiger Körperverletzung durch Röntgenstrahlen; Fortschritte auf dem Gebiete der Röntgenstrahlen, Bd. 13, 1908/1909, S. 112-118

Gocht, H.; Die Gründung des chirurgischen Röntgeninstitutes am Allgemeinen Krankenhaus Hamburg-Eppendorf; Separat-Abdruck aus Beiträge zur klinischen Chirurgie, Verlag der Laupp'schen Buchhandlung, Tübingen 1914

Gocht, Hermann; Handbuch der Röntgen-Lehre zum Gebrauche für Mediciner; 5. Auflage, Verlag von Ferdinand Enke, Stuttgart 1918

Göcke, C.; Erfahrungen mit einer neuen Röntgentherapieröhre mit Kompressionsluftkühlung; Fortschritte auf dem Gebiete der Röntgenstrahlen, Bd. 21, 1914, S. 440 ff

Goerke, Heinz; Fünfundsiebzig Jahre Deutsche Röntgenge-sellschaft; Georg Thieme Verlag, Stuttgart - NewYork 1980

Gosen, v.; Das „System Dessauer" mit kritischen Bemerkungen; Fortschritte auf dem Gebiete der Röntgenstrahlen; Band 6, 1902/1903, S. 157-161, 196-201

Gött, Th.; Rosenthal, J.; Über Röntgenkymographie; Röntgentaschenbuch 1913, S. 51-60

Gottschalk; Demonstration eines Gehirntumors (alveoläres Sarkom), welcher 6 Monate vor dem Tode durch Röntgenographie sicher diagnostiziert worden war; Verhandlungen der Deutschen Röntgengesellschaft, Lucas Gräfe & Sillem, Hamburg, Bd. III/1907, S. 92-95

Graetz, L.; Die Elektrizität und ihre Anwendungen; Verlag von J. Engelhorns Nachf., Stuttgart 1914

Graetz, L.; Die Elektrizität und ihre Anwendungen; Verlag von J. Engelhorns Nachf., Stuttgart 1928

Grann, Richard; Über die Benützung des photochemischen Vorganges der Kalomelausscheidung zur Messung von Röntgenstrahlen und über photochemische Methoden überhaupt; Fortschritte auf dem Gebiete der Röntgenstrahlen, Bd. 23, 1915/1916, S. 289-296

Grashey; Der Periröntgenograph und seine Anwendung (bei Reposition von Frakturen, Bestimmung von Fremdkörpern); Verhandlungen der Deutschen Röntgengesellschaft, Lucas Gräfe & Sillem, Hamburg 1905, S. 160-161

Grashey, Rudolf; Handbuch der ärztlichen Erfahrungen im Weltkriege 1914/1918, Bd. IX: Röntgenologie; Verlag von Johann Ambrosius Barth, Leipzig 1922

Greiner, Petra; Die Frankfurter Horizontale; Dissertation, Uni Marburg 2000 (Internet)

Gremmel, H.; Darstellung von Bewegungsvorgängen; in: Handbuch der medizinischen Radiologie, Bd. III, Springer-Verlag, 1967, S. 363 ff

Grigg, Emanuel Radu Newman; The Trail of the Invisible Light – From X-Strahlen to Radio(bio)logy; Charles C. Thomas Publisher, Springfield/Illinois, USA; 1965

Grisson; Grisson-Resonator für Röntgenbetrieb ohne Unterbrecher; Verhandlungen der Deutschen Röntgengesellschaft 1905, S. 158-160

Grisson; Über Grisson-Resonator; Verhandlungen der Deutschen Röntgengesellschaft, Bd. III, 1907, S. 179

Groedel, F. M.; Die Ausgestaltung der Riederschen Röntgen-Wismutmethode für Magenuntersuchungen. Die Magenorthodiagraphie; Verhandlungen der Deutschen Röntgengesellschaft, Lucas Gräfe & Sillem, Hamburg 1907, S. 74-85

Groedel, Franz M.; Über gleichzeitige Aufnahme der beiden Lungenspitzen mit zwei Antikathoden, mittels der Stereoröhre; Fortschritte auf dem Gebiete der Röntgentechnik, Bd. 12, 1908, S. 183-186

Groedel, Franz M.; Die Orthoröntgenographie – Anleitung zum Arbeiten mit parallelen Röntgenstrahlen; J. F. Lehmann's Verlag, München 1908

Groedel, Franz M.; Die weitere Ausgestaltung des Röntgenkinematographen und die mit demselben erzielten

Resultate; Verhandlungen der Deutschen Röntgengesellschaft, Bd. VII, 1911, S. 59-62

Groedel, Franz M.; Liniger, Hans; Lossen, Heinz; Materialiensammlung der Unfälle und Schäden in Röntgenbetrieben; Fortschritte auf dem Gebiete der Röntgenstrahlen, Ergänzungsband 38, 1927

Großmann, Gustav; Einführung in die Röntgentechnik – Verfaßt für die Teilnehmer der Röntgenkurse der Siemens & Halske A.-G.; 1912

Grossmann, G.; Grundprinzipien der Dosimetrie; Fortschritte auf dem Gebiete der Röntgenstrahlen, Bd. 22, 1914/1915

Grossmann, G.; Über Sekundärstrahlen und Sekundärstrahlentherapie; Fortschritte auf dem Gebiete der Röntgenstrahlen, Bd. 22, 1914/1915, S. 427-464

Grossmann, G.; Über die Sekundärstrahlen als Gefahrquellen; Fortschritte auf dem Gebiete der Röntgenstrahlen, Bd. 23, 1915/1916

Gründling, Ernst; Die für Heilzwecke in Anwendung kommenden elektrischen Apparate; Verlag von Harry Buschmann, Leipzig 1905

gsf Forschungszentrum für Umwelt und Gesundheit in der Helmholtzgesellschaft (Herausg.); mensch+umwelt spezial, 18. Ausgabe; Strahlung – Von Röntgen bis Tschernobyl; 2006

Gudzent, F.; Holthusen, H.; Die Strahlentherapie in der inneren Medizin; in: Lehrbuch der Strahlentherapie, Urban & Schwarzenberg, Berlin und Wien 1926, S. 255

Guhrauer, H. et al.; Licht-Biologie und -Therapie, Röntgen-Physik-Dosierung, Allgemeine Röntgentherapie, Radioaktive Substanzen, Elektrotherapie; Julius Springer, Berlin 1929

Gurlt, E.; Geschichte der Chirurgie und ihrer Ausübung; Dritter Band, S. 513-516, Verlag von August Hirschwald, Berlin 1898

Guttmann, Walter; Elektrizitätslehre für Mediziner; Verlag von Georg Thieme, Leipzig 1904

Hackenbruch; Berger, W.; Vademekum für die Verwendung der Röntgenstrahlen und des Distraktionsklammer-Verfahrens in und nach dem Kriege; Otto Nemnich Verlag, Leipzig 1915

Haeger, E.; Die Verstärkungsschirme; Fortschritte auf dem Gebiete der Röntgenstrahlen, Band 29, 1922, S. 609-624

Haenisch; Orthophotographie; Verhandlungen der Deutschen Röntgengesellschaft, Lucas Gräfe & Sillem, Hamburg 1907, S. 146

Haenisch; Ein neuer Röntgendurchleuchtungsschirm; Fortschritte auf dem Gebiete der Röntgenstrahlen, Bd. 18, 1911/1912, S. 231

Hartung, G.; Die Heydenfolie; Fortschritte auf dem Gebiete der Röntgenstrahlen, Bd. 19, 1912/1913, S. 223-224

Hasselwander, A.; Beiträge zur Methodik der Röntgenoskopische Anwendung der Rasterstereoskopie; Fortschritte auf dem Gebiete der Röntgenstrahlen, Bd. 24, 1916/1917, S. 345-368

Hasselwander, A.; Beiträge zur Methodik der Röntgenographie – Die röntgenographische und röntgenoskopische Anwendung der Rasterstereoskopie; Fortschritte auf dem Gebiete der Röntgenstrahlen, Bd. 24, 1916/1917, S. 580-591

Heber, Georg; Zickel, Georg; Elektrotherapie; Verlag Dr. Walter Rothschild, Berlin und Leipzig 1906

Heber, Georg; Elektro-Auskunftei – Erklärendes Wörterbuch; Verlagsbuchhandlung Schulze & Co., Leipzig 1912

Heber, Georg; Elektro-Auskunftei – Erklärendes Wörterbuch; Paul Schulze Verlag, 2. Auflage, Leipzig 1922

Hedgecoe, John; Fotografie für Könner; Unipart-Verlag, Stuttgart 1989

Herold, Horst; Issel, Georg; Schmidt, Werner; Zier, Werner (Hrsg.); Koch & Sterzel Transformatoren- und Röntgenwerk Siemens; Festschrift 1904-1994 – 90 Jahre am Standort Dresden

Herrmann, Heinrich; Sicherungsverfahren gegen Hochspannungsschäden bei Röntgenapparaten; Fortschritte auf dem Gebiete der Röntgenstrahlen, Band 33, 1925, Seite 423-424 und Anzeige

Hesse, Otto; Das Röntgenkarzinom; Fortschritte auf dem Gebiete der Röntgenstrahlen, Bd. 17, 1911, S. 82-92

Hildebrand; Über die Methode, durch Einbringen von schattengebenden Flüssigkeiten Hohlorgane des Körpers im Röntgenogramm sichtbar zu machen; Fortschritte auf dem Gebiete der Röntgenstrahlen, Bd. 11, 1907

Hirsch, I. Seth; The Principles and Practice of Roentgenological Technique; American X-Ray Publishing Co., New York 1920

Hoffmann, Aug.; Beitrag zur Verwendung der Röntgenstrahlen in der innern Medicin; Deutsche Medicinische Wochenschrift, No. 50, 9. Dec. 1897, S. 803-804

Hofman, Jan A. M.; The art of medical imaging – How Philips contributed to the evolution of medical X-ray technology over more than one hundred years; Koninklijke Philips Electronics N.V., 2010

Holfelder; Der Felderwähler, ein neuer Dosierungsapparat für die chirurgische Röntgentiefentherapie; Verhandlungen der Deutschen Röntgengesellschaft, Band XI, 1920, S. 111-115

Holthusen, H.; Über die Dessauersche Punktwärmehypothese; Strahlentherapie, Band XIX, 1925, S. 285-306

Holzknecht, Guido; Die photochemischen Grundlagen der Röntgographie; Fortschritte auf dem Gebiete der Röntgenstrahlen, Bd. 5, 1901/1902, S. 235-241, 317-326

Holzknecht, G.; Die forensische Beurteilung der sogenannten Röntgenverbrennungen; Fortschritte auf dem Gebiete der Röntgenstrahlen, Bd. 6, 1902/1903, S. 145-152, 177-184

Holzknecht, G.; Robinsohn, I.; Das Trochoskop, ein radiologischer Universaltisch; Fortschritte auf dem Gebiete der Röntgenstrahlen, Bd. 8, 1904/1905, S. 172-183

Holzknecht; Derzeitiger Stand der röntgenologischen Diagnostik der Magentumoren; Verhandlungen der Deutschen Röntgengesellschaft, Lucas Gräfe & Sillem, Hamburg 1907, S. 73-74

Holzknecht, G.; Bemerkungen zu dem Artikel „Zur Frage der Homogenbestrahlung", zugleich ein Beitrag zur Homogenbestrahlung; Fortschritte auf dem Gebiete der

Röntgenstrahlen, Bd. 13, 1908/1909, S. 247-255

Holzknecht; Arbeiten und Verhandlungen der Sonderkommission für Dosimetervergleich der Deutschen Röntgengesellschaft; Fortschritte auf dem Gebiete der Röntgenstrahlen, Bd. 23, 1915/1916, S. 69-90

Holzknecht; Die häufigsten Ursachen der Röntgenschädigungen und ihre Vermeidung; Verhandlungen der Deutschen Röntgen-Gesellschaft, Band XIII, 1923

Hoyer, Fritz; Papiersorten-Lexikon: ein Nachschlagewerk für die tägliche Praxis; Franckh'sche Verlagshandlung 1929

http://cosmeticsandskin.com/cdc/xray.php

Huber; Zur Verwerthung der Röntgen-Strahlen im Gebiete der inneren Medicin; Deutsche Medicinische Wochenschrift, 19. März 1896, S. 182-184

Hübscher, Martin; Thüringer Glas – Werkstoff der ersten Röntgenröhren; in: 100 Jahre Röntgenstrahlen – Thüringer Beiträge; Herausgeber Technische Universität Ilmenau et al., 1995

Huismans, L.; Der Telekardiograph, ein Ersatz des Orthodiagraphen; Münch. med. Wschr. Nr. 43, 1913, Seite 2400

Hüllen, Alfred; 100 Jahre technisch-naturwissenschaftliche Ausbildung im Lette-Verein Berlin – 1890-1990; Berlin 1990

Immelmann; Über die Leppersche Spaltblende; in: Verhandlungen der Deutschen Röntgengesellschaft, Bd. III, Verlag Lucas Gräfe & Sillem, Hamburg 1907, S. 183-185

Immelmann (Referent); Vortrag Eberlein: Röntgen-Vereinigung zu Berlin – Sitzung 17. XII. 1915 anläßlich der 20jährigen Wiederkehr des Tages der Entdeckung der Röntgenstrahlen; Fortschritte auf dem Gebiete der Röntgenstrahlen, Band 24, 1916/1917, S. 77-81

Information von der Basler Papiermühle

Internet-Enzyklopädie Wikipedia www.wikipedia.de

Internet-Suchmaschine Google

Internet-Suchmaschine Yahoo!

Isenthal, A. W.; Snowden Ward, H.; Practical Radiography; Third Edition, Dawborn and Ward Ltd., 1901

Janker, R.; Zur Röntgenkinematographie; Fortschritte auf dem Gebiete der Röntgenstrahlen, Bd. 44, 1931, S. 658-668

Janus, Friedr.; Der Expositionsmesser, ein neues Hilfsinstrument für Röntgenaufnahmen; Fortschritte auf dem Gebiete der Röntgenstrahlen, Bd. 14, 1909/1910

Janus; Neuere Typen von Röntgenröhren; Fortschritte auf dem Gebiete der Röntgenstrahlen, Bd. 23, 1915/1916, S. 208-209

Janus, Friedrich; Erklärungsversuch für die „Beugungsähnlichen Lichtstreifen an den Schattenrändern einfacher Röntgenaufnahmen"; Fortschritte auf dem Gebiete der Röntgenaufnahmen, Bd. 26, 1918/1919, S. 200-204

Jellinek, S.; Medizinische Anwendungen der Elektrizität; Verlag von R. Oldenburg, München und Berlin 1906

Joss, A.; Die Verwendung des Radioskops zur Thoraxdurchleuchtung; Fortschritte auf dem Gebiete der Röntgenstrahlen, Bd. 28, 1921/1922, S. 58-64

Jüngling, Otto; Röntgenbehandlung chirurgischer Krankheiten; Verlag von S. Hirzel, Leipzig 1924

Kaye, G. W. C.; Laby, T. H.; Tables of Physical and Chemical Constants and some Mathmatical Functions; 4th Edition, Longmans, Green and Co., London 1921

Kemerink, Gerrit J.; Kütterer, Gerhard; Wright, Andrew; Jones, Frank; Behary, Jeff; Hofman, Jan A. M.; Wildberger, Joachim E.; Forgotten electrical accidents and the birth of shockproof X-ray systems; Springer Verlag, Insights Imaging 29 May 2013, DOI 10.1007/s13244-013-0238-8

Kienböck, Robert; Über Dosimeter und das quantimetrische Verfahren; Fortschritte auf dem Gebiete der Röntgenstrahlen, Bd. 9, 1905/1906; S. 276-295

Kienböck; Die Technik bei Röntgenverbrennungen und ein Maß für die Stärke des Röntgenlichtes; Verhandlungen der Deutschen Röntgengesellschaft Bd. III, 1907, S. 54-56, 96-106

Kienböck, R.; Das quantimetrische Verfahren; in: Kraft, H., Wiesner, B. (Herausg.); Archiv für physikalische Medizin und medizinische Technik; II. Bd., Otto Nemnich Verlag, Leipzig 1907, S. 75-80

Kienböck, Robert; Radiotherapie; Heft 6 der Reihe „Physikalische Therapie in Einzeldarstellungen", herausgegeben von J. Marcuse und A. Strasser; Verlag von Ferdinand Enke, Stuttgart 1907

Kienböck, Robert; Über die Nomenklatur in der radiotherapeutischen Technik; Fortschritte auf dem Gebiete der Röntgenstrahlen, Bd. 19, 1912/1913, S. 294-296

Kienböck, Robert; Über Früherythem und Röntgenfieber; Fortschritte auf dem Gebiete der Röntgenstrahlen, Band 22, 1914/1915, S. 81

Kienböck, Robert; Über Härtemessung des Röntgenlichtes; Fortschritte auf dem Gebiete der Röntgenstrahlen, Bd. 22, 1914/1915, S. 567-590

Kienle, Richard von; Fremdwörterlexikon; 1964

Kirpal, Alfred; 100 Jahre Röntgenstrahlen – wissenschafts-, technik- und regionalgeschichtliche Aspekte; in: 100 Jahre Röntgenstrahlen – Thüringer Beiträge; Herausgeber Technische Universität Ilmenau et al., 1995

Kirschmann, Kurt; Das Röntgenverfahren; Georg Thieme Verlag, Leipzig 1930

Klingelfuß, Fr.; Über die Messung der Größe des Brennfleckes und die Bestimmung der zulässigen Belastung bei einer Röntgenröhre; Zeitschrift für Röntgenkunde und Radiumforschung, 14. Band, 1912, S. 124-129

Knight, Nancy; Seventy-five years of the RSNA, Approaching a Century of Radiology: Museum and Information Resources; RadioGraphics, A pictorial publication of the Radiological Society of North America; Vol. 9, No. 6, November 1989, S. 1101-1111

Knox, Robert; Radiography and Radio-Therapeutics; Part 1: Radiography; The Macmillan Company, New York, London 1917

Knox, Robert; Radiography and Radio-Therapeutics; The

Macmillan Company, New York 1919

Koch, F. J.; Sterzel, K. A.; Über „schließungslichtfreie" Röntgenröhren; Fortschritte auf dem Gebiete der Röntgenstrahlen, Bd. 8, 1904/1905, S. 271-275

Koch; Über Röntgenaufnahmen mit einem Induktionsschlag; Fortschritte auf dem Gebiete der Röntgenstrahlen, Bd. 14, 1909/1910, S. 345-346

Koch, F. J.; Die Röntgenröhre nach J. E. Lilienfeld; Fortschritte auf dem Gebiete der Röntgenstrahlen, Bd. 23, 1915/1916, S. 2-8

Köhler; Kinematographische Röntgenvorführungen normaler und pathologischer Atmung; Verhandlungen der Deutschen Röntgengesellschaft, Bd. III, 1907, S. 164

Köhler, Alban; Theorie einer Methode, bisher unmöglich anwendbar hohe Dosen Röntgenstrahlen in der Tiefe des Gewebes zur therapeutischen Wirksamkeit zu bringen ohne schwere Schädigung des Patienten, zugleich eine Methode des Schutzes gegen Röntgenverbrennungen überhaupt; Fortschritte auf dem Gebiete der Röntgenstrahlen, Bd, 14, 1909/1910, S. 27-29

Köllmer, Günther; Die Glashütte Gundelach, Gehlberg; in: 100 Jahre Röntgenstrahlen – Thüringer Beiträge; Herausgeber Technische Universität Ilmenau et al., 1995

Kraft, H.; Wiesner, B.; Archiv für physikalische Medizin und medizinische Technik; II. Bd., Otto Nemnich Verlag, Leipzig 1907

Krause, Paul; Zur Kenntnis der Röntgenologie in den Vereinigten Staaten von Nord-Amerika; Fortschritte auf dem Gebiete der Röntgenstrahlen, Bd. 13, 1908/1909, S. 326-333

Krönig, Bernhard; Friedrich, Walter; Physikalische und biologische Grundlagen der Strahlentherapie; Urban & Schwarzenberg, Berlin/Wien 1918, S. 257-261

Kütterer, Gerhard; Ach, wenn es doch ein Mittel gäbe, den Menschen durchsichtig zu machen wie eine Qualle!; Books on Demand, Norderstedt 2005

Kütterer, Gerhard; Lebensdaten verdienter Persönlichkeiten in den ersten Jahrzehnten der Röntgenologie / Biographical data of merited people in the first decades of roentgenology; Books on Demand, Norderstedt 2015

Küttner, H.; Über die Bedeutung der Röntgenstrahlen für die Kriegschirurgie; Beiträge zur klin. Chirurgie, Bd. XX, Heft 1, 1898

Lambertz; Über den Wert der Röntgenschen Strahlen für den Heeressanitätsdienst; Fortschritte auf dem Gebiete der Röntgenstrahlen, Bd. 2, 1898/1899, S. 51-60

Lange, Hans-Jürgen; Carl Heinrich Florenz Müller – ein Thüringer Glasbläser in Hamburg; in: 100 Jahre Röntgenstrahlen – Thüringer Beiträge; Herausgeber Technische Universität Ilmenau et al., 1995

Lasser, K.; Die Röntgenstrahlenerzeugung in der neuen gasfreien Röhre und Spezialapparate zu ihrem Betriebe für Diagnostik und Therapie; Siemens & Halske A.-G., 1916

Leavitt, Robert Keith; Machlett Cathode Press – Memorial Issue (Raymond R. Machlett 1900-1955); Firmenschrift der Machlett Laboratories Incorporated, USA 1970

Leppin, O.; Kleine Mittheilung; Deutsche Medicinische Wo-chenschrift, No. 28, 29. Juli 1896

Lette-Verein (Herausgeber); 100 Jahre Lette-Verein 1866-1966 – 100 Jahre Entwicklung von Frauenberufen, eine Chronik; Berlin 1966

Levy, Max; Über Abkürzung der Expositionszeit bei Aufnahmen mit Röntgenstrahlen; Fortschritte auf dem Gebiete der Röntgenstrahlen, 1. Bd., 1897/1898, S. 75-82

Levy, Max; Neues aus der Röntgentechnik; Fortschritte auf dem Gebiete der Röntgenstrahlen, Bd. 2, 1898/1899, S. 106-109

Levy, Max; Neues aus der Röntgentechnik; Verhandlungen der Deutschen Röntgengesellschaft, Lucas Gräfe & Sillem, Hamburg 1905, S. 149-153

Levy-Dorn, Max; Verwerthbarkeit der Röntgenstrahlen in der praktischen Medicin; Deutsche Medicinische Wochenschrift No. 8, 18.02.1897, S. 119

Levy-Dorn, Max; Zur Kritik und Ausgestaltung des Röntgenverfahrens; Deutsche Medicinische Wochenschrift No. 50, 09.12.1897, S. 800

Levy-Dorn; Phosphatstein in der Niere einer Erwachsenen; Fortschritte auf dem Gebiete der Röntgenstrahlen; Bd. 3, 1899/1900, S. 215

Levy-Dorn; Zur zweckmässigen Untersuchung der Brust mittels Röntgenstrahlen und einige Ergebnisse; Fortschritte auf dem Gebiete der Röntgenstrahlen, Bd. 4, 1900/1901, S. 137

Levy-Dorn, Max; Ein Dermatograph für Röntgenzwecke mit Schutzvorrichtung für den Untersucher (Stigmatograph); Fortschritte auf dem Gebiete der Röntgenstrahlen, Bd. 24, 1916/1917, S. 568-570

Lilienfeld, J. E.; Rosenthal, W. J.; Eine Röntgenröhre von beliebig und momentan einstellbarem, vom Vakuum unabhängigem Härtegrad; Fortschritte auf dem Gebiete der Röntgenstrahlen, Bd. 18, 1911/1912, S. 256-259

Lilienfeld, J. E.; Zur Verteilung der Fluoreszenz auf der Glaswand der Lilienfeldröhre; Fortschritte auf dem Gebiete der Röntgenstrahlen, Bd. 23, 1915/1916, S. 383-385

Lindell, Bo; Geschichte der Strahlenforschung – Teil 1: Pandoras Büchse; Aschenbeck & Isensee Universitätsverlag, Bremen 2004

Lindemann, E.; Demonstration von Röntgenbildern des normalen und erweiterten Magens; Deutsche Medicinische Wochenschrift No. 17, 22.04.1897, S. 266

Lindemann, F. A. und C. L.; Über ein neues für Röntgenstrahlen durchlässiges Glas; Zeitschrift für Röntgenkunde, Bd. 13, 1911, Heft 4, S. 141-146

Loose, Gustav; Ein halbes Jahr Bauersche Luft-Fernregulierung; Fortschritte auf dem Gebiete der Röntgenstrahlen, Band 18, 1911/1912

Loose, Gustav; Die Müllersche Heizkörper-Siederöhre (zugleich ein Beitrag zur Physiologie der Röntgenröhre); Fortschritte auf dem Gebiete der Röntgenstrahlen, Bd. 24, 1916/1917, S. 314-318

Lotzin, Alfred; Ein Verfahren zur Ausschaltung der

sekundären Körperstrahlen bei Röntgenaufnahmen; Fortschritte auf dem Gebiete der Röntgenstrahlen, Bd. 25, 1917/1918, S. 326

Meinel, Christoph; Rühmkorff, Röntgen, Regensburg – Historische Instrumente zur Gasentladung; Regensburg 1997

Merck's Warenlexikon – klassische Warenkunde von 1920 (Internet)

Meyer, Fritz M.; Die Fürstenausche Siedekühlröhre und ihre Anwendung im praktischen Betriebe; Fortschritte auf dem Gebiete der Röntgenstrahlen, Bd. 24, 1916/1917, S. 16-17

Meyers Konversationslexikon von 1889 (Internet)

Meyers Großes Konversationslexikon von 1905 (Internet)

Moeller, Josef; Thoms, Hermann; Real-Enzyklopädie der gesamten Pharmazie; 2. Aufl., Urban & Schwarzenberg 1904

Moritz; Eine einfache Methode, um beim Röntgenverfahren aus den Schattenprojektionen die wahre Grösse der Gegenstände zu ermitteln und die Bestimmung der Herzgröße nach diesem Verfahren; Fortschritte auf dem Gebiete der Röntgenstrahlen, Bd. 3, 1899/1900, S. 193

Morton, William J.; Edwin W. Hammer; The X Ray or Photography of the Invisible and its Value in Surgery; American Technical Book Co., New York 1896. S. 77

Morwitz, Joachim; Die Photographie mit Röntgen'schen Strahlen – Mit Anleitung zum Experimentieren auch für Laien; A. Dressel's Verlag, Berlin 1896

Mould, Richard F.; A Century of X-rays and Radioactivity in Medicine; Institute of Physics Publishing, Bristol and Philadelphia 1993

Müller, Christoph; Janus, Friedrich; Röntgentiefenbestrahlung mit großen Feldern und wandernder Röhre; Fortschritte auf dem Gebiete der Röntgenbestrahlung, Bd. 21, 1914, S. 444-455

Müller, Otto, Die medizinische Röntgentechnik; Verlag von Hachmeister & Thal, Leipzig 1925, S. 47

Mutter, Edwin; Kompendium der Photographie – Bd. 1: Die Grundlagen der Photographie; Verlag für Radio-Photo-Kinotechnik, Berlin-Borsigwalde 1958

Mütze, Karl; Foitzik, Leonhard; Krug, Wolfgang; Schreiber, Günter; ABC der Optik; VEB F. A. Brockhaus, Leipzig 1961

Mützel, K.; Über Röntgenstrahlen; Verlag von Preuß & Jünger, Breslau 1897

Ohne Verfasserangabe; Elektrotechnische Zeitschrift Heft 20, 14. Mai 1896, S. 303

Ohne Verfasserangabe; Veröffentlichungen auf dem Gebiete des Militär-Sanitätswesens. Herausgegeben von der Medicinal-Abtheilung des Königlich Preussischen Kriegsministeriums. Heft 10: Versuche zur Feststellung der Verwerthbarkeit Röntgen'scher Strahlen für medicinisch-chirurgische Zwecke; Verlag von August Hirschfeld, Berlin 1896

Ohne Verfasserangabe; 1. (deutscher) Röntgenkongress 1905; Einheitliche Nomenklatur für die Röntgenologie; Fortschritte auf dem Gebiete der Röntgenstrahlen, Bd. 8, 1904/1905

Ohne Verfasserangabe; Einheitliche Nomenklatur für die Röntgenologie; Fortschritte auf dem Gebiete der Röntgenstrahlen, Band 8, 1904/1905

Ohne Verfasserangabe; Beschluss – Einführung einer einheitlichen Nomenklatur für die Röntgenologie; Verhandlungen der Deutschen Röntgengesellschaft 1905, S. 237

Ohne Verfasserangabe; Ausgestellte Gegenstände; Verhandlungen der Deutschen Röntgengesellschaft, Band IV, 1908

Ohne Verfasserangabe; Literatur über die Lilienfeldröhre von 1906 bis Dezember 1915; Fortschritte auf dem Gebiete der Röntgenstrahlen, Bd. 23, 1915/1916, S. 461-462

Ohne Verfasserangabe; Erinnerungsschrift „75 Jahre Röntgenröhren in Rudolstadt" 1919-1994

Ohne Verfasserangabe; 65 Jahre Müller 1865-1930 – Vom Werden der Röntgenröhren; Sonderheft der „Technischen Mitteilungen für Röntgenbetriebe" der C.H.F. Müller A.-G., Hamburg 1930

Ohne Verfasserangabe; Wir bei Philips – C H F M 1865-1965; Herausgeber: C. H. F. Müller GmbH, Hamburg, November 1965

Opitz; Drei Aktinogramme von einem Arteriosklerotiker und einem mit grauer Salbe injizierten Präparate; Fortschritte auf dem Gebiete der Röntgenstrahlen, Bd. 1, 1897/1898, S. 70

Opitz, Armin; Beiträge von Ärzten zur technischen Entwicklung diagnostischer Röntgenapparaturen vor 1935; Medizinische Dissertation an der Freien Universität Berlin, 1966

Otto, Werner; Die Rotax-Kompressionsblende; Fortschritte auf dem Gebiete der Röntgenstrahlen, Bd. 13, 1908/1909, S. 43-44

Parzer-Mühlbacher, Alfred; Photographische Aufnahmen und Projektion mit Röntgenstrahlen mittelst der Influenz-Elektrisiermaschine; Photographische Bibliothek No. 6, Verlag von Gustav Schmidt, Berlin 1897

Parzer-Mühlbacher; Röntgenphotographie; Verlag von Gustav Schmidt, Berlin 1908

Pasche; Über die Ausschaltung der Sekundärstrahlung durch bewegliche Blendensysteme; Verhandlungen der Deutschen Röntgengesellschaft, Lucas Gräfe & Sillem, Hamburg 1905, S. 146-148

Persönliche Mitteilung von Herrn Arthur Gall

Pfahler, George E.; Die Veränderlichkeit des Brennflecks einer Röntgenröhre und eine einfache Methode eine scharf zeichnende Röhre auszuwählen; Fortschritte auf dem Gebiete der Röntgenstrahlen, Bd. 18, 1911/1912

Pierer, H. A. (Herausgeber); Universal-Lexikon oder vollständiges encyclopädisches Wörterbuch; Literatur-Comptoir, Altenburg 1835, S. 238 (Google)

Pirker, Erich; Gustav Kaiser (1871-1954) und Eduard Haschek (1875-1947) – Zwei Pioniere der medizinischen Röntgenologie; in: Würzburger medizinhistorische Mitteilungen 13, 1995

Pollak, Peter; Die Welt der Photographie von ihren Anfängen bis zur Gegenwart; Econ-Verlag, 1962

Port; Die Verwendbarkeit der Röntgenphotographie in

der Zahnheilkunde; Besprechung in: Fortschritte auf dem Gebiete der Röntgenstrahlen, Bd. 4, 1900/1901, S. 240

ppprs1.phy.tu-dresden.de

Priwin; Technische Neuerungen; Fortschritte auf dem Gebiete der Röntgenstrahlen, Band 27, 1919/1920, S. 316-320

Probst, F.; Meine Erfahrungen über die Gundelach-Dessauersche Röntgenröhre; in: Kraft, H., Wiesner, B. (Herausg.); Archiv für physikalische Medizin und medizinische Technik; II. Bd., Otto Nemnich Verlag, Leipzig 1907, S. 207-210

Pschyrembel; Klinisches Wörterbuch; 257. Auflage, Walter de Gruyter; Berlin/New York 1994

Puppe, Dietlof; Zur Geschichte der medizinischen Strahlenphysik in Deutschland bis zur Mitte des 20. Jahrhunderts; Dissertation an der medizinischen Fakultät Charité – Universitätsmedizin Berlin, 2010

RadioGraphics, Monograph Issue: The technical history of radiology; Volume 9, Number 6, November 1989

Reallexikon der Medizin und ihrer Grenzgebiete; Urban & Schwarzenberg, München, Berlin, Wien 1973

Reiniger, Gebbert & Schall; Katalog „Elektro-Medizinische Apparate"; 6. Auflage, Erlangen 1897

Reiniger, Gebbert & Schall; Katalog „Die Röntgen-Apparate nebst deren Zubehör"; Berlin/Erlangen, 1905

Reiniger, Gebbert & Schall; Katalog „Die Röntgenapparate nebst deren Zubehör"; Berlin/Erlangen, 1907

Reiniger, Gebbert & Schall; Katalog „Die Röntgen-Apparate nebst deren Zubehör"; Berlin/Erlangen 1911

Reiniger, Gebbert & Schall; Katalog „Die Röntgen-Apparate nebst deren Zubehör"; Berlin/Erlangen 1912

Reiniger, Gebbert & Schall; Katalog „Apex"-Röntgenapparat; 1913

Riat, M.; Graphische Techniken; Burriana, 2002 (Google)

Rieder, H.; Die Untersuchung der Brustorgane mit Röntgenstrahlen in verschiedenen Durchleuchtungsrichtungen; Fortschritte auf dem Gebiete der Röntgenstrahlen; Band 6, 1902/1903, S. 115-125 und Tafel XIII-XIV

Rieder, H.; Die Orthographie des menschlichen Herzens; in: Kraft, H., Wiesner, B. (Herausg.); Archiv für physikalische Medizin und medizinische Technik; II. Bd., Otto Nemnich Verlag, Leipzig 1907, S. 3

Riedinger, J.; Über Masernosteomyelitis im Röntgenbild; Verhandlungen der Deutschen Röntgengesellschaft, Lucas Gräfe & Sillem, Hamburg 1905, S. 93-95

Robertson, John K.; X-rays and X-ray Apparatus – An elementary Course; The Macmillan Company, New York 1924, S. 28-34

Robinsohn, I.; Über eine kugelgelenkige Zentrier- und Einstellvorrichtung: "(Röntgen-)Sphäroskop"; Fortschritte auf dem Gebiete der Röntgenstrahlen, Bd. 21, 1914, S. 625-632

Rodde, C. F.; Ein neuer Röntgenröhrentyp, die Centralröhre; Fortschritte auf dem Gebiete der Röntgenstrahlen, Bd. 12, 1908, S. 205-206

Rohrer, F.; Volumenbestimmung von Körperhöhlen und Organen auf orthodiagraphischem Wege; Fortschritte auf dem Gebiete der Röntgenstrahlen, Bd. 24, 285-294, 1916/1917

Röntgen-Blätter (röntgenologische Fachzeitschrift)

Röntgenkuratorium Würzburg e.V. (Herausgeber); Festschrift „100 Jahre Entdeckung der Röntgenstrahlen" des Röntgenkuratoriums Würzburg, 1995, S. 61

Röntgen, W. C.; Ueber eine neue Art von Strahlen. Vorläufige Mittheilung; Verlag und Druck der Stahel'schen k. Hof- und Universitätsbuch- und Kunsthandlung, Würzburg Ende 1895

Röntgen, W. C.; Über eine neue Art von Strahlen (Zweite Mittheilung); Verlag und Druck der Stahel'schen k. Hof- und Universitätsbuch- und Kunsthandlung, Würzburg 1896

Röntgen, W. C.; Weitere Beobachtungen über die Eigenschaften der X-Strahlen (Dritte Mittheilung); Sitzungsbericht der königlich preussischen Akademie der Wissenschaften zu Berlin, Jahrgang 1897

Rosenfeld, Georg; Die Diagnostik innerer Krankheiten mittels Röntgenstrahlen; Verlag von J. F. Bergmann, Wiesbaden 1897

Rosenheim, Th.; Ueber Oesophagoskopie und Gastroskopie; Deutsche medicinische Wochenschrift No. 43, S. 688-690

Rosenthal; Über einige Neuerungen am Röntgen-Instrumentarium; Verhandlungen der Deutschen Röntgengesellschaft, Lucas Gräfe & Sillem, Hamburg, 1905, S. 140

Rosenthal, Josef; Röntgentechnik; Sonderabdruck aus dem „Lehrbuch der Röntgenkunde", herausgegeben von Prof. Dr. H. Rieder und Dipl.-Ing. Dr. phil. J. Rosenthal, Band II, Verlag von Johann Ambrosius Barth, Leipzig 1918

Rösler, Alfred; Ein verbesserter Verstärkungsschirm für Röntgenaufnahmen. (Gehler-Folie); Fortschritte auf dem Gebiete der Röntgenstrahlen, Bd. 14, 1909/1910, S, 267-268

Rössler, Leopold; Schmucklexikon; (Google)

Ruhmer, Ernst; Konstruktion, Bau und Betrieb von Funkeninduktoren und deren Anwendung mit besonderer Berücksichtigung der Röntgenstrahlen-Technik; Verlag Hachmeister & Thal, Leipzig 1904/Siemens-Med-Archiv Erlangen, Rö-34

Ruhmer, Ernst; Funkeninduktoren und deren Anwendung unter besonderer Berücksichtigung der Roentgenstrahlentechnik; Nikolassee bei Berlin, 1921

Rutkow, Ira M.; John Benjamin Murphy, 1857-1916; Archives of Surgery, Vol. 136, No. 3, March 2001, S. 359

Sabat, Bronislaw; Metoda roentgenograficznego registrowania ruchow przepony, serca, tetnicyglownej it.d. (Eine Methode der röntgenographischen Aufzeichnung der Bewegungen des Herzens, der großen Gefäße usw.); Lwowski tygodniklekarski 6, 1911, Heft 28

Sanitas (Herausgeber); Ein Leben für das Werk. Zusammengestellt und herausgegeben zum 40-jährigen Bestehen der Electricitätsgesellschaft und zur Vollendung des achtzigsten Lebensjahres ihres Gründers – Robert Otto – 3. Oktober 1899-1939

Schäfer, B.; Zur direkten Betrachtung innerer Körpertheile mittels Röntgen'scher Strahlen; Deutsche Medicinische Wochenschrift, No. 15, 9. April 1896, S. 240

Scheier, Max; Die Anwendung der Röntgenstrahlen für die Physiologie der Stimme und Sprache; Deutsche medicinische Wochenschrift, No. 25, 17. Juni 1897, S. 403

Schilling, Theodor; Ein einfacher Härtegradmesser; Fortschritte auf dem Gebiete der Röntgenstrahlen, Bd. 9, 1905/1906, S. 312

Schinz, Hans R.; Schwarz, E.; Brennfleckstudien. Zugleich ein Beitrag zur Kenntnis der Elektronenröhren; Fortschritte auf dem Gebiete der Röntgenstrahlen, Band 27, 1919/1921

Schlenk, Friedrich; Eine vom Vakuum unabhängig „regulierbare" Röntgenröhre; Fortschritte auf dem Gebiete der Röntgenstrahlen, Bd. 21, 1914, S. 206-208

Schlenk, Friedrich; Ein Beitrag zur Röhren-„Regulierung"; Fortschritte auf dem Gebiete der Röntgen-„strahlen, Bd. 22, 1914/1915, S. 384-385

Schmidt, H. E.; Ein Kryptoskiaskop mit Hand- und Gesichtsschutz; Fortschritte auf dem Gebiete der Röntgenstrahlen, Bd. 7, 1903/1904, S. 38-40

Schmidt, H. E.; Zur Dosierung der Röntgenstrahlen; Fortschritte auf dem Gebiete der Röntgenstrahlen, Bd. 10, 1906/1907, S. 41-46

Schmidt, H. E.; Zur Frage der „Homogenbestrahlung"; Fortschritte auf dem Gebiete der Röntgenstrahlen, Bd. 13, 1908/1909, S. 42-43

Schmidt, H. E.; Erwiderung auf die Bemerkungen von Holzknecht, Walter, Gottschalk und Dessauer zu meinen Abhandlungen „Zur Frage der Homogenbestrahlung" und „Die Wahl der Strahlenqualitäten und Röhrentypen in der Röntgentherapie nach neueren Gesichtspunkten"; Fortschritte auf dem Gebiete der Röntgenstrahlen, Bd. 13, 1908/1909, S. 335-339

Schmidt, H. E.; Röntgen-Therapie; Verlag von August Hirschwald, Berlin 1909

Schmidt, H. E.; Eine Vorrichtung zur Desensibilisierung der Haut bei Tiefenbestrahlungen; Fortschritte auf dem Gebiete der Röntgenstrahlen, Bd. 15, 1910, S. 117-118

Schmidt, H. E.; Röntgentherapie mit geaichter Röhre und ihre Vorzüge gegenüber der Anwendung eines direkten Dosimeters bei jeder einzelnen Bestrahlung; Jahrbuch über Leistungen und Fortschritte auf dem Gebiet der physikalischen Medizin; Otto Nemnich Verlag, Leipzig 1912

Schmidt, H. E.; Über die früher und heute erzielten Erfolge der Strahlenbehandlung bei tiefgelegenen Karzinomen; Fortschritte auf dem Gebiete der Röntgenstrahlen, Bd. 21, 1914, S. 33-39

Schmidt, H. E.; Röntgen-Therapie; Verlag von August Hirschwald, Berlin 1915

Schott, Th.; Experimente mit Röntgenstrahlen über acute Herzüberanstrengung; Deutsche Medicinische Wochenschrift No. 31, 29.07.1897, S. 495

Schubert, Joachim; Physikalische Effekte; Physik-Verlag, Weinheim 1982

Schumm, O.; Lorey, A.; Beitrag zur Frage der Giftwirkung von Bismutum subnitricum und anderen in der Röntgendiagnostik angewandten Bismutpräparaten; Fortschritte auf dem Gebiete der Röntgenstrahlen, Bd. 15, 1910, S. 150-161

Schürmayer; Röntgenverbrennungen und das theoretische Sachverständigen-Gutachten; Fortschritte auf dem Gebiete der Röntgenstrahlen, Bd. 5, 1901/1902, S. 48-51

Schürmayer, B.; Die Röntgenstrahlen in der Therapie; Verlagsbuchhandlung Seitz & Schauer, München 1902

Schwarz, Gottwald; Über Salzsäureprobe ohne Magenschlauch; Verhandlungen der Deutschen Röntgengesellschaft, Bd. III, Lucas Gräfe & Sillem, Hamburg 1907, S. 68-70

Schwarz, Gottwald; Über die Ammoniumoxalat-Sublimatreaktion der Röntgenstrahlen und das Fällungsradiometer; Verhandlungen der Deutschen Röntgengesellschaft, Bd. III 1907, S. 119

Schwarz, Gottwald; Forderung nach einer staatlichen Kontrollstelle für Röntgenstrahlenmessinstrumente (sog. Dosimeter); Fortschritte auf dem Gebiete der Röntgenstrahlen, Bd. 18, 1911/1912, S. 67-70

Schwarz, L.; Die Bedeutung der Röntgenstrahlen für die gerichtliche Medizin; Fortschritte auf dem Gebiete der Röntgenstrahlen, Band 13, 1908/1909, S. 191-231

Schwenter, J.; Leitfaden der Momentaufnahme im Röntgenverfahren:; Otto Nemnich Verlag, Leipzig 1913

Sehrwald, E.; Das Verhalten der Halogene gegen Röntgenstrahlen; Deutsche Medicinische Wochenschrift No. 30, 23.07.1896

Sehrwald, E.; Deutsche medicinische Wochenschrift No. 41, 8. Oct. 1896, S. 665-667

Sehrwald; Das Wesen der Elektricität und Röntgenstrahlen; Fortschritte auf dem Gebiete der Röntgenstrahlen, Bd. 2, 1898/1899, S. 1-12

Seitz, Ludwig; Wintz, Hermann; Unsere Methode der Röntgen-Tiefentherapie und ihre Erfolge; Urban & Schwarzenberg, Berlin und Wien 1920, S. 49

Seitz; Wintz; Die Kastrationsdosis in der modernen Röntgentherapie; in: Wintz, H; Wittenbeck, F.; Klinik der gynäkologischen Röntgentherapie, Erster Teil, Die Behandlung der gutartigen Erkrankungen; Verlag von J. F. Bergmann, München 1933, S. 145

Siemens-Med-Archiv Erlangen

Siemens-Med-Archiv Erlangen: Veifa-Katalog 15.08. 1912

Siemens-Med-Archiv Erlangen: RGS-Katalog 1922, Prospekt 38

Siemens-Med-Archiv Erlangen: RGS-Katalog 1923, Prospekt 38

Siemens-Med-Archiv Erlangen: RGS-Katalog 1925, Prospekte 6 und 9

Sjögren, T.; Zur Technik der Zahnröntgographie; Fortschritte auf dem Gebiete der Röntgenstrahlen, Bd. 3, 1899/1900, S. 15-16

Sjögren, T.; Sederholm, E.; Beitrag zur therapeutischen Verwertung der Röntgenstrahlen; Fortschritte auf dem Gebiete der Röntgenstrahlen, Bd. 4, 1900/ 1901, S. 145-170

Sjögren, T.; Ein Aufnahmestuhl für Kopfröntgogramme; Fortschritte auf dem Gebiete der Röntgenstrahlen, Band 6, 1902/1903, S. 86-89

Spiegler, Gottfried; Fernau, Albert; Taschenbuch der medizinischen Röntgen- und Radiumtechnik; Verlag von Julius Springer, Wien 1930

Spies, Paul; Über Röntgensche Strahlen; Verlag von Hermann Paetel, Berlin 1896

Stamer, Willi; 100 Jahre Röntgenröhren – Vom einfachen Röntgenrohr zur Hochleistungs-Röntgenröhre; Philips Medizin Systeme, 1998

Stechow; Das Röntgen-Verfahren mit besonderer Berücksichtigung der militärischen Verhältnisse; Verlag von August Hirschwald, Berlin 1903

Steiger, Max; Leistungen und Rentabilität gashaltiger Röntgenröhren in der Tiefentherapie; Fortschritte auf dem Gebiete der Röntgenstrahlen, Band 26, 1918/1919, S. 257-259

Sterzel, K. A.; Der Uniplan-Transverter für Rapid-Tiefentherapie; Fortschritte auf dem Gebiete der Röntgenstrahlen, Bd. 21, 1914, S. 352-358

Strauß, Otto; Das Museum der Deutschen Röntgengesellschaft; Fortschritte auf dem Gebiete der Röntgenstrahlen, Bd. 22, 1914/1915, S. 253-254

Stumpf, Pleikart; Kymographische Röntgendiagnostik zur Beurteilung des Herzens in Beispielen; Georg Thieme Verlag, Stuttgart 1951

Stumpf, Pleikart; Technische Hinweise zur Röntgenkymographie; Röntgen- und Laboratoriumspraxis, 1952, Heft 10, S. 243-251

Taylor, Lauriston S.; Stoneburner, C. F.; Operation of thick-walled X-ray tubes on rectified potentials; United States Department of Commerce, Bureau of Standards, Research Paper RP 527, 1932, S. 233-247

Taylor, Lauriston S.; Singer, George; Stoneburner, C. F.; A Basis for the Comparison of X-rays Generated by Voltages of Different Wave Form; U.S. Department of Commerce, Research Paper RP 592, Part of Bureau of Standards Journal of Research, Vol. 11, August 1933

The Earl of Birkenhead; The Prof in Two Worlds – The Official Life of Professor F. A. Lindeamnn, Viscount Cherwell; Collins, London 1961

The On-line Medical Dictionary der University of Newcastle upon Tyne

Trendelenburg, W.; Die Adaptationsbrille, ein Hilfsmittel für Röntgendurchleuchtungen; Fortschritte auf dem Gebiete der Röntgenstrahlen, Bd. 25, 1917/1918, S. 30-32

United States Patent 1,304,623, patented May 27, 1919

Unna, P. G.; Die chronische Röntgendermatitis der Radiolo-

gen; Fortschritte auf dem Gebiete der Röntgenstrahlen, 1905/06, S. 67-91

van der Plaats, G. J.; Leitfaden der medizinischen Röntgentechnik; Philips Technische Bibliothek, Centrex Verlag, Eindhoven 1961

Verhandlungen der Deutschen Röntgengesellschaft, Lucas Gräfe & Sillem, Hamburg, Bd. I/1905

Verhandlungen der Deutschen Röntgengesellschaft, Lucas Gräfe & Sillem, Hamburg, Bd. III/1907

Verhandlungen der Deutschen Röntgengesellschaft, Lucas Gräfe & Sillem, Hamburg, Bd. VII/1911

Vieth, Gerhard; Messverfahren der Photographie; R. Oldenbourg Verlag, München Wien 1974

Volkmer, O.; Die Röntgenstrahlen in Verwendung bei der Arbeiter-Unfall-Versicherung; Jahrbuch der Photographie, 12, 1898, Seite 172-179

Voltz, F.; F. Zacher; Die Entwicklungsgeschichte der modernen Röntgenröhren; Fortschritte auf dem Gebiete der Röntgenstrahlen, Bd. XXVII, 1919/1921

Wachtel, Heinrich; Über die instrumentelle Bestimmung der Erythemgrenze statt der üblichen Messung der verabreichten Lichtmenge; Fortschritte auf dem Gebiete der Röntgenstrahlen, Bd. 23, 1915/1916, S. 248

Walter, B.; Physikalisch-Technische Mitteilungen; Fortschritte auf dem Gebiete der Röntgenstrahlen, Bd. 1, 1897/1898, S. 32-33

Walter, B.; Über die Natur der Röntgenstrahlen; Fortschritte auf dem Gebiete der Röntgenstrahlen, Bd. 2, 1898/1899, S. 144-150

Walter, B.; Über einige Verbesserungen im Betriebe des Induktionsapparates – mit besonderer Berücksichtigung der Anwendung des Wehnelt-Unterbrechers im Röntgen-Laboratorium; Fortschritte auf dem Gebiete der Röntgenstrahlen, Bd. 4, 1900/1901, S. 46-48 ff

Walter; Über die Messung der Intensität der Röntgenstrahlen; Verhandlungen der Deutschen Röntgengesellschaft, Bd. I, 1905, S. 126-134

Walter; Über die Erzeugung harter Röntgenstrahlen zur therapeutischen Bestrahlung innerer Organe; Verhandlungen der Deutschen Röntgengesellschaft, Lucas Gräfe & Sillem, Hamburg 1907, S. 110-111

Walter, B.; Über die Strahlungsregionen der Röntgenröhren und die Absorption ihrer Strahlung in ihrer Glaswand; Fortschritte auf dem Gebiete der Röntgenstrahlen, Bd. 11, 1907

Walter, B.; Das Milliampèremeter als Dosierungsinstrument; Fortschritte auf dem Gebiete der Röntgenstrahlen, Bd. 1, 1909/1910, S. 342 ff

Walter, B.; Über das Bauersche Qualimeter"; Fortschritte auf dem Gebiete der Röntgenstrahlen, Bd. 17, 1911, S. 212-225

Walter, B.; Über die Loosesche Wasserkühlröhre; Fortschritte auf dem Gebiete der Röntgenstrahlen, Bd. 25, 1917/1918, S. 37-40

Walter, B.; Über scheinbare Helligkeitsmaxima- und

minima in einfachen Röntgenbildern; Fortschritte auf dem Gebiete der Röntgenstrahlen, Bd. 25, 1917/1918, S. 88-106

Walter, B.; Nochmals über die Köhlerschen Randstreifen; Fortschritte auf dem Gebiete der Röntgenstrahlen, Bd. 26, 1918/1919, S. 171-181

Walter, B.; Über die Köhlerschen und die Janusschen Randstreifen; Fortschritte auf dem Gebiete der Röntgenstrahlen, Bd. 27, 1919/1921, S. 158 ff

Walther, Kurt M. (Herausgeber); Ein Leben mit Röntgenstrahlen – Röntgenschwester Leonie Moser und ihre Lebenserinnerungen; Selbstverlag, 1967

Weiser, Martin; Medizinische Kinematographie; Verlag von Theodor Steinkopff, Dresden und Leipzig 1919

Wendt, Herm.; Transformatoren für Röntgenbetrieb mit besonderer Berücksichtigung der Tiefenbestrahlung; Fortschritte auf dem Gebiete der Röntgenstrahlen, Bd. 21, 1914, S. 687-692

Werner, R.; Ein Bestrahlungskonzentrator für Röntgentherapie; Verhandlungen der Deutschen Röntgengesellschaft, Lucas Gräfe & Sillem, Hamburg, Bd. III/1907, S. 114-118

Wertheim-Salomonson; Kommission zur Festsetzung fester Normen für die Messung der Intensität der Röntgenstrahlen; Verhandlungen der Deutschen Röntgengesellschaft, Lucas Gräfe & Sillem, Hamburg 1907, S. 15-26

Wertheim-Salomonson, J. K. A.; Röhren mit heißer Antikathode; Fortschritte auf dem Gebiete der Röntgenstrahlen, Band 23, 1915/1916, S. 363-366

Wichmann; Demonstration einer Röntgenröhre für Therapie und Aufnahmezwecke; Verhandlungen der Deutschen Röntgengesellschaft, Lucas Gräfe & Sillem, Hamburg 1905, S. 156

Wildt, A.; Ein Beitrag zur Technik; Fortschritte auf dem Gebiete der Röntgenstrahlen; Bd. 3, 1899/1900

Willers, H.; Heilmann, H.-P.; Beck-Bornholdt, H.-P.; Ein Jahrhundert Strahlentherapie – Geschichtliche Ursprünge und Entwicklung der fraktionierten Bestrahlung im deutschsprachigen Raum; Strahlentherapie und Onkologie 174; 1998:53-63 (Nr. 2)

Wohlauer, Franz; Plattenschaukasten zur Demonstration einer größeren Anzahl von Röntgenbildern; Fortschritte auf dem Gebiete der Röntgenstrahlen, Bd. 22, 1914/1915, S. 316

Wollenberg, Gustav Albert; Darstellung der Gelenkweichteile im Röntgenbilde nach Sauerstoffeinblasung; in: Kraft, H.; Wiesner, B.; Archiv für physikalische Medizin und medizinische Technik; II. Bd., Otto Nemnich Verlag, Leipzig 1907, S. 187-206

Wommelsdorf, H.; Verbesserungen an Kondensatormaschinen; Annalen der Physik, 1912

www.adlexikon.de

www.designunddruck.com (Papierlexikon)

www.fotoimpex.de

www.evagora.de

www.lindner-druck.de/Lexikon

www.physik-lexikon.de

www.thalia.inschwerin.de

x.news – Das Magazin für Freunde und Förderer des Deutschen Röntgenmuseums, Nr. 4, I/2011

Zacher, F.; Zur Entwicklungsgeschichte der Vorrichtungen zur Erzeugung hochgespannter elektrischer Ströme für den Betrieb von Röntgenröhren; Fortschritte auf dem Gebiete der Röntgenstrahlen, Bd. 29, 1922, S. 179-193

Zacher, F.; Zur Entwicklung der Vorrichtungen zur Unterbrechung elektrischer Ströme; Fortschritte auf dem Gebiete der Röntgenstrahlen, Bd. 29, 1922, S. 411-441

Zetkin-Schaldach; Wörterbuch der Medizin; VEB Verlag Volk und Gesundheit, Berlin 1975

Gerhard Kütterer

Ach, wenn es doch ein Mittel gäbe, den Menschen durchsichtig zu machen wie eine Qualle!

Das Buch beschreibt die ersten beiden Jahrzehnte der Röntgentechnik und ihres Einsatzes in der Medizin: Die Entdeckung – Theorien zur Natur der Röntgenstrahlen – Erzeugung der Röntgenstrahlen – Einsatz der Strahlen in Diagnostik und Therapie – bedeutsame Ideen zur Röntgenbildgebung – berufliche Ausbildung der Strahlenanwender – Strahlenschäden, Strahlenschutz – rechtliche Aspekte.

Durch eine Vielzahl von Zitaten der Pioniere des Faches wird ein atmosphärisch dichtes Bild jener Zeit vermittelt. Der Titel des Buches ist den „Medizinischen Märchen" des Arztes Ludwig Hopf alias Philander entliehen, der bereits 1892 in verblüffenden Parallelen die Geschehnisse um die drei Jahre später erfolgte Entdeckung Röntgens beschrieben hat. Dieses Märchen ist im einleitenden Kapitel „Träume und Visionen" kurz skizziert.

© 2005 Gerhard Kütterer
Herstellung und Verlag: BoD Books on Demand, Norderstedt
459 Seiten, Format 17 cm x 22 cm x 2,9 cm, Softcover
ISBN 3-8334-2093-6

Gerhard Kütterer

Lebensdaten
verdienter Persönlichkeiten
in den ersten Jahrzehnten der Röntgenologie

Biographical data
of merited people
in the first decades of roentgenology

Moderne Medizin ohne die 1895 von Wilhelm Conrad Röntgen entdeckten „X-Strahlen"? Unvorstellbar. Moderne Medizin ohne die 1896 von Henri Becquerel, Pierre Curie und Marie Curie entdeckte Radioaktivität? Undenkbar. Röntgenstrahlung und radioaktive Strahlung helfen heute Ärzten auf vielfältige Weise, Krankheiten zu diagnostizieren und zu therapieren.

Doch wer waren die Menschen der ersten Stunde, die Physiker, Ingenieure und Ärzte, die auf dem Gebiet der unsichtbaren Strahlen Pionierleistungen vollbracht haben, oft – wenn auch ungewollt – unter Einsatz ihres Lebens, weil die Gefahren der unsichtbaren Strahlen und deren Beherrschung noch nicht bekannt waren?

Dieses Nachschlagewerk enthält die wichtigsten Lebensdaten und weiterführende Literatur zu Persönlichkeiten, die sich um die Forschung, die Entwicklung und die Anwendung dieser unsichtbaren Strahlen verdient gemacht haben. Das Buch will einen Beitrag dazu leisten, die Erinnerung an diese Persönlichkeiten zu festigen und dem Vergessen entgegenzuwirken. Sie alle haben unser Gedenken verdient.

© 2015 Gerhard Kütterer
Herstellung und Verlag: BoD Books on Demand, Norderstedt
660 Seiten, Format 21,5 cm x 30,3 cm x 4,5 cm, Hardcover
ISBN 978-3-7392-5738-9, erhältlich auch als Kindle eBook (Dateigröße 2973 KB)